基于膜解剖的腹腔镜与机器人结直肠肿瘤手术学

Laparoscopic and Robotic Colorectal Cancer Surgery Based on Fascial Anatomy

第 2 版

主　编　池　畔
副主编　王枭杰
编　者　（以姓氏笔画为序）
　　　　王枭杰　福建医科大学附属协和医院结直肠外科
　　　　卢星榕　福建医科大学附属协和医院结直肠外科
　　　　池　畔　福建医科大学附属协和医院结直肠外科
　　　　孙　轶　天津市人民医院肛肠疾病诊疗中心
　　　　杨红杰　天津市人民医院肛肠疾病诊疗中心
　　　　黄　颖　福建医科大学附属协和医院结直肠外科
　　　　Waleed M.Ghareeb　Department of General and Gastrointestinal Surgery，Suez Canal University，Egypt
绘　图　王枭杰

人民卫生出版社
·北京·

图书在版编目（CIP）数据

基于膜解剖的腹腔镜与机器人结直肠肿瘤手术学 /
池畔主编 . -- 2 版 . -- 北京 ： 人民卫生出版社，2024.
10. -- ISBN 978-7-117-37065-3

Ⅰ. R735. 3

中国国家版本馆 CIP 数据核字第 2024AA2593 号

| 人卫智网 | www.ipmph.com | 医学教育、学术、考试、健康，购书智慧智能综合服务平台 |
| 人卫官网 | www.pmph.com | 人卫官方资讯发布平台 |

基于膜解剖的腹腔镜与机器人
结直肠肿瘤手术学
Jiyu Mojiepou de Fuqiangjing yu Jiqiren
Jie-zhichang Zhongliu Shoushuxue
第 2 版

主　　编：池　畔
出版发行：人民卫生出版社（中继线 010-59780011）
地　　址：北京市朝阳区潘家园南里 19 号
邮　　编：100021
E - mail：pmph @ pmph.com
购书热线：010-59787592　010-59787584　010-65264830
印　　刷：北京盛通印刷股份有限公司
经　　销：新华书店
开　　本：787 × 1092　1/16　　印张：25
字　　数：562 千字
版　　次：2019 年 12 月第 1 版　　2024 年 10 月第 2 版
印　　次：2024 年 11 月第 1 次印刷
标准书号：ISBN 978-7-117-37065-3
定　　价：348.00 元
打击盗版举报电话：**010-59787491**　E-mail：**WQ @ pmph.com**
质量问题联系电话：**010-59787234**　E-mail：**zhiliang @ pmph.com**
数字融合服务电话：**4001118166**　E-mail：**zengzhi @ pmph.com**

主编简介

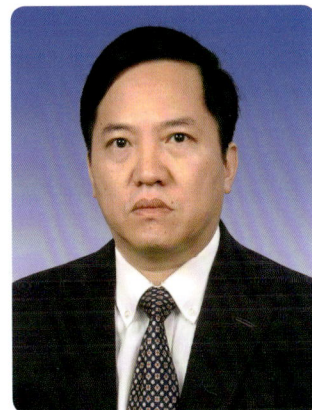

　　池　畔，教授、博士研究生导师，现任福建医科大学附属协和医院普通外科（结直肠外科）科主任、英格兰皇家外科学院院士（Fellow of the Royal College of Surgeons，FRCS）、美国胃肠内镜外科医师学会（Society of American Gastrointestinal and Endoscopic Surgeons，SAGES）委员、中华医学会外科学分会结直肠外科学组副组长、中国抗癌协会大肠癌专业委员会常务委员、中国研究型医院学会机器人与腹腔镜外科专业委员会副主任委员、福建省医学会外科学分会名誉主任委员、福建省抗癌协会大肠癌专业委员会名誉主任委员、福建省医学会外科学分会结直肠外科学组组长以及国际外科、消化科和肿瘤科医师协会（International Association of Surgeons，Gastroenterologists and Oncologists，IASGO）委员。曾任中国医师协会内镜医师分会第一届腹腔镜专业委员会副主任委员、中国医师协会结直肠肿瘤专业委员会第一届腹腔镜专业委员会副主任委员。兼任《中华胃肠外科杂志》《中华消化外科杂志》《中华普外科手术学杂志》《中华腔镜外科杂志》《中华结直肠疾病电子杂志》《中国实用外科杂志》，以及 *Annals of Surgery*（中文版）和 *Diseases of the Colon & Rectum*（中文版）等杂志的编委。

　　池畔教授于1982年毕业于福建医科大学，1993年开始从事结直肠外科临床研究，2000年开始从事腹腔镜结直肠外科手术临床研究，属国内最早开展该手术的医师之一,已行手术 10 000 余例。2008 年在福建省创立了结直肠外科,属国内较早创立的结直肠专科之一。2003 年在国内率先开展腹腔镜根治性右半结肠切除术〔中华胃肠外科杂志,2005,8(5):410-412〕;2010 年在国际上率先开展经盆腔入路括约肌间超低位直肠前切除术〔中国实用外科杂志,2010,30(3):203-205;Ann Surg Oncol,2015,22(3):944-951〕;2012 年在国际上率先开展腹腔镜经盆腔入路肛提肌外腹会阴联合切除术(extra-levator abdominoperineal excision,ELAPE)〔中华胃肠外科杂志,2012,15(6):589-593;Ann Surg Oncol,2013,20(5):1560-1566〕;2015 年受华中科技大学同济医学院附属同济医院龚建平教授膜解剖的启发,开始从事腹腔镜结直肠肿瘤手术膜解剖的临床研究;2016 年开始开展机器人腹腔镜结直肠肿瘤手术膜解剖的临床研究,已行高难度机器人中低位直肠癌手术 800 余例。近 10 年先后应邀在除西藏之外的全国各省会与国家重点院校附属医院举办的国内与国际会议上,现场手术演示“腹腔镜与机器人结直肠癌根治术”并作专题报告。先后撰写中英文论文百余篇,获福建省科技进步奖二等奖 2 项,国家发明专利 2 项,获 2017—2018 年度“中国名医百强榜”结直肠肛门外科专业排行榜第 1 名。

序

——让我们进一步推开膜解剖的大门

又是几年过去了，池畔教授所著的《基于膜解剖的腹腔镜与机器人结直肠肿瘤手术学》出了第 2 版，在此致以衷心地祝贺和热忱地推荐。

20 世纪末和 21 世纪初，两种手术的出现，让人们为之一振。一是英国外科医生 Heald 提出的全直肠系膜切除术(total mesorectal excision, TME)治疗直肠癌，二是德国外科医生 Hohenberger 提出的全结肠系膜切除术(complete mesocolic excision, CME)治疗结肠癌，二者均有效降低了局部复发率，改善了结直肠癌外科治疗的肿瘤学效果。很快，出现三种学说试图解释这种现象，分别是层面说、筋膜说和系膜说。于是，依据这些学说，人们进行了两个方面的临床研究：一是胃系膜切除是否有同样效果；二是 CME 与多年实施的结肠癌 D3 手术比较，是否更优。结果发现，被认为是胃系膜的大网膜，切与不切，效果一样；CME 治疗右半结肠癌的效果优于 D2，却等同于 D3，甚至略逊于 D3。在事实面前，层面说、筋膜说和系膜说，左支右绌，遭遇了挑战。

2013 年，我们提出了膜解剖假说：系膜是一个"信封样"结构，固有筋膜(即深筋膜)和浆膜(仅在浆膜腔内)包绕着器官及其供养系统，悬挂并通向体后壁；肿瘤发生时，该结构内不仅有淋巴转移，还有"第五转移"；该结构形状各异，大多隐藏在系膜床中，认识和了解它们，可以同步降低手术的外科学风险和肿瘤学复发率；层面、融合筋膜、传统系膜，只是系膜和系膜床的一个侧面或次生现象。这样，大网膜就不再是胃系膜了，真正的胃背侧系膜近侧段潜藏在网膜之下；系膜也不再是器官和后腹壁之间的一个"插件"了，而是一个"信封样"结构，包绕着器官、脂肪及其供养系统；手术名称和范围，不再是泛泛的 D2、D3 或 CME 了，而是依据"信封样"结构进行的几何学三维界定了，

5

如胃远端切除术（D2+CME）、右半结肠切除术（D3+CME），即某器官部分 D2 或 D3 范围内的完整系膜切除。时至今日，这一假说的数个预言，被一一验证，形成理论，并将接受时间的检验。

　　膜解剖的大门，被推开了一条缝，门外的人们从缝中窥视，理解各异。池畔教授却不只是在缝中窥视，而是直接跳入门内，成为膜解剖理论在结直肠癌领域的早期支持者、推广者和实践者，加之他精湛的手术和丰富的实践，对膜解剖的理解、验证、发展颇丰。正因为如此，才有了该书的第 2 版，进一步推开膜解剖的大门，让更多的人进来理解、验证、发展膜解剖，使膜解剖这一全新的领域枝叶茂盛。

龚建平

2024 年 4 月 11 日于武汉

前　言

本书第 1 版发行至今四年余，一直以来都是国内外科学书籍的畅销书，可见全国中青年外科医师对本书的认可。

在四年多的时间里，结直肠外科学在基础与临床研究方面又有了长足的进步，特别是在结直肠外科的膜解剖研究方面，又有了许多新发现与应用。为了满足广大中青年医师对新知识的渴求，编者在第 1 版的基础上做了以下内容的补充与修改。

1. 结肠外科膜解剖方面　左原始后腹膜对中央入路手术层面的影响；右原始后腹膜对根治性右半结肠切除术的影响；脾曲结肠膜解剖新认识对脾曲游离的影响。

2. 直肠外科膜解剖方面　邓氏筋膜起点新认识对直肠前间隙分离的影响；神经血管束（neurovascular bundle，NVB）的分部与形态学认识对其保护的影响；腹膜反折下直肠环周膜解剖新认识对环周分离顺序及对盆神经丛损伤的影响；对经括约肌间切除术（intersphincteric resection，ISR）括约肌间游离范围的新认识。

3. 淋巴清扫方面　随着对直肠癌侧方淋巴转移、腹股沟淋巴转移及结直肠癌对腹主动脉旁淋巴转移有了新的认识，新增了腹腔镜与机器人腹主动脉旁淋巴结清扫术及腹腔镜腹股沟淋巴结清扫术。特别是邀请了国内著名的在直肠癌侧方淋巴清扫术方面造诣深厚的天津市人民医院孙轶教授撰写"腹腔镜低位直肠癌侧方淋巴结清扫术"一章。这三方面的手术属于结直肠癌全淋巴链清扫，尚未在国内外相关手术学中阐述。

4. 增加了直肠癌术中保留左结肠动脉以及肠系膜下动脉高位结扎鞘内分离技术等新技术。

由于机器人在结肠癌根治术方面的优势并未体现，经肛全直肠系膜切除术（transanal total mesorectal excision，TaTME）仍处于争议之中，故未予阐述。

7

　　值本书出版之际，谨向参与本书编写的各位同仁致谢，感谢他们克服种种困难，在繁忙的医教研工作之余参与本书撰写；感谢王枭杰博士为本书绘制了所有的膜解剖线条图并承担打印、编写工作；感谢龚建平教授在百忙中为本书作序。

　　虽然我们在本书再版之际尽力编写，仍难免有错误，恳请广大读者批评指正。

　　祝所有从事该专业的同道们早日成为优秀的结直肠外科医生。

池　畔

2024 年 5 月 28 日

目　录

资源目录

01 第一章
外科解剖学认识的演变和进展

一、外科解剖学发展简史

解剖学的雏形出现于古埃及,在制作木乃伊的过程中,古埃及人获得了许多解剖学的知识。中国医学古籍《黄帝内经》多数篇章涉及解剖。西方解剖学是从医学之父、古希腊名医希波克拉底开始的,其名言之一就是"解剖学是构筑医学圣殿的基石"。最早较完整的解剖学论著当推盖伦所著的《医经》,书中对血液运行、神经分布、心脑等脏器解剖都已有较具体的叙述,但因中世纪宗教绝对禁止解剖人的尸体,其根据主要来自动物解剖,故照搬至人体解剖时错误较多。14—16世纪的欧洲思想文化运动,开启了科学研究的新时代,人体解剖学也有了巨大发展。艺术和科学巨匠达·芬奇绘制的人体解剖学图谱,精确细致,令人叹为观止。这一时期最有代表性的人物是比利时的医师维萨里,他出版了解剖学论著《人体构造》,系统完善地记述了人体各器官系统的形态构造,纠正了盖伦很多错误观点,真正奠定了人体解剖学基础。17世纪哈维发现了血液循环的原理。19世纪达尔文发表了《物种起源》,倡导进化论,为探索人体形态结构的发展规律提供了理论依据。这些科学巨匠对解剖学发展均作出了卓越贡献,解剖学迎来了全盛时期。

人体解剖学是现代医学的一门重要学科,是任何医师尤其是外科医师必须掌握的基础知识和基本技能。外科医师首先应该是解剖学家。1858年英国医师亨利·格雷编写的《格氏解剖学——描述与外科》,公认是现代解剖学的经典著作之一,至今已更新40余版。进入20世纪后医学迅猛发展,生物力学、免疫学、组织化学、分子生物学等研究不断向解剖学领域渗透,一些新兴外科技术如腹腔镜手术、机器人手术在临床逐渐开展普及。除了经典的局部和系统解剖学,也出现了许多交叉学科,例如外科临床应用解剖学、体表解剖学、CT断层解剖学以及本书要阐述的"外科膜解剖学"等,这些学科已经超越了创立之初的纯形态学描述,凡是结构复杂、功能意义重大、肿瘤根治要求精准的组织部位,都是现代解剖学重点研究的最前沿。

二、膜解剖认识的演变和概述

英国外科医师Heald教授于1982年首次提出直肠癌根治术的全直肠系膜切除术(total mesorectal excision,TME),即直肠系膜全部完整切除,该原则明显降低了术后的局部复发率,并由此出现直肠系膜、间隙、"神圣平面"(Holy plane)等解剖相关名词。德国外科医师Hohenberger教授于2009年发文倡导结肠癌根治术的完整结肠系膜切除原则,除了完成传统的淋巴清扫外,更要求完整切除荷瘤范围内的系膜。腹腔镜的视野放大作用、超声刀的"空洞化"效应、手术录像的重复回放,外科医师在手术中能看到更多的"间隙"和"层面",促使我们去深化对解剖学的认识。如何将这些零散的"间隙"和"层面"统一起来,形成可行的指导肿瘤"整块"根治切除的理论? 为了解决这一问题,"外科膜解剖学"应运而生。它以胚胎发育、演变为起点,来研究成熟个体各器官组织间最终层面和膜间隙的解剖结构特点,是胚胎学和手术解剖学充分结合的典范。日本外科医师篠原尚等于1994年即著书论述"从膜的解剖解读术式要点",认为胚胎时期胃肠道的旋转形成了复杂的三维构造,引起了一连串各脏器间筋膜的"冲突"和"愈着",手术就是要正确解除这些"愈着",力争使其恢复到"冲突"发生之前的状态,对外科医师在胃肠、肝胆胰、腹股沟疝等手术中司空见惯的血管及膜作了融会贯通式的讲解。另一位日本外科医师三毛牧夫于2012年著书论述"以筋膜解剖和组织胚胎学为基础的手术技巧",认为消化系统的器官存在粘连和融合两种组织学形态,其对"筋膜"的定义为由结缔组织构成并能通过肉眼识别的组织结构,内部成分多种多样,通常由胶原纤维交织而成,并不仅存在于肌肉中,也可被覆于其他器官(如腺体)表面,或在疏松结缔组织内部形成膜性分隔,如果不理解"融合筋膜"的概念,就不能实现对消化管道的最终准确分离;认为融合筋膜的内部结构是无法绝对剥离的,要么是从两层筋膜之间进行剥离,要么是从一层筋膜的腹侧或背侧进行剥离;书中也特别强调了腹腔镜下手术剥离的操作思路,提倡术者与助手密切配合,构建一个有充分张力的剥离平面,如果术者在腔镜下能清楚地看到并正确到达剥离线或平面,那么无论使用何种器械,手术都能顺利完成,且手术过程中几乎不会发生出血。国内龚建平教授于2015年对外科膜解剖进行了详细阐述,认为胃肠道肿瘤根治术不仅要完成传统的D2或D3淋巴清扫,在膜解剖指导下更强调完整切除荷瘤范围内的系膜,其主要临床意义在于可减少术中出血、有效避免神经等的副损伤,特别是完整切除了"系膜内脂肪间的癌转移",即"第五转移",而将其命名为"第三代外科解剖",该理念在本书后续章节中均有充分体现。

　　龚建平教授提出的膜解剖概念极大地推动了胃肠肿瘤精准手术的推广普及。为了使读者更好地理解膜解剖,在此先对龚建平教授提出的膜解剖相关概念作一简要解释。

　　1. 膜　　系膜和腹膜(包括后腹膜)都是包含双层结构的膜,即由面上的浆膜和其深层的筋膜构成(图1-1)。各种膜的形态呈现多样性,最常见的为扇形。有些膜则退化为无脂肪的"纯粹的膜",可清楚地看到其下方的组织结构,称为"薄膜化",而另一些膜却增厚甚至"集束化",成为柱状系膜,这在回结肠系膜处最为明显。

　　2. 膜间隙　　系膜内与腹膜后的脂肪结缔组织互为延续形成一个相通的膜间隙(图1-2)。

　　3. 系膜床　　突入腔内的器官系膜在发育中倒卧于后腹壁、其他器官或系膜上形成系膜床,系膜床间的浆膜后面(P面)程度不一的退化融合形成"两两"交汇(bi-junction,图1-3)。两膜融合存在不均一性,有的部位融合形成新的筋膜,而有的部位退化为疏松结缔组织,解剖时像"天使发丝"(图1-4)。

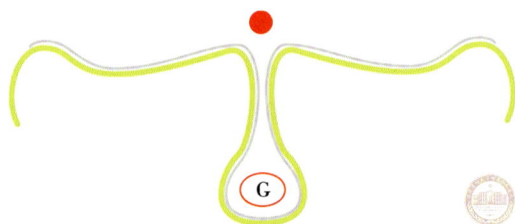

G. 肠管。

图 1-1 膜示意图
由龚建平教授提供。

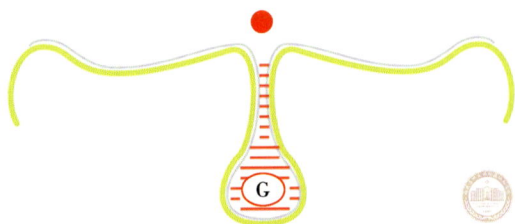

G. 肠管。

图 1-2 膜间隙示意图
由龚建平教授提供。

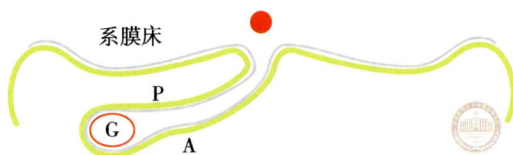

G. 肠管；P. 后面；A. 前面。

图 1-3 系膜床示意图
由龚建平教授提供。

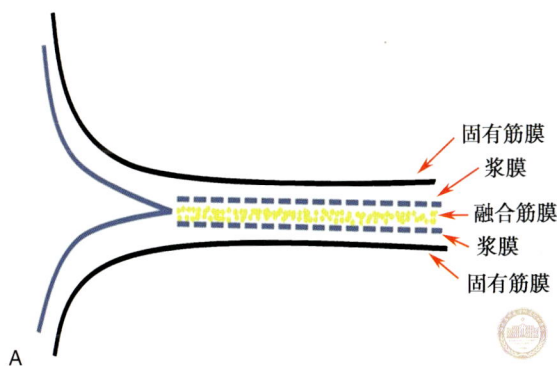

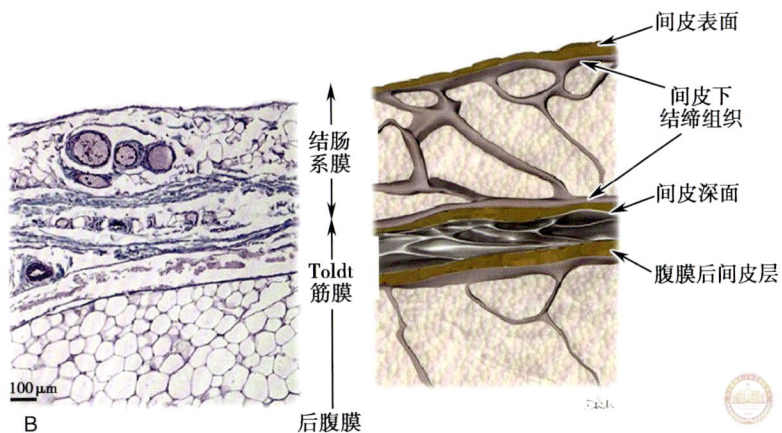

图 1-4 膜的融合示意图
A. 融合示意图；B. 融合组织解剖图。
由龚建平教授提供。

4. 膜桥　在 bi-junction 边缘,往往可见其表面又覆盖了第三层脏腹膜,称为"三三"交汇(tri-junction),当绷紧 tri-junction 两侧的系膜时,表面第三层腹膜即形成膜桥,其下为疏松的融合间隙(图 1-5)。笔者基于近 20 年的腹腔镜结直肠手术观察与实践,提出自己对于膜解剖的认识,即人体器官和器官之间或与后腹膜之间均有两层膜相对隔绝,其间隙相当于两页纸之间的关系(即 bi-junction),要找到两页纸之间的间隙,首先要找到覆盖于其上的另外一张膜,即膜桥(tri-junction)。所有腹腔内有皱褶之处,如直肠旁沟、结肠旁沟、腹膜反折、回结肠血管下方的皱褶等均存在膜桥。通过超声刀切割后的"空洞化"效应,可使膜桥浮起,膜间隙展开(图 1-6),为膜解剖创造正确的手术平面。

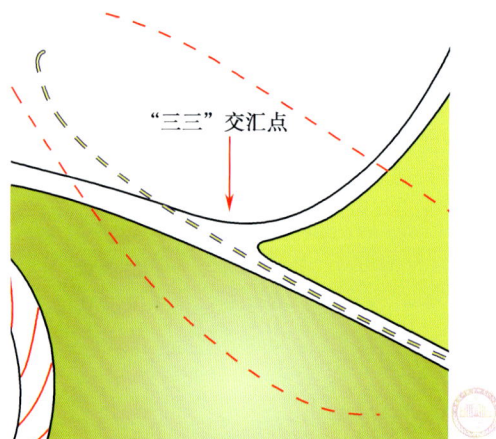

图 1-5　tri-junction 示意图

由龚建平教授提供。

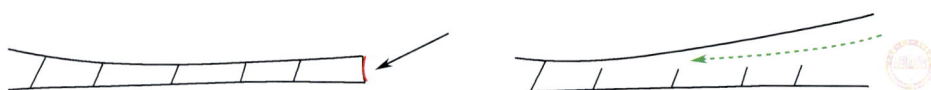

黑色箭头示超声刀切割;绿色箭头示"空洞化"效应。

图 1-6　"空洞化"效应示意图

爱尔兰外科医师 Coffey 教授于 2016 年发文系统阐述了包括小肠和大肠系膜的结构、功能及其在疾病诊治中的指导作用,认为肠系膜应被看作一个独立完整的器官,引起该领域内的热烈讨论,并于 2022 年再次发文,对相关研究的最新进展作了综述性报道。

(卢星榕　池　畔)

参考文献

［1］　COFFEY J C, O'LEARY D P. The mesentery: structure, function, and role in disease [J]. Lancet Gastroenterol Hepatol, 2016, 1 (3): 238-247.

［2］　COFFEY J C, BYRNES K G, WALSH D J, et al. Update on the mesentery: structure, function, and role in disease [J]. Lancet Gastroenterol Hepatol, 2022, 7 (1): 96-106.

［3］ CULLIGAN K, SEHGAL R, MULLIGAN D, et al. A detailed appraisal of mesocolic lymphangiology: an immunohistochemical and stereological analysis [J]. J Anat, 2014, 225 (4): 463-472.

［4］ HEALD R J, HUSBAND E M, RYALL R D. The mesorectum in rectal cancer surgery: the clue to pelvic recurrence [J]. Br J Surg, 1982, 69 (10): 613-616.

［5］ HOHENBERGER W, WEBER K, MATZEL K, et al. Standardized surgery for colonic cancer: complete mesocolic excision and central ligation-technical notes and outcome [J]. Colorectal Dis, 2009, 11 (4): 354-365.

［6］ XIE D, GAO C, LU A, et al. Proximal segmentation of the dorsal mesogastrium reveals new anatomical implications for laparoscopic surgery [J]. Sci Rep, 2015, 5: 16287.

［7］ 池畔, 王枭杰. 左半结肠切除术的争议和基于膜解剖的脾曲游离技巧 [J]. 中华结直肠疾病电子杂志, 2017, 6 (4): 284-289.

［8］ 龚建平. 外科膜解剖: 新的外科学基础 [J]. 中华实验外科杂志, 2015, 32 (2): 225-226.

［9］ 黄颖, 池畔. 膜解剖引导下的腹腔镜直肠手术 [J]. 中华腔镜外科杂志 (电子版), 2017, 10 (6): 339-342.

［10］ 三毛牧夫. 腹腔镜下大肠癌手术: 以筋膜解剖和组织胚胎学为基础的手术技巧 [M]. 张宏, 刘金钢, 译. 沈阳: 辽宁科学技术出版社, 2015.

［11］ 篠原尚, 水野惠文, 牧野尚彦. 图解外科手术: 从膜的解剖解读术式要点 [M]. 3 版. 刘金钢, 译. 沈阳: 辽宁科学技术出版社, 2013.

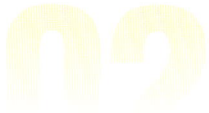

第二章
结直肠膜解剖概要

一、胚胎时期肠管旋转

胚胎时期,肠管以肠系膜上动脉(superior mesenteric artery,SMA)为中心发生旋转。旋转结束后,升、降结肠背侧系膜和后腹膜发生融合,使升、降结肠固定于后腹膜(图 2-1)。横结肠系膜根从胰体尾的背侧缘走行于胰体尾的后方,将横结肠悬吊于后腹膜。另外,胃的背侧系膜向外囊袋样展开,形成大网膜。其中,大网膜第 2 层与第 3 层相延续,形成网膜囊内侧壁;大网膜第 4 层逐渐覆盖于横结肠系膜背侧叶并融合,形成融合筋膜,共同作为横结肠系膜根的一部分,走行于胰体尾后方(图 2-2)。对胚胎期肠管旋转的理解,有助于对肠系膜连续性和膜解剖理论的理解。

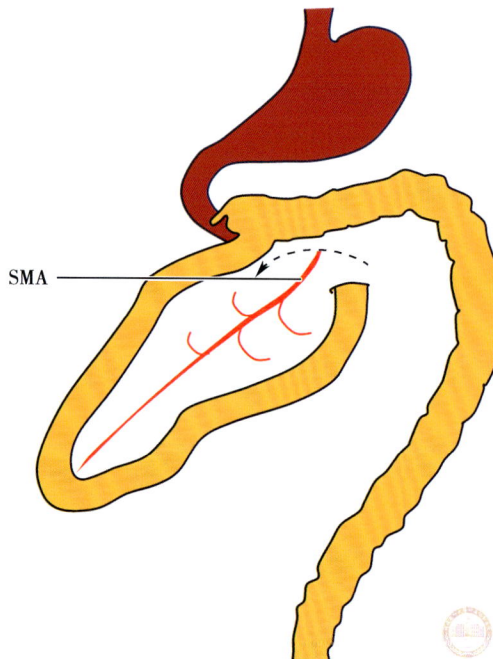

SMA.肠系膜上动脉。

图 2-1 胚胎时期肠管旋转示意图

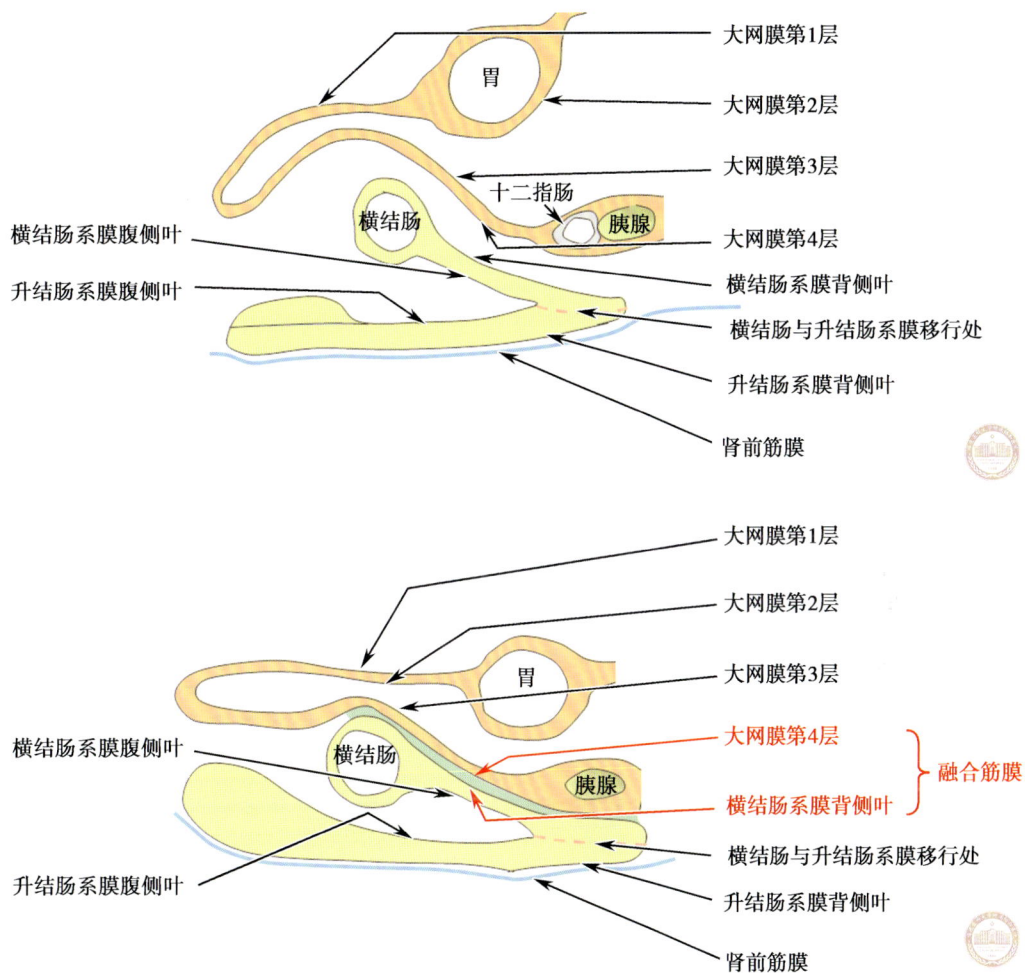

大网膜第1层
胃
大网膜第2层
大网膜第3层
十二指肠
横结肠
胰腺
横结肠系膜腹侧叶
大网膜第4层
升结肠系膜腹侧叶
横结肠系膜背侧叶
横结肠与升结肠系膜移行处
升结肠系膜背侧叶
肾前筋膜

大网膜第1层
大网膜第2层
胃
大网膜第3层
横结肠系膜腹侧叶
横结肠
大网膜第4层
胰腺
融合筋膜
横结肠系膜背侧叶
升结肠系膜腹侧叶
横结肠与升结肠系膜移行处
升结肠系膜背侧叶
肾前筋膜

图 2-2　胚胎时期胃背侧系膜(大网膜)和横结肠系膜融合示意图

二、肠系膜器官论及肠系膜结构概述

传统对肠系膜认识的观点(1885 年—20 世纪末)：肠系膜结构是片段化的,仅小肠、横结肠和乙状结肠存在肠系膜结构,即小肠系膜、横结肠系膜和乙状结肠系膜,这些肠系膜结构包含供应肠管结构的血管和淋巴脂肪组织,将肠管悬吊于后腹壁。而升结肠、降结肠和直肠不存在系膜结构。

20 世纪 80 年代,Heald 教授提出 TME,首次报道了直肠的系膜结构,即由直肠固有筋膜(深筋膜)在中下段直肠的后方和两侧包裹直肠的动脉、静脉、淋巴组织及脂肪组织。TME的提出,从解剖学角度极大地拓展了外科医师对肠系膜概念的理解,并从外科学角度提高了直肠癌手术的根治性。2009 年德国 Hohenberger 教授提出"全结肠系膜切除术(complete mesocolic excision,CME)",强调升、降结肠系膜的完整切除在结肠癌手术中的作用。至2016 年,Coffey 教授首次提出肠系膜"器官论(organ)",强调小肠系膜—结肠系膜—直肠系膜的连续性和完整性。

　　该理论认为,肠系膜自小肠系膜开始,至直肠系膜为止,是一个完整且连续的整体结构。肠系膜根部(即"根部区")约相对于十二指肠空肠曲水平(内有 SMA 起自腹主动脉),呈扇形展开,并径直支配从十二指肠到直肠的各部肠管。其顺序为:小肠系膜、右半结肠系膜、横结肠系膜、左半结肠系膜、乙状结肠系膜和直肠系膜。其中右半结肠系膜、左半结肠系膜和部分中央区的乙状结肠系膜直接黏附于后腹膜。该理论目前已得到实验证实,在肠旋转不良的患者中,这种肠系膜连续性可以得到更好地展示,原因在于其部分升、降结肠系膜与后腹膜尚未融合。

三、肠系膜膜解剖的一般规律

　　1. 肠系膜　肠系膜的一般亚微结构包括:腹膜、肠系膜、筋膜。腹膜覆盖于肠系膜表面,为一层呈膜状的浆膜;肠系膜包括支配肠管的动静脉、淋巴结、淋巴管和脂肪组织,为肠系膜结构的主体;而筋膜(脏层筋膜)覆盖于肠系膜背面,将肠系膜与后腹壁隔开,并与后腹膜(壁层筋膜)融合(图 2-3)。

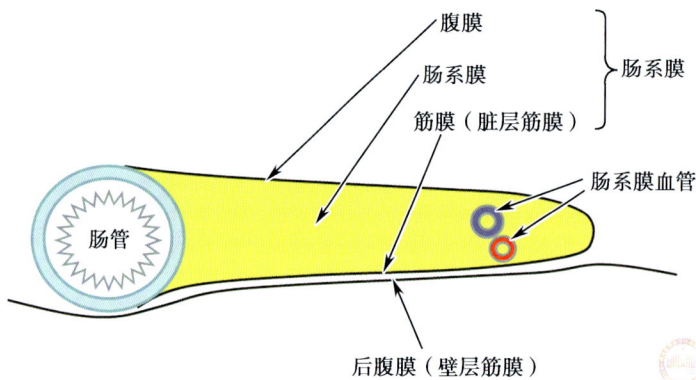

图 2-3　肠系膜的亚微结构

　　2. 对筋膜和后腹膜的连续性的认识　除了肠系膜本身具有连续性以外,肠系膜表面的腹膜为相互连续并相互移行,目前已达成共识。但其背面的筋膜和筋膜所黏附的后腹膜,其连续性认识尚不足。

　　(1)筋膜的连续性:从小肠系膜的背侧叶,移行为升结肠系膜背侧叶(或称升结肠系膜的脏层筋膜)(图 2-4),至结肠肝曲移行为横结肠系膜背侧叶(图 2-5),至结肠脾曲(即结肠左曲)移行为降结肠系膜背侧叶(降结肠系膜的脏层筋膜)(图 2-6),至左髂窝移行为乙状结肠系膜背侧叶(该区域一部分乙状结肠系膜背侧叶与后腹膜黏附)(图 2-7),至盆腔移行为直肠固有筋膜(包绕腹膜外的直肠系膜组织)(图 2-8)。

　　(2)后腹膜的连续性:左、右半结肠系膜后方的肾前筋膜(Gerota 筋膜),向下越过骶骨岬,移行为腹下神经前筋膜,腹下神经前筋膜于 S_4 椎体水平和直肠固有筋膜融合,构成直肠骶骨筋膜,包绕直肠末端系膜,并止于肛提肌裂孔。其前方黏附着左、右半结肠系膜背侧叶和乙状结肠系膜背侧叶的中央部分。

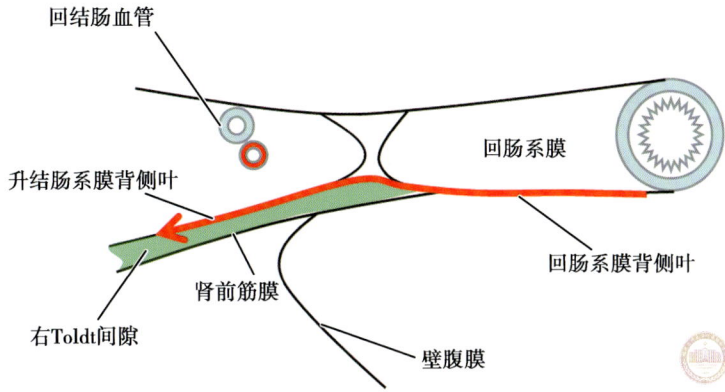

图 2-4　回肠系膜背侧叶移行为升结肠系膜背侧叶示意图（红色箭头）

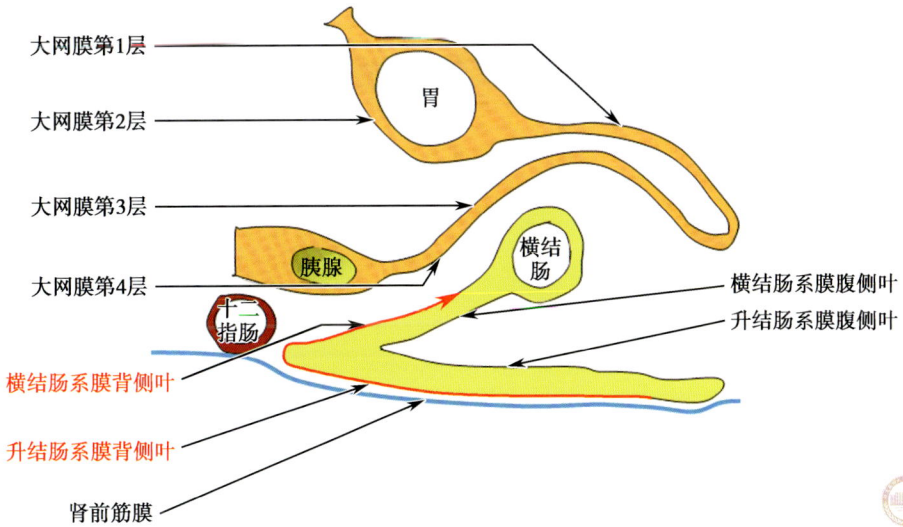

图 2-5　升结肠系膜背侧叶移行为横结肠系膜背侧叶示意图（红色箭头）

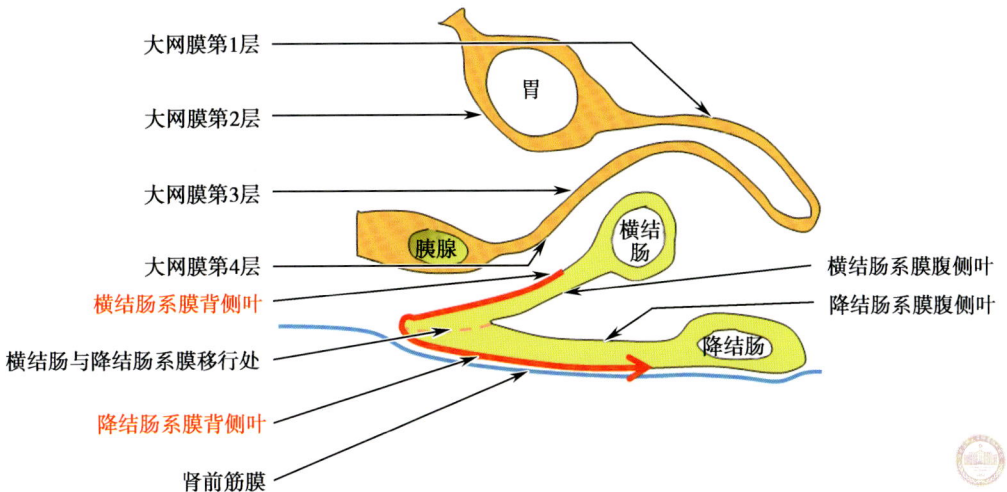

图 2-6　横结肠系膜背侧叶移行为降结肠系膜背侧叶示意图（红色箭头）

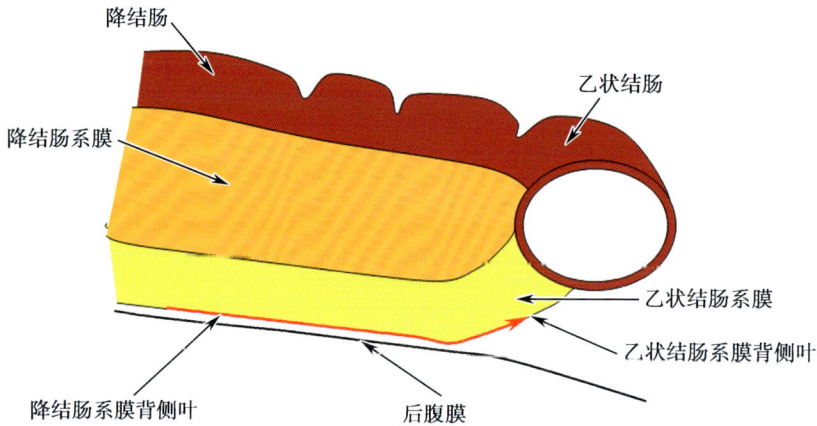

图 2-7　降结肠系膜背侧叶移行为乙状结肠系膜背侧叶示意图(红色箭头)

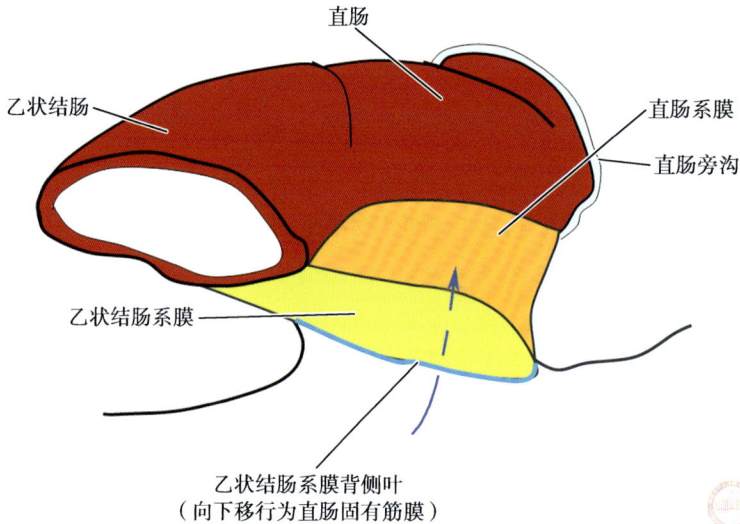

图 2-8　乙状结肠系膜背侧叶移行为直肠固有筋膜示意图(蓝色箭头)

以血供来定义系膜从属,因此,乙状结肠血管对应乙状结肠系膜。乙状结肠在胚胎时期进行旋转,旋转结束后,部分乙状结肠系膜背侧叶的中央部分与后腹膜发生融合,而远侧过长的乙状结肠系膜背侧叶无法融合,导致部分乙状结肠系膜呈游离状态。其中,部分游离的乙状结肠系膜背侧叶相互折叠腹膜化,形成一尖端朝上的漏斗形隐窝,即乙状结肠间隐窝(图 2-9)。

四、一些外科膜解剖的基本概念

微创外科手术的最高境界是微出血或不出血(零出血),其解剖学基础是膜解剖。对外科膜解剖的理解基于临床解剖学、胚胎组织学和外科高清内镜下的亚微解剖(放大5~15 倍)。

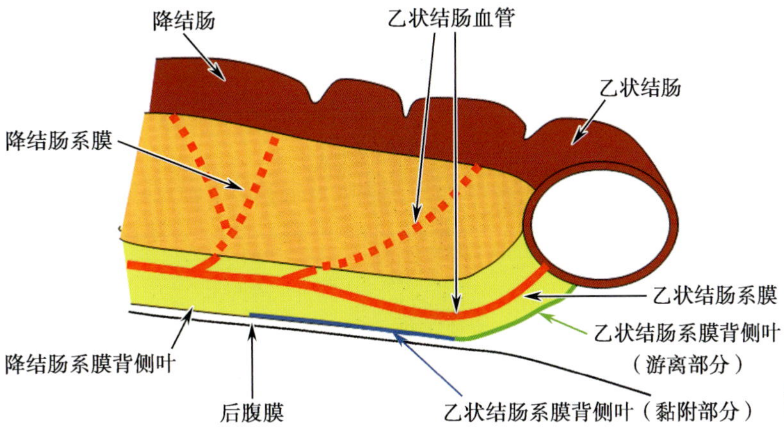

图 2-9　乙状结肠血管对应的乙状结肠系膜

乙状结肠系膜背侧叶的中央部分与后腹膜黏附(黏附部分),远侧乙状结肠系膜
呈游离状态(游离部分),游离部分形成乙状结肠间隐窝。

　　1. 外科膜解剖的意义　表现为器官之间有膜隔离,血管与重要生殖泌尿神经被"膜的封套"所包裹,当离开膜间分离就可能造成出血、神经损伤和术后复发。

　　2. 外科膜解剖的原理　"两两"交汇(bi-junction),如腹下神经前筋膜与直肠固有筋膜之间、邓氏筋膜和直肠固有筋膜之间,打开这些间隙的门,即为 bi-junction 的边缘,被腹膜覆盖,是三片膜交织在一起,为"三三"交汇处(tri-junction)。覆盖其表面的膜称为膜桥,当切开膜桥,即进入上述的疏松间隙(图 2-10)。

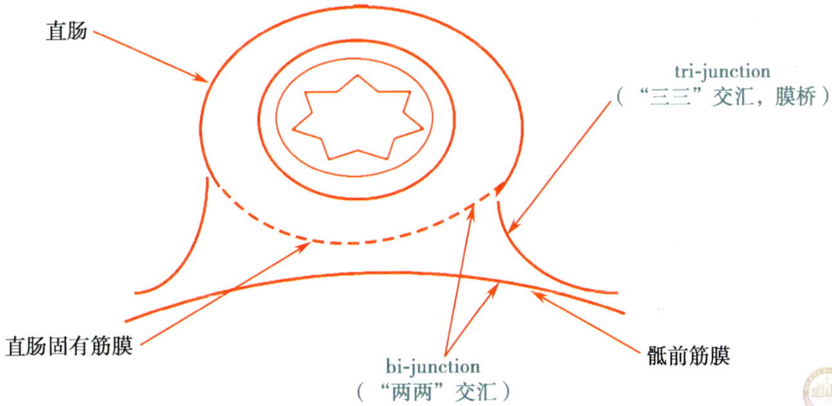

图 2-10　bi-junction 和 tri-junction 示意图

五、结直肠系膜各部的膜解剖概述

　　1. 右半结肠系膜的膜解剖　右半结肠切除术相关的间隙包括:升结肠后间隙、小肠升结肠间隙、横结肠后胰十二指肠前间隙、横结肠后胰颈前间隙、胃系膜与横结肠系膜间隙(图 2-11)。其中,升结肠后间隙、横结肠后胰十二指肠前间隙和横结肠后胰颈前间隙共同构

成了右半结肠手术区域的"膜床"。而胃系膜与横结肠系膜间隙为胃和横结肠两两器官的系膜在胚胎旋转融合过程中紧靠形成,为天然的外科学无血分离平面。

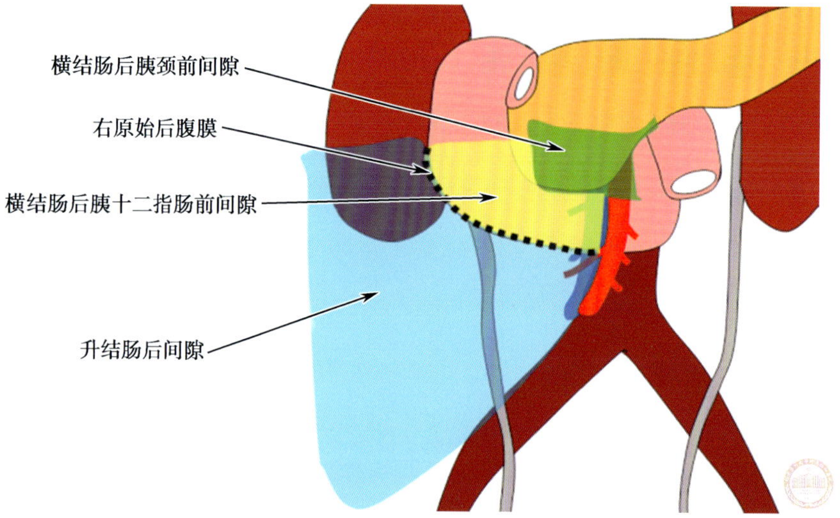

横结肠后胰颈前间隙
右原始后腹膜
横结肠后胰十二指肠前间隙
升结肠后间隙

图 2-11   右半结肠切除术相关的间隙示意图
升结肠后间隙、横结肠后胰十二指肠前间隙和横结肠后胰颈前间隙共同构成了
右半结肠手术区域的"膜床",与升结肠系膜背侧叶相对应。

(1)升结肠后间隙:升结肠后间隙(即右 Toldt 间隙,图 2-11 中蓝色区域和图 2-12 中绿色区域)为升结肠系膜背侧叶和肾前筋膜间的间隙,其向上与横结肠后胰十二指肠前间隙相延续(之间有右原始后腹膜阻隔);下内侧界为回结肠血管下斜行皱褶(即小肠升结肠间隙),被腹膜覆盖区域构成背侧膜桥,该处是尾侧背侧入路进入右 Toldt 间隙的入口;外侧界为右结肠旁沟,被腹膜覆盖,为传统外侧入路右半结肠切除术的入口。

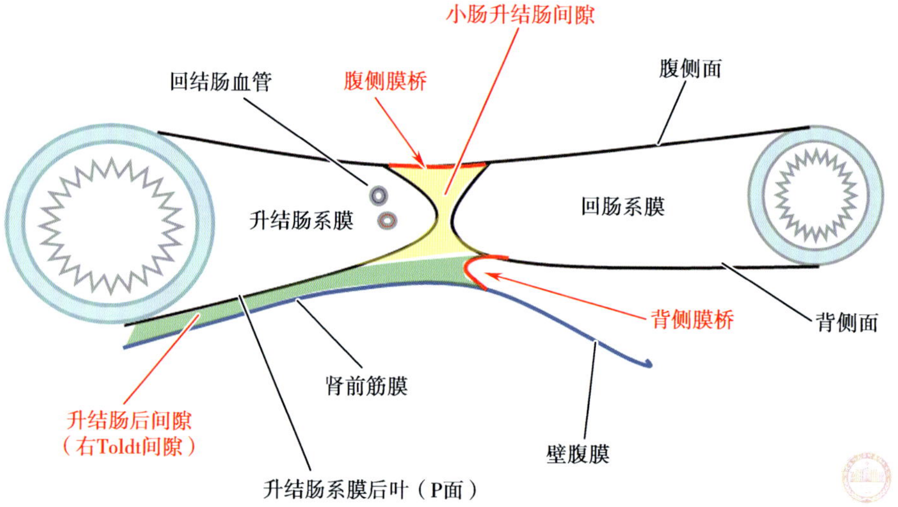

小肠升结肠间隙
回结肠血管   腹侧膜桥   腹侧面
升结肠系膜   回肠系膜
背侧膜桥
背侧面
升结肠后间隙
(右Toldt间隙)
肾前筋膜
壁腹膜
升结肠系膜后叶(P面)

图 2-12   小肠升结肠间隙、升结肠后间隙、腹侧膜桥和背侧膜桥示意图

（2）小肠升结肠间隙：当提拉回结肠血管时，在其下方可见斜向肠系膜上静脉（superior mesenteric vein，SMV）的皱褶，即为覆盖回肠系膜和升结肠系膜间的腹侧膜桥。小肠升结肠间隙是右半结肠 CME 手术中，非主干血管区域的下界（图 2-12 中黄色区域）。该间隙目前尚未在膜解剖结构中被证实，但末段回肠系膜和右半结肠系膜间存在淋巴回流间隔，提示两系膜间的淋巴回流可能属于不同"封套"。

（3）横结肠后胰颈前间隙（图 2-11 绿色区域）：该区域是从 SMV 和 SMA 表面进入大网膜的入口，形成于胚胎时期局部肠管的旋转融合过程（见第一部分）。从横结肠下区沿 SMV 和 SMA 表面纵行切开升结肠系膜腹侧叶至横结肠系膜腹侧叶，向上分离，离断横结肠系膜根，进入网膜囊。该过程共须切开 4 层筋膜，分别为横结肠系膜腹侧叶（横结肠系膜腹侧叶和升结肠系膜腹侧叶相移行）、横结肠系膜背侧叶、大网膜第 4 层，最后切开大网膜第 3 层。术中切断融合筋膜，方可进入胰颈表面，此时通过大网膜第 3 层可透视胃后壁，进一步切开大网膜第 3 层，可进入网膜囊（图 2-13）。

（4）横结肠后胰十二指肠前间隙（图 2-11 黄色区域）：该区域主要膜解剖结构是右原始后腹膜。右原始后腹膜是横结肠后胰十二指肠前间隙和升结肠后间隙之间的刚性障碍，无论经尾侧背侧、尾侧腹侧或头侧入路，均须切断该筋膜，使两间隙相通，从而保证右半结肠系膜背侧面的完整。笔者通过活体和尸体解剖观察发现，经尾侧腹侧入路进入升结肠后间隙，继续向上分离，须在十二指肠外缘锐性切断右原始后腹膜，沿十二指肠表面进入横结肠后胰十二指肠前间隙。当沿着十二指肠表面的横结肠后胰十二指肠前间隙由内向外分离时，亦遭遇右原始后腹膜构成的刚性障碍，连接右半结肠系膜背面和十二指肠降部外缘，应锐性切断右原始后腹膜，进入升结肠后间隙，避免误入右半结肠系膜内（图 2-14、图 2-15）。

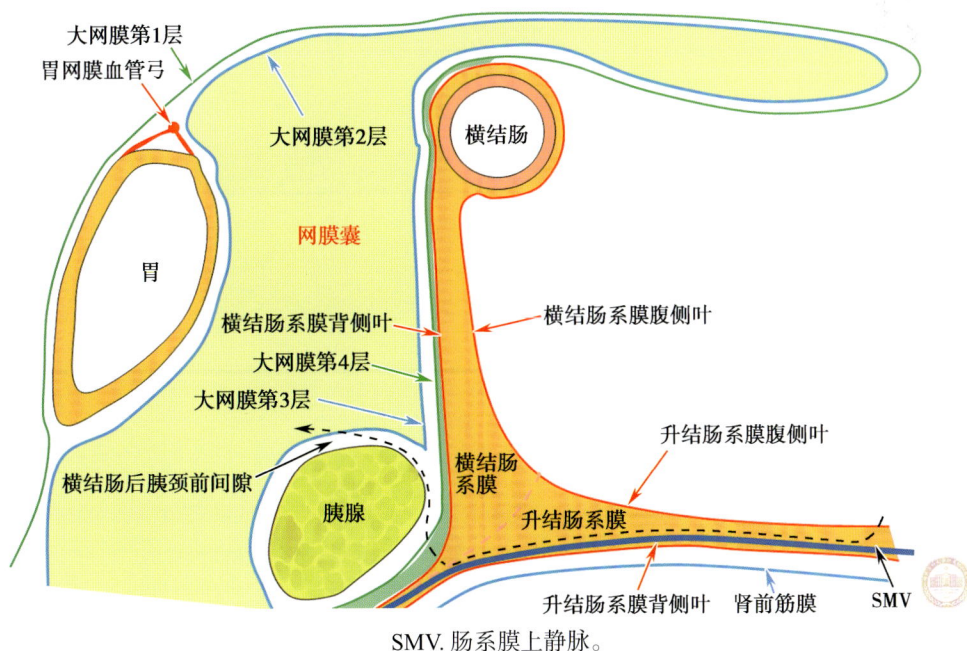

SMV. 肠系膜上静脉。

图 2-13　从横结肠后胰颈前间隙进入网膜囊所切开的筋膜层次

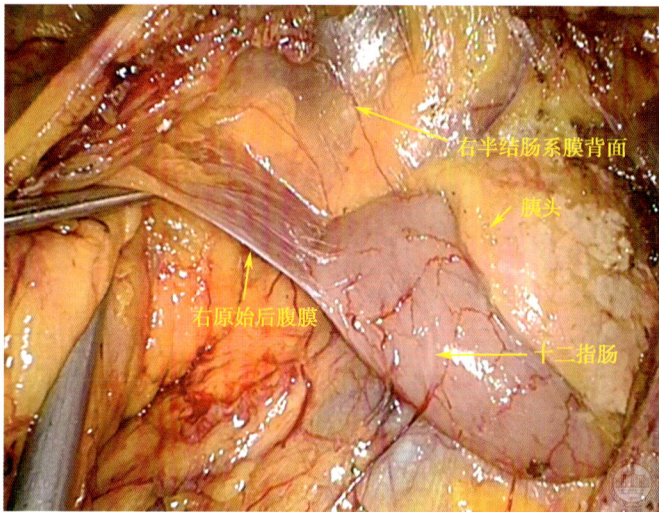

图 2-14　尾侧腹侧入路视野观察右原始后腹膜
右原始后腹膜连接右半结肠系膜背面和十二指肠降部外缘。

（5）胃系膜与横结肠系膜间隙：实际为胃背侧系膜与横结肠系膜背侧（横结肠系膜背侧叶与大网膜第 4 层的融合筋膜）间的间隙（图 2-16）。笔者于手术中观察发现，大网膜第 2 层和第 3 层相互移行处，即为进入该间隙的膜桥（图 2-16、图 2-17）。此外，从腹侧沿胃系膜与横结肠系膜间隙投影线切开大网膜，亦可进入该间隙（图 2-18）。在该间隙内手术，可保证横结肠系膜的完整切除，并避免出血（图 2-19）。

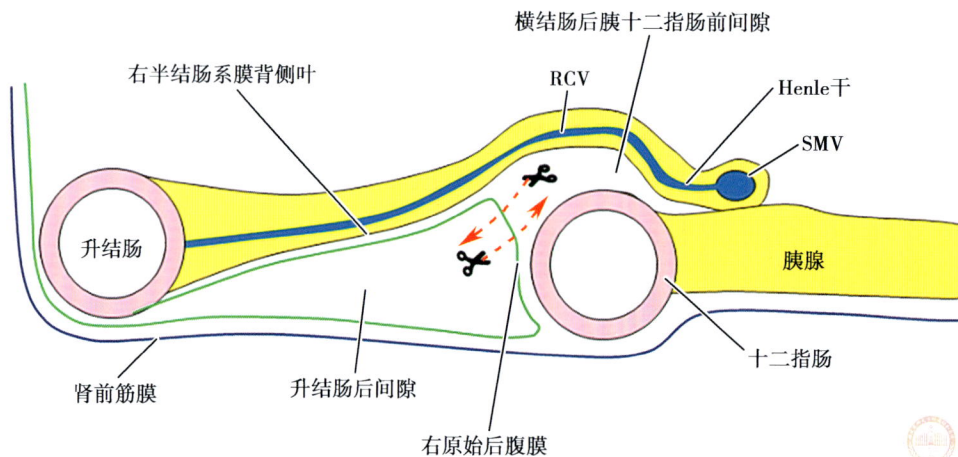

RCV. 右结肠静脉；SMV. 肠系膜上静脉。

图 2-15　横结肠后胰十二指肠前间隙示意图
切断右原始后腹膜，沟通升结肠后间隙和横结肠后胰十二指肠前间隙。

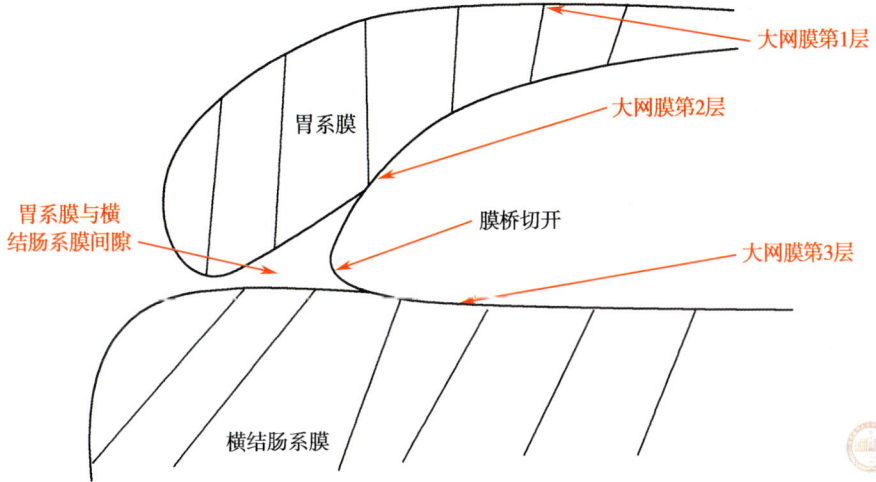

图 2-16 胃系膜与横结肠系膜间隙示意图

图中标注：大网膜第1层、胃系膜、大网膜第2层、胃系膜与横结肠系膜间隙、膜桥切开、大网膜第3层、横结肠系膜

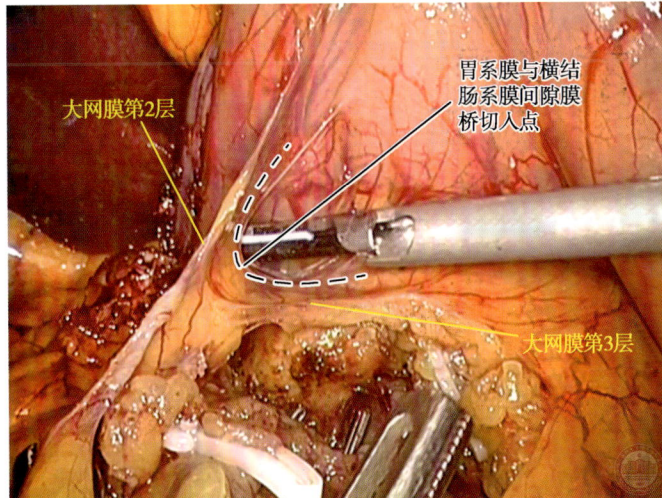

图 2-17 胃系膜与横结肠系膜间隙术中图像

图中标注：大网膜第2层、胃系膜与横结肠系膜间隙膜桥切入点、大网膜第3层

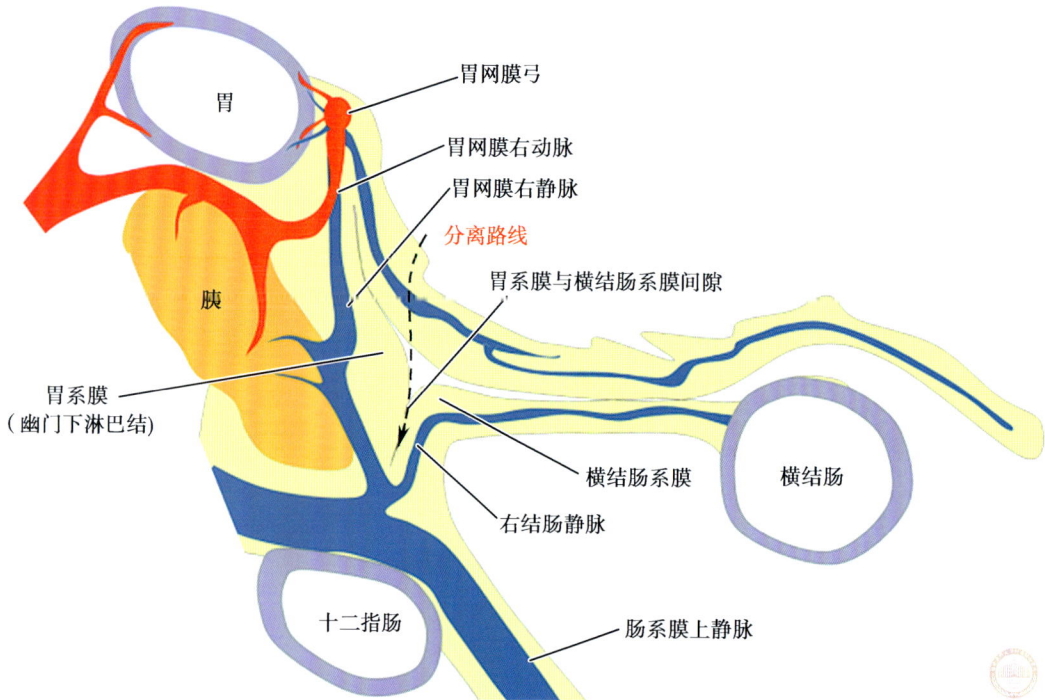

图 2-18   胃系膜与横结肠系膜矢状面示意图

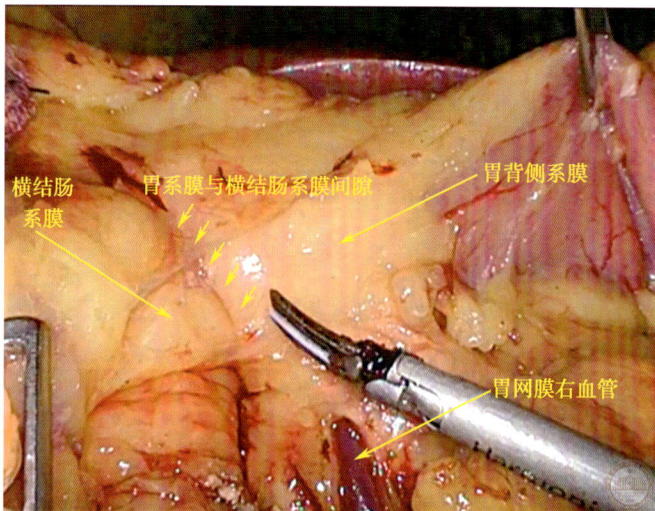

图 2-19   胃系膜与横结肠系膜间隙术中图像（胃系膜保留）

　　2. 左半结肠的膜解剖　该区域的肠管旋转和融合过程与右半结肠类似,但更加侧重横结肠近脾曲的局部肠管融合过程。胚胎时期脾曲局部肠管旋转结束后,降结肠背侧系膜和后腹膜发生融合,使降结肠固定于后腹膜。而横结肠系膜根从胰体尾的尾侧缘走行于胰体尾的后方,从胰体尾部尾侧缘呈扇形展开,将横结肠悬吊于后腹膜。另外,胃的背侧系膜向外囊袋样展开,形成大网膜。其中,大网膜第 2 层与第 3 层相延续,形成网膜囊内侧壁;大网膜第 4 层逐渐覆盖于横结肠系膜背侧叶并融合,形成融合筋膜,共同作为横结肠系膜根的一部分,走行于胰体尾后方(图 2-20)。因此,横结肠系膜根由 3 层膜构成,分别为降结肠系膜背侧叶、横结肠系膜背侧叶和大网膜第 4 层(图 2-20)。

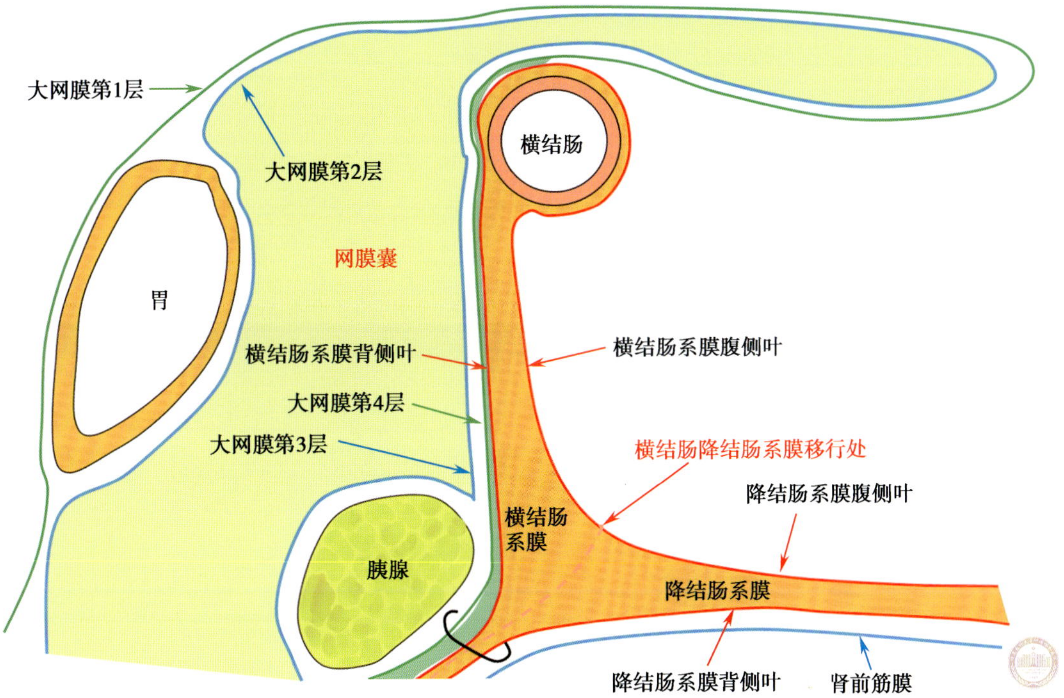

图 2-20 横结肠系膜根的局部筋膜构成解剖示意图
由 3 层膜构成,分别为降结肠系膜背侧叶、横结肠系膜背侧叶和大网膜第 4 层(弧圈所示)。

从胚胎发育的宏观角度理解横结肠系膜根形成过程(图 2-21):横结肠系膜本质上是由于胚胎发育过程中,横结肠系膜和降结肠系膜在 SMA 牵拉作用下发生对折,被胰体尾"压榨"后形成的物理结构(图 2-22、图 2-23)。而在其外侧靠近胰尾侧,由于未被胰尾"压榨",因此横结肠系膜背侧叶和降结肠系膜背侧叶仍相互移行,呈一光滑的面(图 2-24)。从尸体标本观察游离后翻转的结肠脾曲,可见本质上横结肠系膜和降结肠系膜相互移行,仅在其内侧因胰体尾"压榨"形成横结肠系膜根,外侧系膜背侧呈光滑的面(图 2-25)。

3. 直肠的膜解剖 详见第九章第四部分膜解剖的相关内容。

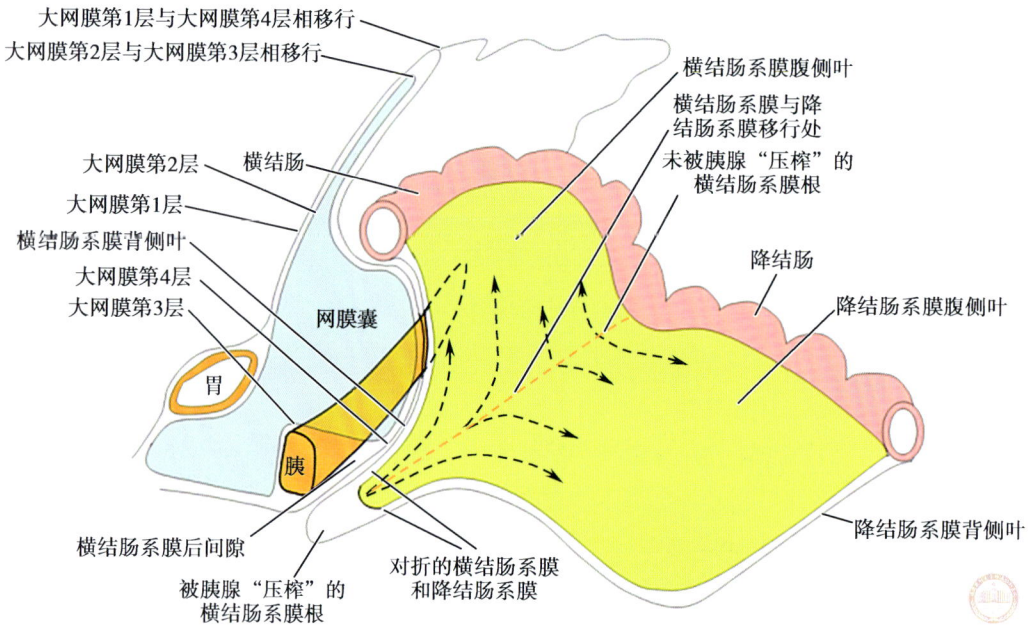

图 2-21   横结肠系膜根形成的胚胎发育本质
图示胰腺"压榨"区和未被胰腺"压榨"区。

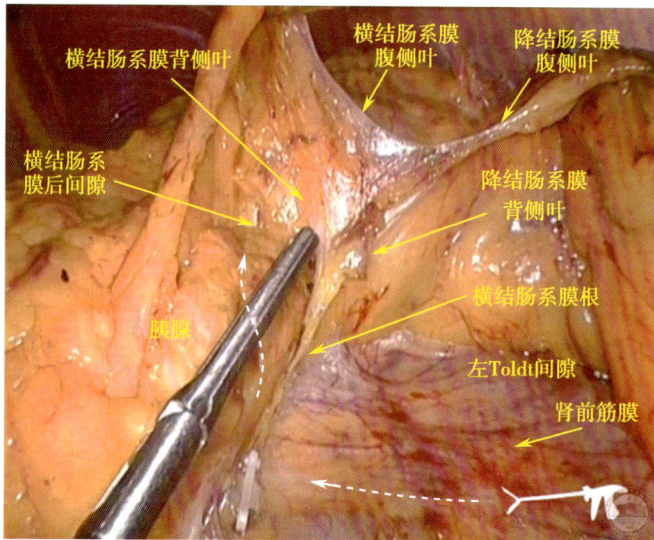

白色虚线示分离路线
图 2-22   内侧被胰体尾"压榨"的横结肠系膜根

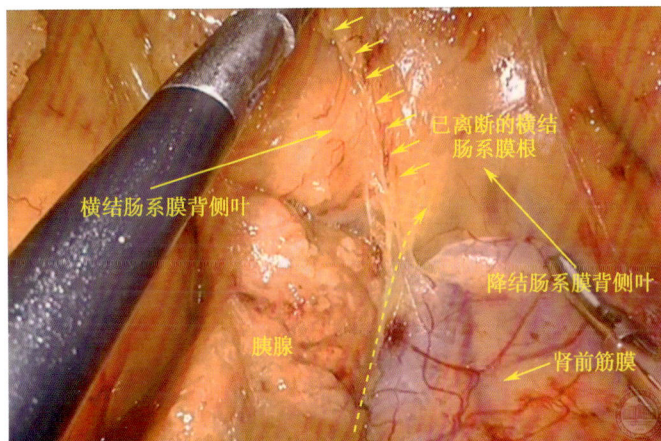

虚线示横结肠系膜根走行。

图 2-23 横结肠系膜根切断后所示残迹

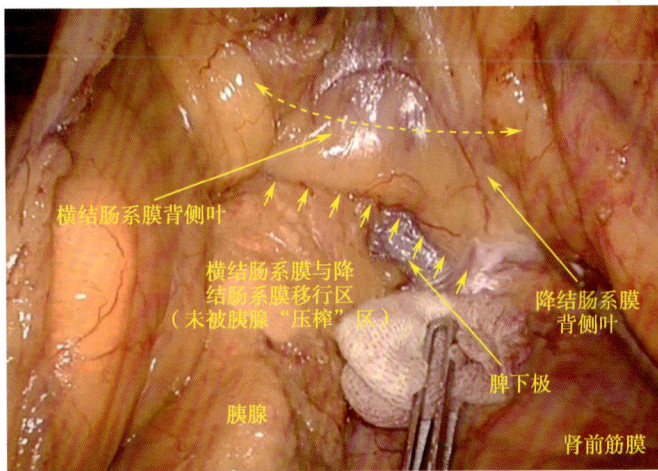

图 2-24 外侧未被胰尾"压榨"的横结肠系膜背侧叶和降结肠系膜背侧叶

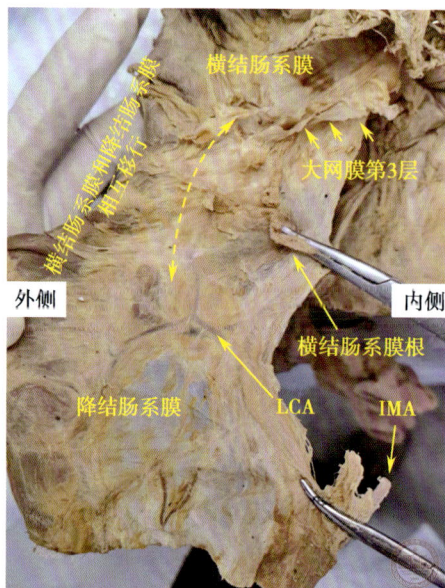

LCA. 左结肠动脉；IMA. 肠系膜下动脉。

图 2-25　游离后翻转的结肠脾曲

（王枭杰　池　畔）

───── 参考文献 ─────

［1］ COFFEY J C, O'LEARY D P. The mesentery: structure, function, and role in disease [J]. Lancet Gastroenterol Hepatol, 2016, 1 (3): 238-247.

［2］ KINUGASA Y, MURAKAMI G, SUZUKI D, et al. Histological identification of fascial structures posterolateral to the rectum [J]. Br J Surg, 2007, 94 (5): 620-626.

［3］ 池畔, 王枭杰. 左半结肠切除术的争议和基于膜解剖的脾曲游离技巧 [J]. 中华结直肠疾病电子杂志, 2017, 6 (4): 284-289.

［4］ 池畔. 腹腔镜右半结肠癌根治手术入路的选择: 选择尾侧入路 [J]. 中华胃肠外科杂志, 2016, 19 (8): 875-877.

［5］ 三毛牧夫. 腹腔镜下大肠癌手术: 以筋膜解剖和组织胚胎学为基础的手术技巧 [M]. 张宏, 刘金钢, 译. 沈阳: 辽宁科学技术出版社, 2015.

［6］ 王枭杰, 池畔, 黄颖. 结肠脾曲肠系膜形态的活体解剖观察 [J]. 中华胃肠外科杂志, 2021, 24 (1): 62-67.

［7］ 王枭杰, 郑志芳, 池畔, 等. 右原始后腹膜在右半结肠癌完整结肠系膜切除术中的解剖学观察和临床意义 [J]. 中华胃肠外科杂志, 2021, 24 (8): 704-710.

03 第三章
腹腔镜结直肠手术常用器械

第一节 一般腹腔镜手术常用设备与器械

一、气腹设备

目前临床常用的气腹设备为全自动高流量气腹机(图 3-1),流量 30~40L/min,气源为非助燃的 CO_2,可以即时显示气体注入腹腔的速度和容量,一般气腹压 10~15mmHg(1mmHg=0.133kPa),在压力过高时报警。在术中突发出血等情况下须用吸引器吸净积血时,气腹压力下降明显,此时高流量气腹机即可自动充气维持压力,为暴露手术野创造良好的空间。新一代气腹机自带排烟功能,若术中出现皮下气肿或高碳酸血症,应及时调低气腹压。

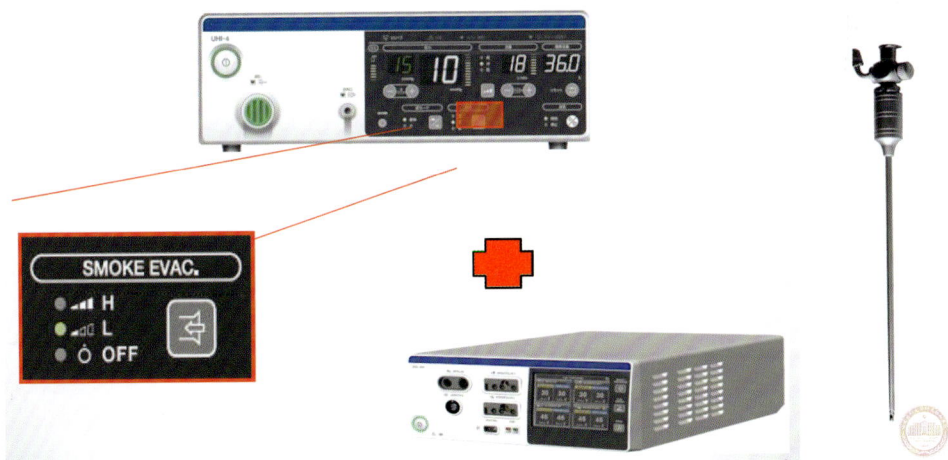

图 3-1 气腹机及气腹针

气腹针(Veress 针),针前端装有弹性压入的钝头,中空且有侧孔,一旦穿透腹膜进入腹腔,钝头先于针尖弹出,可避免损伤腹腔内脏器(图 3-1)。气腹的建立包括三种方法:①封闭法,即传统的使用气腹针建立气腹后置入 trocar,安全性高;②半开放直接 trocar 穿刺置入法,适用于腹壁松弛、腹腔无粘连者,有较高的风险;③开放法,直视下逐层切开腹壁进入腹腔后置入 trocar,适用于既往有腹部手术史、腹腔有粘连者,特别是穿刺点位于原手术切口处或附近者,有较高的安全性。

二、光学成像设备

腹腔镜光学成像设备由镜头、光导纤维、光源、信号转换器、显示及摄像系统构成。

1. **镜头**   目前临床常用的仍为硬质镜头和镜身,外径为 5mm 或 10mm,长度多为 300~335mm。依视角不同,可分为 0°、15°、25°、30°、45° 镜。腹腔镜手术常用 30° 镜,镜头具有防水功能,可浸泡消毒,镜视深度为 10~100mm,最佳距离为 10~50mm,使用过程中应充分利用 30° 镜斜面,适时转动镜体以便观察脏器的侧方(图 3-2)。光源多为冷光源,使用时应调整到合适的明暗度,避免过暗或反光。有些一体化摄像头具备自动对焦功能,更加便于操作。随着技术进步,出现了 3D 腹腔镜,采用左右双镜头摄影成像系统,操作时须佩戴 3D 眼镜,图像放大 10 倍左右,景深长,可提供更加清晰的术野,特别适用于肥胖或腹腔空间狭小的患者。摄像头通过光导纤维与信号转换器连接,特别注意光导纤维在使用时勿折成锐角,以避免纤维断裂。

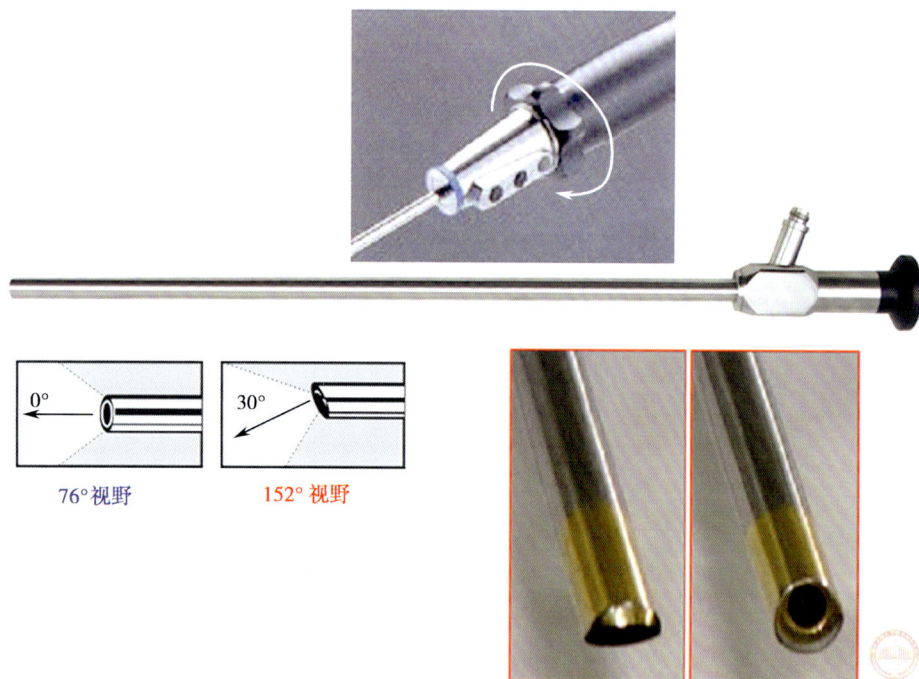

76° 视野   152° 视野

图 3-2   腹腔镜镜头

2. **信号转换器**   将摄像头输入的电信号转换成彩色视频信号,输出到监视器或录像机中,信号采集包括 CCD、3-CCD、C-Mos 等不同模式。有的信号转换器有色彩调谐和增强功能,术前须进行白平衡校正以达到理想的色彩效果。

3. 显示器　接收摄像头和信号转换器输入的信号并显示术野图像。目前,超高清显示器分辨率可达 1 920×1 080,放置高度应与术者视平线等高或略低,以减少视觉疲劳。

4. 录像系统　为保存手术资料,以便于学习或交流,可以应用信号转换器的接口直接录制。国内目前也有很多手术录像工作站系统,为视频的采集和剪辑提供专业的软件支持。

三、冲洗及吸引器

常用的冲洗及吸引器(图 3-3)有两个接头端,一端连接于手术室的负压吸引系统,另一端连接正压冲洗机,可用生理盐水或稀碘附对积血或污染的术野进行彻底和有效冲洗。建议采用高流量吸引器(9 孔或 12 孔),可及时吸净烟雾或积血以保证术野清晰。

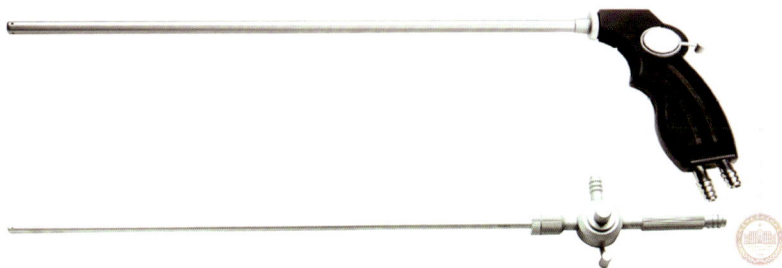

图 3-3　冲洗吸引枪及冲洗吸引器

四、电外科系统

1. 电凝钩(hook electrode)　既可解剖分离组织,也可电凝止血,尾端连接电极导线,工作过程由脚踏开关控制。常用电凝钩为直角或 L 形,外径 5mm,绝大部分被绝缘材料包裹,只有头端少部分裸露。需要注意的是,电凝钩在长期使用后,近头端绝缘层发生老化,应及时更换以免电凝切割时造成邻近组织损伤(图 3-4)。

2. 电铲(spatula electrode)、电棒(button electrode)、电针(needle electrode)　其作用类似电凝钩,均有解剖和止血的作用。电铲可见图 3-4。

3. 超声高频外科集成系统切割闭合刀头　与超声刀主机兼容,外径 5mm,配备 360° 可旋转的四种不同长度杆身,弧形或直形工作刀头及组织垫片。刀头钳口内含有可切割组织的 I-Blade(工形刀),可同时安全凝闭和切割 7mm 以下的血管、淋巴管及大块组织。正温度系数(positive temperature coefficient,PTC)材料保持钳口温度在 100℃左右,多回路电极将电流控制在钳口,侧向热损伤极小,有效减少周围组织损伤、粘连、炭化和烟雾(图 3-5)。

4. 超声刀　超声刀头工作面通过每秒 55 500 次机械振动来切割组织,即打断了组织分子键,对分离富含蛋白、胶原的组织或肌肉组织效果明显。当超声刀头轻触于各种膜结构层面时,瞬间高能使细胞内水分迅速蒸发汽化、组织膨胀,产生"空洞化"效应,对外科医师精确寻找膜解剖间隙很有帮助。此外,其弧形刀头在非工作状态下还可作为很好的钝性分离钳使用。同高频电刀相比,超声刀在分离切割组织时热损伤范围小,烟雾少,对术野显露影响亦小。目前第三代超声刀可凝闭切断直径 7mm 以下血管,止血效果更好(图 3-6)。

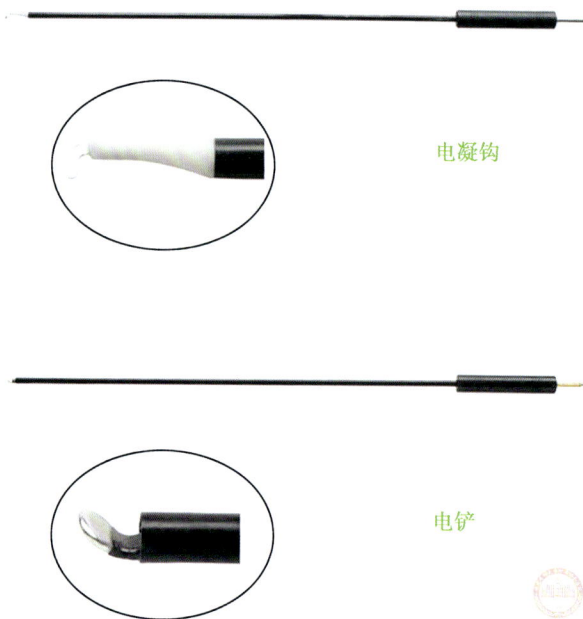

电凝钩

电铲

图 3-4　单极电凝设备

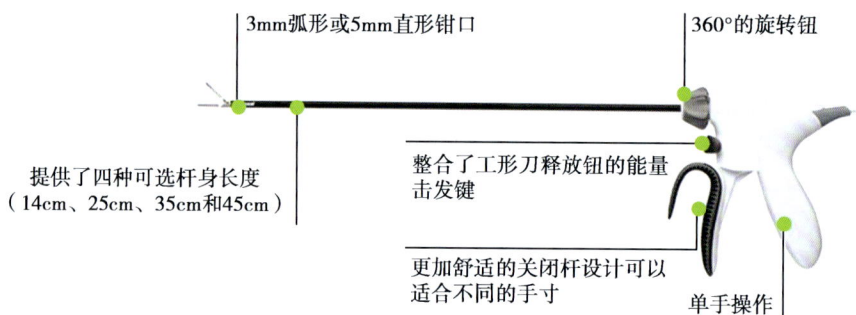

3mm弧形或5mm直形钳口

360°的旋转钮

提供了四种可选杆身长度
（14cm、25cm、35cm和45cm）

整合了工形刀释放钮的能量
击发键

更加舒适的关闭杆设计可以
适合不同的手寸

单手操作

刀头

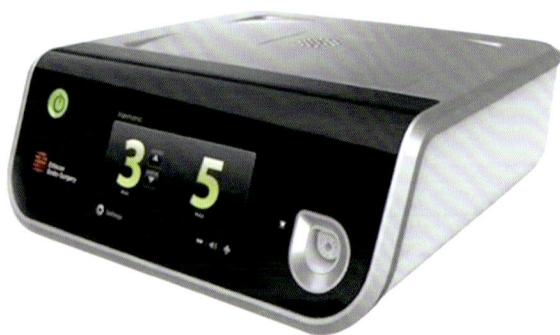

主机

图 3-5　超声高频外科集成系统切割闭合刀头

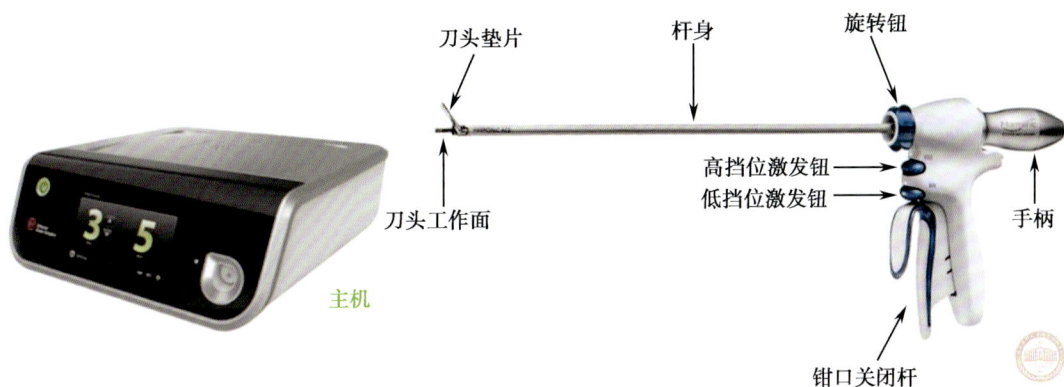

图 3-6　超声刀系统

五、腹腔镜手术常用器械

1. 套管穿刺器（trocar）　由穿刺套管及穿刺针芯组成，规格很多，内径从 3~33mm 不等，手术常用 5mm、10mm、12mm、15mm。长度可有 96mm、100mm、120mm 不等，长度主要依据患者体型及肥胖程度选择。穿刺器种类很多，如翻板型、磁球型、磁片型、手动翻板型。穿刺针芯尖端分为圆锥形、三棱形和具有保护装置的针栓。翻板型、磁球型、磁片型、手动翻板型等虽然进出器械方便，但自腹腔内取出组织、小块纱布时易阻挡取出物。圆锥形穿刺针芯穿刺时稍费力，但对腹壁的创伤较小，三棱形针芯穿刺时省力，但对腹壁切割较大，易造成腹壁出血。上述两种针芯不具备保护腹腔内脏器的功能，一次性 trocar 为非金属材料，穿刺入腹腔后不易损伤肠壁或其他脏器，目前临床常用（图 3-7）。

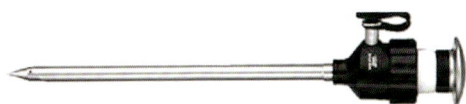

圆锥形穿刺器

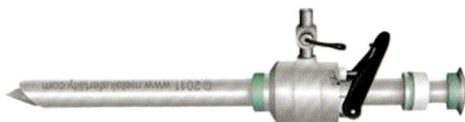

三棱形穿刺器

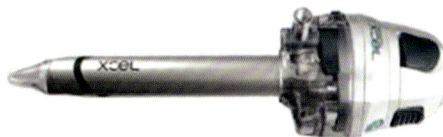

一次性穿刺器

图 3-7　不同类型的 trocar

2. 分离钳（dissecting forcep）　分离钳有弯头、直头和直角 3 种，钳杆及钳柄均为绝缘部分，有的分离钳在尾端带电极接头，可连接电刀线，在进行组织分离的同时，可进行电凝止血；分离钳一般长 330mm，外径 5mm，可 360° 旋转；钳柄和钳身可分离（图 3-8、图 3-9）。

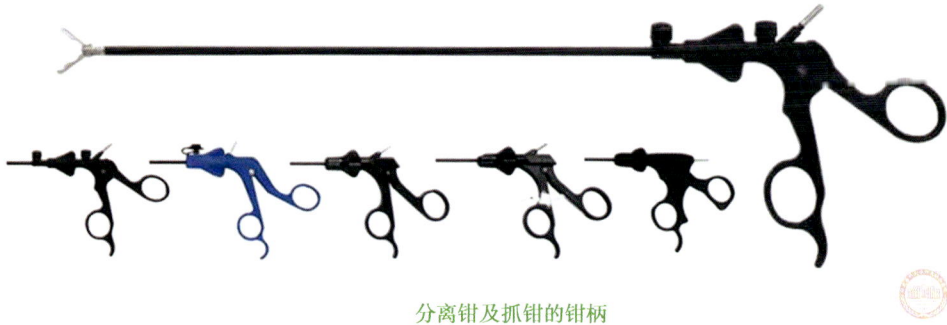

分离钳及抓钳的钳柄

图 3-8　分离钳及抓钳不同类型的钳柄

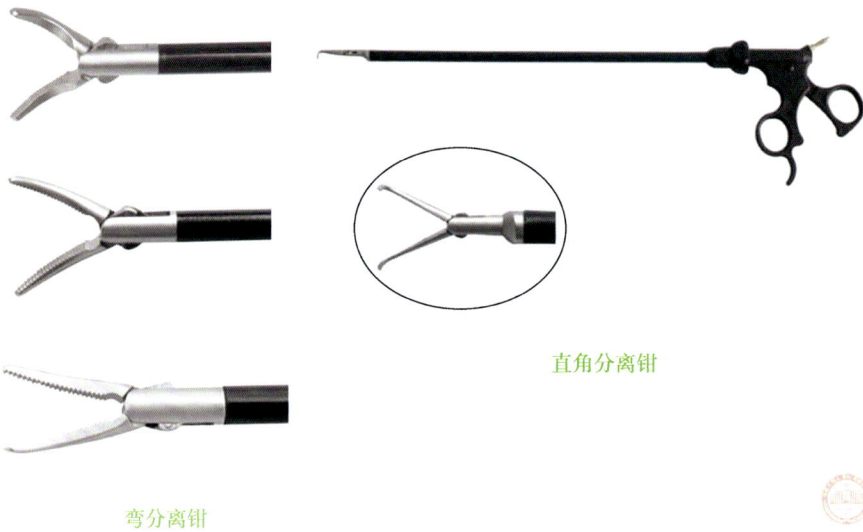

直角分离钳

弯分离钳

图 3-9　分离钳

3. 抓钳（grasping forcep）　主要有固定、牵引作用，有绝缘层，能进行电凝止血，可 360° 旋转，长度一般为 320mm，外径为 5mm 或 10mm，有的抓钳可与带齿轮结构口的手柄连接，可抓持得更加牢固。根据抓钳齿形不同可分为齿形抓钳、锯齿形抓钳及匙形抓钳（图 3-10）。

4. 手术剪（scissor）　手术剪一般带有绝缘层及电极接头，在剪切组织时可进行止血，外径一般为 5mm，能 360° 旋转，手术剪种类繁多，常见的有钩形剪、直头剪、弯头剪等，目前临床常用直头剪（图 3-11）。随着电外科设备的发展，手术剪应用的范围越来越小。

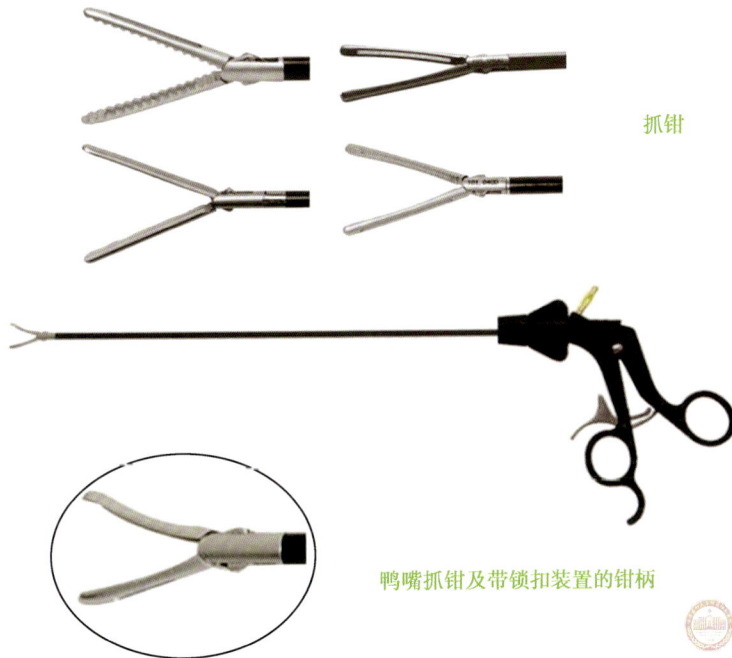

抓钳

鸭嘴抓钳及带锁扣装置的钳柄

图 3-10　抓钳

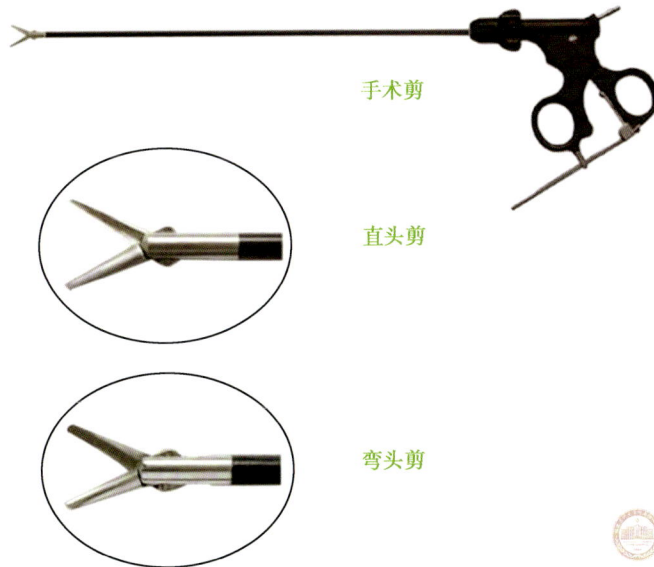

手术剪

直头剪

弯头剪

图 3-11　手术剪

5. 爱丽丝钳（Allis 钳）　主要用于直肠癌手术提拉腹膜反折已切开的上方组织（包括阴道后壁、精囊），较普通的肠钳、分离钳抓持更加牢靠，张力好，外径一般为 5mm，能 360° 旋转（图 3-12、图 3-13）。

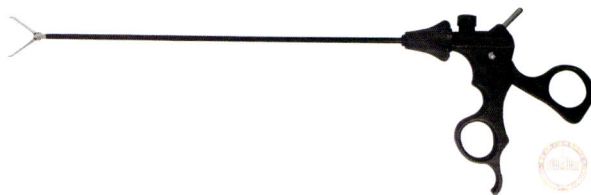

图 3-12 Allis 钳

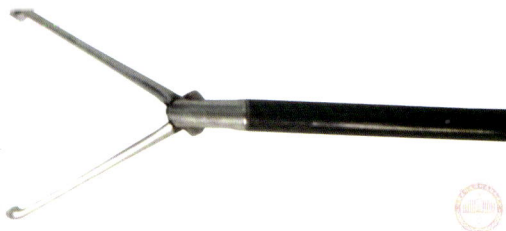

图 3-13 Allis 钳的钳头

6. 巴氏钳（Babcock 钳） 主要有固定、牵引肠管作用，外径一般为 10mm，能 360° 旋转，抓持端带锁扣（图 3-14、图 3-15）。其钳头设计呈低张螺旋形，便于抓持且不易损伤肠管（图 3-16），较普通肠钳抓持肠管牢靠，不易脱落，特别适用于直肠癌手术中抓持中上段直肠。

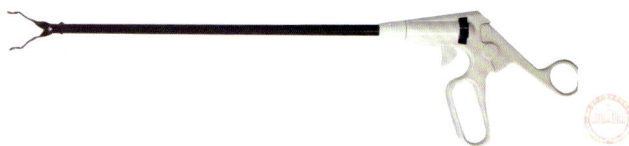

图 3-14 巴氏钳（一次性）

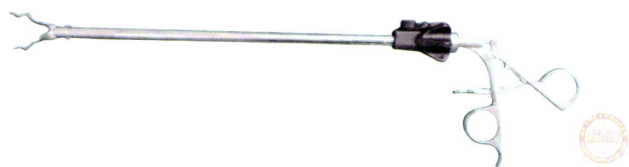

图 3-15 巴氏钳（可重复使用）

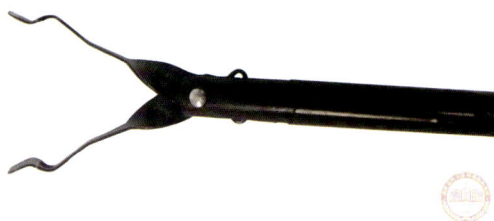

图 3-16 巴氏钳的钳头

7. 施夹器或施夹钳（clip applier）　长约 320mm，外径 5mm 或 10mm，能够 360° 旋转，1 次只能夹持 1 个金属夹或可吸收外科夹，夹持端有直型及直角型，夹持部位有沟槽，便于放置金属夹，放置时保持足够力量，原位施夹，避免过度牵拉，引起组织撕裂（图 3-17）。目前已生产出连发钛夹钳，可以连续施夹。

8. 转换套管（transmitting tube）　在大口径 trocar（如 10mm）应用小口径器械（如 5mm）时，为了适应不同直径的器械操作，避免漏气，应使用转换套管。常用转换套管长 190mm，外径 10mm，允许 5mm 器械通过，套管尾端带有橡皮帽，以防漏气（图 3-18）。

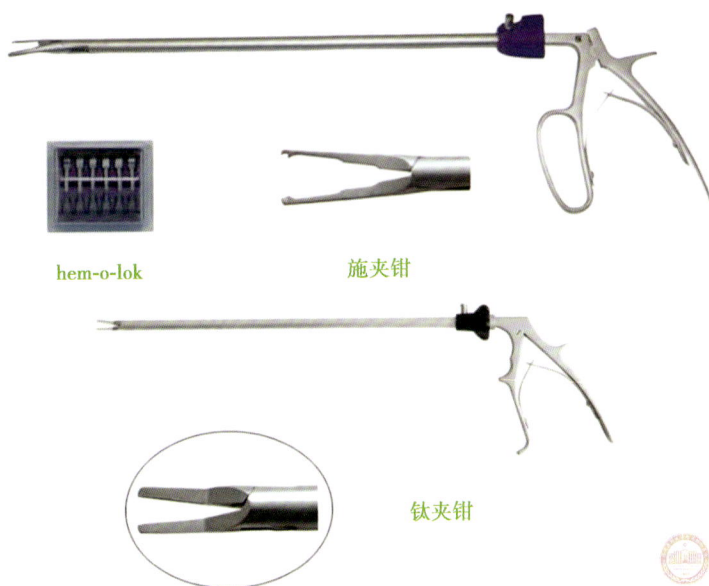

hem-o-lok　　施夹钳

钛夹钳

图 3-17　施夹钳

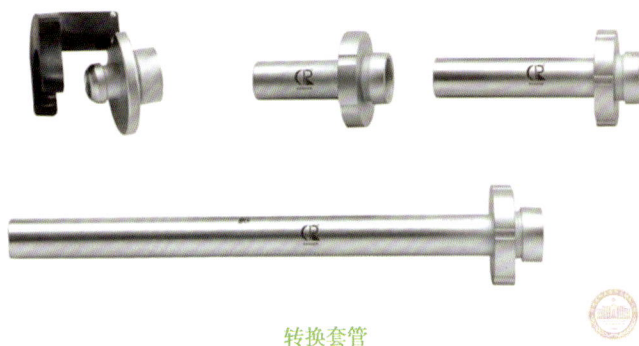

转换套管

图 3-18　转换套管

9. 金属夹（metal clip）和可吸收夹（absorble clip）　目前常用的金属夹多为钛夹，以替代打结。钛夹分为大、中、小 3 种型号，V 形或 U 形，释放钛夹后两断端应稍超出需结扎组织为宜，以免夹闭不全。临床对于重要的血管或组织多用可吸收夹，夹闭牢固，3 个月后可完全吸收，体内不留异物。可吸收夹大小和型号较多，以颜色区分，可根据需求选择。

10. 持针器（needle holder） 有直头和弯头两种,长 450mm,外径 5mm,不带绝缘层,在夹持面有小螺纹,手柄有锁扣装置,保证夹持牢固（图 3-19）。

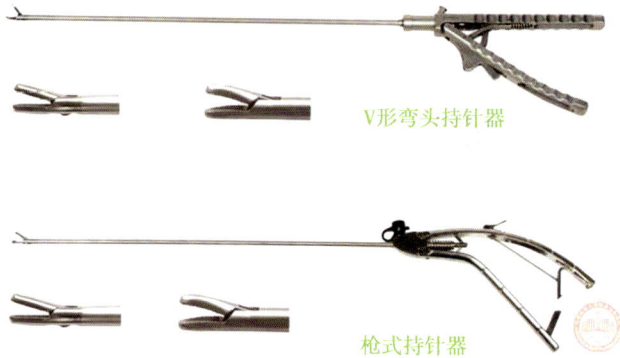

V形弯头持针器

枪式持针器

图 3-19 持针器

11. 推结器（knot guide） 长 330mm,外径 5mm,头端带有细孔,允许 7 号丝线通过,在行缝合结扎时,可应用推结器将 Roeder 结推至腹腔并扎紧（图 3-20）。

12. 牵开器（retractor） 在进行较复杂手术时,肠管、大网膜或肝脏等会影响术野显露,牵开器可以协助达到良好的显露。牵开器的形状有扇形、杠杆式、翼状,外径有 5mm、10mm（图 3-21）。

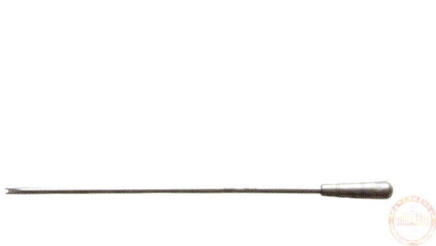

图 3-20 推结器

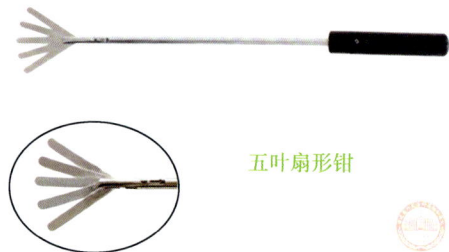

五叶扇形钳

图 3-21 牵开器

13. 腹腔镜切割闭合器（endo-cutter） 头端可旋转,可打出相互咬合成排的钉子,每侧各三排缝钉相互错开。成钉高度为白钉 1.0mm、蓝钉 1.5mm、金钉 1.8mm、绿钉 2.0mm 和黑钉 2.3mm,根据组织厚度不同选择合适的钉高。闭合器的规格一般有两种,一种钉仓长 45mm,另一种钉仓长 60mm。闭合器自带切割装置,在三排钉子间有刀刃,能同时订合和切割组织（图 3-22）。最近厂家研发的电动腔镜切割闭合器,带有抓持面技术的钉仓,击发过程更稳定,同时有更好的吻合成钉效果（图 3-23）。

14. 腹腔镜圆形吻合器（endoscopic curved intraluminal stapler） 用于空腔脏器间的吻合,抵钉座外径有 21mm、25mm、29mm、33mm 等多种规格可供选择,尚有加长杆身的腹腔镜圆形吻合器,俗称"黑金刚",更适合高位直肠或乙状结肠断端的吻合（图 3-24）。

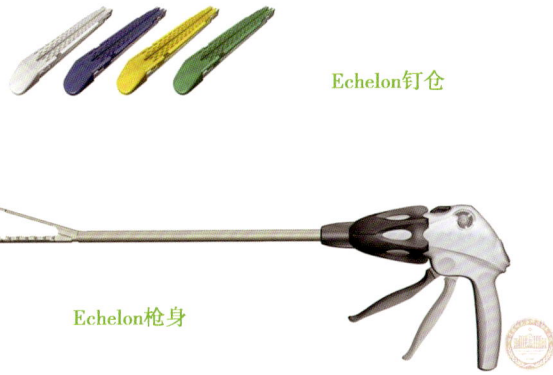

Echelon钉仓

Echelon枪身

图 3-22　腹腔镜切割闭合器

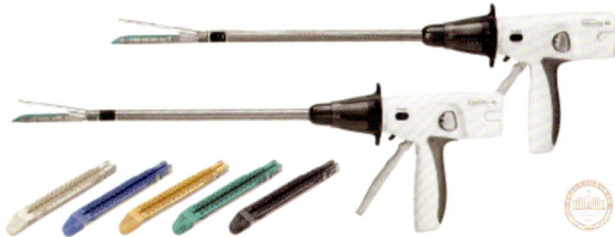

图 3-23　电动腔镜切割闭合器

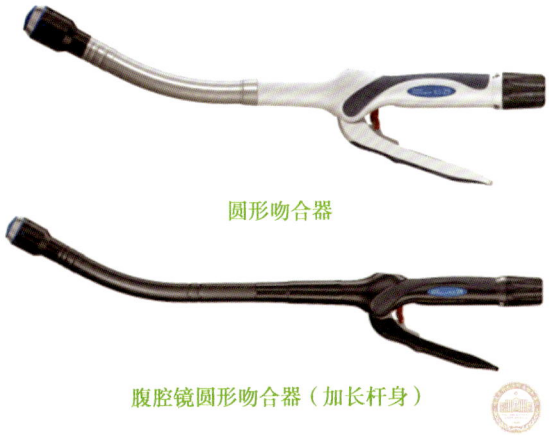

圆形吻合器

腹腔镜圆形吻合器（加长杆身）

图 3-24　腹腔镜圆形吻合器

第二节　机器人手术系统及相关器械

一、机器人手术系统的组成

达芬奇手术机器人包括三个系统（图 3-25）：医师操作系统（surgeon console）、床旁机械臂系统（patient cart）、视频成像系统（vision cart）。三部分组件在手术室内通过特定的数据传输光缆连接在一体，术者于控制台利用控制手柄（master controller）控制机械臂和三维内镜（3D endoscope，图 3-26）而完成手术。术者控制台的顶端为三维观测窗口（stereo viewer，图 3-27），三维观测窗口可按比例完全再现内镜所在的人体组织内部结构，从而实现同开放式手术相同的手术视野效果。达芬奇全机器人手术系统的床旁机械臂车由镜头臂及三个器械臂组成。其所使用的器械为具有"腕状"（EndoWrist）结构的特制器械，器械头部的直径为 5mm 或 8mm，可通过钥匙孔大小的切口进入人体组织内，从而实现微创。于术过程中，术者远离患者，通过控制台控制床旁机械臂，术者在操控台上的动作与传统的操作完全一样，特制的器械可完全复制人手的各种精细动作（图 3-28）。

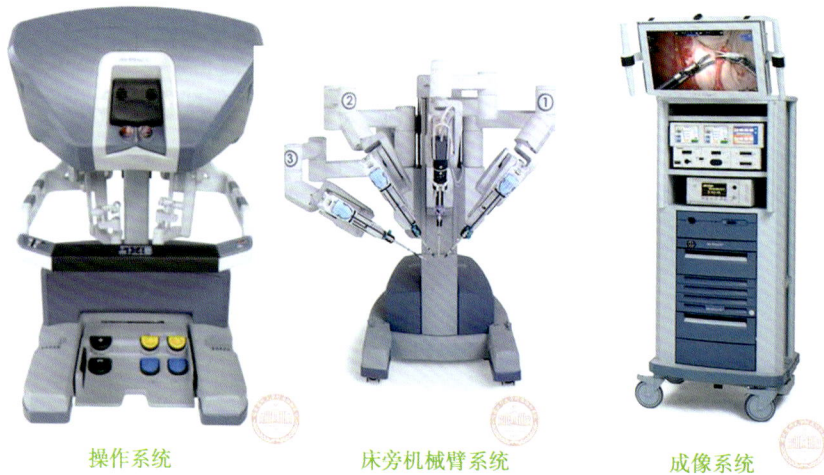

操作系统　　　　　床旁机械臂系统　　　　　成像系统

图 3-25　达芬奇手术机器人系统的组成

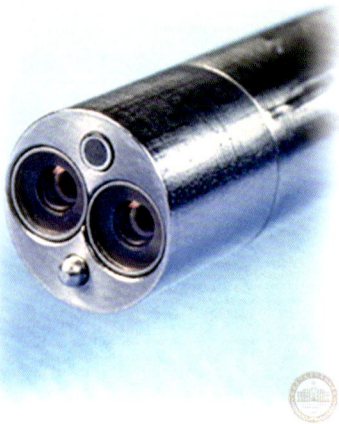

图 3-26　三维立体腔镜镜头

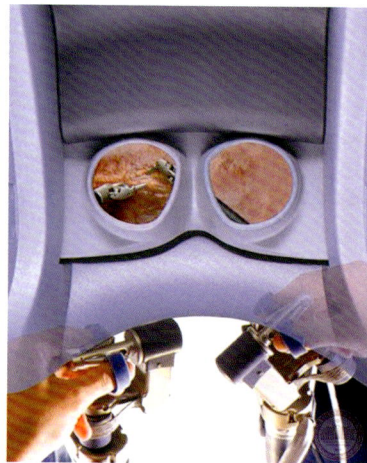

图 3-27　三维观测窗口

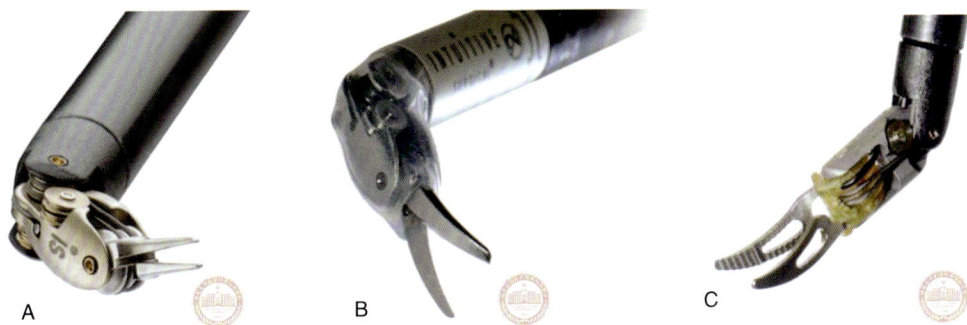

图 3-28　部分腕状（EndoWrist）结构特制器械

A. 持针器；B. 单极电剪；C. 双极电凝抓钳。

二、机器人手术系统的操作特点及优势

机器人手术系统的操作特点：①高清三维立体视野（分辨率 1 920×1 080），可以使术野放大 10~15 倍；②高度的精确性，高度的灵活性，良好的可操控性，动作比例可以按照比例缩小；③自动滤除震颤，并超越人手的极限，腕部可自由活动的 EndoWrist 仿真手腕器械，拥有 7 个自由度，可完全模仿人手腕的动作；④常规器械头部的长度只有 1~3cm 长，尤其在狭窄的解剖环境中可以达到比人手更灵活的效果；⑤与开放手术完全相同的操作习惯，学习曲线短，容易上手，术者自行控制，配合要求低（图 3-29）。

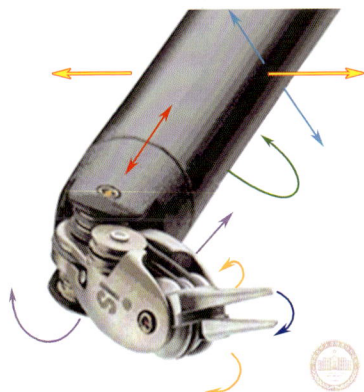

图 3-29　EndoWrist 仿真手腕器械

机器人手术系统具备明显的技术优势：①高分辨率的三维图像处理设备，超越了人眼的极限，有利于术者清晰地进行组织辨认和操作；②系统末端手术器械上的仿真手腕具有多个活动自由度，比人手更加灵活，保证在狭小空间进行准确操作；③在术中可自动滤除人手的颤动，提高了手术的精度；④术者可采取坐姿进行系统操作，利于完成长时间复杂的手术；⑤扩大手术患者适用范围，由于创伤小，可使患者年龄范围扩大并用于某些危重患者，同时使一日手术成为可能，从而提高病床周转率。达芬奇手术系统的临床应用被认为是外科发展史上的又一次革命，预示着第三代外科手术时代的来临。

三、机器人手术常用器械

1. trocar　达芬奇手术系统所用 trocar 为专用，规格分为 5mm 和 8mm，trocar 材质为金属，内芯为棱形。

2. **机械臂**　属于达芬奇手术系统专用器械（图 3-30）。

3. 达芬奇手术系统其他专用器械（图 3-31）。

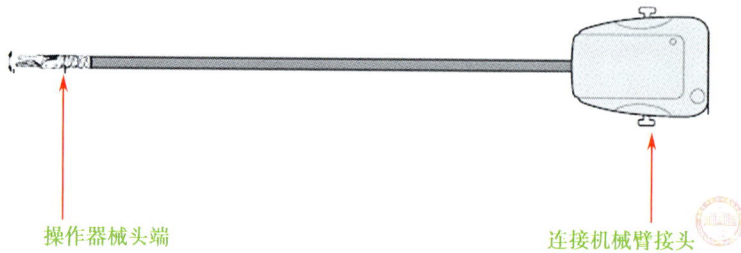

操作器械头端   连接机械臂接头

图 3-30   达芬奇手术系统专用机械手臂

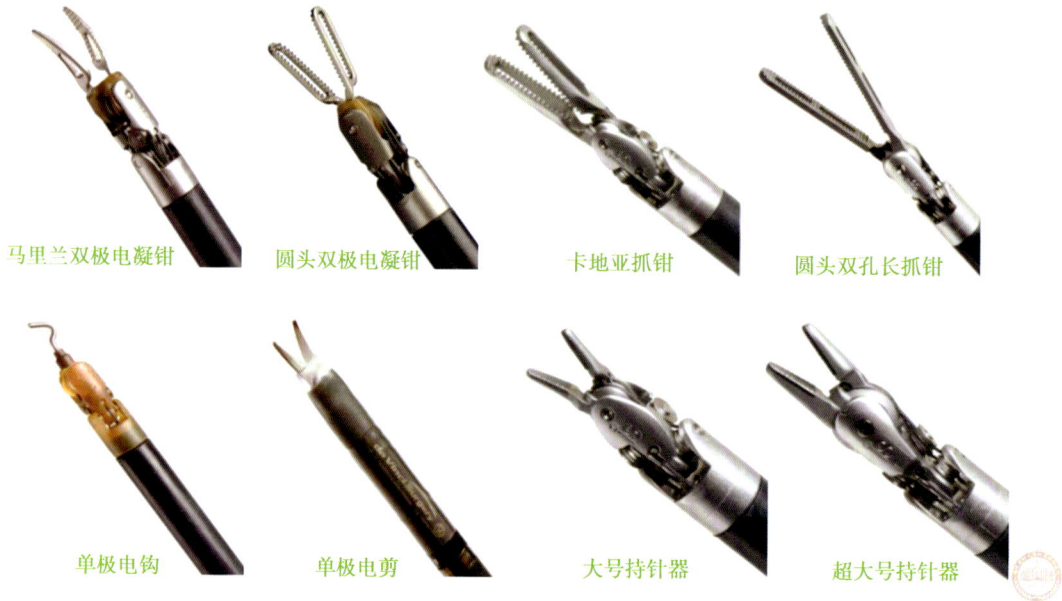

马里兰双极电凝钳   圆头双极电凝钳   卡地亚抓钳   圆头双孔长抓钳

单极电钩   单极电剪   大号持针器   超大号持针器

图 3-31   达芬奇手术系统其他专用器械

四、新一代达芬奇 Xi 手术系统简介

1. 手术通路的升级   较第三代达芬奇 Si 手术系统,新一代达芬奇 Xi 手术系统(图 3-32)具有可升降、旋转的吊杆式平台,配合可移动的患者手术车,允许放置在患者周围任何位置,术中无须重新定位即可实现腹部四个象限的手术操作。机械臂更细、手术器械更长、活动范围更大,扩大了有效手术操作范围,避免了术中机械臂的碰撞,建立腹部操作通道更简便。

灵动关节(flex joint)和可调节的器械与患者间安全距离(patient clearance):屈伸灵活的关节使活动范围最大化,机械臂的定位更加灵活,可调节的器械与患者间安全距离易于多个象限的同步操作,并避免机械臂与患者腹壁的频繁摩擦(图 3-33)。

2. 影像系统的升级   内镜镜头可安置在任意一个机械臂上,以更灵活的角度观察手术区域、改变牵拉臂(第三臂)的位置。更轻巧的前置式数字光学摄像装置安装在镜头前端,强化组织细节显示,可视范围达 80°,影像 10 倍光学放大、4 倍数码放大,在相同工作距离下,提供更宽广的手术视野,同时内嵌吲哚菁绿(indocyanine green,ICG)荧光显影功能(图 3-34)。

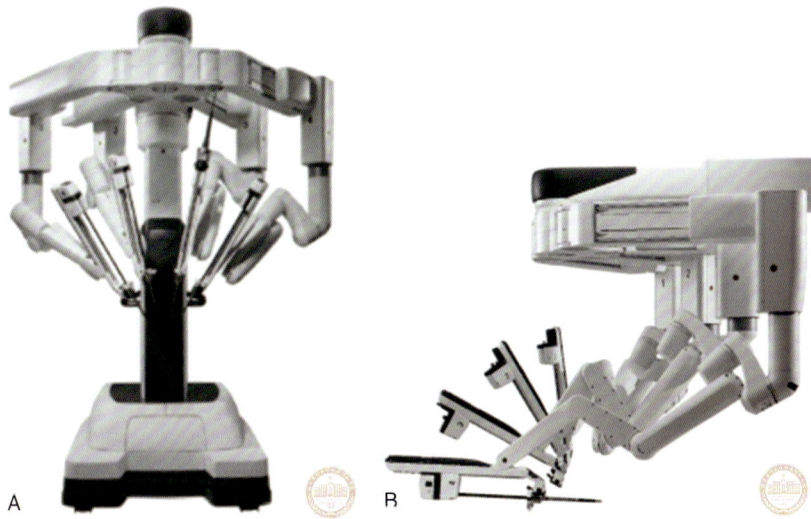

图 3-32　达芬奇 Xi 手术系统

A. 正面观；B. 侧面观。

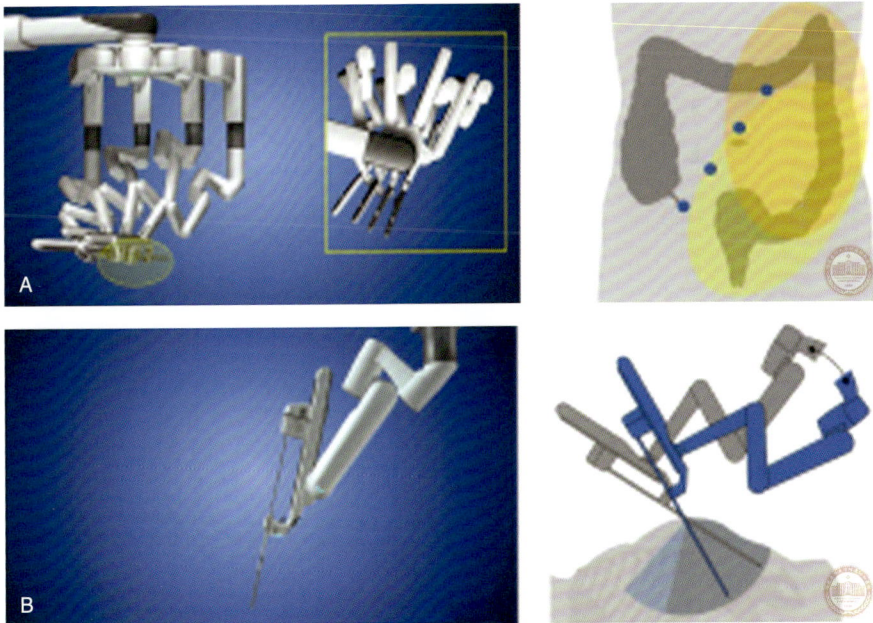

图 3-33　灵动关节和可调节的器械与患者间安全距离

A. 机械臂示意图；B. 单个机械臂构造示意图。

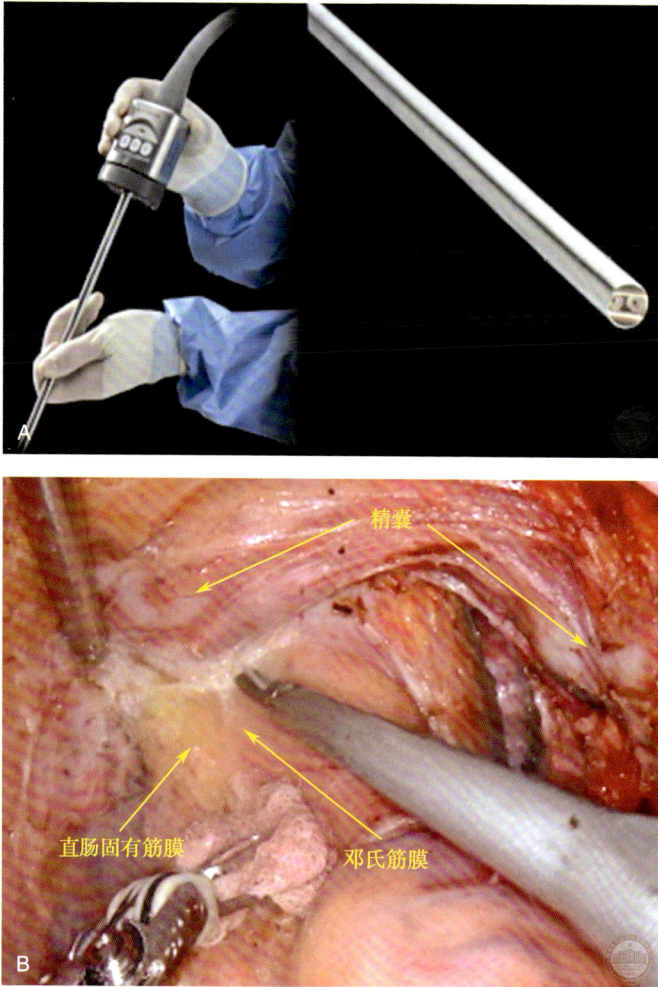

图 3-34　影像系统的升级

A. Xi 系统摄像头；B. Xi 系统摄像效果（池畔教授手术视频截图）。

第三节　腹腔镜结直肠手术新技术应用

一、4K 腹腔镜系统

　　4K 腹腔镜系统具有重要的研究价值及应用前景，4K 显像技术是由美国数字电影推进联盟修订并推出的行业标准，规定数字影院清晰度分为两级，其中较高一级即 DCI 4K（分辨率 $4\,096 \times 2\,160$，每秒 24 帧），其信息量是以往常规高清电视（提供 200 万级别像素）的 4 倍多。4K 腹腔镜设备可弥补既往常规高清腹腔镜在影像描述方面的不足，增强了对术野细节的描述，将更加清晰、真实且优于裸眼所见的手术视野呈现于大荧幕中，改善了手术医师对手术视野的操作感,推动腹腔镜手术技术进一步发展。

　　4K 腹腔镜手术技术在腹腔镜结直肠癌手术中的技术特点及优势:自 CME 理念兴起以来,结肠癌手术中的解剖重点之一即对膜结构的辨别分离及对系膜的完整解剖。4K 腹腔镜系统下手术视野的分辨率和细腻程度大大增加,更清晰呈现"黄白交界"特性的膜与膜之间的交界线;通过对膜表面微血管走向的高清显示,进一步增强术者对膜相关解剖结构如 Toldt 间隙、Gerota 间隙、胰十二指肠前筋膜等的辨识力,在更好地完成 CME 切除的同时,保护胰十二指肠、生殖血管、输尿管等重要解剖结构,降低手术风险,提高手术的安全性及肿瘤学根治性。同样,在进行直肠肿瘤根治术时,全直肠系膜切除的完整度对患者的预后至关重要。4K 腹腔镜下可更清晰地显示"神圣平面"(Holy plane)的"天使发丝"样结构和不同解剖层面之间的微血管,为膜间隙的辨认、寻找、维持提供了更为确切客观的视觉依据,也有助于术中更为确切地保护上腹下神经丛、腹下神经、盆神经丛和神经血管束等容易损伤的神经结构。此外,4K 腹腔镜系统相比于传统 2D 腹腔镜系统可更加清楚地显示狭窄盆底空间结构,如直肠系膜"终点线"的位置、肛提肌裂孔、肛管内外括约肌间隙等,最终提高了超低位直肠癌保肛手术的精准解剖水平和 TME 原则贯彻度。

二、吲哚菁绿近红外光成像技术

　　1. ICG 近红外光成像原理及代谢机制　荧光光源发出白光和波长 805nm 的近红外激发光,照射至结合了 ICG 的被观察组织后,发出 835nm 的近红外反射光,该反射光可被特殊的摄像系统实时叠加呈现于手术视频上。近红外光实时视频图像可以显示 3 种荧光模式,即绿色荧光模式(亮光背景下可进行手术操作)、黑白荧光模式(多用于血液灌注评估)和彩色荧光模式(多用于淋巴结示踪)。

　　ICG 的摄取主要由肝细胞中的有机阴离子转运体和钠离子 - 牛磺胆酸共转运蛋白完成,ICG 进入人体后由肝实质细胞从血浆中摄取,然后以整分子形式排泄至胆管,其排泄主要通过毛细胆管上表达的多耐药相关蛋白,且排泄不参与肝肠循环,最终随粪便排出体外。ICG 的不良反应较少见,偶有咽喉疼痛及面色潮红,罕见过敏性休克、低血压、心动过速、呼吸困难及荨麻疹等。

　　2. ICG 近红外光成像技术用于腹腔镜结直肠癌手术的适应证和禁忌证　适应证与传统腹腔镜结直肠癌手术基本一致。根据《吲哚菁绿近红外光成像在腹腔镜结直肠癌手术中应用中国专家共识(2021 版)》推荐,该技术可用于在术中进行吻合口血运评估、淋巴结示踪、术中肿瘤定位、淋巴管漏评估以及输尿管等组织器官辨认等。因 ICG 含有微量碘,有碘过敏病史者为使用禁忌,其他可参照传统腹腔镜结直肠癌手术的禁忌证。

　　3. 目前针对 ICG 近红外光成像技术在腹腔镜手术中评估直肠吻合口血运的研究仍是热点,该技术的安全性和可靠性已得到初步证实,芬兰 ICG-COLORAL 研究和首都医科大学附属北京友谊医院的多中心、前瞻性、随机对照试验均在进行中。采用 ICG 近红外光成像技术进行前哨淋巴结示踪,可以较好地显示结直肠癌淋巴回流范围,但建议仅应用于 T_1~T_2 期结直肠癌患者。结直肠癌肝转移患者手术中,推荐应用 ICG 近红外光成像技术对可疑转移灶进行定位和切除（图3-35、图3-36），但不推荐单独应用该技术对深部转移灶进行定位，建议联合术中超声定位或术前影像学定位。ICG技术仍处于临床探索阶段，尚待将来多中心、大样本的高级别循证医学证据支持。

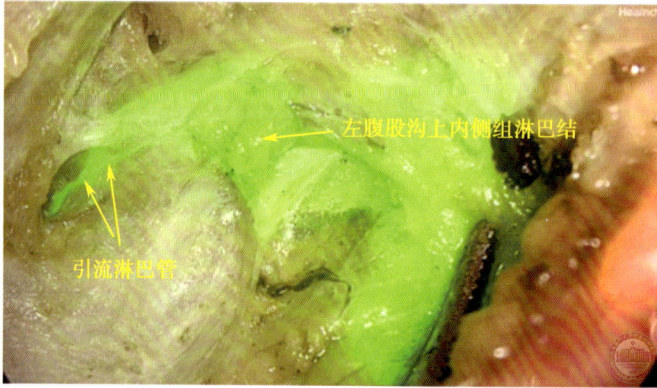

图3-35　4K+ICG腹腔镜左侧腹股沟淋巴结清扫
池畔教授手术视频截图。

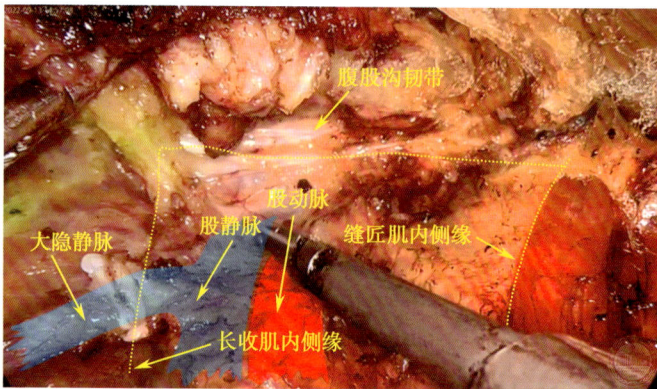

图3-36　清扫后术野（左腹股沟淋巴结清扫视野）
池畔教授手术视频截图。

三、各种新技术、先进设备的综合应用

近年来，有关人工智能在临床辅助诊疗、医用机器人应用、医疗设备智能管理等领域的研究方兴未艾。计算机视觉及图像分割、人工神经网络、深度学习、虚拟现实等前沿科技与腹腔镜手术跨学科交叉融合，探索前景广阔。通过进一步整合术前/术中影像三维重建、4K/3D高清视频、ICG成像、重要脏器人工智能识别等技术，出现了基于影像的多功能综合手术室（image-guided hybrid operating room）、术中重要解剖结构人工智能识别导航系统等。这些创新技术的应用，有望提高腹腔镜手术质量、降低手术并发症的发生率，并为将来最终实现真正意义上的机器"人"手术奠定基础。

（卢星榕　池　畔）

参考文献

［1］ 池畔, 陈致奋. 腹腔镜结直肠肿瘤术中超声刀使用技巧 [J]. 中华胃肠外科杂志, 2016, 19 (3): 262-264.

［2］ 池畔, 李国新, 杜晓辉. 腹腔镜结直肠肿瘤手术学 [M]. 北京: 人民卫生出版社, 2013.

［3］ 郑民华, 马君俊, 洪希周, 等. 4K 腹腔镜手术技术中国专家共识 (2019 版)[J]. 中国实用外科杂志, 2019, 39 (11): 1142-1144.

［4］ 李勇, 李心翔, 王权, 等. 吲哚菁绿近红外光成像在腹腔镜结直肠癌手术中应用中国专家共识 (2021 版)[J]. 中国实用外科杂志, 2021, 41 (10): 1098-1103.

［5］ MASCAGNI P, LONGO F, BARBERIO M, et al. New intraoperative imaging technologies: innovating the surgeon's eye toward surgical precision [J]. J Surg Oncol, 2018, 118 (2): 265-282.

［6］ IGAKI T, KITAGUCHI D, KOJIMA S, et al. Artificial intelligence-based total mesorectal excision plane navigation in laparoscopic colorectal surgery [J]. Dis Colon Rectum, 2022, 65 (5): e329-e333.

第四章
腹腔镜结直肠手术基础

第一节 trocar 分布：原则与手术部位关系

腹腔镜结直肠手术操作过程大致包括建立气腹及放置 trocar、探查、结扎血管、游离肠管及其系膜、肠管切除、移除标本及重建吻合等步骤。其中 trocar 应放置在有最大自由度的位置，以便于术者和助手的手术操作。通常遵循的原则包括：每两个 trocar 间的距离应大于 8cm，以免手术器械交叉干扰；术者的主操作 trocar 应位于病灶的对侧，以便有更大的操作空间。本节将重点介绍常见的腹腔镜结直肠手术的 trocar 分布与手术部位的关系，包括根治性右半结肠切除术、左半结肠切除术、（低位）直肠前切除术。其中，（低位）直肠前切除术又包括经括约肌间切除术（intersphincteric resection，ISR）、肛提肌外腹会阴联合切除术（extralevator abdominoperineal excision，ELAPE）。

一、建立气腹及放置 trocar

目前建立气腹的方法常用的有 Veress 气腹针法、普通 trocar 穿刺法、可视 trocar 直视穿刺法等多种方法，这些方法又可分为闭合法和开放法两大类。选择何种方法置入 trocar 是由手术医师的习惯以及个人经验决定的，临床研究未证实何种建立气腹的方法绝对安全。最常用的方法是先行 Veress 气腹针闭合法及直接切开法后放置第一 trocar。建立气腹及放置第一 trocar 最快的方法是普通锐性 trocar 直接穿刺法。

应用 Veress 气腹针闭合法一般选择肚脐上方或下方作为建立气腹的位置，对于既往有下腹部手术史的患者也可选择上腹部的 Lee-Huang 点及左上腹的 Palmer 点作为建立气腹及放置第一 trocar 的位置（如图 4-1A 所示）。一般先在气腹位置做 1cm 的横弧形皮肤切口（对于右半结肠手术，一般选择脐下切口；对于左半结肠及直肠手术，一般选择脐上切口），切开皮肤及浅筋膜至白线，2 把巾钳夹持脐部皮肤后尽可能上提并轻轻抖动，使内脏与前腹壁分开，始终保持脐部为腹腔最高点，将 Veress 气腹针经皮肤切口直接插入腹内（图 4-1B），再接二氧化碳气源建立气腹。

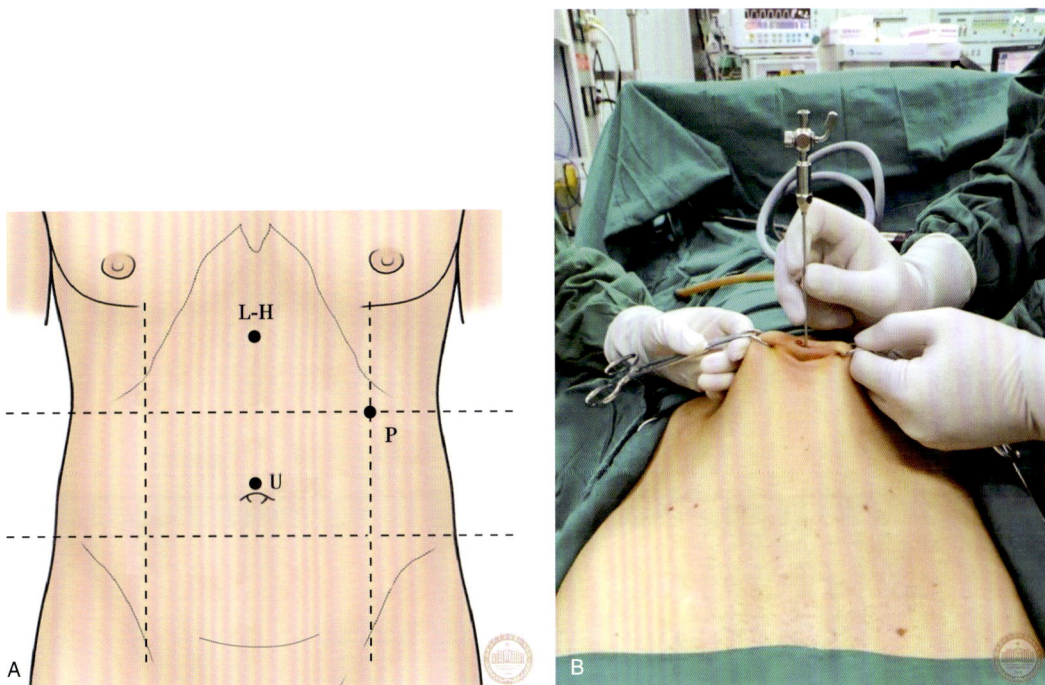

U. 脐周；L-H. Lee-Huang 点；P. Palmer 点。

图 4-1　建立气腹

A. 建立气腹的位置；B. Veress 气腹针闭合法建立气腹。

当气腹针插入腹腔，如何验证针头是否进入腹腔呢？可将装满生理盐水的 10ml 注射器接在气腹针尾部后，拔除活塞芯杆，如果气腹针已进入腹腔，腹腔内的负压会将盐水迅速吸入。

待腹腔内气压达到 1.33kPa（10mmHg）以上后，在气腹针穿刺部位，经已做好的皮肤切口做第一 trocar 穿刺。用 2 把巾钳牢固地固定好腹壁，以保证穿刺时不引起腹壁的凹入。穿刺锥的后端抵住手掌向穿刺锥和套管加压，示指伸直在 trocar 侧方（图 4-2），防止 trocar 突然无控制地进入腹腔。带穿刺锥的 trocar 在持续渐增的压力下慢慢旋入。

研究发现先用 Veress 气腹针建立气腹并不能将腹壁与内脏完全分离，该法仍有损伤腹腔内脏器的风险，而且容易导致皮下气肿。普通锐性 trocar 直接穿刺法免去 Veress 气腹针建立气腹这一环节，在肚脐周围皮肤做切口至皮下组织，再用 2 把巾钳提起腹壁，直接用锐性 10mm trocar 经切口插入腹腔（如图 4-3 所示）。该方法适用于既往无腹部手术

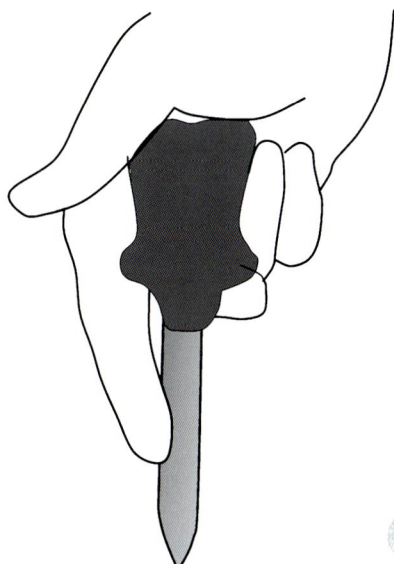

图 4-2　示指伸直在 trocar 侧方防止穿刺失控

史、体型适中的患者。Jiang 等人进行的一项荟萃分析纳入了 7 项随机对照试验（randomized controlled trial，RCT），共涉及 2 940 位女性患者，结果发现普通 trocar 直接穿刺法（1 415 例）的安全性较 Veress 气腹针法（1 525 例）更高，而且 Veress 气腹针法的穿刺失败率更高。

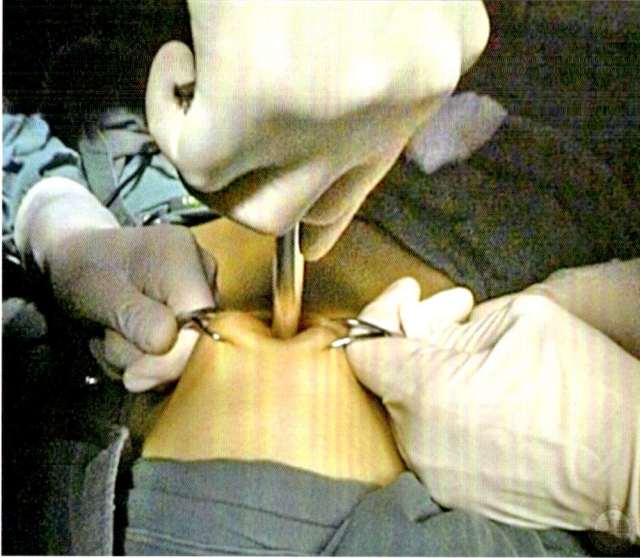

图 4-3   免气腹锐性 trocar 直接穿刺法插入第一 trocar

对于应用闭合法建立气腹困难的患者，建议使用直接切开法插入第一 trocar。该法又称为 Hasson 法，术者在脐周做长约 1~2cm 的皮肤切口至皮下，分离皮下组织及白线至腹膜后用血管钳钳夹。用 1-0 可吸收线穿过筋膜后将 Hasson 套管固定于筋膜缝合处，术毕时可用这些线关闭套管戳孔。

第一 trocar 插入后，应先置入腹腔镜，确定 trocar 进入腹腔而不是腹膜外，然后接上气源将二氧化碳充入腹腔，后在镜头监视下置入其他 trocar。如果腹腔内有既往手术引起的粘连，可先在粘连对侧的腹部并结合肿瘤所在部位选择两处置入 trocar，进行粘连分离。

若未使用具有防脱出功能的穿刺 trocar，为了避免术中 trocar 反复移动、造成皮下气肿和高碳酸血症，应在每个 trocar 周围缝线固定（图 4-4）。对于主操作 trocar，由于需要经常进出纱条等，即便是使用了具有防脱出功能的穿刺 trocar，也最好加以缝合固定，以免 trocar 脱出，

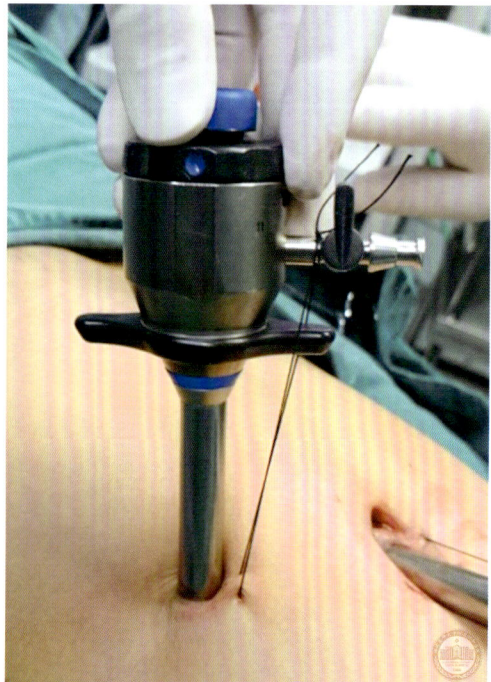

图 4-4   缝线固定 trocar，防止 trocar 脱出

引起皮下气肿和高碳酸血症。腹腔镜结直肠手术的 trocar 放置应根据不同的手术方式及外科医师经验决定,下文中将根据不同的腹腔镜结直肠手术介绍笔者所在科室常用 trocar 放置方法。

二、肿瘤位于右半结肠

主要包括腹腔镜根治性右半结肠切除术及横结肠切除术。笔者所在科室的经验是在腹腔镜下由中间入路行肠系膜上静脉裸化时,主刀医师(简称主刀)应站在患者的两腿之间,操作的便利性优于左侧站位,同时有利于回结肠血管根部淋巴结(第 203 组)的清扫。

trocar 分布采用五孔法(图 4-5)。脐下缘放置直径 10mm trocar,充气后置入腹腔镜作为观察孔;左侧髂前上棘与脐连线中外 1/3 处置入 10~12mm trocar,为术者中间站位时的主操作孔;右侧对应点置入 5mm trocar 为主刀副操作孔;左侧肋缘下 3cm 锁骨中线处置入 10mm trocar 为术者左侧站位时的主操作孔;右侧对称点分别置入 5mm trocar,为助手操作孔。根据肿瘤大小取腹正中,将经脐穿刺孔上下延长作为标本取出口。

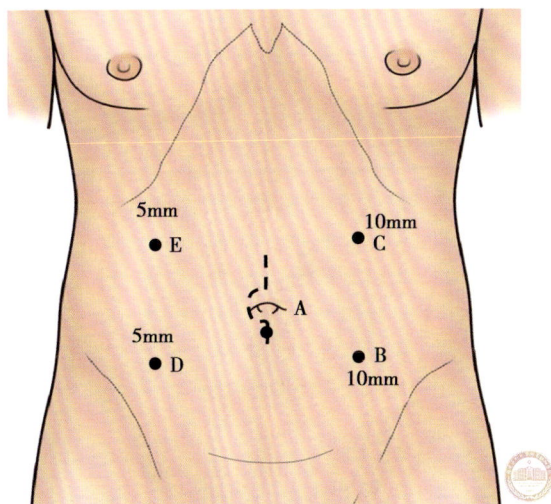

A. 10mm 脐下戳口；B. 10mm 戳口；C. 10mm 戳口；
D. 5mm 戳口；E. 5mm 戳口；虚线示绕脐标本取出口。
图 4-5　腹腔镜右半结肠切除术的 trocar 分布

三、肿瘤位于左半结肠

主要包括腹腔镜根治性左半结肠切除术和乙状结肠切除术,左半结肠的手术同样要求完整切除肿瘤相关的左半结肠系膜并行根部血管结扎、清扫淋巴结。腹腔镜左半结肠切除术常用中间到外侧入路,需要重点处理肠系膜下动脉(inferior mesenteric artery,IMA)及左结肠动脉分支,术中根据肿瘤部位选择保留 IMA 主干或从 IMA 根部切断,对于结肠脾曲癌还应切断结肠中动脉(middle colic artery,MCA)左支并清扫 MCA 根部淋巴结。

trocar 分布采用五孔法(见图 4-6)。在脐上缘放置直径 10mm trocar,充气后置入腹腔镜作为观察孔;在腹腔镜监视下,于右下腹麦氏点附近置入 10~12mm trocar 作为术者主操作孔;在右锁骨中线脐水平上 4~5cm 置入 5mm trocar 作为辅助操作孔;在左髂前上棘与脐连线中外 1/3 点置入 10mm trocar 为助手主操作孔;于耻骨联合与脐连线中点处置入 5mm trocar 作为助手辅助操作孔(以上均可根据肿瘤位置适当调整操作孔位置)。一般取左侧经腹直肌切口或绕脐切口做标本取出口(见图 4-6)。

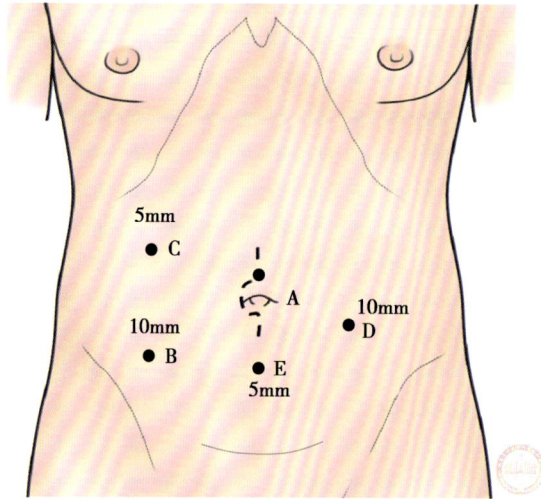

A. 10mm 脐上戳口;B. 10mm 戳口;C. 5mm 戳口;
D. 10mm 戳口;E. 5mm 戳口;虚线示绕脐标本取出口。

图 4-6　腹腔镜左半结肠切除术的 trocar 分布

四、腹腔镜直肠前切除术(及经括约肌间切除术)

腹腔镜直肠癌根治术是结直肠外科手术中的难点。只有保持充分的张力才能在正确的解剖间隙内操作,才能做到神经的保护和直肠系膜的完整切除。笔者所在科室与多数同行最大的不同之处就是改变了其中一个助手操作孔的位置(图 4-7),尽管对助手的要求更高了,但更有利于腹膜反折下直肠系膜的完整切除和左 Toldt 间隙的分离。

trocar 分布采用五孔法(图 4-8)。在脐上缘放置直径 10mm trocar,充气后置入腹腔镜作为观察孔;在腹腔镜直视下于右下腹(右髂前上棘内 2 横指)置入 10~12mm trocar 作为主操作孔;在右锁骨中线平脐点置入 5mm trocar 作为辅助操作孔,如患者较矮,可将该点上移 3~4cm,以便操作;在左髂前上棘与脐连线中点置入 10mm trocar 为助手主操作孔;于耻骨联合上 2 横指置入 5mm trocar 作为助手辅助操作孔,后期横行或纵行切开延长至 5~6cm 作为标本取出口,也可经行预防性肠造口的位置取出标本。耻骨上 trocar 置入肠钳,便于分离左腹膜后间隙,置入 Allis 钳或吸引器,便于分离盆底与 ISR。

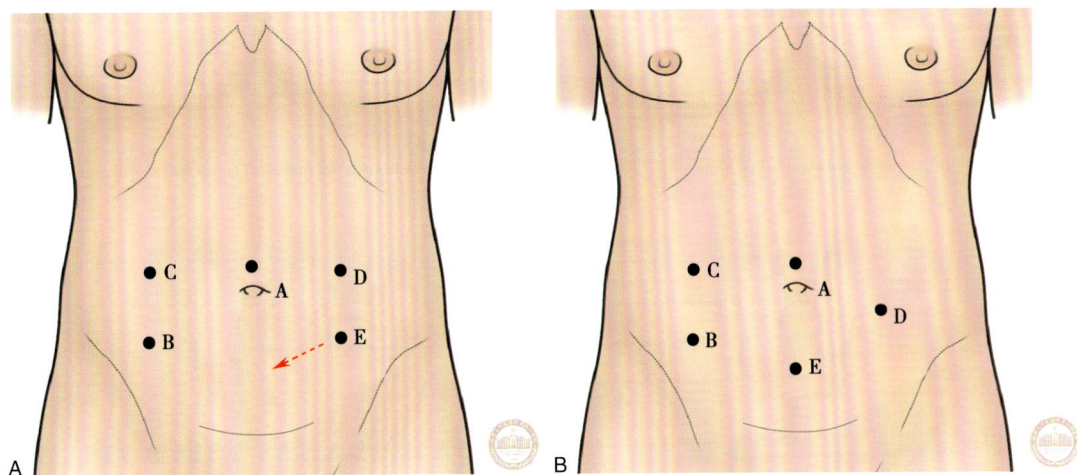

图 4-7　常见腹腔镜直肠癌手术 trocar 分布

A. 多数同行采用的方法；B. 笔者所在科室采用的方法。

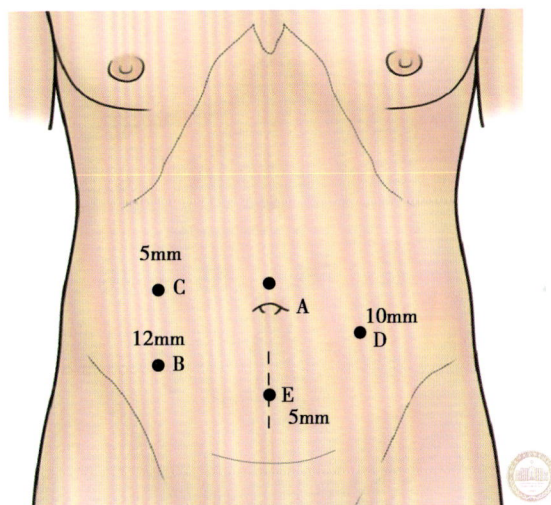

A. 10mm 脐上戳口；B. 12mm 戳口；C. 5mm 戳口；
D. 10mm 戳口；E. 5mm 戳口；虚线示标本取出口。

图 4-8　笔者所在科室的腹腔镜直肠癌手术 trocar 分布

五、腹腔镜腹会阴联合直肠切除术（及肛提肌外腹会阴联合切除术）

该术式的体位及术者站位及 trocar 分布基本同腹腔镜直肠前切除，仅左侧腹的 trocar 位置改为左侧经腹直肌处，备术毕造口用。

（黄　颖　池　畔）

第二节　腹腔镜结直肠肿瘤术中超声刀使用技巧

做好腹腔镜结直肠癌手术离不开超声刀。用得好,它是一把刀、剪、钳与结扎器,使解剖层面清晰、赏心悦目,术中出血少,术后不出血;用不好,只当它是把剪刀,则解剖层次不清、血肉模糊、术后并发症多。在"膜外科时代",由于对超声刀性能不了解,认为其止血效果差、速度慢,转而求用热损伤大的单极电钩,电钩最大的缺点是在行 CME 与 TME 时,易使膜破裂、走错层面。笔者将近 20 年使用超声刀行腹腔镜结直肠癌手术的经验总结为"刮、捅、切、削、推"五字诀技巧。

一、刮

应用于主干血管根部骨骼化淋巴清扫,刀口微张,激发慢挡,用刀刃在血管鞘表面与其平行刮除软组织,如刀刃与血管干成角刮擦,可能切破血管造成大出血(图 4-9、资源 4-1)。

资源 4-1
裸化 IMA

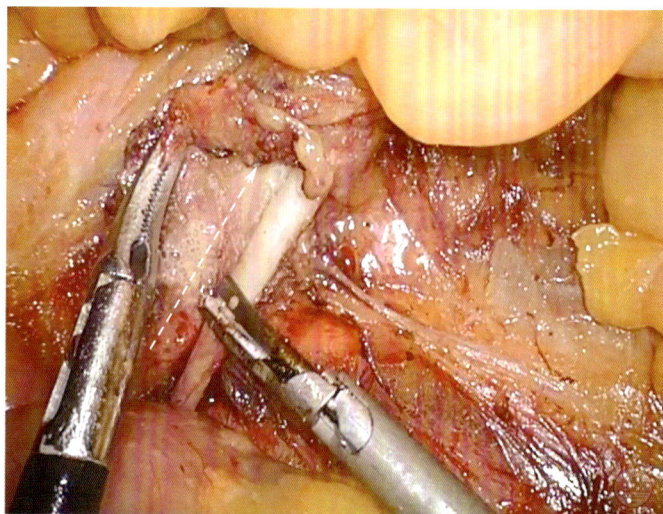

图 4-9　刮,裸化 IMA

二、捅

行主干血管根部骨骼化淋巴清扫时,在分离背对主刀的血管根部,闭合超声刀或用刀刃平行于血管,激发慢挡轻柔捅穿,可结合上述的"刮"法,分离血管根部(图 4-10、资源 4-2、资源 4-3)。

资源 4-2
刮与捅（IMA）

资源 4-3
捅（MCA）

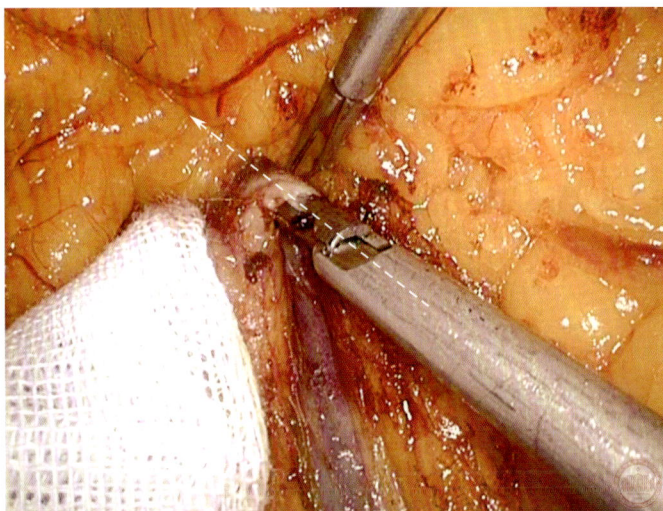

图 4-10　捅，分离 MCA

三、切

1. 可用于薄组织的切开，如脏腹膜皱褶处（如直肠旁沟），刀口微张含住组织，在有张力的状态下激发快挡，于拟切开线上连续快速前行，犹如使用电刀（图 4-11、资源 4-4）。

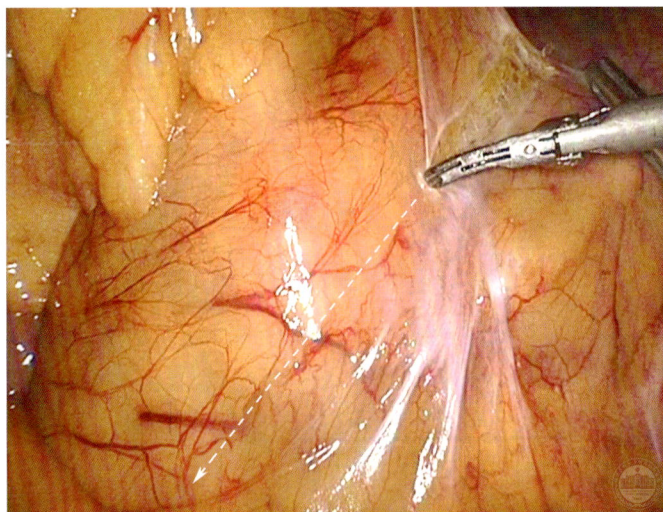

资源 4-4
切（右直肠旁沟）

图 4-11　切，快速切开右直肠旁沟

2. 对于 2~3mm 血管（如幽门下血管）可直接应用慢挡一次性切断；对于 3~7mm 的血管（如乙状结肠或左结肠血管），可在无张力状态下，运用第三代超声刀，先凝固远心端，呈灰白色改变后向近心端移动一个刀位距离，再次凝固后切断。如在有张力状态下进行上述操作，则可能造成出血（资源 4-5、资源 4-6）。

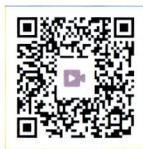

资源 4-5
切(乙状结肠
动脉)

资源 4-6
幽门下静脉丛
正确分离

四、削

可用于腹膜后间隙、直肠前后间隙的分离,前提是在良好张力状态下,于疏松软组织的间隙内,刀口微张,激发快挡,与分离平面平行削切,如张力不好,则可能削破筋膜,走错层面或出血(图 4-12)。

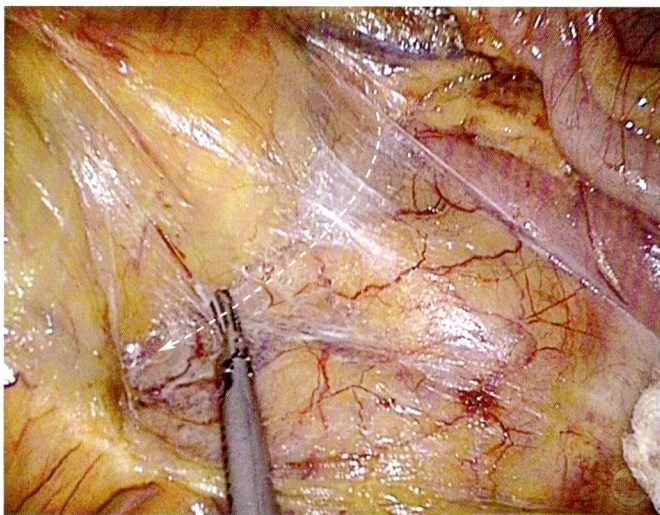

图 4-12   削,分离右 Toldt 间隙

资源 4-7
削(右 CME)

资源 4-8
削(左 CME)

　　1. 右腹膜后间隙的分离   由于右 Toldt 筋膜从外向内覆盖右肾前筋膜、十二指肠与胰头被膜,故首先从下向上、从内向外,主刀与第一助手医师(简称第一助手)的肠钳分别夹住已切开的系膜一侧,第一助手应用小纱布按压肾前筋膜从而形成对抗牵引,可清楚显示疏松的右腹膜后间隙,而便于主刀应用超声刀快挡切割(资源 4-7)。

　　2. 左腹膜后间隙的分离   同右腹膜后间隙,从下向上,从内向外锐性分离(资源 4-8)。

　　3. 直肠后间隙的分离   首先,钝性分离显露位于直肠后间隙两侧的腹下神经(hypogastric nerve,HN)。随后,第一助手用吸引器向上前推挡直肠系膜,便于及时吸除烟雾,主刀左手用钳夹持小纱布按压骶前筋膜对抗牵引,沿直肠系膜弧形、类似削苹果,应用超声刀快挡切割疏松组织。当分离

达腹膜反折下对应的直肠后间隙时,疏松间隙突然消失,此时到达直肠骶骨筋膜。切开直肠骶骨筋膜有两个结局:①由此切断直肠骶骨筋膜,立即发现重新进入一疏松间隙,此时进入肛提肌上间隙,可清晰见到蔓状的骶前静脉丛(图4-13红色虚线);②如遇阻力,沿直肠骶骨筋膜表面向上切开则进入直肠系膜内,可见骶前大片脂肪组织残留(图4-13蓝色虚线)(资源4-9)。

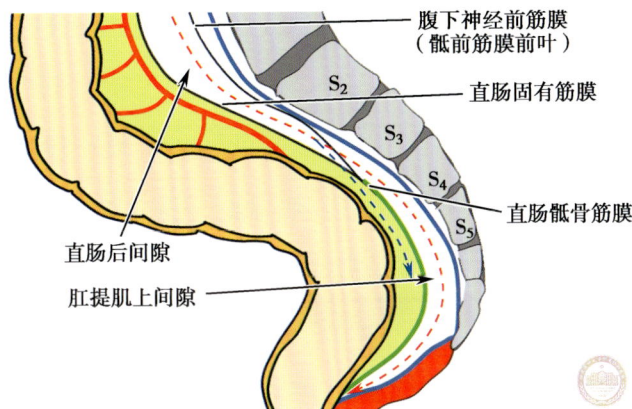

红色虚线示骶前静脉丛;蓝色虚线示残留脂肪组织。

图4-13　切开直肠骶骨筋膜的两个结局

资源4-9
削(直肠后间隙)

4. 直肠前间隙的分离　直肠前间隙内常见3个解剖径路。

(1)邓氏筋膜前间隙:即在邓氏筋膜前方分离,切除邓氏筋膜,此法容易损伤神经血管束(neurovascular bundle,NVB),仅适用于肿瘤位于直肠前壁且可疑累及邓氏筋膜者。

(2)直接进入邓氏筋膜前叶与后叶(直肠固有筋膜)间隙:因为邓氏筋膜上段太薄,此法分离很容易造成直肠固有筋膜破裂。如直肠固有筋膜破裂并进入了直肠固有筋膜下间隙,则不符合TME要求,为错误间隙。

(3)先按第1条所述进入邓氏筋膜前间隙,在距离精囊底部0.5cm或者更远处横断邓氏筋膜前叶,女性患者在距离腹膜反折5cm处横断邓氏筋膜(图4-14、图4-15),进入邓氏筋膜前叶与邓氏筋膜后叶(直肠固有筋膜)间隙,此法容易寻找到无血的解剖层面,进行部分邓氏筋膜前叶切除,有利于保护位于两侧邓氏筋膜前外侧的NVB。进入邓氏筋膜前间隙前,应于腹膜反折上1.0cm弧形切开,主刀用左手钳抓住已切开的腹膜反折下端,助手抓住已切开的腹膜反折上方腹膜,形成对抗牵引,即可显露良好的邓氏筋膜前间隙,便于超声刀的快挡切割(资源4-10、资源4-11)。

五、推

在直肠前、后与两侧间隙应用超声刀从后向前推切疏松组织(图4-16)。

1. 直肠后间隙的分离　在切开直肠骶骨筋膜后,由直肠后间隙进入肛提肌上间隙,沿肛提肌表面疏松组织从下向上,应用超声刀快挡切割,类似于理发师应用推刀推剪头发的动作(资源4-12)。

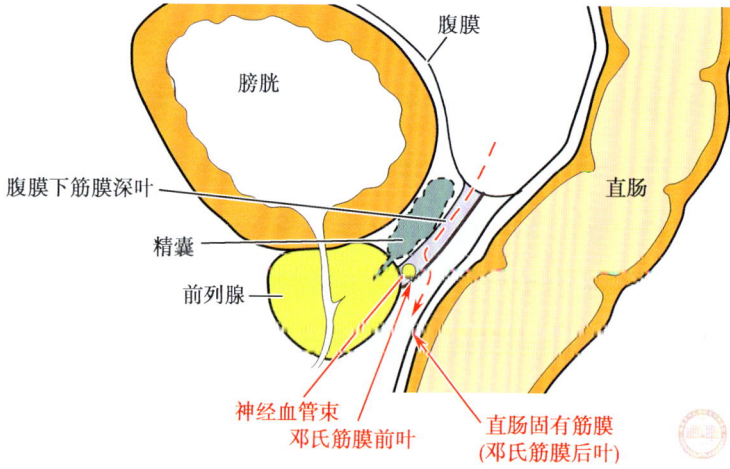

图 4-14　男性直肠前间隙的分离

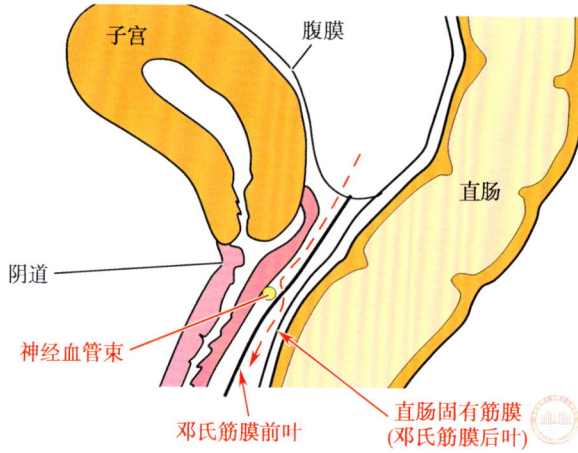

图 4-15　女性直肠前间隙的分离

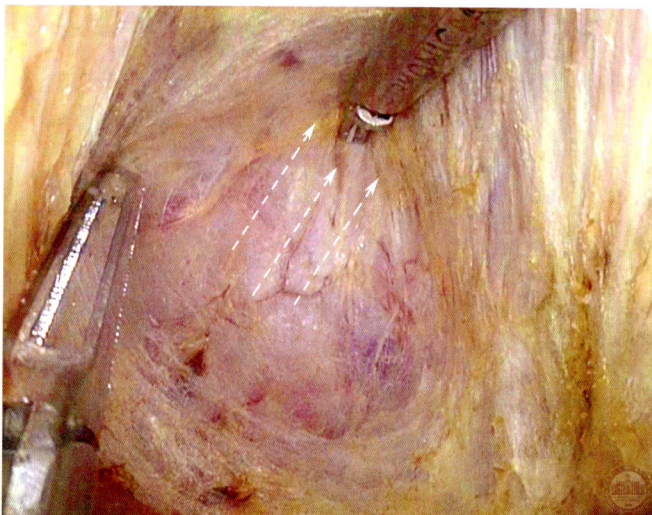

图 4-16　推，分离直肠后间隙与肛提肌上间隙

2. 直肠前间隙的分离

沿邓氏筋膜表面,由后向前,应用超声刀慢挡推切疏松组织,女性患者要注意避免切割至阴道后壁,男性患者在距精囊底部 1.0cm 处横断邓氏筋膜(以保护邓氏筋膜前外侧的 NVB),进入邓氏筋膜与直肠固有筋膜间隙,继续完成推切分离(资源 4-13)。

3. 侧方间隙的分离　在直肠前、后间隙分离后,在分离侧方间隙时,对抗牵引十分重要,在显露的 Holy 间隙内,闭合超声刀口,从后向前推切分离(资源 4-14~ 资源 4-19)。

资源 4-13 推(直肠前间隙)	资源 4-14 推(nCRT 后 直肠前间隙)	资源 4-15 推(右盆侧方)	资源 4-16 推(nCRT 后 右盆侧方)

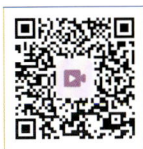

资源 4-17 推(左盆侧方)	资源 4-18 推(nCRT 后左 盆侧方)	资源 4-19 推(女性 nCRT 后环周解剖)

六、综合应用

对于直肠的高位裸化、中位裸化、低位裸化肠管周围软组织,原则上应先紧贴肠壁精准找到肠壁与软组织间隙,可用吸引器与肠管平行钝性分离,避免损伤肠管,然后从外向内环形应用超声刀慢挡横行切割软组织,当分离靠近肠壁时,应将刚切割组织的超声刀头置于近端肠管降温后,方可继续分离,以免刀头灼伤肠管,致吻合口漏(资源 4-20~ 资源 4-22)。

资源 4-20 高位裸化	资源 4-21 中位裸化	资源 4-22 低位裸化

（池　畔）

第三节   分离膜间隙的技巧

　　基于膜解剖进行手术可使手术微出血或不出血,保护重要神经结构(如盆丛),避免癌结节和转移淋巴结遗留在术床,并使外科手术艺术化。正确的膜间隙分离,一方面需要维持膜张力;另一方面,需要运用除雾技术,以确保在狭小的空间内(如盆腔)进行精细解剖。

一、膜间张力的维持

　　其力学基础为"三角操作技术",良好的不出血的外科膜解剖来源于良好的手术野对抗牵引(图 4-17)。通过器械抓持,可将着力点转化为平面,从而清晰暴露狭小的膜间隙,而三点牵引可达到稳定的平面展现。

　　1. 膜桥的显露(进入膜间隙) 通过高张力的三角暴露,有助于清晰显露胚胎期融合的 Toldt 间隙边界(tri-junction),从而展示膜桥。进一步通过超声刀的"空洞化"效应,有助于进入正确的分离平面(图 4-18A、图 4-19、图 4-20)。

　　2. 膜间隙内张力的维持 一方面,通过

图 4-17   三角操作技术图示

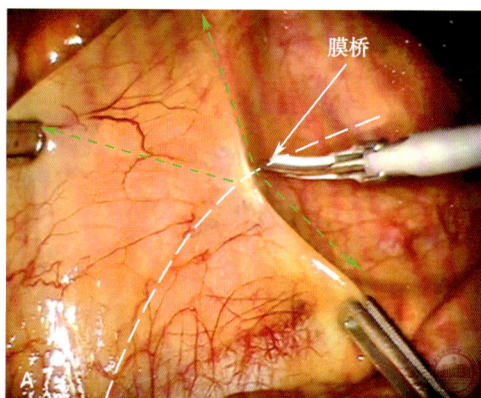

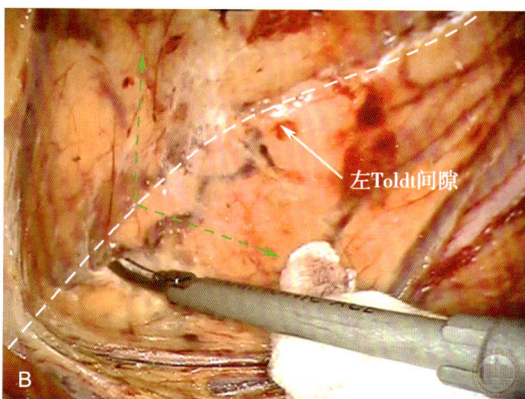

三角暴露,有时是三把钳子(腹腔镜手术中助手肠钳和巴氏钳、主刀左手钳)对抗牵引,有时是两把钳子(助手肠钳和主刀左手钳)结合天然刚性牵拉,如未结扎的 IMA 血管蒂、肠系膜下静脉(inferior mesenteric vein,IMV)血管蒂等,可充分展示膜间隙,并维持稳定状态,利于在正确的膜间隙内分离。高张力牵拉亦有助于提高超声刀等电热工具的切割效率,从而使手术顺利进行。另一方面,膜间隙分离过程中,随着解剖界面扩大,膜间隙张力渐弱,此时需要助手随时随主刀分离前进,通过不断调整三点力矩,保持良好对抗牵引力(图 4-18B~D)。

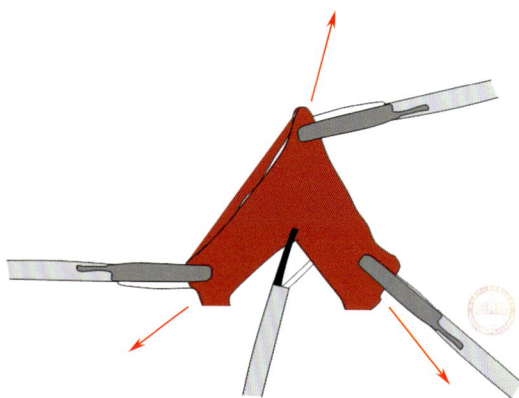

膜桥

左Toldt间隙

A

B

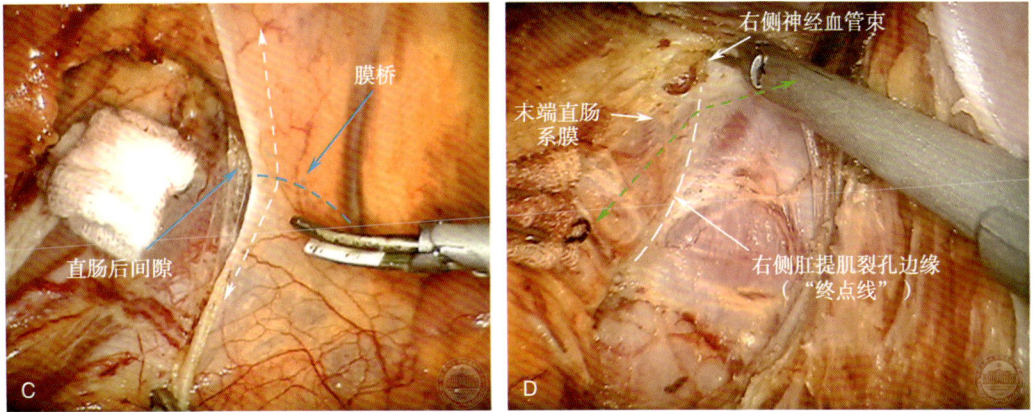

图 4-18　三角操作技术肠镜和力矩展示

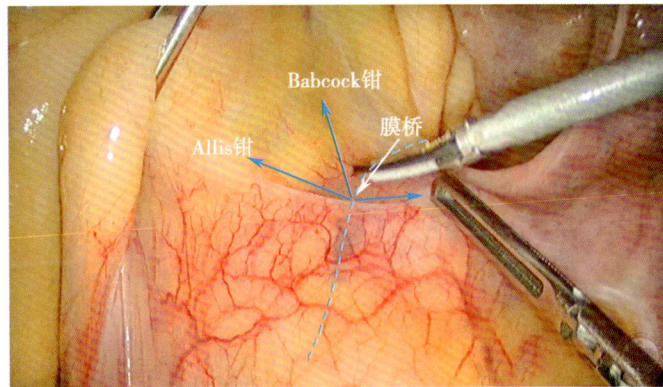

虚线示切开线。

图 4-19　腹腔镜三角操作技术展示膜桥和力矩展示

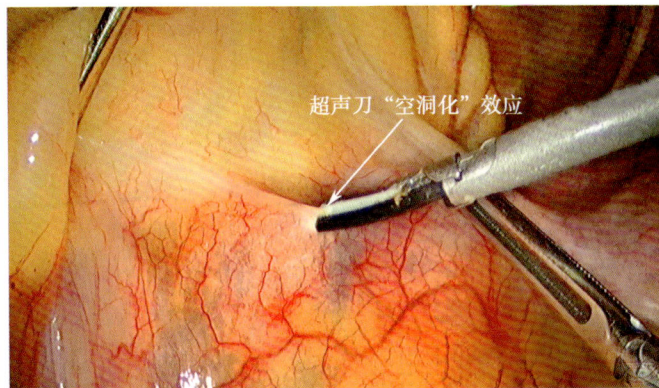

图 4-20　利用超声刀"空洞化"效应,使膜桥浮起

二、除雾技术

综合运用除雾技术,有助于在狭小手术空间中保证手术视野的清晰。其具体措施包括:

(1)气体不经过进镜 trocar,气腹气体为冷气。不经进镜 trocar,可避免镜头冷却,从而保证视野清晰。

(2)经 trocar 排气管及时排气,排出术中产生的烟雾(特别是电钩)。

(3)盆底分离时通过吸引器排气,盆底空间狭小,少量烟雾即严重影响手术视野。在盆底间隙分离时,通过助手右手吸引器进行排气,与 trocar 排气管相结合,此时扶镜医师根据主刀的切割动作,及时小距离闪退,有助于稳定保持手术视野的清晰。

(4)使用高流量气腹机(40L/min),在排气时维持气腹。

(5)使用除雾气腹机(较昂贵,噪声大)。

(6)使用 3D 腹腔镜或机器人手术系统(放大 10~15 倍),可避免镜头过度接近手术野,并有助于显示膜间隙。

(7)悬吊子宫和膀胱,通常在两侧精囊底部显露后,悬吊膀胱,扩大盆底操作空间(图 4-21、图 4-22)。

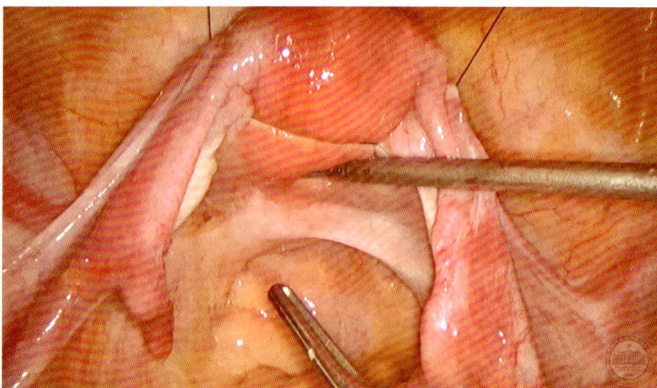

图 4-21　子宫悬吊

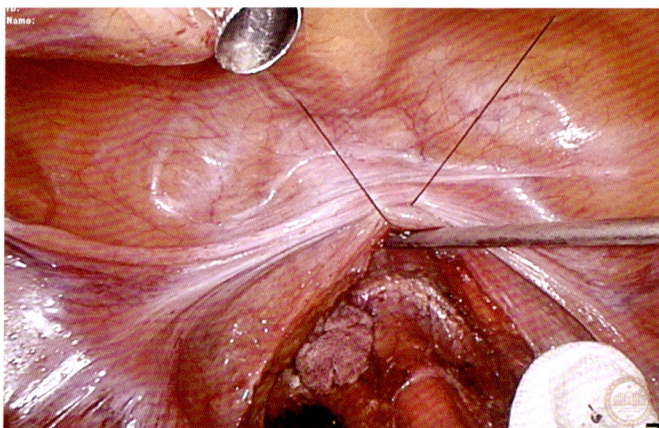

图 4-22　膀胱悬吊

（8）在腹膜反折上方 1cm 切开分离邓氏筋膜前间隙，可显著扩大盆腔空间（图 4-23）。

（9）采用除雾超声刀（资源 4-23）。

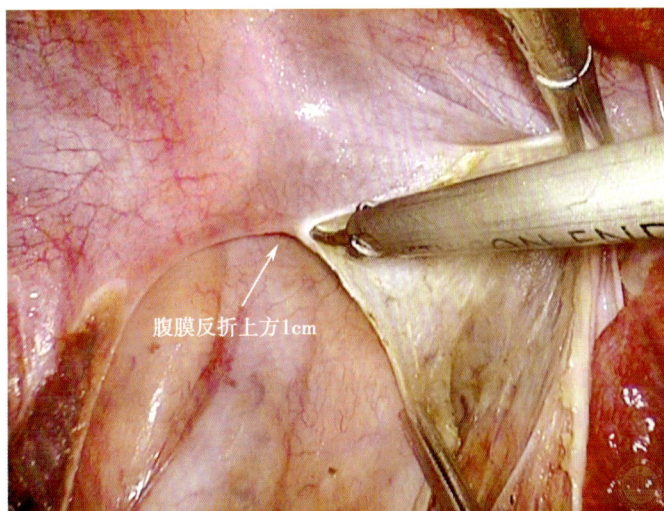

图 4-23　腹膜反折上方 1cm 处弧形切开，进入邓氏筋膜前间隙

资源 4-23
除雾超声刀

（池　畔　王枭杰）

第四节　不同能量工具的选择

对直肠癌手术中能量工具的选择，应基于 TME 的质控要求，包括：①保护完整的直肠固有筋膜，降低术后局部复发率；②避免盆丛神经热损伤影响术后排尿与性功能。因此，须充分了解盆腔神经的热损伤原理和不同能量工具的特性，以及不同能量工具对 TME 标本膜完整性的影响。

1. **盆腔神经的热损伤原理**　直肠侧方盆丛神经被覆盆筋膜壁层、前侧方的 NVB 位于邓氏筋膜的前外侧，术中须沿着直肠侧方间隙（盆筋膜脏壁两层之间）分离至前外侧间隙（邓氏筋膜前后叶之间），这些间隙距离仅 2~3mm，稍靠外侧即可切破被覆盆神经表面的筋膜而灼伤神经，目前认为组织温度高于 45℃ 可造成神经功能损伤。

2. **不同能量工具的特性**

（1）单极电凝的热损伤范围与电凝功率、电凝持续时间以及电极与重要组织器官的距离有关系。单极电凝在 30W 功率工作 1 秒时，器械尖端周围组织温度高于 45℃ 的范围可达 2.6mm；若以 60W 的功率工作 1 秒，则此范围可达 3.5mm；若持续时间超过 2 秒，则热损伤范围可超过 20mm。

（2）超声刀以 3 挡和 5 挡功率操作时，其热损伤范围仅为 1.3mm 和 1.8mm 左右，双极电凝的热损伤则介于两者之间。

　　既往多数研究均表明,单极电凝的热损伤范围大于超声刀。Chen 等人研究应用单极电钩(功率 60W)在距离大鼠坐骨神经 1~4mm 周围操作时,均可造成神经生理功能损伤,而应用超声刀(5 挡)在此范围内操作,未发现神经功能受影响。Ahlering 等人的对照研究发现,机器人前列腺手术分离 NVB 时若使用双极电凝,可显著增加术后勃起功能障碍的发生率。因此,直肠周围分离间隙非常狭小,电钩随着功率增大,持续时间延长,其热传导范围远大于超声刀,周围神经损伤率前者远高于后者。

　　基于既往研究结论和我们的实践体会,我们总结了超声刀和电钩在膜解剖手术中的特点和优劣(表 4-1)。

表 4-1　超声刀和电钩的特点和优劣

参数	超声刀	电钩
热损伤范围	小(持续 1 秒,均<2mm)	大(持续 1 秒,90W,可达 17mm)
神经损伤	不易损伤	易损伤(热损伤)
膜完整性	可利用其"空洞化"效应,可加大膜间距,减少膜的破裂	膜易损伤破裂
组织水肿时	烟雾与泡沫多,切割效率低下	烟雾少与泡沫少,切割分离快
应用部位	所有结直肠间隙	仅适合结肠间隙,新辅助放化疗后的直肠前、后间隙

　　3. TME 标本的膜完整性　分完整、近完整和不完整三级。既往一项德国多中心研究表明,术中使用电钩分离是膜破裂的独立危险因素。

　　综上,应根据直肠周围解剖间隙是否水肿,是否接受术前放化疗,灵活使用不同能量工具,为减少神经热损伤及保证膜的完整性,尽可能使用超声刀(资源 4-24~ 资源 4-26):①电钩普遍应用于开放、腹腔镜与机器人手术中,与超声刀比较,它具有分离快但出血量并不少、膜易损伤破裂、TME 标本质量较差的特点;而在已行术前放疗的患者中,由于组织水肿,电钩则较超声刀切割分离快、烟雾少与泡沫少;在未行新辅助放化疗患者中,如使用电钩,应低功率(30W)、短时间使用;尽可能用超声刀,利用其"空洞化"效应,可加大膜间距,减少周围神经损伤。②加强术前规范化诊治(术前采用 MRI 与直肠腔内超声检测分期,Ⅱ期及Ⅲ期直肠癌应先行术前新辅助放化疗),术后规范化辅助治疗(Ⅱ期以上直肠癌术前若未行新辅助治疗,术后应行同步放化疗)。

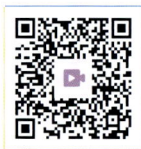

资源 4-24
灵活使用能量器械

资源 4-25
膜破损易出血

资源 4-26
组织间隙水肿

(池　畔　王枭杰)

第五节　团队建设

腹腔镜结直肠外科手术的成功开展,仅靠一个人的能力是远远不够的,它一定是需要一个成熟手术团队的共同努力、长期合作、紧密配合、和谐运作。腹腔镜手术较开腹困难,其重要原因之一就是腹腔镜手术的暴露较为困难。腹腔镜下如何将正常的解剖结构、解剖层次及术野清晰地显示出来,需要良好的暴露和团队的密切配合。除了主刀,第一助手、扶镜医师、麻醉师及护理人员都是手术团队不可或缺的一分子。

一、第一助手医师

相对于传统的开放手术而言,腹腔镜手术对于第一助手的主动配合能力和操作技巧要求更高。目前在一些单位,虽已成功开展了减孔甚至是单孔的腹腔镜手术,但是它的适应证窄,可观赏性差,对主刀的要求更高。一台完美的腹腔镜手术,既需要主刀拥有丰富的经验和熟练的技巧,也离不开助手医师(简称助手)的默契配合。腹腔镜手术中第一助手的主要任务是术野显露与组织牵拉。在高张力状态下充分地显露术野是完成腹腔镜手术的第一要求,第一助手在术中应熟练运用三角操作的技术(见图 4-17),应牢记对抗牵引的原则,通过拉、挑、顶、勾、挡、推、拨、提等动作帮助主刀显露手术野及解剖间隙,并通过吸引器等器械及时清理术野内的血块、腹水等,保持术野的干净。第一助手在手术过程中应主动挡开影响手术操作的其他组织,并注意保护正常的组织脏器,避免术中副损伤。与主刀不同,第一助手还常常要克服镜像障碍和反手障碍。

第一助手通过抓钳、吸引器等器械牵拉、推挡组织,与主刀的左手器械形成良好的对抗性牵引,主刀便可使用超声刀等能量器械,在清晰的无血间隙中快速切割,达到事半功倍的效果。另外,当手术中出现一些应急情况时,如突发术中大出血、空腔脏器破裂污染等紧急情况,更需要第一助手冷静应对,默契配合,快速处理。优秀的第一助手必须做到以下几点:熟识相应器官解剖结构,熟悉手术临床操作流程,熟知主刀手术思路习惯,熟练腔镜器械使用技巧。当然理想的第一助手也不是一朝一夕便能得到的,需要相对固定的团队长期密切地配合,一个优秀的第一助手要具备强大的反刍能力(自我学习),同时要警惕教条主义的思想(千篇一律)。

二、扶镜医师

人们在重视腹腔镜结直肠外科手术技巧及规范的同时,很少有人会重视手术中的另一个角色——扶镜医师。他是主刀的“眼睛”,好比电影的摄影师,完美的手术需要靠他的双手来展示。扶镜医师手术配合的好坏直接关系到整台手术的成败。特别是在腹腔镜低位直肠癌手术的深部盆腔操作时,扶镜医师应充分发挥扶镜技巧,注意保护镜头,避免术中频繁擦镜,而当镜面起雾或受喷溅污染时,应及时泡擦镜头,始终保持手术视野的清晰。扶镜医师应有良好的美学修养,当好一个优秀的摄影师,把术者需要的观察目标置于显示器的中央或"黄金分割点",远近适宜,对焦精确,构建一个和谐的画面,给人以美的享受。扶镜医师应根据手术步骤选择不同的参照物准确定位底座,旋转光纤的角度,实现回结肠动脉的"平",肠系膜上静脉的"直",肠系膜下动脉的"斜"等,符合开腹的观察角度,保持手术的连续性。一个好的扶镜医师还应掌握30°腹腔镜镜面的工作原理及使用技巧,要巧用30°镜。镜头好比人脸,底座好似人肩,通过对镜面的旋转,实现对腹腔目标的立体观察。如要观察左侧盆壁时,镜面右偏;若要观察直肠下段后壁或盆腔前壁,180°旋转镜面即可清楚地显示。而当出现主刀歪头看屏幕时,则一定是需要调整镜头的方向了。扶镜医师术中应注意保持镜头清洁,熟悉手术操作的全部流程及主刀的手术习惯,念好"九字真经"(泡、擦、平、中、进、退、旋、跟、稳),主观能动地发挥主刀"眼睛"的作用,想主刀之所想,默契配合,帮助主刀安全流畅地完成手术。

三、麻醉师

腹腔镜手术对麻醉师的工作有特殊的要求。首先,工作场地的冲突,例如监视器的放置、扶镜医师的站位都可能会影响麻醉师对患者气道的管理,这就需要手术医师与麻醉师进行诚心的沟通与协调,以保证为患者提供最佳的治疗。麻醉师应对腹腔镜手术的病理生理特点有深刻的了解,如人工气腹对呼吸系统及循环系统的影响。当腹内压升高、膈肌上抬、活动受限时,可致呼吸道峰值压力增加,肺顺应性及肺活量下降等。此外,腹内压升高($<18mmHg$)还会引起内脏及下腔静脉的回心血量增加,心脏的前负荷增加等变化。麻醉师还应对腹腔镜手术特有的潜在并发症有足够的认识和处理经验。如人工气腹后腹内压升高,加之结直肠手术常需头低脚高的特殊体位增加了胃液反流及吸入性肺炎的可能。此外,可能出现的皮下气肿、纵隔气肿、气胸、气体栓塞、高碳酸血症等并发症都可能影响手术的进程甚至中止手术。因此,需要麻醉师在手术过程中全程密切监测患者的各项生理指标,及时发现和处理各种并发症,保证患者的安全。另外,因为氧化亚氮会引起肠胀气,减少腹腔操作的空间,妨碍手术野的暴露与操作,应尽可能避免其在腹腔镜结直肠手术麻醉中的应用。

四、护理人员

腹腔镜结直肠外科手术的成功实施需要手术室护理人员的密切配合。融机械、电学、光学为一体的腹腔镜设备对护理人员提出了专科化的要求。同外科手术医师一样,护理人员应经过专门的课程培训,熟悉腹腔镜器械的性能、操作、清洗、消毒和保养。尽可能配备相对固定的专科护士进行腹腔镜手术配合。护理人员手术前应检查器械设备的完整无损,系统的稳定运行,如光源的灯泡是否烧毁,数字信号采集卡是否归位等。术中熟知腹腔镜结直肠外科手术的步骤、方法及医师习惯,根据手术进程默契配合医师进行分离、止血及结扎操作,提供所需器械,主动传递,及时清理器械内外组织碎屑及血凝块。术中变换体位及手术临近结束时,应及时提醒主刀取出腹腔内的小纱布。当出现系统故障时,能准确识别并及时排除故障,如当气腹压力不足时及时发现是否为管道脱落或气腹机设置原因。腹腔镜结直肠外科手术有时会遇到难以控制的大出血、难以处理的脏器误伤等情况,护理人员还应当对手术的中转开腹做好充分的准备。紧急中转开腹时护理人员应保持头脑清醒,忙而不乱,及时收回腹腔镜器械及小纱布等,迅速提供开腹器械,正确记录添加的敷料物品,保证中转开腹的顺利进行。

（黄　颖　池　畔）

参考文献

[1] SABETI N, TARNOFF M, KIM J, et al. Primary midline peritoneal access with optical trocar is safe and effective in morbidly obese patients [J]. Surg Obes Relat Dis, 2009, 5 (5): 610-614.

[2] GAGNE J P, POULIN E C, SEELY A. Direct trocar insertion vs Veress needle in nonobese patients undergoing laparoscopic procedures: a randomized prospective single-center study [J]. Surg Endosc, 2005, 19 (12): 1667.

[3] JIANG X, ANDERSON C, SCHNATZ P F. The safety of direct trocar versus Veress needle for laparoscopic entry: a meta-analysis of randomized clinical trials [J]. J Laparoendosc Adv Surg Tech A, 2012, 22 (4): 362-370.

[4] THEPSUWAN J, HUANG K, WILAMARTA M, et al. Principles of safe abdominal entry in laparoscopic gynecologic surgery [J]. Gynecol Minim Invasive Ther, 2013, 2 (4): 105-109.

[5] AGRESTA F, DE SIMONE P, CIARDO L F, et al. Direct trocar insertion vs Veress needle in nonobese patients undergoing laparoscopic procedures: a randomized prospective single-center study [J]. Surg Endosc, 2004, 18 (12): 1778-1781.

[6] PHILIPS P A, AMARAL J F. Abdominal access complications in laparoscopic surgery [J]. J Am Coll Surg, 2001, 192 (4): 525-553.

[7] HANNEY R M, CARMALT H L, MERRETT N, et al. Use of the Hasson cannula producing major vascular injury at laparoscopy [J]. Surg Endosc, 1999, 13 (12): 1238-1240.

[8] 池畔,李国新,杜晓辉. 腹腔镜结直肠肿瘤手术学 [M]. 北京: 人民卫生出版社, 2013.

[9] GARLIPP B, PTOK H, SCHMIDT U, et al. Factors influencing the quality of total mesorectal excision [J]. Br J Surg, 2012, 99 (5): 714-720.

[10] 池畔,李国新,杜晓辉. 腹腔镜结直肠肿瘤手术学 [M]. 北京: 人民卫生出版社, 2013.

[11] 渡邊昌彦,杉山政則. 直肠切除术 (恶性) [M]// 渡邊昌彦,上西紀夫,後藤満一,等. 直肠肛门外科手术操作要领与技巧. 张宏,译. 北京: 人民卫生出版社, 2012: 70-72.

[12] 池畔,陈致奋. 腹腔镜结直肠肿瘤术中超声刀使用技巧 [J]. 中华胃肠外科杂志, 2016, 19 (3): 262-264.

[13] HEFERMEHL L J, LARGO R A, HERMANNS T, et al. Lateral temperature spread of monopolar, bipolar and ultrasonic instruments for robot-assisted laparoscopic surgery [J]. BJU Int, 2014, 114 (2): 245-252.

[14] CADEDDU J A. Re: Lateral temperature spread of monopolar, bipolar and ultrasonic instruments for robot-assisted laparoscopic surgery [J]. J Urol, 2015, 193 (1): 129.

[15] CHEN C, KALLAKURI S, VEDPATHAK A, et al. The effects of ultrasonic and electrosurgery devices on nerve physiology [J]. Br J Neurosurg, 2012, 26 (6): 856-863.

[16] AHLERING T E, SKARECKY D, BORIN J. Impact of cautery versus cautery-free preservation of neurovascular bundles on early return of potency [J]. J Endourol, 2006, 20 (8): 586-589.

［17］ NAGTEGAAL I D, VAN KRIEKEN J H. The role of pathologists in the quality control of diagnosis and treatment of rectal cancer: an overview [J]. Eur J Cancer, 2002, 38 (7): 964-972.

［18］ KIM N K, AAHN T W, PARK J K, et al. Assessment of sexual and voiding function after total mesorectal excision with pelvic autonomic nerve preservation in males with rectal cancer [J]. Dis Colon Rectum, 2002, 45 (9): 1178-1785.

［19］ HIDA K, HASEGAWA S, KATAOKA Y, et al. Male sexual function after laparoscopic total mesorectal excision [J]. Colorectal Dis, 2013, 15 (2): 244-251.

［20］ MILSOM J W, DÖIIM D, NAKAJIMA K. 腹腔镜结直肠手术 [M]. 2 版. 李家骅, 谭敏, 主译. 北京: 人民卫生出版社, 2008: 62.

［21］ 王亚楠, 余江, 张策, 等. 腹腔镜胃肠手术的持镜技巧 [J]. 腹腔镜外科杂志, 2011, 16 (1): 712.

［22］ HALVERSON A, BUCHANAN R, JACOBS L, et al. Evaluation of mechanism of increased intracranial pressure with insufflation [J]. Surg Endosc, 1998, 12: 266.

［23］ CARLSON MA, FRANTZIDES C T. Complications of laparoscopic procedures//FRANTZIDES C T. Laparoscopic and thoracoscopic surgery [M]. St. Louis: Mosby-Year book, 1995: 224-252.

05 第五章

腹腔镜辅助根治性(扩大)右半结肠切除术(全结肠系膜切除术 + D3)

一、适应证

适用于治疗阑尾癌、盲肠癌、升结肠癌和结肠肝曲(即结肠右曲)癌。

二、禁忌证

1. 肿瘤直径>6cm 和 / 或周围组织广泛浸润。
2. 右半结肠癌的急诊手术(急性肠梗阻、穿孔等)。
3. 腹腔严重粘连。
4. 重度肥胖。
5. 全身情况不良,虽经术前治疗仍不能纠正者。
6. 有严重心、肝、肾疾患不能耐受手术。

三、术前准备

1. 肠道准备

(1)术前 1 天流质饮食,推荐采用肠内营养粉剂或肠内营养乳剂口服营养补充(oral nutritional supplement,ONS),术晨 6 点和术前 2 小时分别给予 10% 葡萄糖注射液 250ml。

(2)术前口服抗生素:术前 1 天口服甲硝唑(每次 0.4g,每日 3 次)和庆大霉素(每次 80mg,每日 4 次)。

(3)机械性肠道准备:无梗阻患者,术前 1 天口服复方聚乙二醇电解质散(Ⅳ);如果肠镜不能通过但无梗阻症状,入院后给予少渣半流质,并予乳果糖口服(每次 10mg,每日 2 次),术前 1 天聚乙二醇电解质散(Ⅳ)小剂量多次口服,根据最后一次排便情况,必要时给予清洁洗肠;如果有明显梗阻症状且无法行肠镜下支架置入,术前 1 天经肛门清洁洗肠,每日 2 次,术晨再予清洁洗肠 1 次。

(4)如病灶较小:术前 1 天应口服洗肠液,即复方聚乙二醇电解质散(Ⅳ),予肠镜下放置钛夹，拍摄腹部卧位 X 线片标记肿瘤位置；或术前 1 天行肠镜下病灶旁注射染色剂或 ICG；或予术中肠镜协助定位。

（5）不常规留置胃管。

2. 纠正低白蛋白血症和贫血　血红蛋白 <90.0g/L 者，应纠正至 ≥90.0g/L；血清白蛋白 <30.0g/L 者，应纠正至 ≥30.0g/L。对营养风险筛查（NRS 2002）评分 ≥3 分者，常规予术前 ONS，必要时加用肠外营养，术前营养支持 7~10 天。

3. 于术麻醉后，留置气囊导尿管。

四、麻醉及围手术期镇痛及止吐

气管插管全身麻醉或加用硬膜外麻醉，围手术期采用"多模式"镇痛方案，术中采用罗哌卡因行双侧腹横肌平面（transversus abdominis plane，TAP）浸润注射；术后当天和第 1 天采用甲泼尼龙静脉滴注（每次 40mg，每日 1 次）；术后第 1~3 天给予对乙酰氨基酚片口服（每次 500mg，每日 2 次），并给予氟比洛芬酯注射液静脉滴注（每次 50mg，每日 2 次）。对于术后呕吐高危者采用二联止吐。

五、体位

仰卧，水平分腿位。

1. 分离横结肠下区时，主刀站于患者两腿之间，第一助手及扶镜医师站于患者左侧，第二助手医师（简称第二助手）站于患者右侧（图 5-1）。当行中央入路的尾侧背侧入路时，先行右腹膜后间隙分离，头低 30°，左侧卧位 15°，以便于将小肠推挡至左上腹，显露小肠系膜根；当行中央入路的尾侧腹侧入路或混合入路时，头高 30°，左侧卧位 15°，以便于将小肠推挡至左下腹，展平升结肠小肠系膜。

2. 分离横结肠上区时，主刀站于患者左侧，第一助手站于患者右侧，扶镜医师站于患者两腿间（图 5-2），以便于分离胃大弯处网膜。

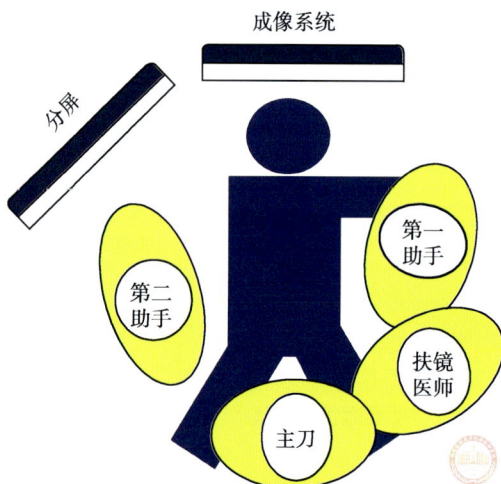

图 5-1　分离横结肠下区术者站位　　　图 5-2　分离横结肠上区术者站位

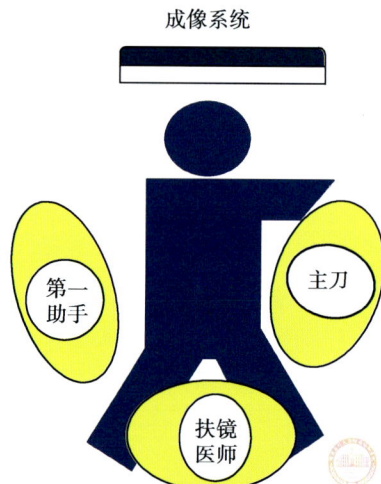

六、trocar 放置

采用五孔法,脐下 1.5cm 放置 10~12mm trocar,充气后置入 30° 腹腔镜作为观察孔;左肋缘下 3cm 锁骨中线置入 10~12mm trocar 为解剖横结肠系膜上区时的主操作孔;左髂前上棘与脐连线中外 1/3 处置入 10~12mm trocar 为行横结肠系膜下区时的主操作孔;右侧对称位置分别置入 5mm trocar 为助手操作孔(图 5-3)。腹腔镜手术部分完毕后取上腹或绕脐 6cm 切口行标本取出及吻合。

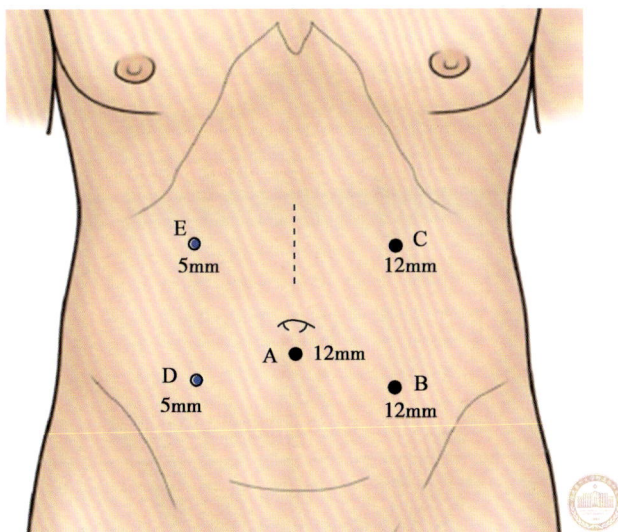

A. 12mm 脐下戳口;B. 12mm 戳口;C. 12mm 戳口;
D. 5mm 戳口;E. 5mm 戳口;虚线示上腹切口。

图 5-3　trocar 放置示意图

七、右半结肠血管解剖概要

右半结肠的血管解剖构成变异较为复杂,主要由 SMA 分支供血,静脉主要回流至 SMV,其中 SMA 较恒定地位于 SMV 的左侧。

1. SMA　传统解剖学将 SMA 的结肠分支分为经典的 3 支,包括回结肠动脉(ileocolic artery,ICA)、右结肠动脉(right colic artery,RCA)和 MCA(图 5-4)。由于 RCA 缺如的概率较高,升结肠的动脉供血主要来自 ICA 或 MCA 的分支。

(1)ICA:100% 恒定出现,约 1/3 的 ICA 从 SMV 表面跨过(图 5-5)。

(2)RCA:出现的概率为 33.4%,并且 62.5%~ 84.2% 的 RCA 从 SMV 表面穿过(图 5-5)。

(3)MCA:几乎 100% 恒定出现。副结肠中动脉(accessory middle colic artery,aMCA)的出现概率为 11.7%。

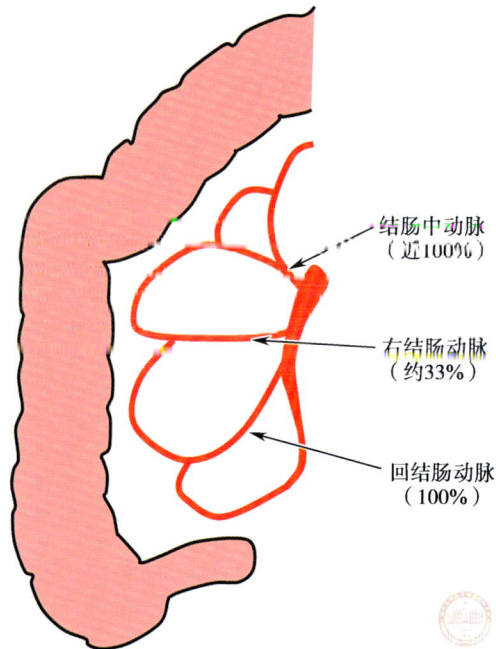

图 5-4　SMA 经典分支及发生率示意图

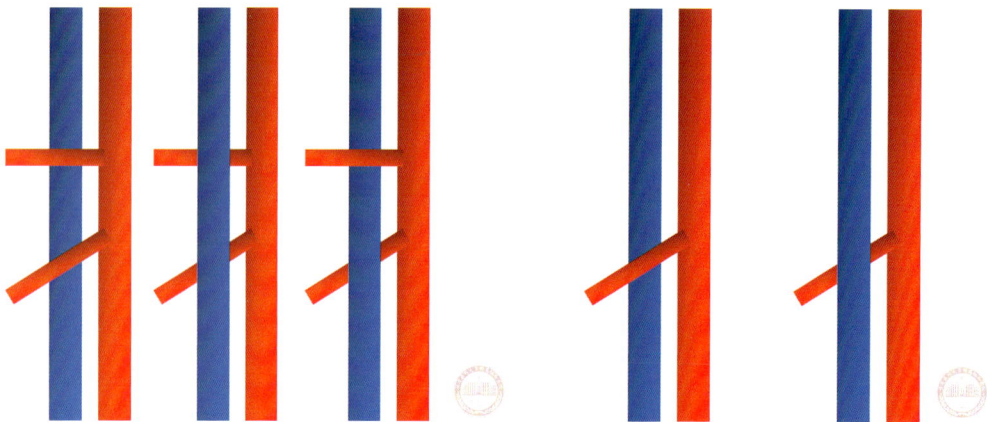

图 5-5　ICA、RCA 经 SMV 的跨越模式图

62.5%~84.2% 的 RCA 从 SMV 表面跨过,约 1/3 的 ICA 从 SMV 表面跨过。

　　2. SMV　SMV 的外科干指回结肠静脉(ileocolic vein,ICV)汇入点至 Henle 干之间的 SMV,长度为 1.5~8cm,平均 3.88cm,外科干是右半结肠 D3 手术的解剖重点(图 5-6)。与右半结肠切除术相关的 SMV 分支包括 ICV、右结肠静脉(right colic vein,RCV)、Henle 干、结肠中静脉(middle colic vein,MCV)。

　　(1)ICV:100% 恒定出现,绝大部分(92.8%)注入 SMV,小部分(<10%)注入 Henle 干或空肠静脉。

(2)RCV：出现的概率为 80% 左右，但约 2/3 的 RCV 注入 Henle 干，仅 1/3 直接注入 SMV。

(3)MCV：100% 恒定出现。其中 1 支型占 80%，主要汇入 SMV。其他较少见的汇入点包括 IMV、Henle 干或第 1 支空肠静脉。2 支型或 3 支型 MCV 少见。

(4)Henle 干：总出现率为 89.1%。其中胃胰结肠干最常见(52.6%)，胃结肠干和胃胰干的出现率分别为 24.8% 和 16.8%。属支可包括胃网膜右静脉(right gastroepiploic vein，RGEV)、RCV、MCV、副右结肠静脉(superior right colic vein，SRCV)和胰十二指肠上前静脉(anterior superior pancreaticoduodenal vein，ASPDV)。根据属支数目，可将 Henle 干分为 A、B、C、D 四种类型(图 5-7、图 5-8)。ASPDV 和 RGEV 是比较固定的属支，可见于各个分型，而 RCV、MCV、SRCV 这 3 支结肠回流静脉的解剖变异则因人而异。

鉴于右半结肠的血管解剖变异较复杂，对于疑难病例，推荐术前进行 CT 三维血管重建，有助于术前了解右半结肠动静脉之间的相互位置关系及血管变异情况，为腹腔镜手术提供参考。

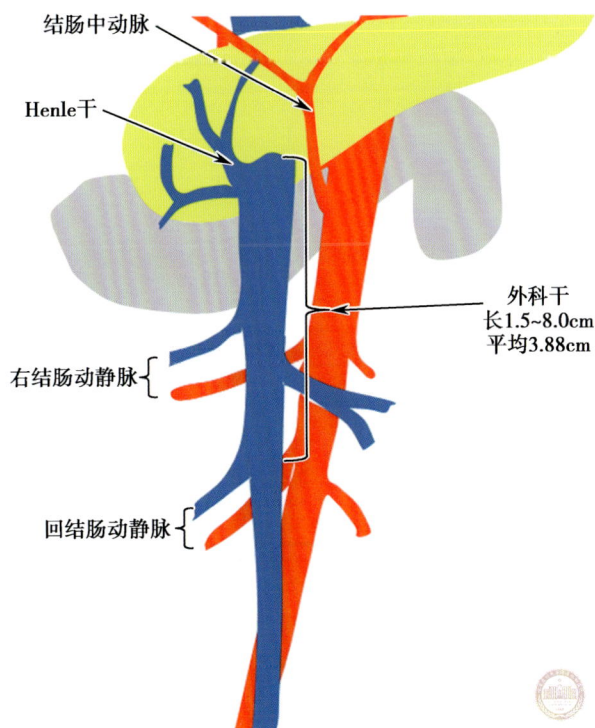

图 5-6　SMV 的外科干

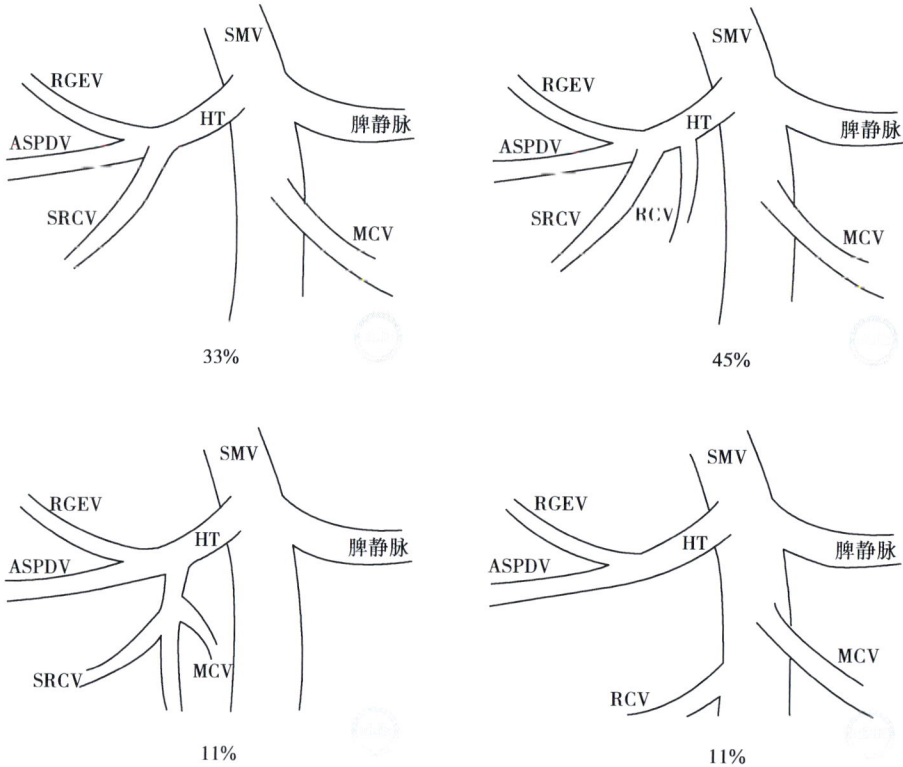

RGEV. 胃网膜右静脉；ASPDV. 胰十二指肠上前静脉；SRCV. 副右结肠静脉；SMV. 肠系膜上静脉；HT.Henle 干；MCV. 结肠中静脉；RCV. 右结肠静脉。

图 5-7   Henle 干的分型

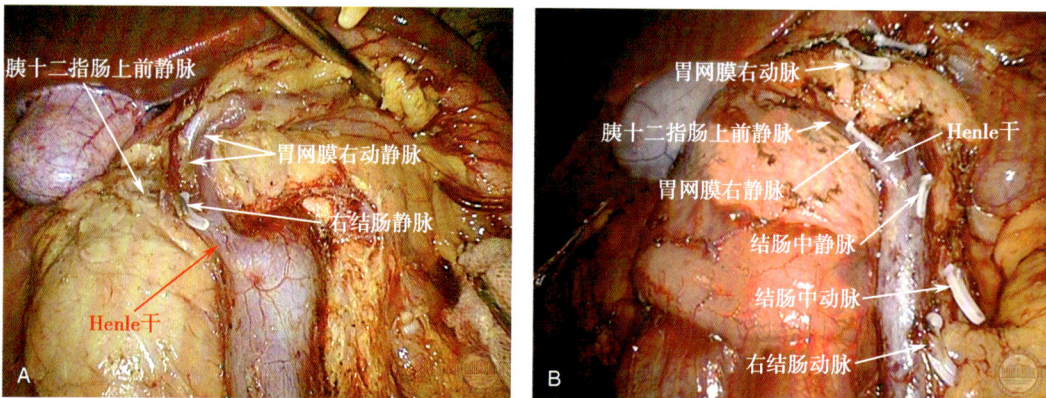

图 5-8   Henle 干术中解剖图

A. 胃胰结肠干(52.6%)；B. 胃胰干(16.8%)。

八、右半结肠切除术相关膜解剖原理

右半结肠切除术相关的间隙包括：升结肠后间隙、小肠升结肠间隙、横结肠后胰十二指肠前间隙、横结肠后胰颈前间隙、胃系膜与横结肠系膜间隙(图 5-9)。其中,升结肠后间隙、横结肠后胰十二指肠前间隙和横结肠后胰颈前间隙共同构成了右半结肠手术区域的"膜床"。而胃系膜与横结肠系膜间隙为胃和横结肠两两器官的系膜在胚胎旋转融合过程中紧靠形成,为天然的外科学无血分离平面。

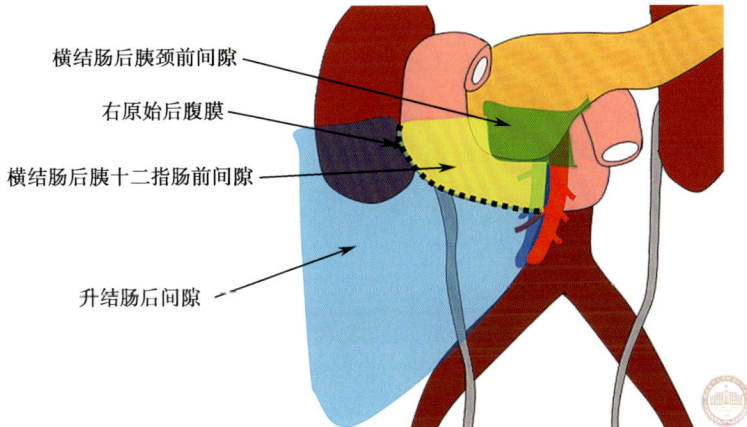

图 5-9　右半结肠切除术相关的间隙示意图
升结肠后间隙、横结肠后胰十二指肠前间隙和横结肠后胰颈前间隙共同
构成了右半结肠手术区域的"膜床",与升结肠系膜背侧叶相对应。

1. 升结肠后间隙　升结肠后间隙(即右 Toldt 间隙,图 5-9 中蓝色区域和图 5-10 中绿色区域)为升结肠系膜背侧叶和肾前筋膜间的间隙,其向上与横结肠后胰十二指肠前间隙之间被右原始后腹膜阻隔;下内侧界为回结肠血管下斜行皱褶(即小肠升结肠间隙),被腹膜覆盖区域构成背侧膜桥,该处是尾侧背侧入路进入右 Toldt 间隙的入口;外侧界为右结肠旁沟,被腹膜覆盖,为传统外侧入路右半结肠切除术的入口。

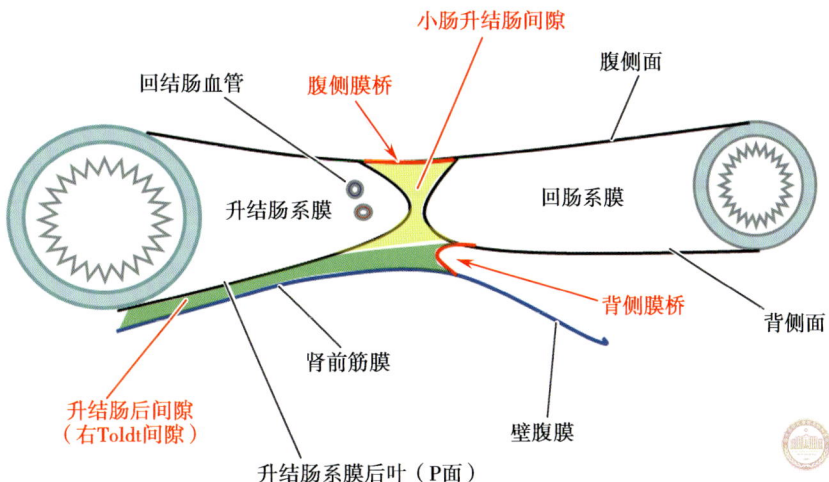

图 5-10　小肠升结肠间隙和升结肠后间隙、腹侧膜桥和背侧膜桥示意图(矢状面)

2. 小肠升结肠间隙　当提拉回结肠血管时,在其下方可见斜向 SMV 的皱褶,即为覆盖回肠系膜和升结肠系膜间的腹侧膜桥。小肠升结肠间隙是右半结肠 CME 手术中,非主干血管区域的下界(图 5-10 中黄色区域)。该间隙目前尚未在膜解剖结构中被证实,但末段回肠系膜和右半结肠系膜间存在淋巴回流间隔,提示两系膜间的淋巴回流可能属于不同"封套"。

3. 横结肠后胰颈前间隙(图 5-9 绿色区域)　该区域是从 SMV 和 SMA 表面进入大网膜的入口,要理解该区域的膜解剖关系,需要复习胚胎时期局部肠管的旋转融合过程。

胚胎时期,肠管以 SMA 为中心发生旋转。旋转结束后,升、降结肠背侧系膜和后腹膜(即肾前筋膜)发生融合,使升、降结肠固定于后腹膜。而横结肠系膜根从胰体尾的背侧缘走行于胰体尾的后方,将横结肠悬吊于后腹膜。另外,胃的背侧系膜向外囊袋样展开,形成大网膜。其中大网膜第 2 层与第 3 层相延续,形成网膜囊内侧壁;大网膜第 4 层逐渐覆盖于横结肠系膜背侧叶并融合,形成融合筋膜,共同作为横结肠系膜根的一部分,走行于胰体尾后方(图 5-11)。因此,术中切断的胰颈部横结肠系膜根由 2 层膜构成,分别为横结肠系膜背侧叶和大网膜第 4 层(图 5-12)。

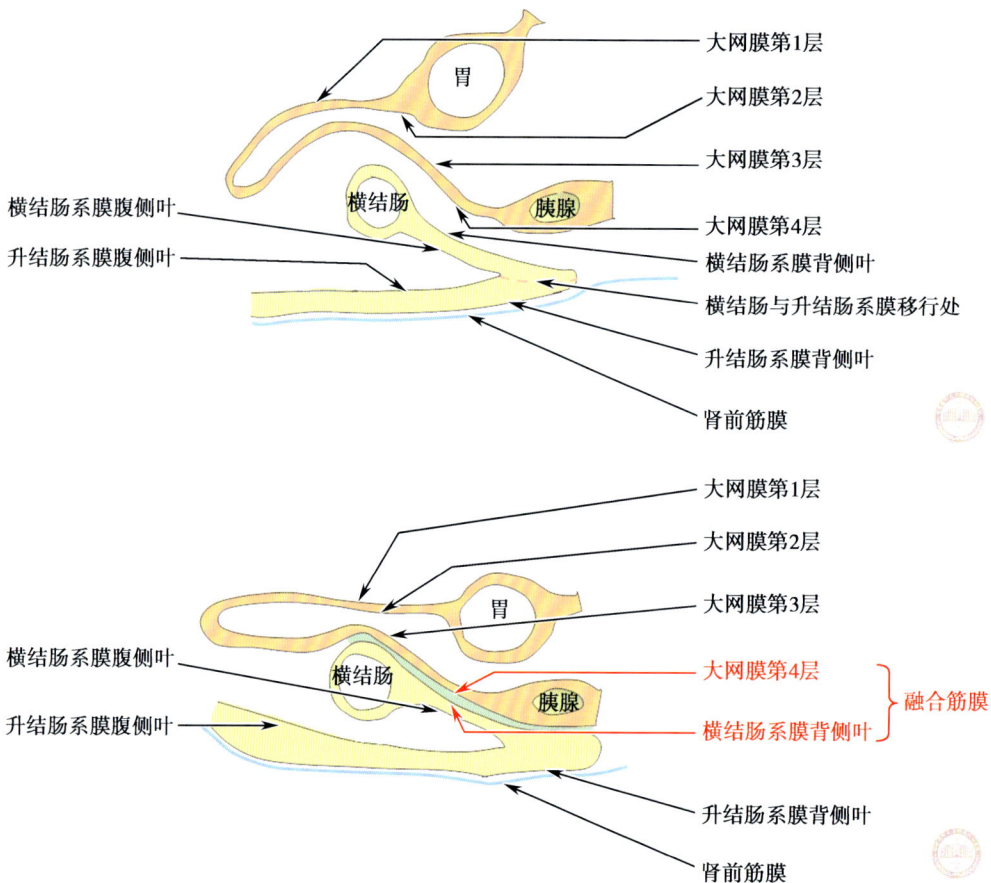

图 5-11　胚胎时期胃背侧系膜(大网膜)和横结肠系膜融合示意图

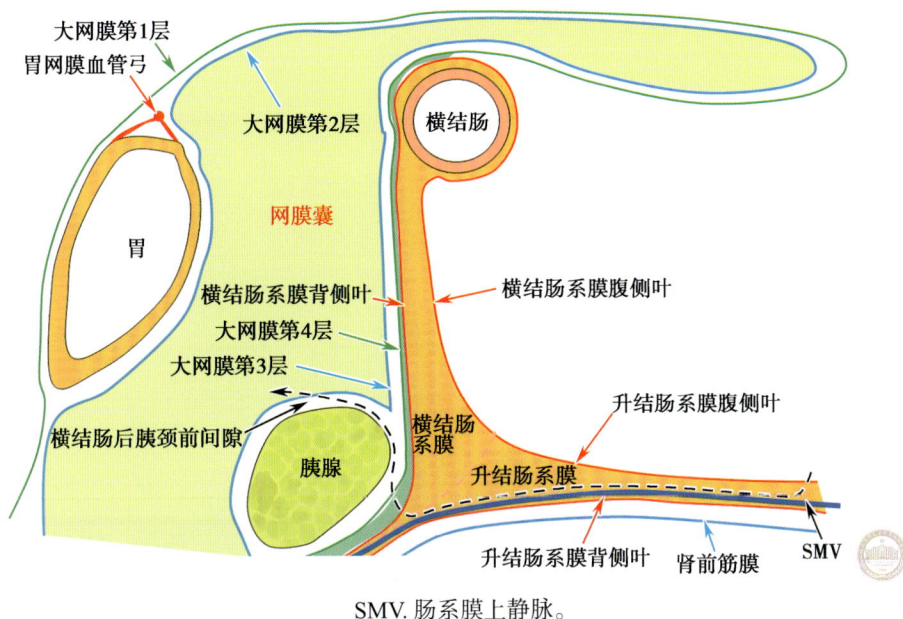

SMV. 肠系膜上静脉。

图 5-12 从横结肠后胰颈前间隙进入网膜囊所切开的筋膜层次

因此,从横结肠下区沿 SMV 和 SMA 表面纵行切开升结肠系膜腹侧叶至横结肠系膜腹侧叶,向上分离,离断横结肠系膜根,进入网膜囊。该过程须切开 4 层筋膜,分别为横结肠系膜腹侧叶(横结肠系膜腹侧叶和升结肠系膜腹侧叶相移行)、横结肠系膜背侧叶、大网膜第 4 层,最后切开大网膜第 3 层。术中切断融合筋膜,方可进入胰颈表面,此时通过大网膜第 3 层可透视胃后壁,进一步切开大网膜第 3 层,可进入网膜囊(图 5-12)。

4. 横结肠后胰十二指肠前间隙 该区域主要膜解剖结构是右原始后腹膜。右原始后腹膜是横结肠后胰十二指肠前间隙和升结肠后间隙之间的刚性障碍,无论经尾侧背侧、尾侧腹侧或头侧入路,均须切断该筋膜,使两间隙相通,从而保证右半结肠系膜背侧面的完整。笔者通过活体和尸体解剖观察发现:经尾侧腹侧入路进入升结肠后间隙,继续向上分离,在十二指肠外缘锐性切断右原始后腹膜,沿十二指肠表面进入横结肠后胰十二指肠前间隙。当沿着十二指肠表面的横结肠后胰十二指肠前间隙由内向外分离时,亦遭遇右原始后腹膜构成的刚性障碍,连接右半结肠系膜背面和十二指肠降部外缘,应锐性切断右原始后腹膜,进入升结肠后间隙,避免误进入右半结肠系膜内(图 5-13)。翻起右原始后腹膜,见其覆盖十二指肠降部外侧,向外侧反折,并覆盖肾前筋膜向外走行(图 5-14)。右原始后腹膜具体走行示意图和尸体解剖图见图 5-15 和图 5-16。

5. 胃系膜与横结肠系膜间隙 实际为胃背侧系膜与横结肠系膜背侧(横结肠系膜背侧叶与大网膜第 4 层的融合筋膜)间的间隙。我们于手术中观察发现,大网膜第 2 层和大网膜第 3 层相互移行处,即为进入该间隙的膜桥(图 5-17、图 5-18),在该间隙内手术,可保证横结肠系膜的完整切除,并避免出血(图 5-19)。

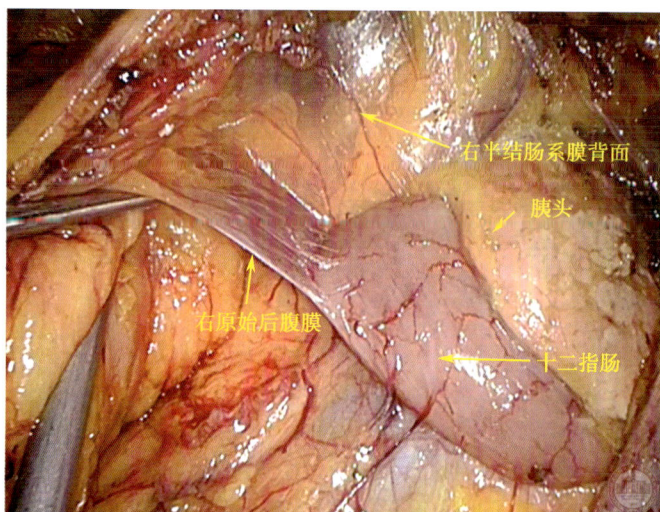

图 5-13　尾侧腹侧入路视野观察右原始后腹膜
右原始后腹膜连接右半结肠系膜背面和十二指肠降部外缘。

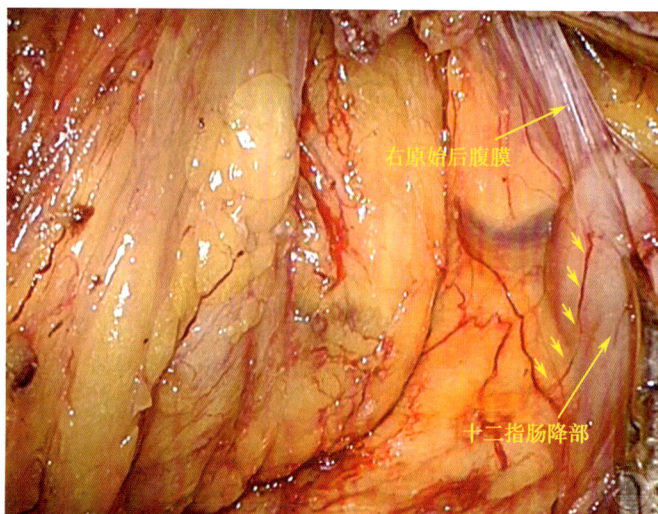

图 5-14　翻起右原始后腹膜所见
右原始后腹膜覆盖十二指肠降部外侧,向外侧反折,
并覆盖肾前筋膜向外走行。

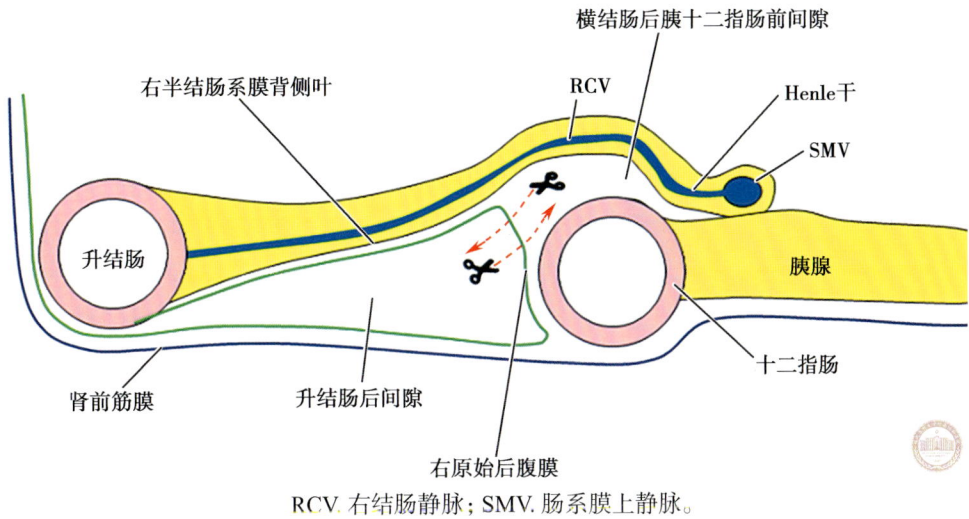

RCV. 右结肠静脉；SMV. 肠系膜上静脉。

图 5-15　右原始后腹膜示意图

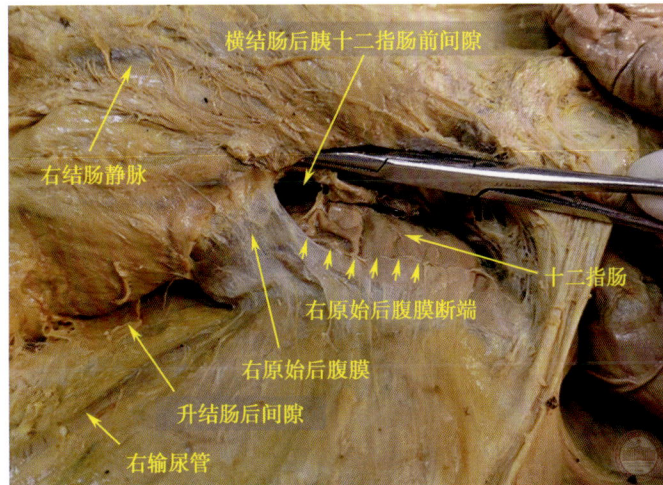

图 5-16　右原始后腹膜尸体解剖图

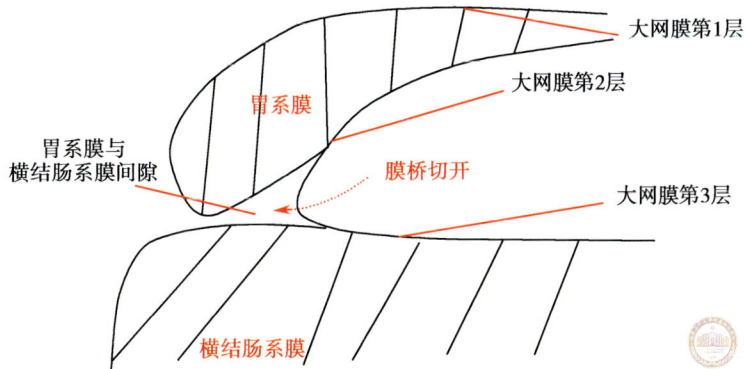

图 5-17　胃系膜与横结肠系膜间隙示意图

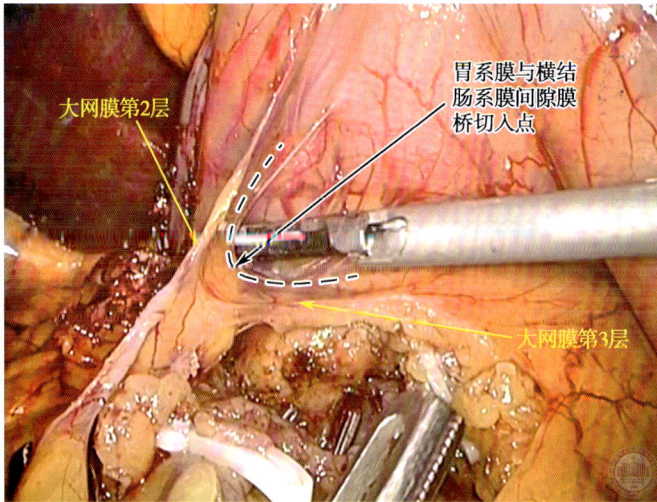

图 5-18   胃系膜与横结肠系膜间隙术中图像(膜桥切入点)

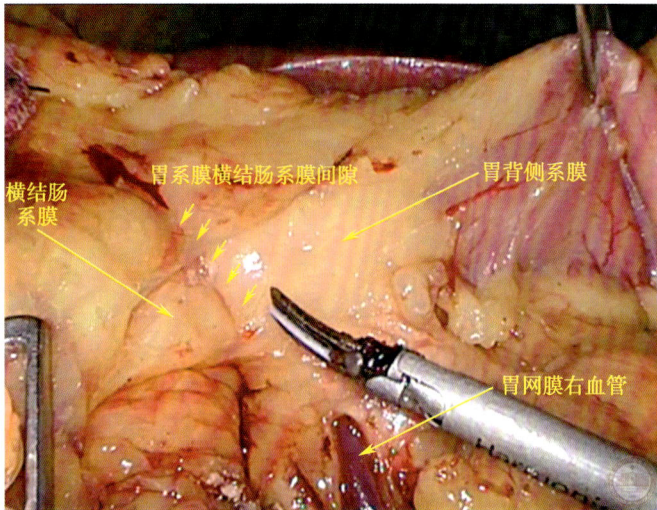

图 5-19   胃系膜与横结肠系膜间隙术中图像

九、肠管切除和淋巴结清扫范围

1. 肠管切除范围   近端切除距回盲瓣 15cm 的末端回肠,结肠远切端根据"10cm"原则或"10+5"原则决定肠段切除范围。当肿瘤位于阑尾、盲肠、升结肠癌时,行标准右半结肠切除术(图 5-20)。当肿瘤位于结肠肝曲或横结肠近肝曲时,行扩大右半结肠切除术(图 5-21)。

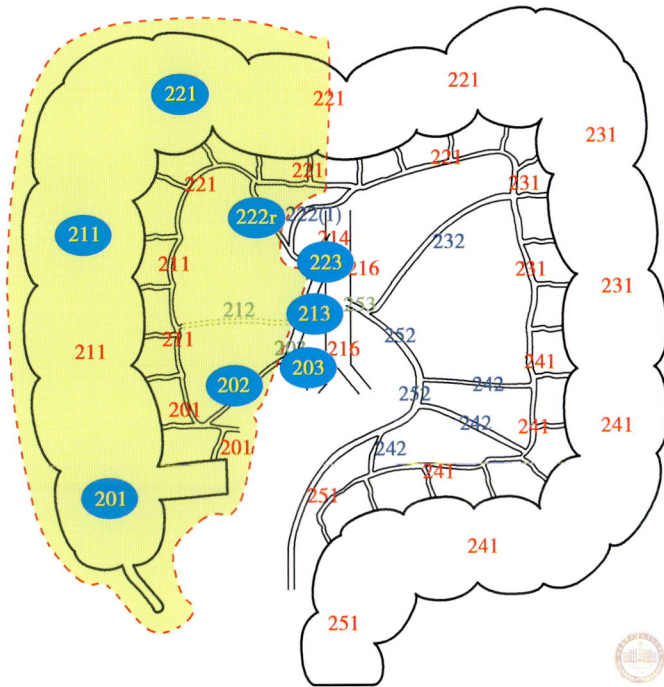

图中数字代表相应组淋巴结。

图 5-20 标准右半结肠切除术手术范围(切断 MCA 右支)

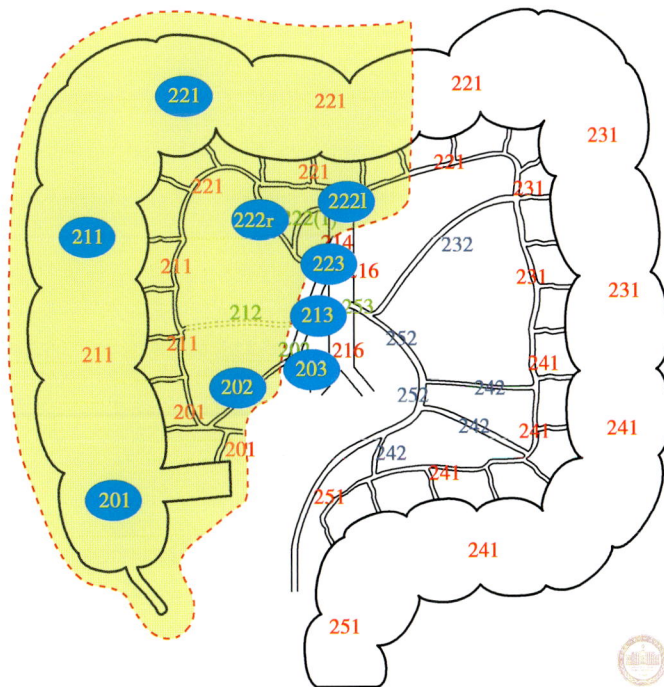

图中数字代表相应组淋巴结。

图 5-21 扩大右半结肠切除术手术范围

于 MCA 根部切断;未显示部分第 206 组淋巴结。

2. 淋巴结清扫范围   关于右半结肠癌淋巴结清扫范围(D2 或 D3),目前仍存在争议。一项基于 1 077 例结肠癌的大样本回顾性分析结果提示,随着 T 分期的增加,淋巴结转移率和站数逐渐增加,而 T_1 期患者 D3 站淋巴结转移率为 0。因此,日本《大肠癌治疗指南(2022 年版)》推荐基于临床 T 分期(cT 分期)决定区域淋巴结清扫范围:cTis 可行局部切除(D0)或肠段切除(D1),SM(T_1)N_0 者可行 D2 手术,分期为 MP(T_2)N_0 者可行 D2 或 D3 手术。对于临床分期为 Ⅱ、Ⅲ 期的则应行 D3 手术。也就是说,仅 cT_3、cT_4 或 $cTis_{1-2}$ 但临床怀疑区域淋巴结转移的患者建议行 D3 手术。

《中国结直肠癌诊疗规范(2023 版)》的推荐略有不同,对于结肠癌,当肿瘤为早期癌($T_1N_0M_0$),建议采用内镜下切除、局部切除或结肠切除术。侵入黏膜下层的浅浸润癌(SM1,即黏膜下浸润深度 ≤ 1 000μm),可考虑内镜下切除,如切除完整、切缘(包括基底)阴性且具有良好预后的组织学特征(如分化程度好、无脉管浸润),则不推荐再行手术切除。如为 SM2 (即黏膜下浸润深度 >1 000μm)或具有预后不良的组织学特征,或非完整切除,标本破碎切缘无法评价,则推荐加行结肠切除术加区域淋巴结清扫。当肿瘤为 $T_{2-4}N_{0-2}M_0$ 时,建议行相应结肠切除联合区域淋巴结清扫。区域淋巴结清扫必须包括肠旁、中间和系膜根部淋巴结(即 D3 清扫)。如果怀疑清扫范围以外的淋巴结有转移推荐完整切除。因此,本文主要介绍 D3 站淋巴结清扫范围。从手术范围上说,在 SMV 左侧根部结扎 SMA 各分支,属 D3 清扫;在 SMV 右侧结扎 SMA 各分支,属 D2 清扫。

对右半结肠来说,区域淋巴结包括系膜内淋巴结和系膜外淋巴结。系膜内淋巴结如图 5-20 和图 5-21 所示。系膜外淋巴结主要为第 206 组淋巴结和 / 或部分第 204 组淋巴结。Stelzner 等通过大体解剖及组织学研究发现:大网膜和横结肠附着点可见细小血管和淋巴管通过,提示横结肠癌存在"系膜外"转移途径。根据 Hohenberger 提出的 CME 时的"网膜弓原则",须清扫距离癌肿 10cm 以内的网膜弓淋巴结、胰腺下缘淋巴结以及相应的大网膜。因此,扩大右半结肠切除术还须切除距离癌肿 10cm 以内的部分第 206 组和 / 或部分第 204 组淋巴结(图 5-22、图 5-23)。

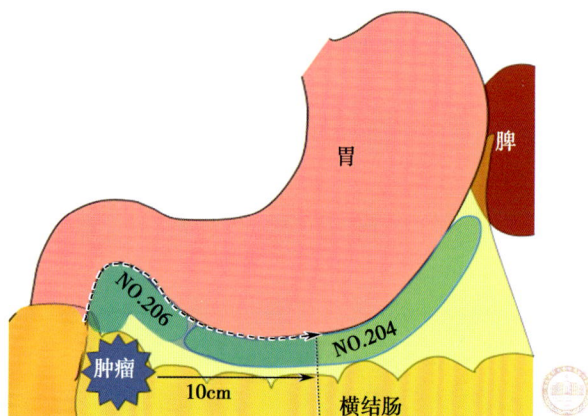

NO.206. 第 206 组淋巴结;NO.204. 第 204 组淋巴结。

图 5-22   网膜弓淋巴结清扫范围示意图

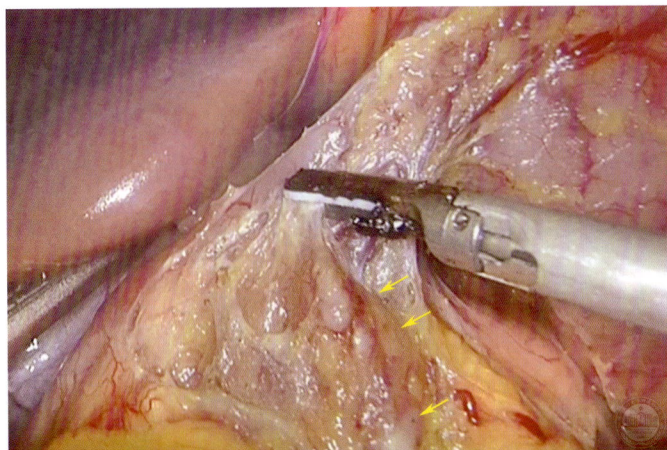

图 5-23　术中探查第 206 组淋巴结肿大
术后病理证实为转移淋巴结。

　　笔者所在科室对网膜弓淋巴结转移相关临床问题进行了系列研究。总体来说,网膜弓淋巴结转移属于小概率事件,有文献报道,约 4% 的结肠肝曲癌患者可出现网膜弓淋巴结转移。笔者所在科室的相应数据为 4%(15/371,包括横结肠癌和肝曲癌),且均发生于 $T_3 \sim T_4$ 病例。与网膜弓淋巴结转移的相关预测因素包括:肠镜无法通过肿瘤、癌胚抗原、M_1、淋巴管脉管瘤栓、印戒细胞癌。值得注意的是,网膜弓淋巴结转移阳性患者术后发生异时性肺转移率高,预后较差,其 5 年无病生存率为 47.2%,低于Ⅲ期总体无病生存率(79.6%),网膜弓淋巴结转移是横结肠癌患者预后的独立影响因素。此外,清扫网膜弓淋巴结增加术后胃瘫发生率(风险比为 5.3 倍)。考虑到网膜弓淋巴结转移率低,清扫增加胃瘫发生,且预后较差,应选择网膜弓淋巴结阳性高危的患者进行清扫。此外,笔者所在科室正在开展前瞻性研究,尝试通过 ICG 或纳米碳进行术中或术前标记,指导网膜弓淋巴结清扫。

十、手术操作(基于膜解剖)

　　根治性右半结肠切除术,根据入路不同,分为头侧和尾侧入路(均为中央入路)。其中尾侧入路又分为腹侧入路和背侧入路,以及腹侧和背侧入路相结合的混合入路(图 5-24)。目前国内外大多数作者认为,与头侧入路相比,尾侧入路更容易找到右腹膜后间隙,并进行血管根部的淋巴结清扫与高位结扎。此外,通过实践,我们体会到,尾侧将回盲部向头侧翻起的背侧中间入路较尾侧在回结肠血管下方的腹侧中间入路,更易找到正确的右腹膜后间隙。当行尾侧入路时,先行背侧分离至胰头,再行腹侧 D3 淋巴结清扫或采用混合入路,可能更易掌握。

1. 横结肠下区

(1)3 种不同入路:具体如下。

1)尾侧腹侧入路(图 5-25~ 图 5-27、资源 5-1)

头高 30°,左侧卧位 15°,提起回结肠血管蒂,可在其下方见一斜向 SMV 方向的自然皱褶,即膜桥。用超声刀切开一小口,让其"空洞化",膜桥浮起,斜行切开,进入小肠升结肠间隙,在对抗牵引高张力状态下,可轻易进入升结肠后间隙,这一弧形切开线必定会与 SMV 垂直投影线汇合。

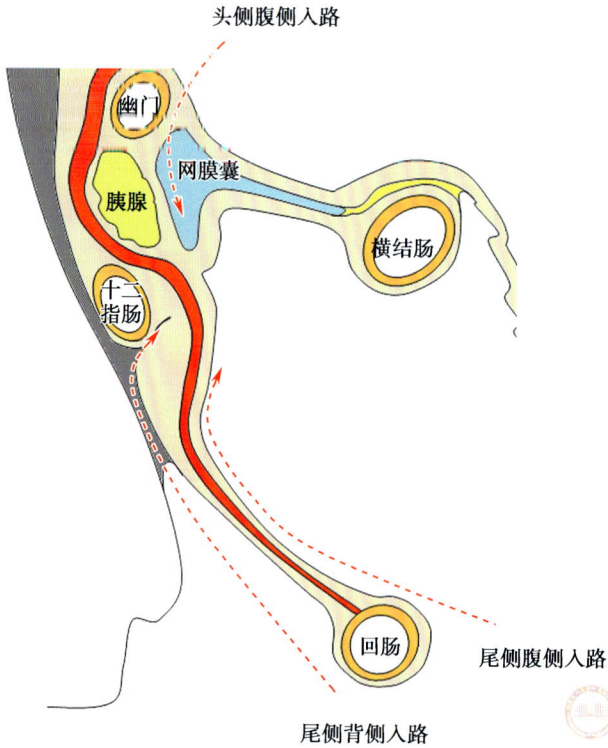

图 5-24　右半结肠切除术不同入路示意图

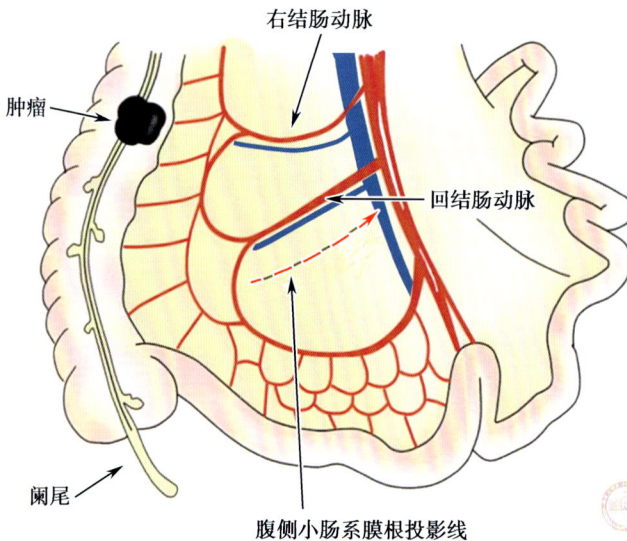

图 5-25　腹侧入路切开线示意图

红色虚线示切割线。

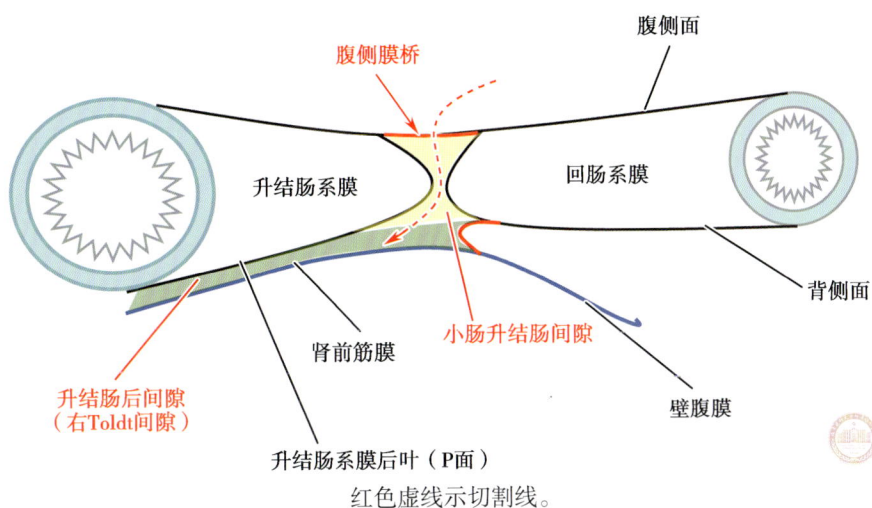

图 5-26　腹侧入路行腹侧膜桥切开膜解剖示意图

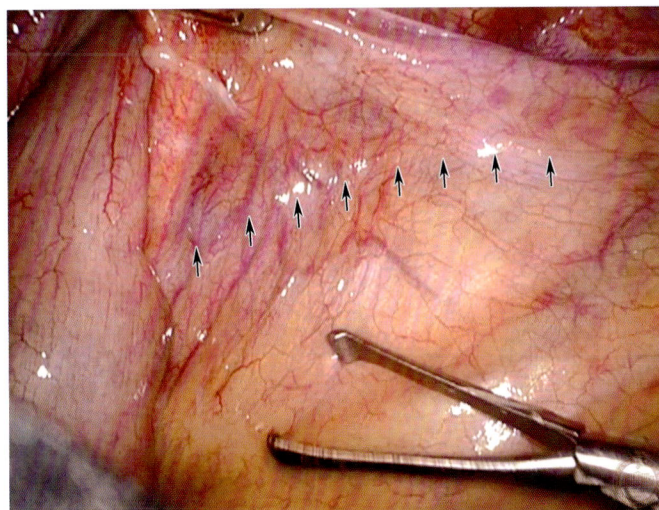

资源 5-1
尾侧腹侧入路

图 5-27　腹侧入路切开线

2）尾侧背侧入路（图 5-28~ 图 5-30、资源 5-2、资源 5-3）

头低 30°，左侧卧位 15°，将回盲部翻向头侧，在右髂总动脉上方约 1.0cm 处沿黄白交界线切开膜桥，在对抗牵引高张力状态下，可轻易进入升结肠后间隙，向上分离可见十二指肠水平部，在其上缘切开原始后腹膜，进入横结肠后胰十二指肠前间隙，向上显露见到胰头即可。向内分离见到 SMV 右侧即可，向外分离至右结肠旁沟，要避免挤压回盲部或升结肠肿瘤。

重新将头抬高 30°，仍左侧卧位 15°，将回盲部放回原位，同腹侧入路，沿回结肠血管蒂下方斜形皱褶处切开，进入小肠升结肠间隙，向 SMV 斜形切开 3~4cm，将回肠系膜背侧叶切穿，即与已分离的升结肠后间隙沟通。

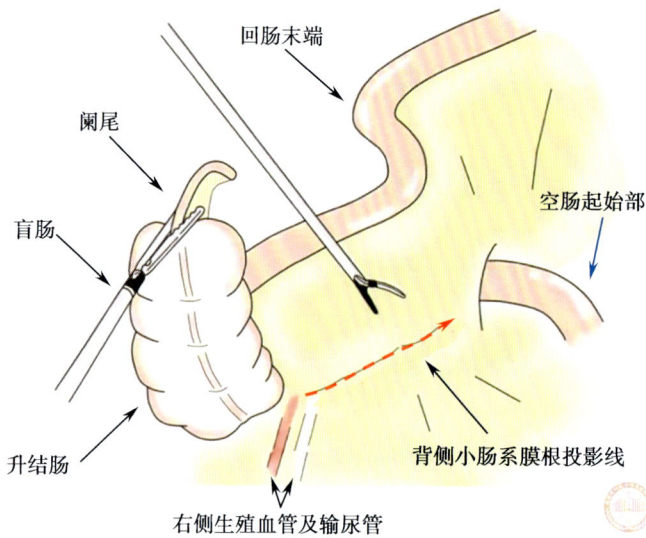

图 5-28   背侧小肠系膜根投影线（背侧膜桥）

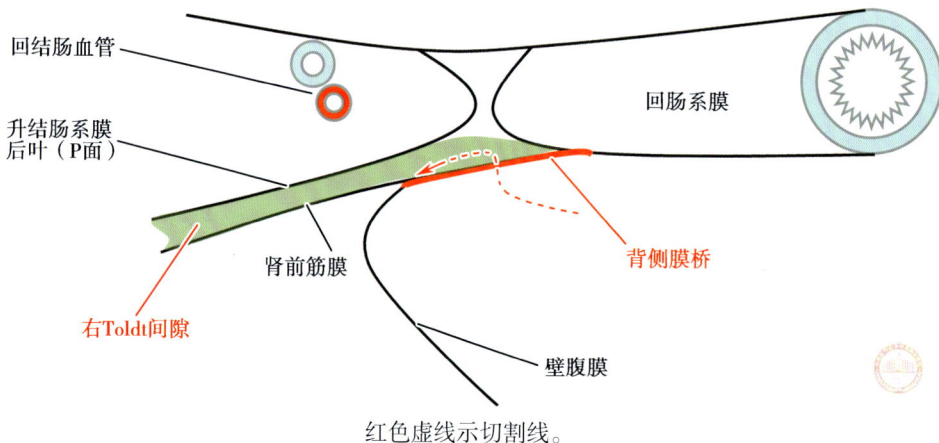

红色虚线示切割线。

图 5-29   尾侧背侧入路行背侧膜桥切开的膜解剖示意图

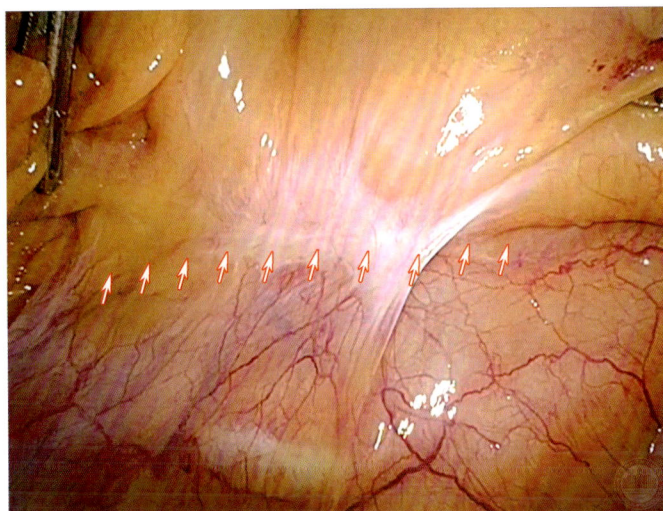

图 5-30　背侧小肠系膜根投影线(背侧膜桥)

3)尾侧混合入路(先腹侧后背侧)(图 5-31、资源 5-4)

笔者在临床实践中,从尾侧腹入路寻找升结肠后间隙,无意中切透了对应的回肠系膜背侧叶,由此可见尾侧背侧入路切开线,将切口扩大后,不用改变体位,即可完成上述背侧入路。因此,在选择入路前,先探查回肠末端系膜背侧,如与右髂窝无粘连,即可采用该入路。

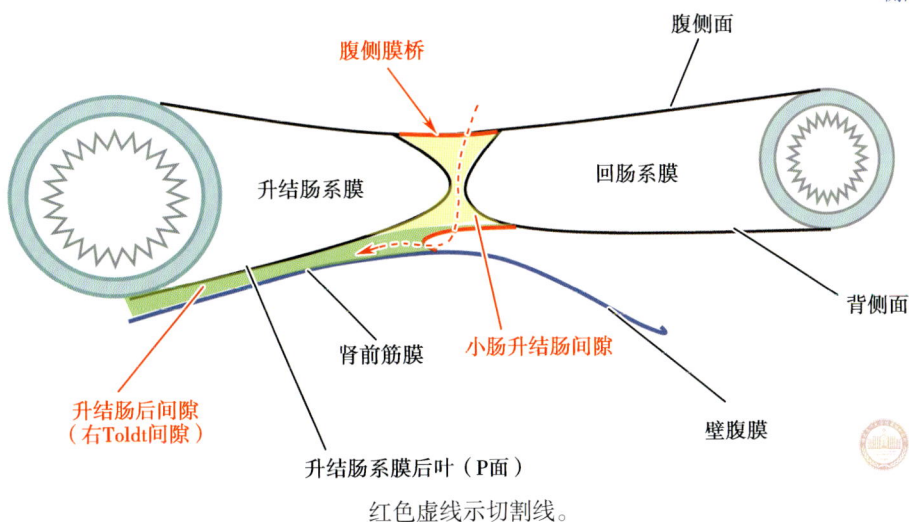

红色虚线示切割线。

图 5-31　混合入路膜解剖示意图

(2) D3 淋巴清扫和横结肠后胰颈前间隙解剖

D3 淋巴结组织清扫有两种方式:一是沿 SMV 和 SMA 左侧缘表面向上逐步分离、结扎切断血管分支(图 5-32);二是以 SMA 左侧缘为中心向胰颈方向分离,先切断 SMA 分支,再切断 SMV 分支,其优点是不易损伤横跨 SMV 的 SMA 分支致出血(图 5-33)。笔者推荐第二种方式(资源 5-5)。

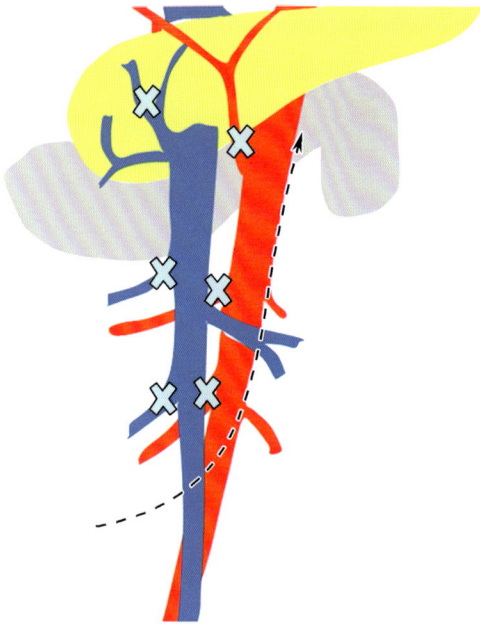

✖ 从下而上,依次结扎各血管

图 5-32   D3 淋巴清扫(方式一)
沿 SMV 和 SMA 左侧缘表面向上逐步分离、结扎切断血管分支。

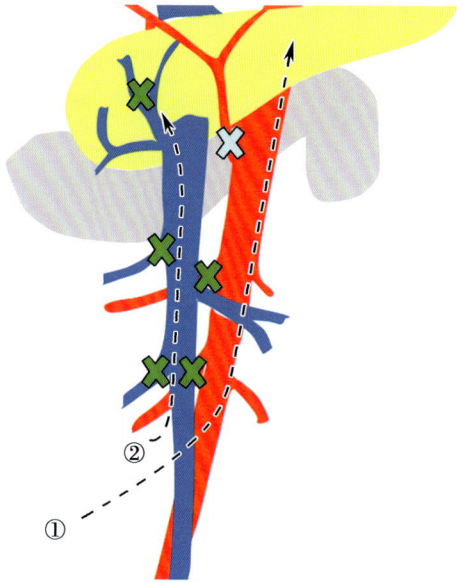

① ✖   第1次结扎的血管
② ✖   第2次结扎的血管

图 5-33   D3 淋巴清扫(方式二)
以 SMA 左侧缘为中心向胰颈方向分离,先切断 SMA 分支,再切断 SMV 分支。

1) 寻找 SMV:作者多年的临床活体解剖发现 SMV 投影线位于十二指肠水平部消失内侧约 1cm 处。无论何种入路,在回结肠血管蒂下方的小肠升结肠间隙的斜形延长线与虚拟的 SMV 投影线一定相交(图 5-34)。当沿着该间隙向内分离时,可观察到小肠系膜和升结肠系膜交界处的光滑边界,即保证了该区域的 CME 封口完整(图 5-35)。当接近虚拟的 SMV 投影线时(特别是在肥胖患者中),要逐步分离显露 SMV(切开血管鞘),向左继续分离显露 SMA(不切开血管鞘)。以 SMA 左侧缘为中心,和 SMV 齐头并进向上分离。注意横跨 SMV 表面的 SMA 分支(ICA、RCA 和 MCA),于其根部清扫淋巴结组织并结扎切断。MCA 通常在距胰颈下方 2cm 处从 SMA 发出,要注意其上下方均有可能出现粗大的空肠静脉(jejunum vein,JV)或 IMV。30.9% 的 JV 在 D3 手术野内横跨于 SMA 前方,IMV 则通常在胰颈下方横跨 SMA 并注入 SMV,因此要避免损伤这些血管(图 5-36)。

　　2)分离横结肠后胰颈前间隙：当分离至胰颈下方时,要避免分离至其后方,切断横结肠系膜根,到达胰颈表面,应爬坡向上至胰颈表面,切开大网膜第3层(图5-12、图5-37),至见到胃大弯即可。当行保留MCA左支的标准右半结肠切除术时,胰颈部的分离难度会更大。如果高张力提拉横结肠系膜,沿MCA根部向上逐步解剖出其右支和MCV右支,将较容易在其右支根部结扎切断(图5-38、资源5-6)。

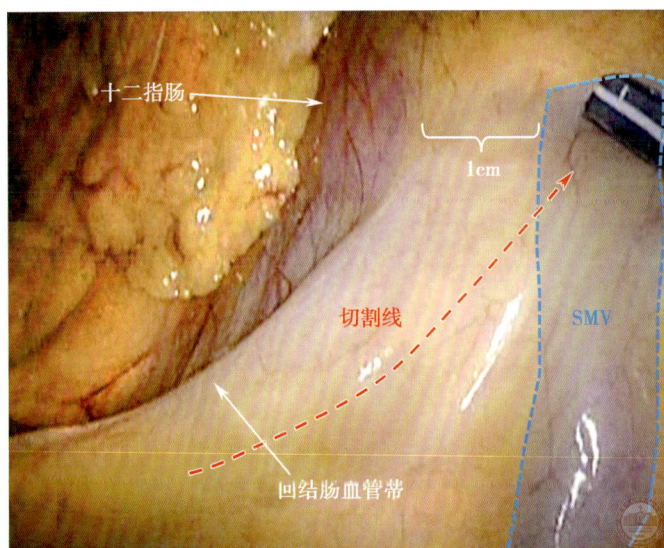

SMV.肠系膜上静脉。

图 5-34　SMV 的投影线

SMV 的投影线位于十二指肠水平部消失内侧约 1cm 处。

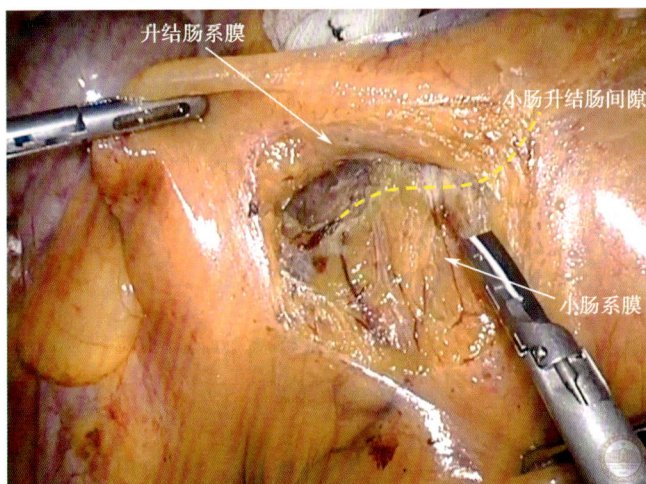

图 5-35　小肠升结肠间隙术中图

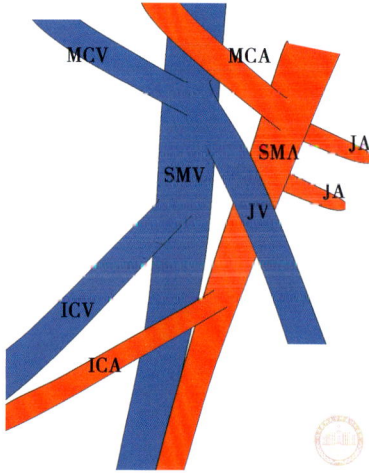

MCA. 结肠中动脉；MCV. 结肠中静脉；SMV. 肠系膜上静脉；SMA. 肠系膜上动脉；JA. 空肠动脉；JV. 空肠静脉；ICV. 回结肠静脉；ICA. 回结肠动脉。

图 5-36   JV 在 D3 手术野内横跨于 SMA 前方模式图

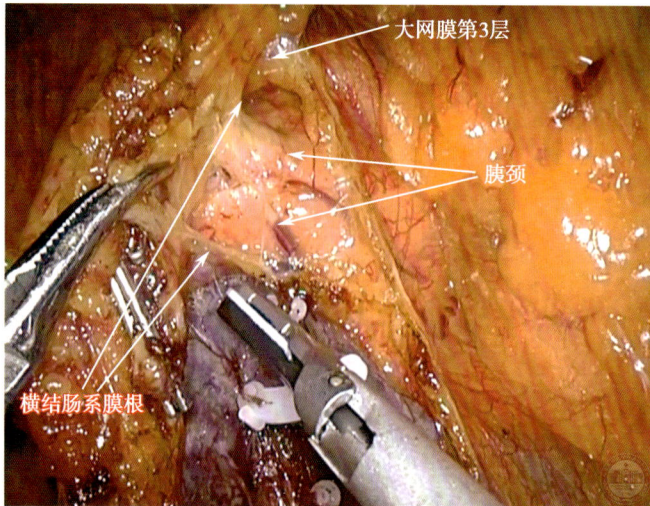

图 5-37   横结肠后胰颈前间隙解剖结构图

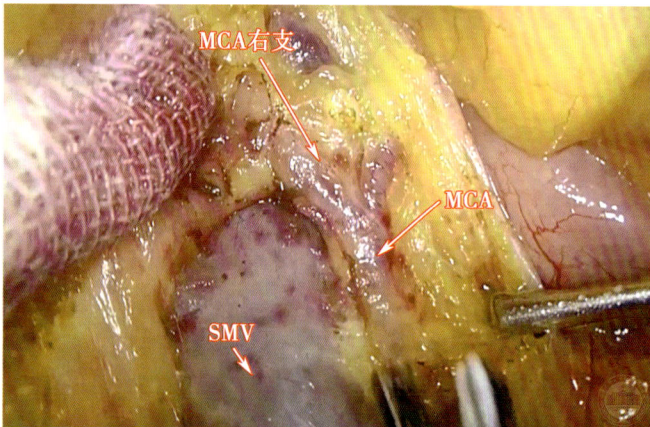

MCA. 结肠中动脉；SMV. 肠系膜上静脉。

图 5-38   MCA 右支

完成胰颈部分离后,再从小肠升结肠系膜间隙沿 SMV 右侧逐步向上分离(图 5-33 第②步)。在 ICV、RCV、MCV 根部结扎切断,显露 Henle 主干,暂不处理。如果 ICA 由 SMV 后方横穿,应将 SMV 右侧壁充分分离,在分离见到 SMA 后,于其根部结扎切断(图 5-39、资源 5-7)。

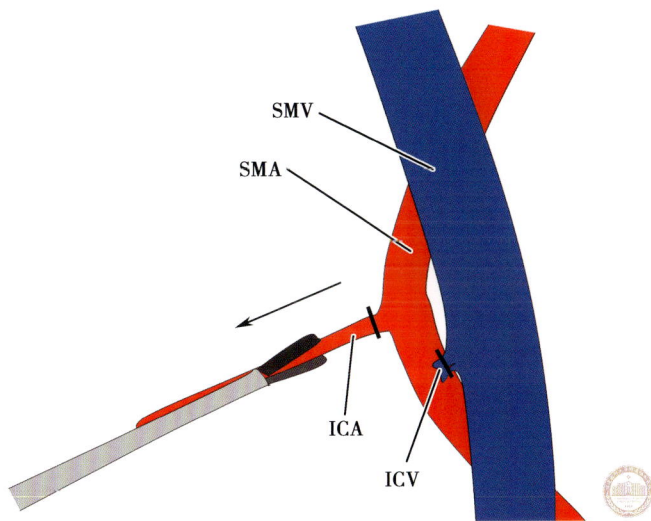

SMV. 肠系膜上静脉；SMA. 肠系膜上动脉；ICV. 回结肠静脉；
ICA. 回结肠动脉。

图 5-39　充分分离 SMV 右侧壁,见到 SMA 后,于其根部结扎切断 ICA

资源 5-7
根部结扎回结肠动脉

3) 横结肠后胰颈前间隙的分离：① Henle 干分支的解剖(资源 5-8),如已行背侧或混合入路分离,即可轻易进入横结肠后胰颈前间隙。通常 Henle 干发自近胰颈 SMV 根部,无论是否行保留 RGEV 的标准右半或扩大右半肠切除术,均应将其分支分离显露后,再行 RCV 或 RCV+RGEV 根部结扎切断。如先行 Henle 干根部切断,则不易显露其胰腺穿支,在分离过程中易损伤造成难以控制的大出血。②横结肠后胰十二指肠前间隙的显露(资源 5-9),由于背侧或混合入路前期已从升结肠后间隙在十二指肠水平部上缘切开部分原始后腹膜,进入了横结肠后胰十二指肠前间隙。因此,当沿 SMV 右侧在分离上述 Henle 分支的同时亦可同步沿胰头与十二指肠水平部向外、向上拓展横结肠后胰十二指肠前间隙。此时可发现十二指肠降部外侧有部分原始后腹膜粘连于十二指肠降部前外侧,予钝性分离,在降部外侧缘逐步向上予以切断,即与升结肠后间隙相通。由此分离至幽门下方即可。

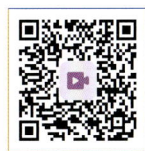

资源 5-8
Henle 干

资源 5-9
Toldt 筋膜分层

2. 横结肠系膜上区分离

(1) 弓下游离：标准根治性右半结肠切除术无须清扫第 206 组淋巴结,故从胃网膜弓中部下方第 1 层和第 2 层大网膜融合处切开网膜囊,沿弓下向幽门方向游离。当在幽门下方将第 2 层与第 3 层大网膜(网膜囊底)之间粘连分离,显示其移行处切开膜桥,可进入胃系膜与横结肠系膜间隙,保证该区域横结肠系膜完整切除,并由左向右顺势游离剩余的右腹膜后间隙,完整游离右半结肠(图 5-40、资源 5-10)。

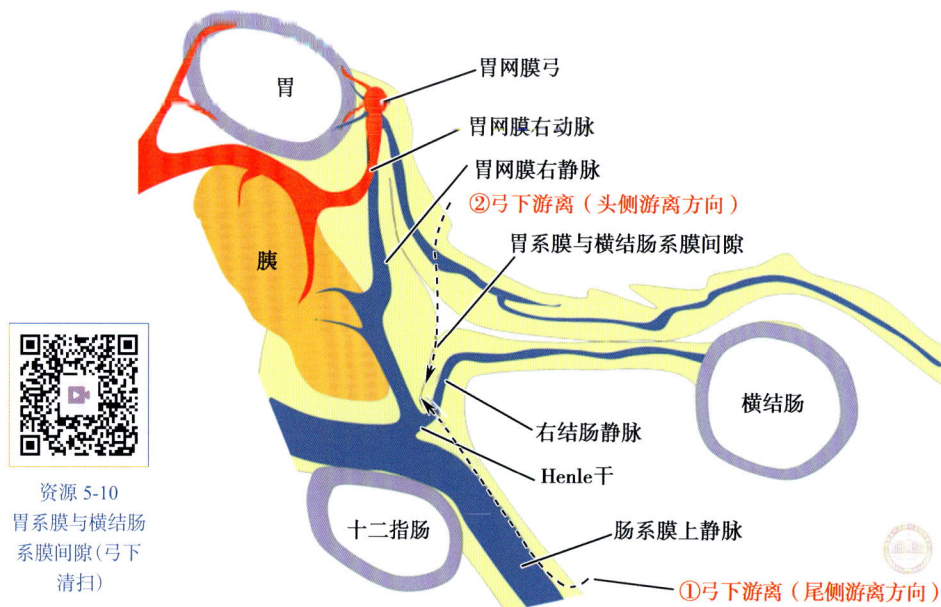

资源 5-10
胃系膜与横结肠
系膜间隙(弓下
清扫)

图 5-40　弓下游离尾侧入路和头侧入路分离路线示意图

　　(2)弓上游离(资源 5-11):扩大根治性右半结肠切除术个体化决定是否清扫距癌肿远端 10cm 水平对应正上方的胃网膜弓上淋巴组织。探查确定结肠肝曲癌肿位置后,用一长 10cm 的 7 号黑色丝线测定距其远端 10cm 横结肠对应正上方的胃大弯血管弓(图 5-41),游离弓上血管。由于弓上血管分前后支,分别走向胃前后壁,并被胃大弯第 1 层和第 2 层前后包裹(图 5-42)。为了防止出血,先切开胃大网膜第 1 层,游离前支,用超声刀慢挡凝切血管时,首先要看到刀头下叶超越血管后方,方可切割(图 5-43)。然后同法处理

资源 5-11
幽门下淋巴结清
扫(弓上清扫)

后支血管。幽门下方血管分离稍有不慎,即可出血,并迅速形成血肿,难以找到出血点。因此,在此处分离血管应特别小心,最好在凝切血管时,暂不切断胃大网膜第 2 层,在幽门下方分离出胃十二指肠动脉处,可见胃大网膜移行转向胰腺表面,形成网膜囊底部,即第 3 层。在第 2、3 层移行处(即膜桥)向右切开,即为胃系膜与横结肠系膜间隙,顺着十二指肠动脉向下游离可见胃网膜右动脉根部,予清扫结扎切断,继而将幽门下区至胰头十二指肠降部组织全部完整切除(图 5-44)。为了便于标本取出,在已切断的 MCA 左侧向横结肠方向重新剪裁横结肠系膜,最后将残余的横结肠肝曲和升结肠系膜完整切除。

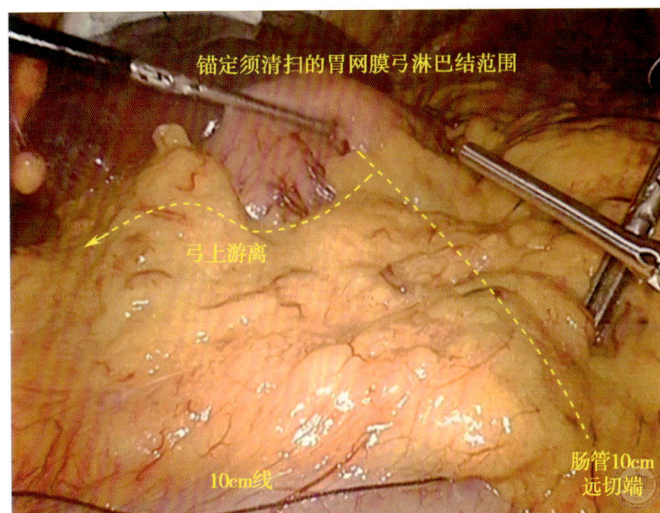

图 5-41　锚定胃网膜弓淋巴结清扫范围

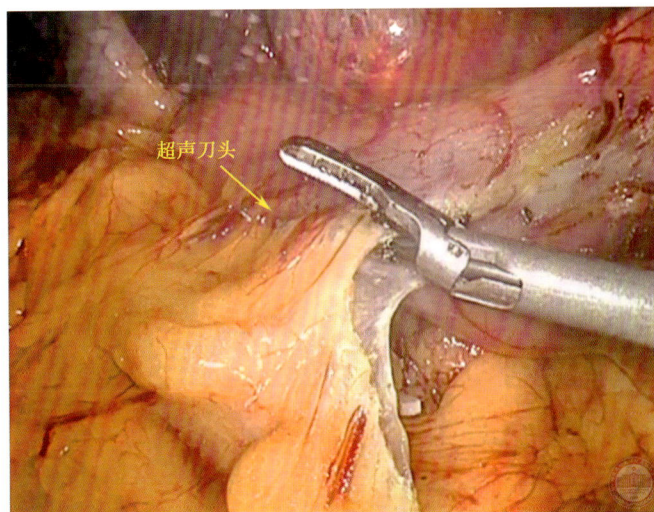

图 5-42　刀头下叶超越血管后方

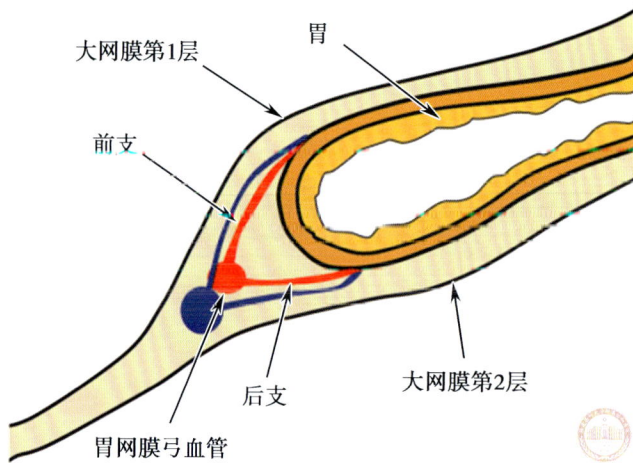

图 5-43   胃网膜弓分前后支供应胃壁模式图

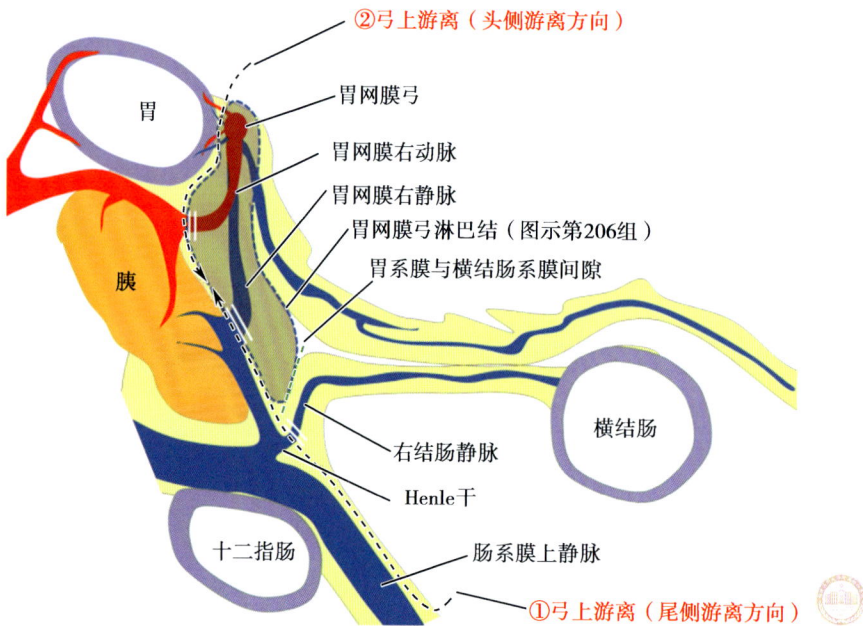

图 5-44   弓上游离尾侧入路和头侧入路分离路线示意图

3. 肠管切除和吻合   当前行腹腔内肠管切除吻合,经腹壁小切口取出或经自然腔道(阴道)等方式取出正处于探索阶段,故目前公认仍以腹壁小切口取出标本,在体外切断吻合为准则。

根据肿瘤大小、患者肥胖程度,在能满足两切端根治的前提下,尽可能选择绕脐约 6cm 切口。如有困难,可在剑突下选择相应切口,逐层切开进腹,放置切口保护套。沿预切除线切断移除标本,以远端回肠和远端横结肠行侧 - 侧吻合为妥。较端 - 侧吻合并发症少(如吻合口狭窄),且费用低。

用大量清水冲洗切口和腹腔,将腹膜和白线筋膜连续缝合,再行皮肤、皮下组织间断全层减张缝合3~4针。吸尽腹腔内冲洗液,仔细检查有无活动性出血,需要注意查看胃壁,特别是十二指肠有无灼伤痕迹,如有,予以间断缝合。于右肝下结肠旁沟放置引流管,虽有争议,但笔者认为至少应放置1天,次日如无活动性出血,且检查引流液甘油三酯含量正常,排除乳糜漏后方可拔除。

十一、术中与术后并发症防治

1. 要避免损伤横跨SMA表面的JV。

2. 术中胰头表面分离时,如果意外损伤了Henle干或其属支胰十二指肠上前静脉致出血,可以采用电热器械暂时止血。术毕应于出血处补充缝扎,以防止术后焦痂脱落出现迟发性出血。

3. 在弓上分离时,横断血管要距胃大弯0.5cm距离,以免灼伤胃致胃穿孔或胃瘘。

十二、难点和要点总结

1. 腹腔镜根治性右半结肠切除术是难度较大的手术,术前应进行准确的临床分期以便选择相应的根治术。

2. **寻找SMV的技巧**　回结肠血管下方自然皱褶向内的延长线,必定与虚拟的SMV相交(SMV位于十二指肠水平部消失内侧1.0cm处)。

3. **CME的切除范围**　下界是回结肠血管下斜行皱褶(即小肠升结肠间隙),上界为胃系膜横结肠系膜间隙和横结肠后胰颈前间隙,内界为SMA左侧缘,外侧界为右结肠旁沟,后界为升结肠后间隙与横结肠后胰十二指肠前间隙。

4. **手术分3个步骤**　①横结肠系膜下区,从下向上以SMA左侧缘为中心,完成SMA和SMV各分支根部周围的D3淋巴清扫;②横结肠系膜上区,从左到右完成弓下胃结肠韧带或弓上幽门下淋巴结与胰头前方淋巴结清扫;③从上到下或从下到上完成CME。

5. 基于外科膜解剖的原理,行尾侧入路先行背侧分离至胰头,再行腹侧D3清扫淋巴结或采用混合入路,可能更易掌握。

(王枭杰　池　畔)

参考文献

［1］肖毅,陆君阳,徐徕.肠系膜上血管及其属支临床解剖研究[J].中国实用外科杂志,2017,37(4):420-424.

［2］赵丽瑛,李国新,张策,等.腹腔镜下右半结肠血管解剖及血管并发症分析[J].中华胃肠外科杂志,2012,15(4):336-341.

［3］IGNJATOVIC D, SUND S, STIMEC B, et al. Vascular relationships in right colectomy for cancer: clinical implications [J]. Tech Coloproctol, 2007, 11 (3): 247-250.

［4］HIRAI K, YOSHINARI D, OGAWA H, et al. Three-dimensional computed tomography for analyzing the vascular anatomy in laparoscopic surgery for right-sided colon cancer [J]. Surg Laparosc Endosc Percutan Tech, 2013, 23 (6): 536-539.

［5］ SHATARI T, FUJITA M, NOZAWA K, et al. Vascular anatomy for right colon lymphadenectomy [J]. Surg Radiol Anat, 2003, 25 (2): 86-88.

［6］ MURONO K, KAWAI K, ISHIHARA S, et al. Evaluation of the vascular anatomy of the right-sided colon using three-dimensional computed tomography angiography: a single-center study of 536 patients and a review of the literature [J]. Int J Colorectal Dis, 2016, 31 (9): 1633-1638.

［7］ KUZU M A, ISMAIL E, CELIK S, et al. Variations in the vascular anatomy of the right colon and implications for right-sided colon surgery [J]. Dis Colon Rectum, 2017, 60 (3): 290-298.

［8］ 顾晋, 汪建平, 孙燕, 等. 中国结直肠癌诊疗规范 (2017 年版)[J]. 中华临床医师杂志 (电子版), 2018, 12 (1): 3-23.

［9］ K SØNDENAA, QUIRKE P, HOHENBERGER W, et al. The rationale behind complete mesocolic excision (CME) and a central vascular ligation for colon cancer in open and laparoscopic surgery [J]. Int J Colorectal Dis, 2014, 29 (4): 419-428.

［10］ PERRAKIS A, WEBER K, MERKEL S, et al. Lymph node metastasis of carcinomas of transverse colon including flexures. Consideration of the extramesocolic lymph node stations [J]. Int J Colorectal Dis, 2014, 29 (10): 1223-1229.

［11］ HOHENBERGER W, WEBER K, MATZEL K, et al. Standardized surgery for colonic cancer: complete mesocolic excision and central ligation—technical notes and outcome [J]. Colorectal Dis, 2010, 11 (4): 354-364.

［12］ 邹瞭南, 熊文俊, 李洪明, 等. 尾侧入路腹腔镜右半结肠癌根治术疗效分析 [J]. 中华胃肠外科杂志, 2015, 18 (11): 1124-1127.

［13］ NESGAARD J M, STIMEC B V, BAKKA A O, et al. Navigating the mesentery: a comparative pre-and per-operative visualization of the vascular anatomy. Colorectal Dis [J], 2015, 17 (9): 810-818.

［14］ 池畔, 陈致奋. 腹腔镜右半结肠癌根治术解剖学基础与规范化手术 [J]. 中华普外科手术学杂志 (电子版), 2015 (1): 7-10.

［15］ 池畔, 官国先. 不断提高腹腔镜右半结肠癌根治术规范化水平 [J]. 中华普外科手术学杂志 (电子版), 2017, 11 (2): 91-94.

［16］ 池畔. 腹腔镜右半结肠癌根治手术入路的选择: 选择尾侧入路 [J]. 中华胃肠外科杂志, 2016, 19 (8): 875-877.

［17］ 冯波, 严夏霖, 张森, 等. 腹腔镜右半结肠癌根治术 Henle 干的解剖技巧 [J]. 中华胃肠外科杂志, 2017, 20 (6): 635-638

［18］ WANG X, HUANG S, LU X, et al. Incidence of and risk factors for gastroepiploic lymph node involvement in patients with cancer of the transverse colon including the hepatic flexure [J]. World J Surg, 2021, 45 (5): 1514-1525.

［19］ HUANG S, WANG X, DENG Y, et al. Gastrocolic ligament lymph node dissection for transverse colon and hepatic flexure colon cancer: risk of nodal metastases and complications in a large-volume center [J]. J Gastrointest Surg, 2020, 24 (11): 2658-2660.

［20］ DENG Y, HUANG S, HUANG M, et al. Gastrocolic ligament lymph-node dissection may increase the incidence of delayed gastric emptying after colon cancer surgery with D3 lymphadenectomy [J]. Surg Today, 2021, 51 (6): 897-905.

［21］ 王枭杰, 黄胜辉, 池畔, 等. 横结肠癌网膜弓淋巴结转移的预后价值 [J]. 中华消化外科杂志, 2021, 20 (3): 315-322.

［22］ STELZNER S, HOHENBERGER W, WEBER K, et al. Anatomy of the transverse colon revisited with respect to complete mesocolic excision and possible pathways of aberrant lymphatic tumor spread [J]. Int J Colorectal Dis, 2016, 31 (2): 377-384.

［23］ 王枭杰, 郑志芳, 池畔, 等. 右原始后腹膜在右半结肠癌完整结肠系膜切除术中的解剖学观察和临床意义 [J]. 中华胃肠外科杂志, 2021, 24 (8): 704-710.

第六章

腹腔镜辅助根治性(扩大)左半结肠切除术(全结肠系膜切除术＋D3)

一、适应证

适用于治疗横结肠近脾曲癌、降结肠癌、降乙交界结肠癌和乙状结肠癌。

二、禁忌证

1. 肿瘤直径>6cm 和／或周围组织广泛浸润。
2. 左半结肠癌的急诊手术(急性肠梗阻、穿孔等)。
3. 腹腔严重粘连。
4. 重度肥胖。
5. 全身情况不良,虽经术前治疗仍不能纠正者。
6. 有严重心、肝、肾疾患不能耐受手术。

三、术前准备

1. 肠道准备:同根治性右半结肠切除术(第五章)。
2. 纠正低白蛋白血症和贫血,同根治性右半结肠切除术(第五章)。
3. 手术麻醉后,留置气囊导尿管。

四、麻醉及围手术期镇痛

同根治性右半结肠切除术(第五章)。

五、体位

仰卧,截石位。两髋关节微屈,外展 45°,膝关节屈 30°。双下肢膝关节高度不高于腹部水平,臀部垫高,右上肢内收(以便主刀手术及扶镜医师切换站位)。

1. IMA 根部淋巴结清扫时,主刀站于患者右侧,第一助手站于患者左侧(图 6-1),头低 30°,以便于将小肠推挡至右上腹,暴露 IMA 根部。

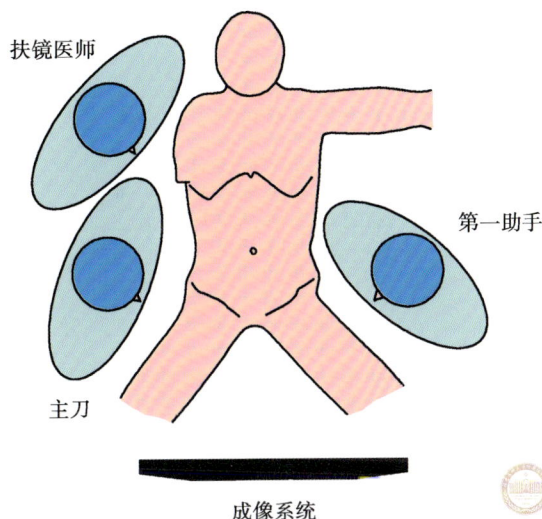

图 6-1　IMA 根部淋巴结清扫时术者站位

2. 脾曲游离时,主刀位置不变,第一助手站于患者两腿间,扶镜医师站于主刀与第一助手之间,监视器转至患者的左侧和头侧(图 6-2)。患者改头高 30°,并右倾,以便于将小肠推挡至右侧腹,暴露 IMV 根部及结肠脾曲。

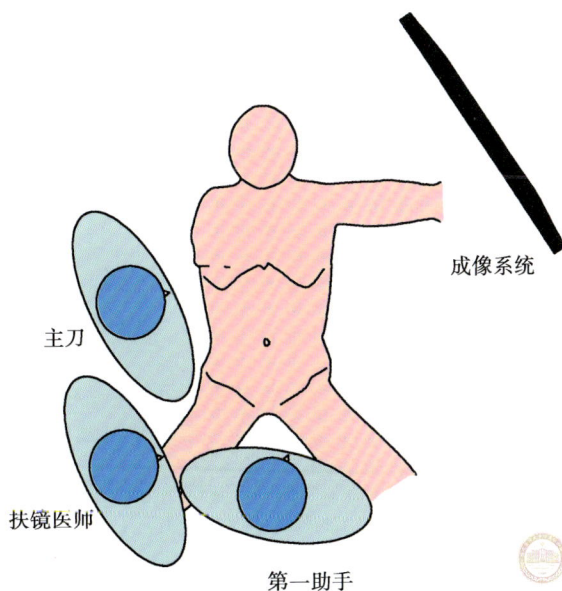

图 6-2　脾曲游离时术者站位

六、trocar 放置

采用五孔法,脐上缘放置 10~12mm trocar,充气后置入 30° 腹腔镜作为观察孔(A 点);平右髂前上棘内上 2 横指水平再上移 2~3cm 置入 10~12mm trocar 为主刀主操作孔(B 点);

于右锁骨中线,脐水平上方 5cm 置入 5mm trocar 为副操作孔(C 点);于脐与左髂前上棘连线中点上移 1cm 置入 10~12mm trocar 为第一助手主操作孔(D 点);脐与耻骨联合连线中点置入 5mm trocar 为第一助手副操作孔(E 点)(图 6-3)。腹腔镜手术部分完毕后根据实际肠管游离情况选择辅助切口行标本取出及吻合。

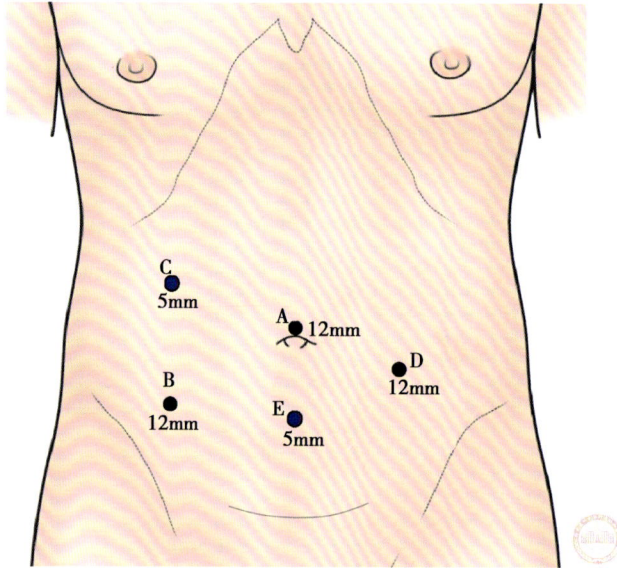

A. 12mm 脐上戳口;B. 12mm 戳口;C. 5mm 戳口;
D. 12mm 戳口;E. 5mm 戳口。

图 6-3　trocar 放置示意图

七、左半结肠血管解剖概要

左半结肠的动脉血管供应主要来自 IMA 的分支,包括左结肠动脉(left colic artery,LCA)、第 1~3 支乙状结肠动脉(sigmoid artery,SA)和直肠上动脉(superior rectal artery,SRA)。部分脾曲结肠由 IMA 发出的 LCA 和 SMA 发出的 MCA 左支和/或 aMCA 共同供血。静脉主要回流至 IMV。与左半结肠切除术相关的局部血管解剖要点包括 IMA 的分支形态、aMCA、Griffiths 关键点、Riolan 弓和 Sudeck 危险区。

1. IMA 的分支形态　IMA 约起自腹主动脉分叉上方 4~5cm 处,从 IMA 根部至分出 LCA 的平均距离为 4cm。IMA 分出 LCA 和 SA 的形态很多,根据不同的分支形态定义,文献报道的比例较为混乱。从实用角度上讲,笔者建议将 IMA 的分支形态分为 3 种类型(图 6-4):①LCA 和 SA 分开发出型(Ⅰ型),约占 50%(图 6-5);②LCA 和 SA 共干型(Ⅱ型),约占 40%;③LCA 和第 1 支 SA 并行发出型(Ⅲ型),占 10%(图 6-6)。

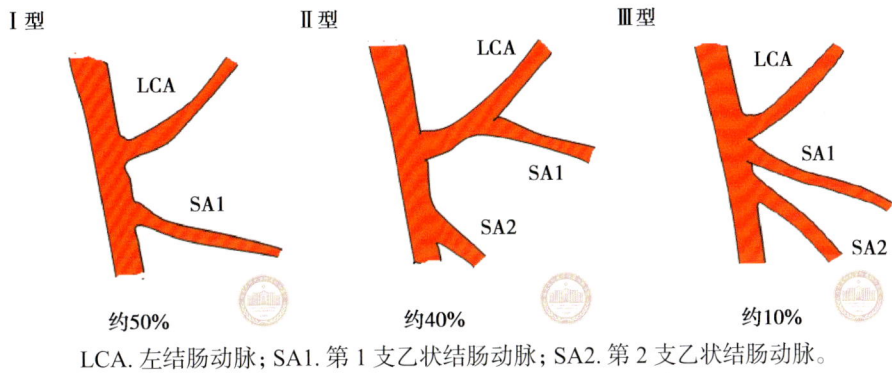

LCA. 左结肠动脉；SA1. 第 1 支乙状结肠动脉；SA2. 第 2 支乙状结肠动脉。

图 6-4　IMA 的分支示意图

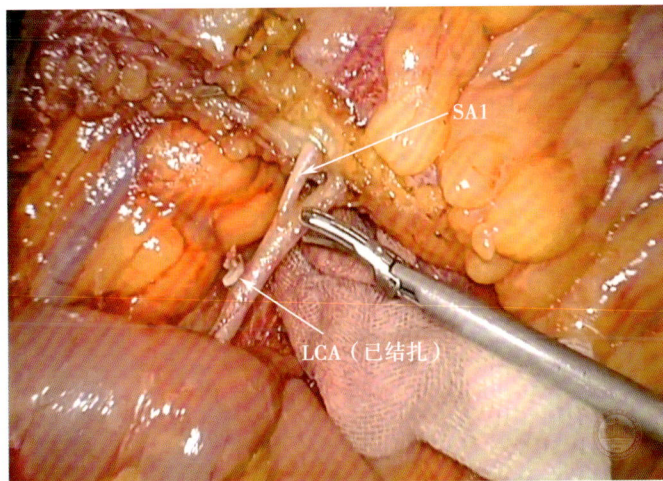

LCA. 左结肠动脉；SA1. 第 1 支乙状结肠动脉。

图 6-5　LCA 和 SA 分开发出型（Ⅰ型）（术中图）

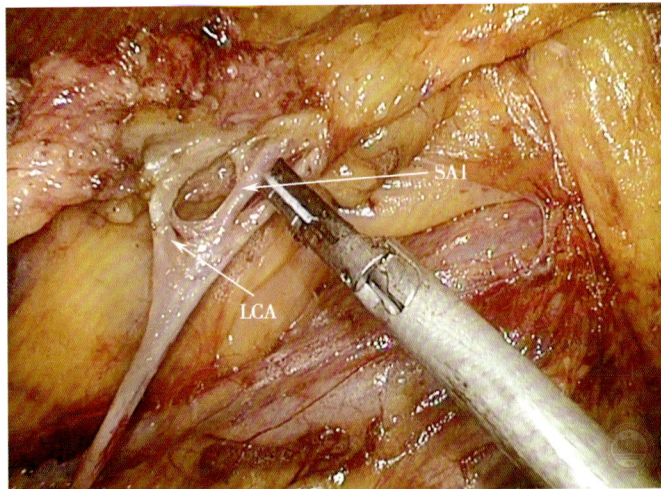

LCA. 左结肠动脉；SA1. 第 1 支乙状结肠动脉。

图 6-6　LCA 和第 1 支 SA 并行发出型（Ⅲ型）（术中图）

2. aMCA　aMCA 在文献报道中的命名较为混乱,部分文献将其命名为副左结肠动脉(left accessory aberrant colic artery,LAACA)。其总体发生率为 4%~49.2%,于胰腺下缘从 SMA 发出,发出点位于 MCA 根部的近端,支配脾曲及部分降结肠(图 6-7、图 6-8)。当 aMCA 存在时,aMCA 根部淋巴结是根治性左半结肠切除术时的 D3 站淋巴结之一。

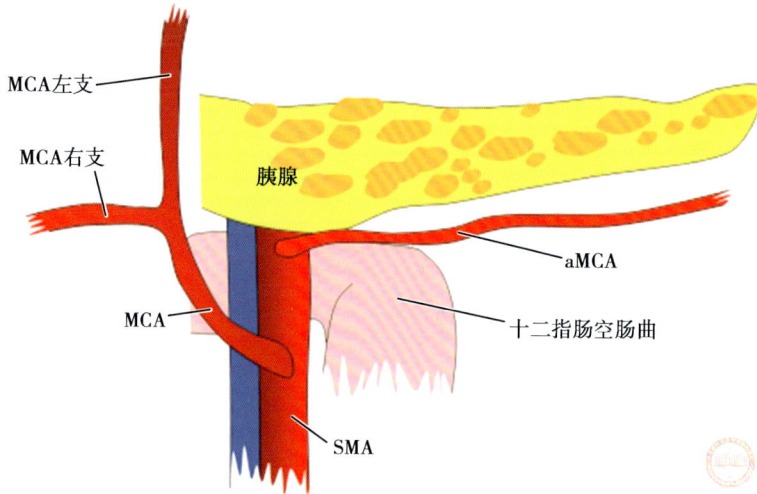

MCA. 结肠中动脉;aMCA. 副结肠中动脉;SMA. 肠系膜上动脉。

图 6-7　aMCA 行走路径

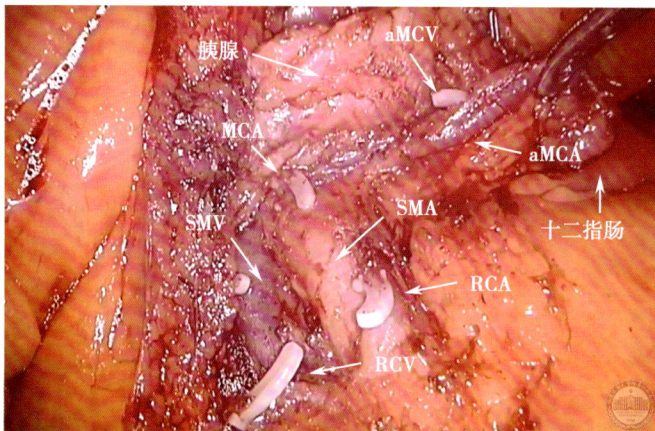

MCA. 结肠中动脉;aMCA. 副结肠中动脉;aMCV. 副结肠中静脉;
SMA. 肠系膜上动脉;SMV. 肠系膜上静脉;RCA. 右结肠动脉;
RCV. 右结肠静脉;本图来自横结肠癌术中。

图 6-8　aMCA 术中图

3. Griffiths 关键点　Griffiths 关键点是 MCA 和 LCA 在脾曲处的边缘弓吻合处(图 6-9)。文献报道其存在 3 种吻合形式:①吻合正常,占 48%;②吻合薄弱,占 9%;③吻合缺如,占 43%。近年大型系统综述报告显示,82% 的人群可观察到脾曲边缘动脉。其中,大的吻合边缘弓存在占 81%,细小吻合支(血供薄弱)占 19%。对于直肠癌或乙状结肠癌根治术,当根部结扎 IMA 主干后,Griffiths 关键点吻合薄弱或吻合缺如可能导致吻合口近端结肠的血运障碍。

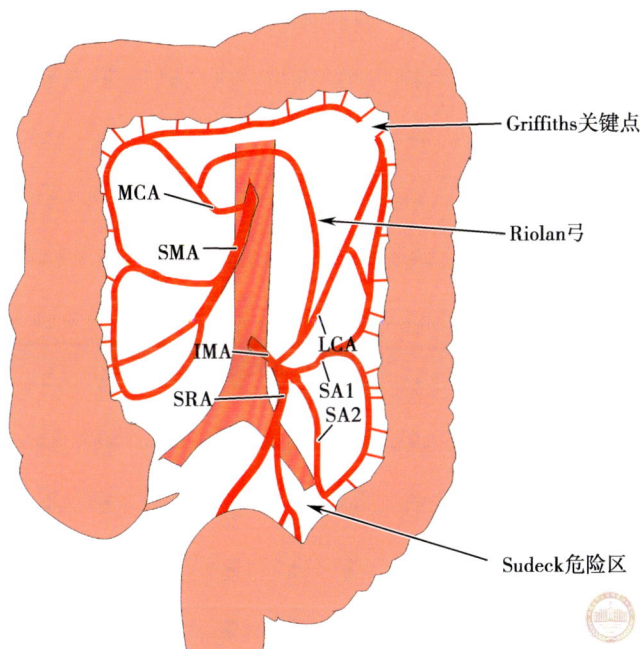

MCA. 结肠中动脉;SMA. 肠系膜上动脉;IMA. 肠系膜下动脉;LCA. 左结肠动脉;
SRA. 直肠上动脉;SA1. 第 1 支乙状结肠动脉;SA2. 第 2 支乙状结肠动脉。
图 6-9　Riolan 弓、Griffiths 关键点和 Sudeck 危险区模式图

4. Riolan 弓　Riolan 弓由 MCA 或 aMCA 发出,与 LCA 的升支吻合,文献报道其发生率为 5.5%~11.4%。Riolan 弓相当于 SMA 和 IMA 系统之间的吻合支(图 6-9),直径较边缘弓更大,不直接发出直血管至肠壁。Riolan 弓的临床意义包括:①在左半结肠切除术中,Riolan 弓为脾曲游离过程中遇到的刚性障碍,须进行结扎,应在横结肠和降结肠系膜之间进行剪裁。②在行直肠癌或乙状结肠癌根治术中,当结扎 IMA 主干后,吻合口近端结肠的血供主要由 MCA 左支或 aMCA 的边缘弓供应。如存在 Griffiths 关键点吻合薄弱或缺如,可能出现吻合口近端肠管血运障碍。而当 Riolan 弓存在时,该段肠管就由边缘弓和 Riolan 弓双重供应。因此,Riolan 弓的存在相当于侧支循环,可改善吻合口近端肠管的血运。笔者认为,无论是否行 LCA 保留,在结扎 IMV 过程中,当发现一支与 IMV 并行,沿着屈氏(Treitz)韧带,走向 MCA 方向的动脉时,即为 Riolan 弓,应尽量予以保留(资源 6-1)。

资源 6-1
Riolan 弓

5. Sudeck 危险区　Sudeck 危险区指 SRA 与 SA 最后一支之间的边缘弓出现吻合缺如,总体发生率约为 4.7%(图 6-9)。在行左半结肠切除术时,如于根部结扎 IMA,则远端直肠或乙状结肠肠管由 SRA 分支发出的逆行的边缘弓进行供血。当存在 Sudeck 危险区边缘弓缺

如时,则缺如水平以上的远端乙状结肠无血液供应(图 6-10)。因此,左半结肠切除时,如远端肠管保留较长,应保留 IMA,或一并行 Sudeck 危险区区域的肠管切除。此外,肠管吻合重建时应常规检测远端肠管的边缘弓血运,重建过程中可通过切断边缘动脉或 ICG 进行判断。

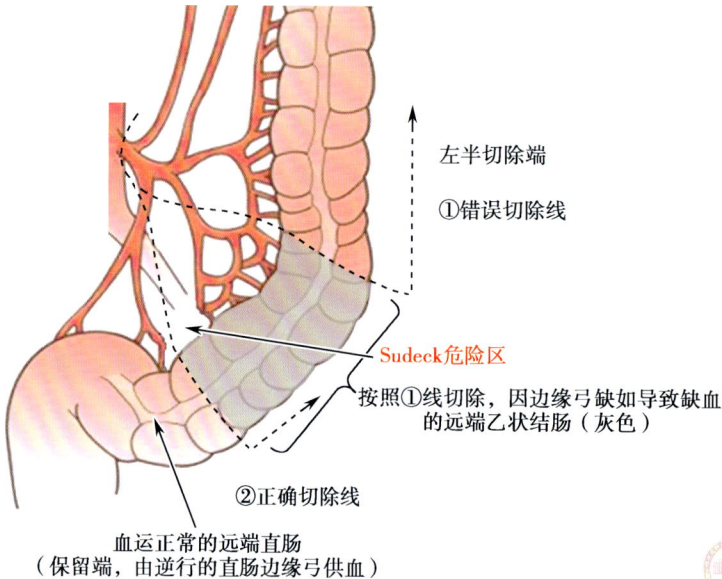

左半切除端

①错误切除线

Sudeck危险区

按照①线切除,因边缘弓缺如导致缺血
的远端乙状结肠(灰色)

②正确切除线

血运正常的远端直肠
(保留端,由逆行的直肠边缘弓供血)

图 6-10　Sudeck 危险区模式图

八、左半结肠切除术(脾曲游离)相关膜解剖原理

对胚胎时期脾曲局部肠管的旋转融合过程的理解,有助于理解脾曲的膜解剖关系,从而指导脾曲游离的临床实践,达到高效、微出血的脾曲游离。该区域的肠管旋转和融合过程与根治性右半结肠切除术章节介绍的过程类似,但更加侧重横结肠近脾曲的局部肠管融合过程。

1. 横结肠系膜根融合过程和筋膜结构　根据胚胎时期肠管扭转过程(详见第二章)可了解到横结肠系膜根由 3 层膜构成,分别为降结肠系膜背侧叶、横结肠系膜背侧叶和大网膜第 4 层(图 6-11)。

因此,沿中央入路已经分离的左 Toldt 间隙向上拓展,从离断横结肠系膜根到进入网膜囊,该过程须切开 4 层筋膜,分别为降结肠系膜背侧叶、横结肠系膜背侧叶、大网膜第 4 层,最后切开大网膜第 3 层(即网膜囊)(图 6-12~ 图 6-18)。其中横结肠系膜背侧叶和大网膜第 4 层相融合,形成融合筋膜,融合筋膜与降结肠系膜背侧叶共同构成横结肠系膜根,术中须及时切断,防止走行至胰腺背面(图 6-15)。该融合筋膜和大网膜第 3 层之间有一疏松间隙(横结肠系膜后间隙),位于胰腺表面,沿胰腺表面向尾侧分离过程中,可通过第 3 层透视到胃大弯,应切开。进入网膜囊后,可见胃后壁。

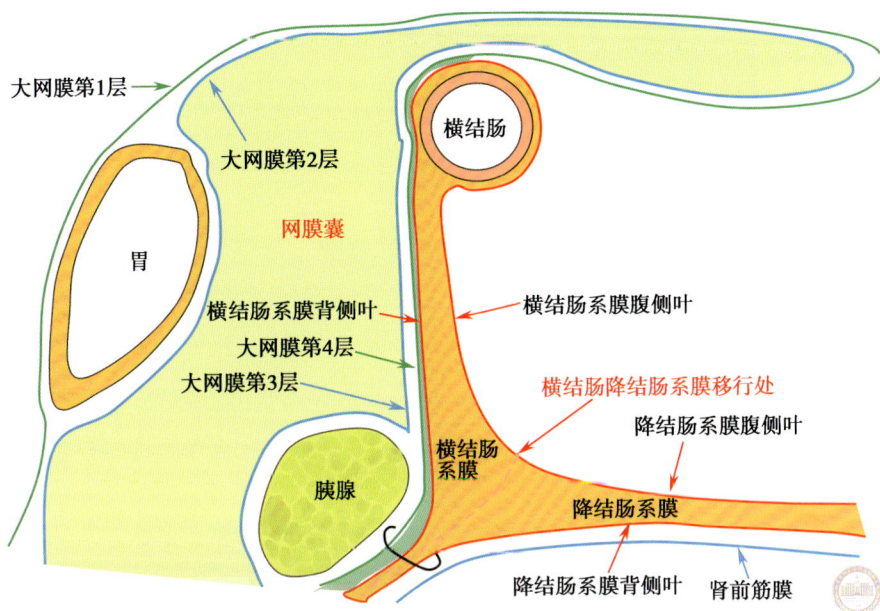

图 6-11　横结肠系膜根的局部筋膜构成解剖示意图
由 3 层膜构成,分别为降结肠系膜背侧叶、横结肠系膜背侧叶和
大网膜第 4 层(弧圈所示),走行至胰腺后方。

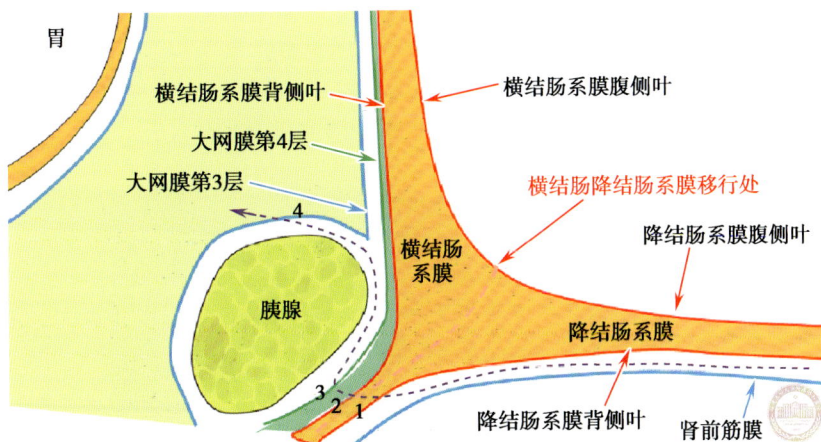

图 6-12　离断横结肠系膜根进入网膜囊经历的 4 层膜结构示意图(序号 1~4)

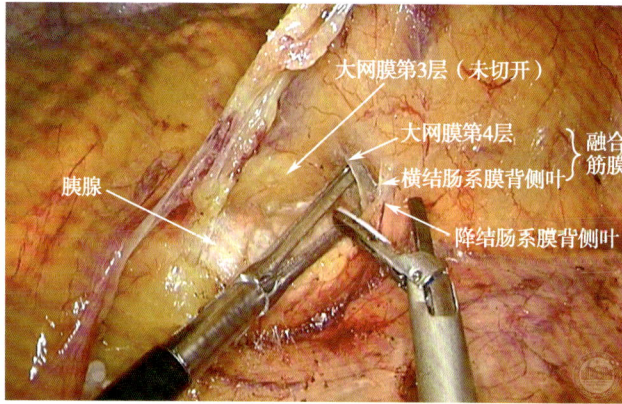

图6-13　离断横结肠系膜根进入网膜囊经历的4层膜结构(腹腔镜视野)

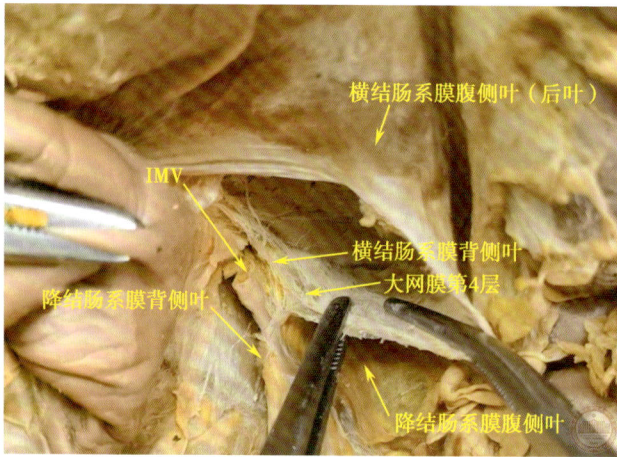

IMV. 肠系膜下静脉

图6-14　横结肠系膜根筋膜结构的尸体解剖

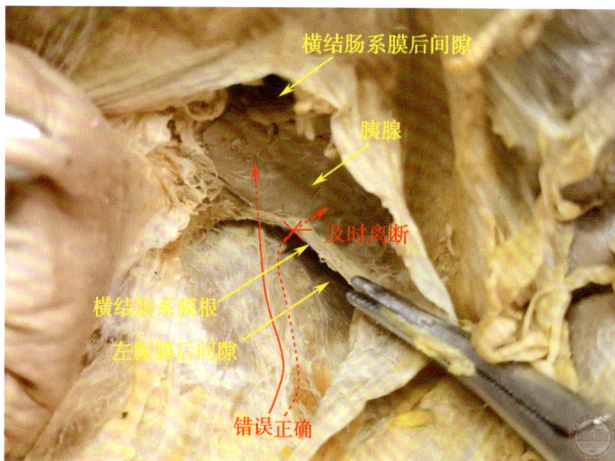

图6-15　横结肠系膜根的尸体解剖

应及时离断横结肠系膜根,防止走行至胰腺背面。

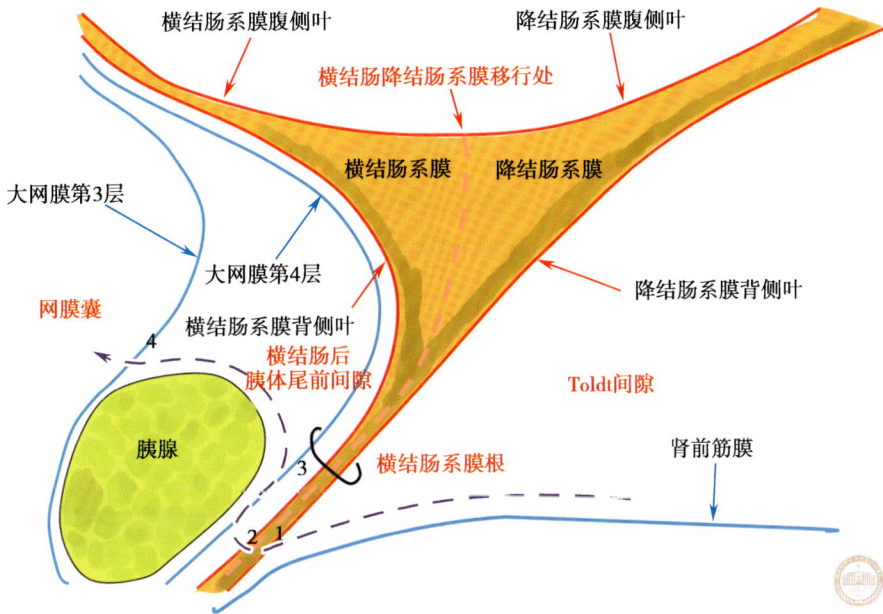

图 6-16 离断横结肠系膜根进入网膜囊经历的 4 层膜结构示意图(序号 1~4)

序号 1~3 构成横结肠系膜根(分离左 Toldt 间隙后视野)。

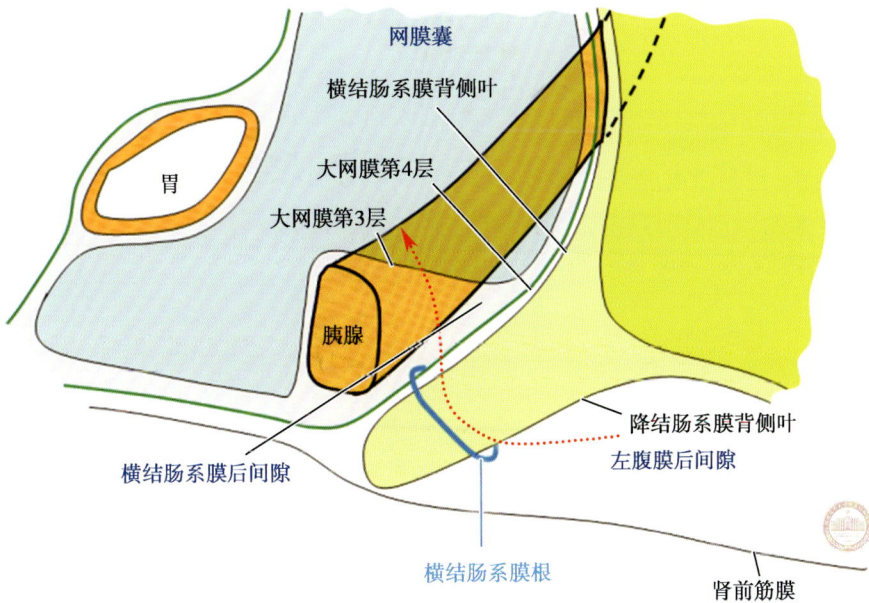

图 6-17 离断横结肠系膜根和大网膜第 3 层

沟通左腹膜后间隙、横结肠系膜后间隙(实际为胰腺系膜)和网膜囊。

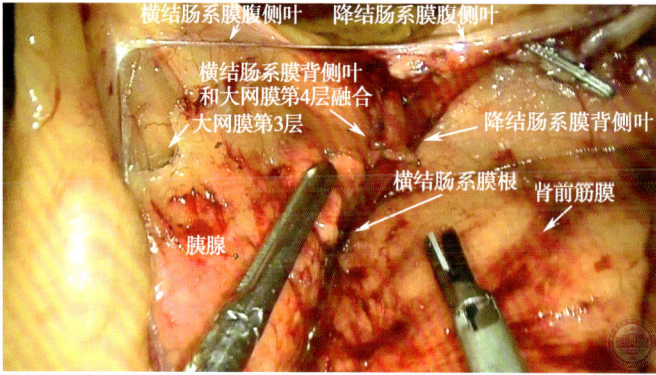

图 6-18   横结肠系膜根(腹腔镜视野,分离左 Toldt 间隙后)

2. 横结肠系膜根形成的胚胎发育原理   关于横结肠系膜根的胚胎发育,本质上是由于胚胎发育过程中,横结肠系膜和降结肠系膜在 SMA 牵拉作用下发生对折,被胰体尾"压榨"后形成的物理结构(图 6-19~ 图 6-21)。然而,在其外侧靠近胰尾侧,由于未被胰尾"压榨",横结肠系膜背侧叶和降结肠系膜背侧叶仍相互移行,呈一光滑的面(图 6-22、图 6-23)。

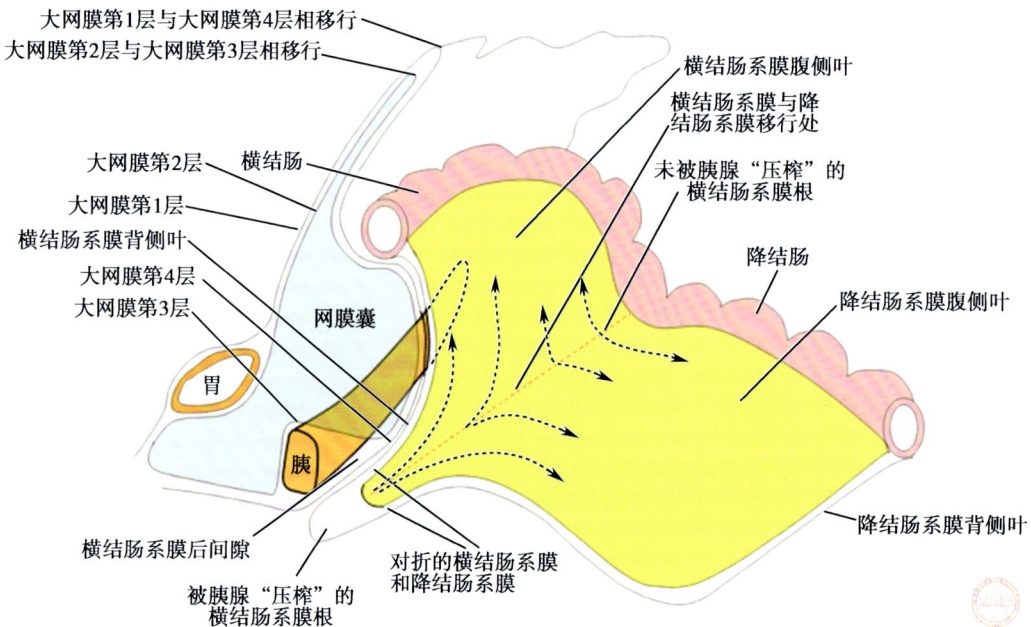

图 6-19   横结肠系膜根形成的胚胎发育本质
胰腺压榨区和未被胰腺压榨区。

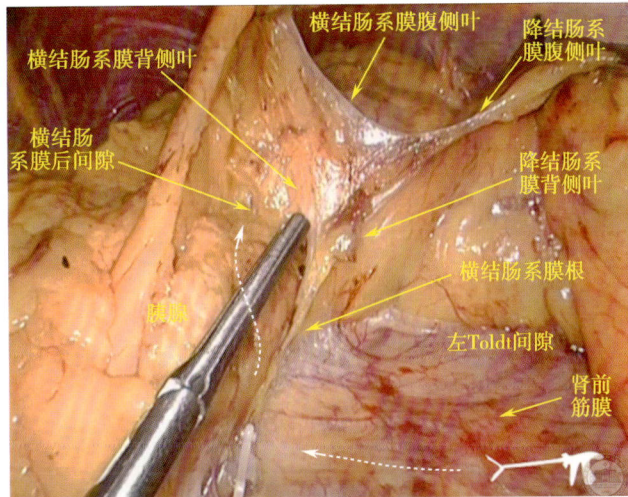

图 6-20　内侧被胰体尾"压榨"的横结肠系膜根

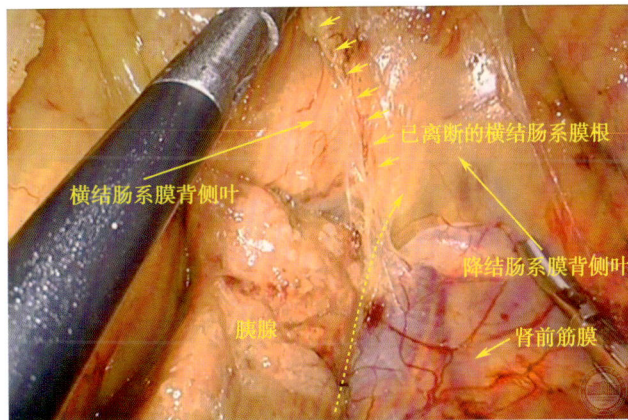

虚线示横结肠系膜根走行。

图 6-21　横结肠系膜根切断后所示残迹

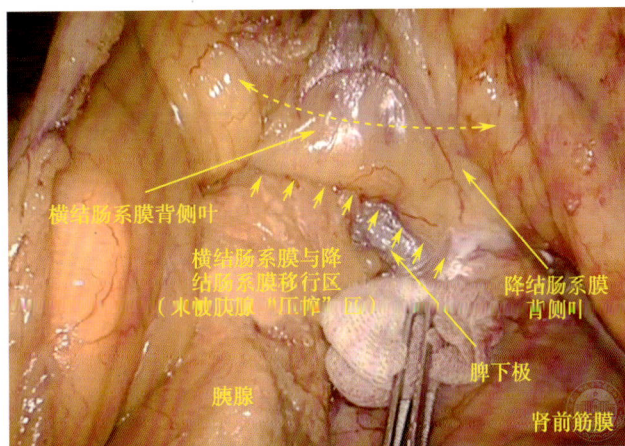

图 6-22　外侧未被胰尾"压榨"

横结肠系膜背侧叶和降结肠系膜背侧叶相互移行,呈一光滑的面。

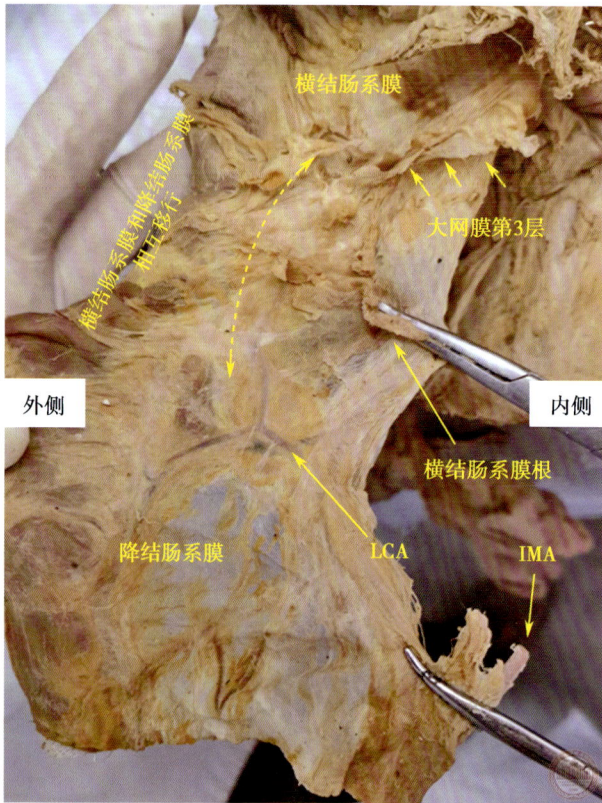

LCA. 左结肠动脉；IMA. 肠系膜下动脉。

图 6-23 游离后翻转的结肠脾曲(尸体解剖)

本质上横结肠系膜和降结肠系膜相互移行，仅在其内侧因胰体尾
"压榨"形成横结肠系膜根，外侧系膜背侧呈光滑的面。

九、肠管切除和淋巴结清扫范围

1. 根治性左半结肠切除术的不同定义 关于根治性左半结肠切除术的切除范围及命名，目前国内外未达成共识。

(1)中国定义：我国学者对左半结肠的切除主要以具体切除肠段构成命名。李春雨和汪建平主编的《肛肠外科手术学》定义的左半结肠切除术切除范围包括"左侧 1/2 或 1/3 横结肠及其相应系膜、降结肠及其系膜和部分乙状结肠及其系膜"。对于左半结肠切除术，须清扫 IMA 根部淋巴结(第 253 组)但保留 IMA 主干(图 6-24)；对于扩大左半结肠切除术，则于 IMA 根部进行结扎，并清扫 IMA 根部淋巴结(图 6-25)；对于乙状结肠癌，亦应在根部结扎 IMA(图 6-26)。

(2)日本及欧美定义：主要以供血血管的切除数目进行命名。高桥孝采用正方形模型作为结直肠的基本骨架定义了 4 条主要供血动脉，分别为 ICA、MCA 右支、LCA 及 SA。根据处理大肠主要供血动脉数进行术式定义。当处理 1 条主要供血动脉，定义为段结肠切除术；处理 2 条主要供血动脉，定义为半结肠切除术。当半结肠切除的手术范围涉及 MCA 的附属动脉，称为扩大切除。

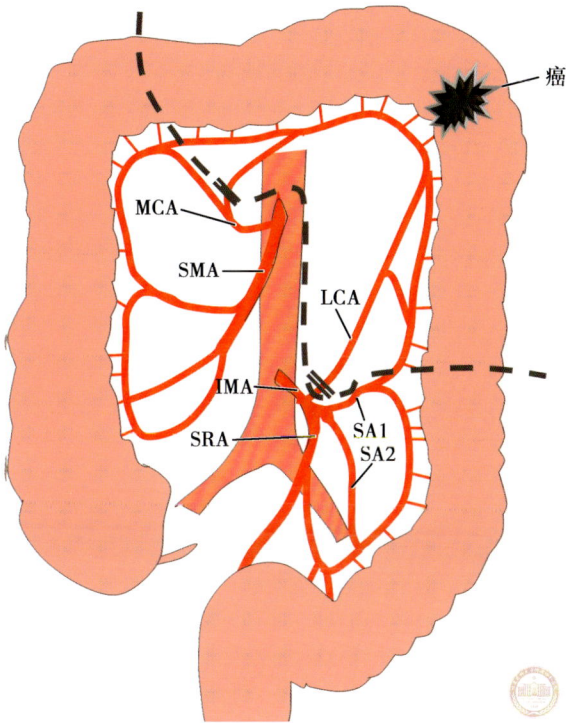

MCA.结肠中动脉；SMA.肠系膜上动脉；IMA.肠系膜下动脉；LCA.左结肠动脉；SRA.直肠上动脉；SA1.第1支乙状结肠动脉；SA2.第2支乙状结肠动脉。

图 6-24　左半结肠切除术
清扫第253组淋巴结，保留IMA主干，适用于脾曲结肠癌。

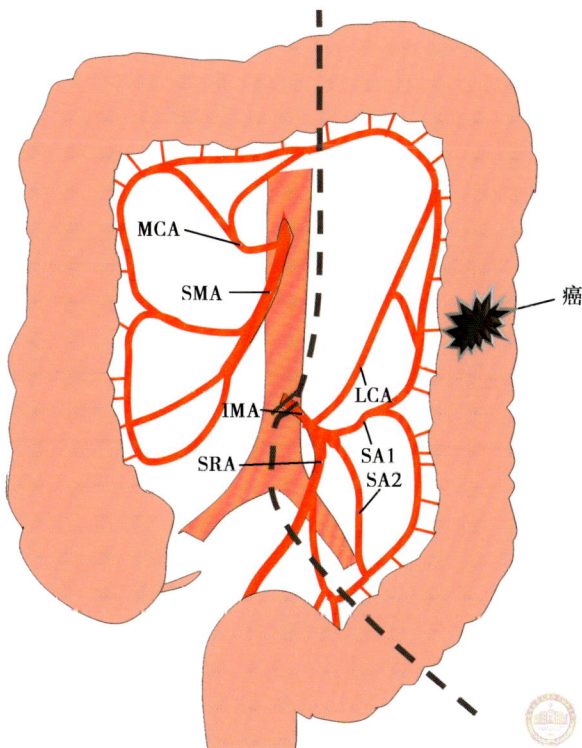

MCA.结肠中动脉；SMA.肠系膜上动脉；IMA.肠系膜下动脉；LCA.左结肠动脉；SRA.直肠上动脉；SA1.第1支乙状结肠动脉；SA2.第2支乙状结肠动脉。

图 6-25　扩大左半结肠切除术
根部结扎IMA，适用于降结肠癌。

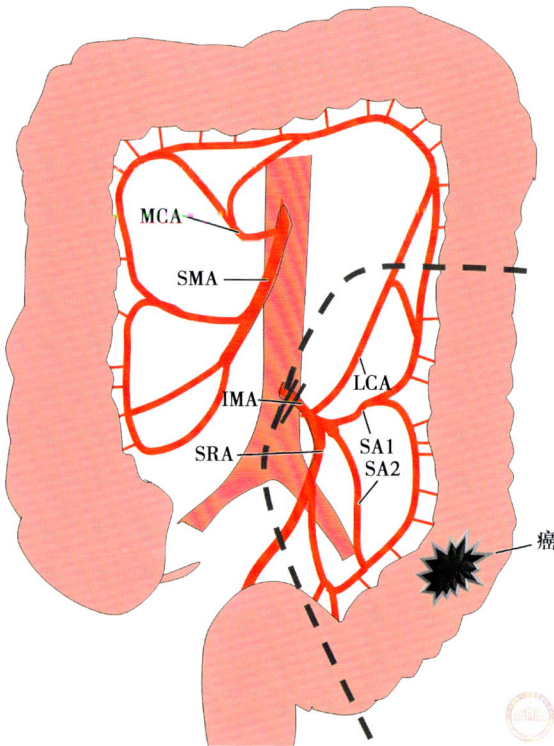

MCA. 结肠中动脉;SMA. 肠系膜
上动脉;IMA. 肠系膜下动脉;LCA.
左结肠动脉;SRA. 直肠上动脉;
SA1. 第 1 支乙状结肠动脉;SA2.
第 2 支乙状结肠动脉。

图 6-26　根治性乙状结肠切除术
根部结扎 IMA,适用于乙状结肠癌。

因此,根据该定义,对于左半结肠癌,当仅结扎 LCA 时,为左(段)结肠切除术;当同时
结扎 LCA 和 SA 时,为左半结肠切除术;当同时结扎 SA、LCA 以及 MCA 左支(MCA 的附
属动脉)时,则定义为扩大左半结肠切除(图 6-27)。

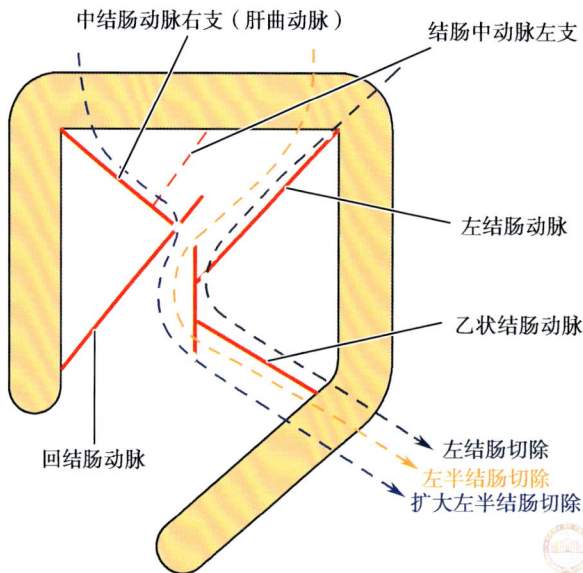

图 6-27　左半结肠切除术手术范围与命名(日本及欧美学者)

2. 肠管切除范围　关于左半结肠癌的肠段切除范围,即肿瘤两端的肠管切除长度,目前存在争议。日本《大肠癌处理规约》要求,需要根据术中滋养血管、淋巴结清扫范围决定切断线。对于左半结肠癌,当肿瘤位于横结肠脾曲时,其供血动脉多为 MCA 左支(和 / 或 aMCA);当肿瘤位于降结肠时,其供血动脉多为 LCA。在此基础上,再结合"10+5"原则决定肠段切除范围。而欧美国家大多采用"10cm"原则,即肿瘤两端各切除 10cm 正常肠管。一项近期发表的系统综述结果提示,结肠癌周围>10cm 肠管的肠旁淋巴结转移仅为 1%~2%。而直乙交接区远端的肠旁淋巴结转移范围很少超过 5cm。北京大学人民医院胃肠外科曾开展一项基于淋巴结转移规律的前瞻性单中心研究,结果提示:肿瘤周围<5cm、5~10cm、>10cm 的肠旁淋巴结转移率分别为 37.7%、6.9% 和 1.3%。由此可见,结肠癌两端超过 10cm 的肠旁淋巴结转移率很低,这为"10cm"原则提供了证据支持。CME 的提出者 Hohenberger 等认为肠旁淋巴结很少会转移至超过肿瘤 8cm 的正常肠管,但该观点目前尚无循证医学证据支持。此外,欧洲肿瘤内科学会(European Society for Medical Oncology, ESMO)指南推荐局部进展期结肠癌癌肿两侧健康肠管切缘仅需 5cm。

结肠脾曲癌由于位置最为特殊(位于两大淋巴引流系统之间),关于其肠管切除范围的争议最大。英国外科医师多采用扩大右半结肠切除术治疗脾曲癌(占 63%),而法国外科医师倾向采用脾曲结肠切除术(占 70%)。笔者曾对既往发表的所有脾曲癌相关研究进行系统综述和荟萃分析,发现相对于脾曲结肠切除术,任何扩大切除术式(包括左半结肠切除术、扩大右半结肠切除术和结肠次全切除术)均不能进一步改善脾曲癌肿瘤学预后。笔者所在单位既往 7 年的回顾性分析数据亦提示:脾曲结肠切除术、左半结肠切除术和扩大左半结肠切除术治疗脾曲癌,其术后局部复发率、远处转移率、无病生存率和总生存率无差异。

临床实践中,笔者目前采用"10cm"原则决定切断线,而实际肠管切除范围还要考虑淋巴结清扫过程中结肠供血血管离断情况的影响。对于左半结肠癌,当肿瘤位于横结肠近脾曲时,其供血动脉多为 MCA 左支(和 / 或 aMCA);当肿瘤位于降结肠时,其供血动脉多为 LCA;当肿瘤位于乙状结肠时,其供血动脉为 SA 和 LCA 的下行支。

3. 淋巴结清扫范围　目前尚缺乏专门针对指导左半结肠癌淋巴结清扫范围的指南共识。关于左半结肠癌淋巴结转移规律的研究亦较少。临床实践中,有 3 个问题需要考虑,即左半结肠癌是否应行 D2 或 D3 站淋巴结清扫? D3 站淋巴结是什么? 系膜外淋巴结(胃网膜弓淋巴结)是否须清扫?

(1)D2 或 D3:《中国结直肠癌诊疗规范(2023 版)》仅推荐早期结肠癌(T_1N_0)行局部切除,除此之外的非转移性结肠癌均推荐行 D3 淋巴结清扫术。而日本《大肠癌处理规约》推荐略有差异:临床分期 Tis 可行局部切除(D0)或肠段切除(D1),SM(癌局限在黏膜下层,未侵及固有肌层,即 T_1)N_0 者可行 D2 手术,分期为 MP(癌局限在固有肌层,未穿越固有肌层,即 T_2)N_0 者可行 D2 或 D3 手术。对于临床分期为 Ⅱ~Ⅲ 期的则应行 D3 手术(见第五章)。然而,目前关于结肠癌淋巴结转移规律的研究主要集中于右半结肠,指南的制定也多基于右半结肠癌的临床病理研究。专门针对左半结肠癌区域淋巴结转移规律的研究较少。笔者单位曾对收治的 556 例左半结肠癌患者资料进行回顾性分析,结果提示仅 T_1 期左半结肠癌的第 3 站淋巴结不会发生转移,而 T_2、T_3、T_4 期的第 3 站淋巴结转移率分别为 3.2%、4.8%、8.9%,提示 T_1 期左半结肠癌可行 D2 根治术,T_2~T_4 期则应行 D3 根治术,此外,应结合不同肿瘤部位个体化选择清扫范围(表 6-1)。

表 6-1　笔者单位统计的左半结肠癌不同 T 分期的淋巴结转移率

浸润深度	例数/例	淋巴结转移率/%(例)			
		总转移率	第 1 站	第 2 站	第 3 站
T_1 期组	29	13.8(4)	13.8(4)	0(0)	0(0)
T_2 期组	63	25.4(16)	25.4(16)	4.8(3)	3.2(2)
T_3 期组	273	49.5(135)	45.8(125)	14.7(40)	4.8(13)
T_4 期组	191	63.4(121)	61.8(118)	13.1(25)	8.9(17)

注:第 1 站为肠旁淋巴结;第 2 站为肠系膜淋巴结;第 3 站为肠系膜根部及肠系膜上下动脉周围淋巴结。

(2)第 3 站淋巴结是什么? 第 223 组或第 253 组:左半结肠肿瘤的供血动脉位于肠系膜上动脉系统及肠系膜下动脉系统的交汇处,而肠系膜上动脉系统、肠系膜下动脉系统关于中间淋巴结(第 2 站)和系膜根部淋巴结(第 3 站)的界定有所不同。对于肠系膜上动脉系统,第 3 站淋巴结主要指 ICA 根部淋巴结、RCA 根部淋巴结、MCA 根部淋巴结;而在肠系膜下动脉系统中,第 3 站淋巴结指 IMA 根部淋巴结。从左半结肠癌供血的角度上看,直接参与左半结肠供血的主要动脉包括 MCA(和/或 aMCA)及 IMA 发出的 LCA 和 SA。因此,从理论上说,当肿瘤位于横结肠脾曲时供血动脉多为 MCA 左支,其第 3 站淋巴结为第 223 组淋巴结,或 aMCA 根部淋巴结;降结肠癌的供血动脉多为 LCA,其第 3 站淋巴结为第 253 组淋巴结;乙状结肠癌供血动脉多为 LCA 或 SA,其第 3 站淋巴结为第 253 组淋巴结(图 6-28)。

1)降结肠癌和乙状结肠癌的淋巴结转移规律:笔者所在科室曾对既往 14 年间的左半结肠癌患者的淋巴结转移情况进行回顾性分析,结果提示降结肠癌仅出现第 253 组淋巴结转移(4.1%),不会出现第 223 组淋巴结转移,乙状结肠癌第 253 组淋巴结转移率为 5.9%。提示降结肠癌和乙状结肠癌的 D3 根治术须清扫第 253 组淋巴结(图 6-29)。

2)结肠脾曲癌的淋巴结转移规律:笔者所在科室曾对既往 7 年间的连续非转移性结肠脾曲癌患者的淋巴结转移情况进行回顾性分析。结果显示,在 SMA 系统方向,第 223 组淋巴结转移率为 4.4%;在 IMA 系统方向,第 232 组淋巴结转移率

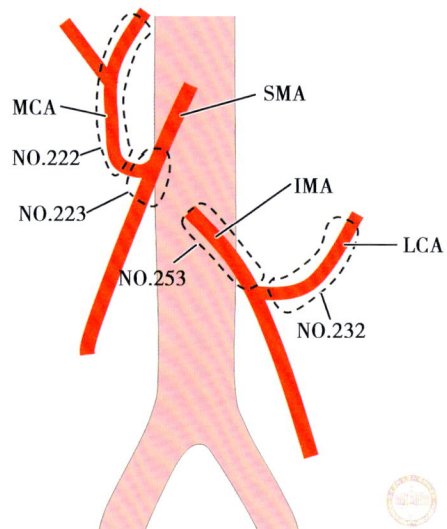

MCA. 结肠中动脉;SMA. 肠系膜上动脉;IMA. 肠系膜下动脉;LCA. 左结肠动脉;NO.222. 第 222 组淋巴结;NO.223. 第 223 组淋巴结;NO.232. 第 232 组淋巴结;NO.253. 第 253 组淋巴结。

图 6-28　左半结肠癌 D3 站淋巴结图示

为 3.7%；而在 SMA 系统和 IMA 系统方向，第 253 组淋巴结均未发生转移(0)；清扫第 253 组淋巴结与未清扫第 253 组淋巴结的肿瘤学预后相近。以上研究结果提示，脾曲癌根治术须清扫至第 223 组淋巴结，但无须清扫第 253 组淋巴结(图 6-30)。

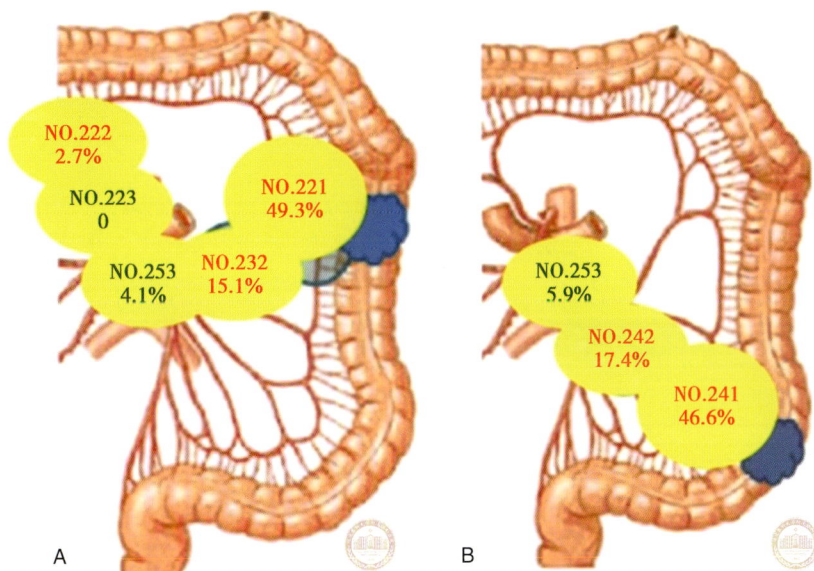

NO.221. 第 221 组淋巴结；NO.222. 第 222 组淋巴结；NO.223. 第 223 组淋巴结；NO.232. 第 232 组淋巴结；NO.253. 第 253 组淋巴结；NO.242. 第 242 组淋巴结；NO.241. 第 241 组淋巴结。

图 6-29 降结肠癌和乙状结肠癌区域淋巴结转移分布
A. 降结肠癌；B. 乙状结肠癌。

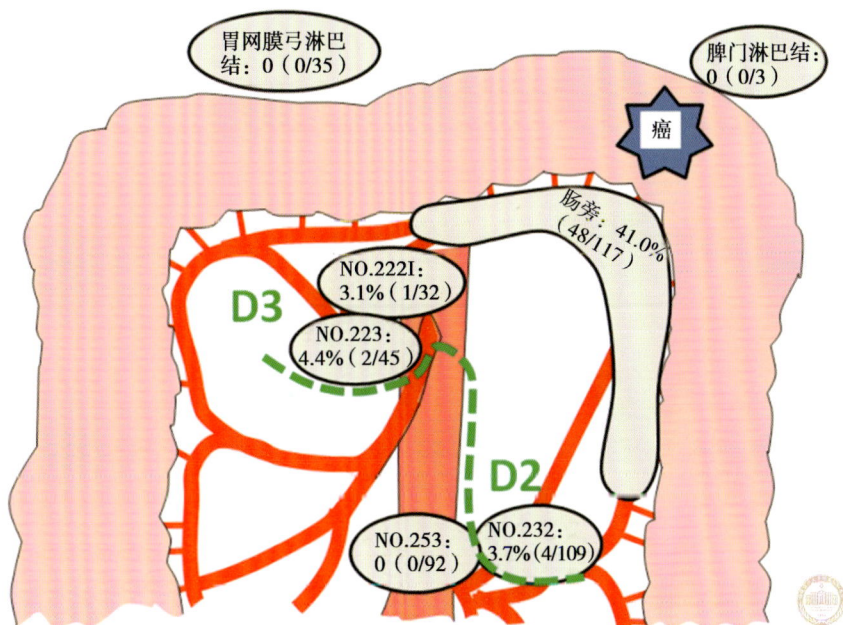

NO.222I. 第 222I 组淋巴结；NO.223. 第 223 组淋巴结；NO.253. 第 253 组淋巴结；NO.232. 第 232 组淋巴结。

图 6-30 结肠脾曲癌的淋巴结转移规律

据此,笔者推荐根据结肠脾曲癌的具体部位决定具体清扫范围(图6-31)。

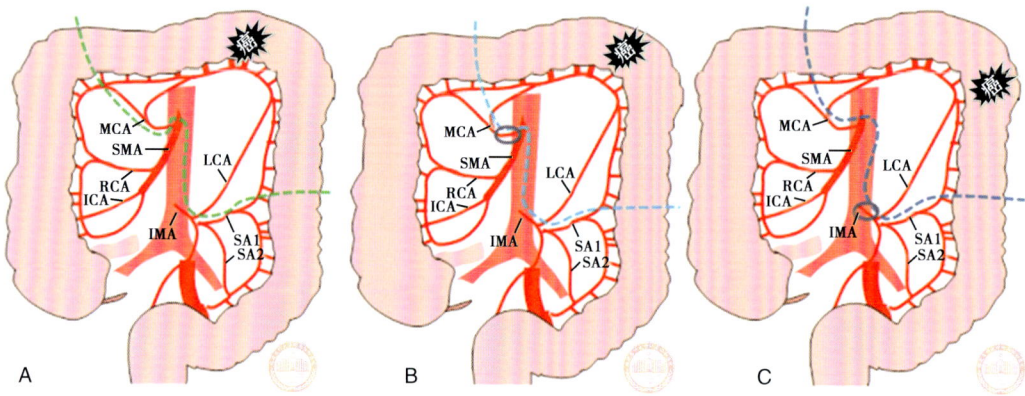

MCA.结肠中动脉;SMA.肠系膜上动脉;RCA.右结肠动脉;ICA.回结肠动脉;
IMA.肠系膜下动脉;LCA.左结肠动脉;SA1.第1支乙状结肠动脉;SA2.第2支乙状结肠动脉。

图6-31　根据脾曲癌具体部位推荐的清扫范围
A.横结肠近脾曲癌(MCA+LCA);B.脾曲癌(第223组淋巴结清扫＋MCA左支＋LCA);
C.降结肠近脾曲癌(MCA左支＋第253组淋巴结清扫＋LCA)。

(3)系膜外淋巴结清扫(胃网膜弓淋巴结)的争议:左半CME的系膜外淋巴结主要指胃网膜弓淋巴结。胃网膜弓淋巴结不是左半结肠癌的常规引流区域淋巴结,而属于"系膜外"淋巴结。根据膜解剖理论,胃网膜弓淋巴结属于胃系膜"封套"内的淋巴结,目前认为横结肠癌发生胃网膜弓淋巴结转移的理论基础是结肠和网膜间的畸形血管沟通。Hohenberger提出CME时的"网膜弓原则":清扫距离癌肿10cm以内的网膜弓、胰腺下缘淋巴结以及相应的大网膜。但该原则在左半结肠方面(主要是脾曲癌)并无循证证据支持。笔者所在科室曾对既往7年间的连续非转移性结肠脾曲癌患者的淋巴结转移情况进行回顾性分析,发现结肠脾曲癌发生网膜弓淋巴结转移率的概率为0(图6-30);进一步分析亦提示清扫网膜弓淋巴结与未清扫网膜弓淋巴结的肿瘤学预后相近;以上结果表明结肠脾曲癌无须进行网膜弓淋巴结清扫,但该结论尚需前瞻性研究证实。

十、手术操作

1. 入路　中间入路,分离左Toldt间隙(资源6-2)。

寻找膜桥——即右侧直肠旁沟,为中间入路。为了便于右侧直肠旁沟显露,先将乙状结肠附着于左髂窝的粘连分离松解,第一助手分别抓持骶骨岬上方的乙状结肠和SRA血管蒂,使乙状结肠系膜呈扇形样展开。

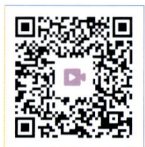

运用三角显露法,绷紧右直肠旁沟的自然皱褶,即膜桥。切一小口,利用超声刀"空洞化"效应,使膜桥浮起(图6-32、图6-33)。沿自然皱褶向小肠系膜根方向切开,分离进入左Toldt间隙,可见腹主动脉前方覆盖于肾前筋膜下的肠系膜下丛(inferior mesenteric plexus,IMP)以及其左侧的输尿管和生殖血管(图6-34)。

资源6-2
中间入路

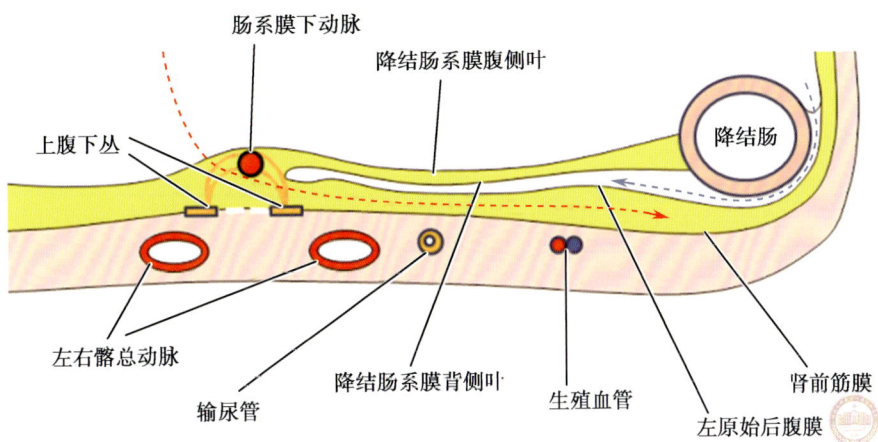

红色虚线示中间入路分离；蓝色虚线示外侧入路分离。

图 6-32　中间入路分离左 Toldt 间隙示意图

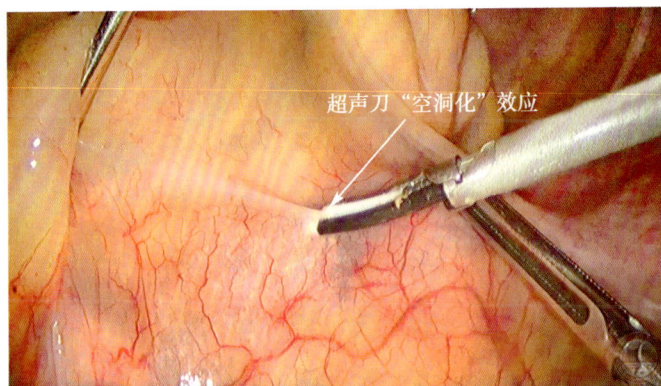

图 6-33　利用超声刀"空洞化"效应,使膜桥浮起

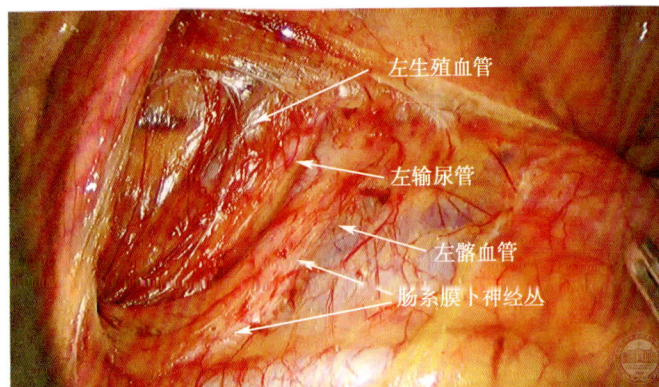

图 6-34　左 Toldt 间隙全景

2. IMP 显露,第 253 组淋巴结清扫

(1)保留 IMA 的左半结肠切除术:适用于降乙交界癌、降结肠癌和脾曲癌。在分离显露左 Toldt 间隙后,根据肿瘤的位置,确定是否保留 IMA,利用肠钳触诊结肠肿瘤下缘,以 10cm 长的 7 号丝线,测量确定下切缘,上钛夹标记。如肿瘤下切缘以下有 20cm 以上的乙状结肠,则须保留 IMA,以确保吻合口血运。

还应根据肿瘤的位置确定在保留 IMA 的同时,行第 253 组淋巴结平面清扫。如肿瘤为降乙交界结肠癌、降结肠癌、乙状结肠癌(肠管较长),应行 IMP 平面以下的第 253 组淋巴结清扫(资源 6-3、资源 6-4),具体步骤如下:在 IMP 的左右侧束汇合点上方切开,显露腹主动脉,沿腹主动脉表面,IMP 右侧束内侧向头侧分离解剖,可自然显露 IMA 根部(图 6-35、图 6-36);如未见明显肿大淋巴结,则清扫 IMA 周围 1cm 范围即可,如见明显多个肿大的淋巴结,则沿腹主动脉表面向上清扫,最高可达十二指肠空肠曲下缘,即左肾血管水平;切开根部 IMA 血管鞘,用超声刀慢挡沿 IMA 纵轴中央,像削铅笔一样向上缓慢切开,在距 IMA 根部约 1.5cm 处,可见由 IMP 左侧束发出的许多分支围绕 IMA(支配左半结肠),沿 IMA 左侧壁切断该分支,此后 IMA 彻底游离(图 6-37)。如为脾曲癌,则应行 IMP 平面以上的第 253 组淋巴结清扫(资源 6-5)。

资源 6-3
第 253 组淋巴结清扫(降乙交界癌)

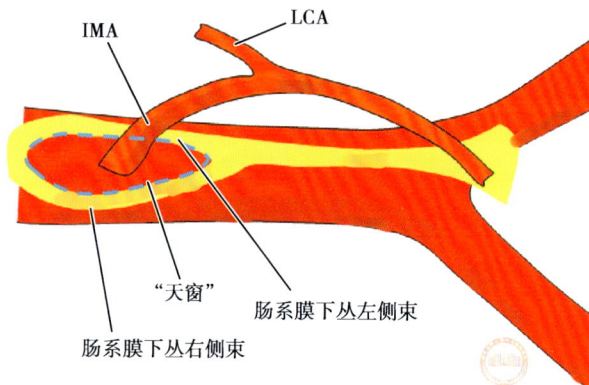

资源 6-4
第 253 组淋巴结清扫(降结肠癌)

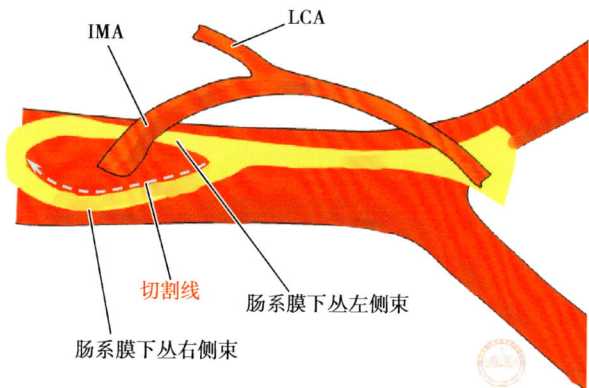

资源 6-5
脾曲癌

IMA.肠系膜下动脉;LCA.左结肠动脉。

图 6-35　IMA 根部与 IMP "天窗"示意图

IMA.肠系膜下动脉;LCA.左结肠动脉。

图 6-36　IMA 根部显露示意图

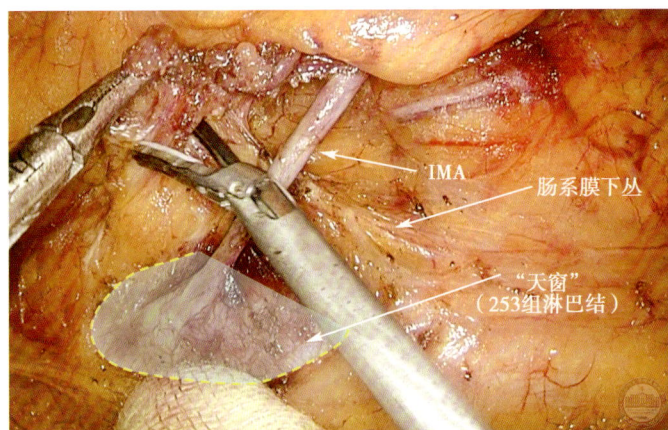

IMA.肠系膜下动脉。

图6-37　IMA根部"天窗"清扫(腹腔镜视野)

　　沿IMA纵轴中央继续向上分离解剖,大约距IMA根部5cm处可见LCA根部显露,予结扎切断(图6-38)。继续向上分离约1cm可见SA(LCA和SA关系见图6-4)。以上述乙状结肠下切缘钛夹为标志,向肠旁血管方向横断SA分支和IMV末梢支。为了便于将肠管拖出腹腔,沿直肠后间隙向下稍作分离解剖,见到由左HN发出的走向直肠系膜的支配左半结肠的神经即可。该神经应予保留,以免术后出现便秘(结肠慢传输型便秘)(图6-39)。

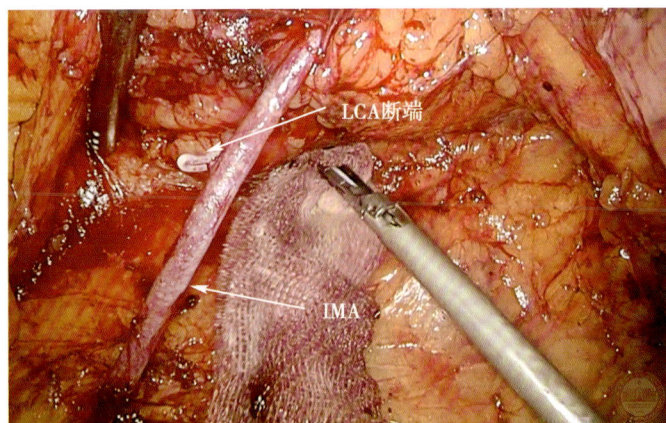

IMA.肠系膜下动脉；LCA.左结肠动脉。

图6-38　LCA根部结扎,并保留IMA(腹腔镜视野)

　　(2)不保留IMA的左半结肠切除术:常用于乙状结肠癌(资源6-6)。

　　当确诊为乙状结肠癌时,探查确定肿瘤下缘距腹膜反折的距离,如在腹膜反折上3～5cm,须行吻合器重建肠管连续性,则在IMA根部清扫第253组淋巴结后,予结扎切断(图6-40)。此时以10cm丝线测定肿瘤上切缘,上钛夹标记。如乙状结肠较长,估计可拖下与中上段直肠吻合,则予剪裁。如其较短,无法拖下吻合,则须游离脾曲结肠。

资源6-6
第253组淋巴结
清扫(乙状结肠
癌)

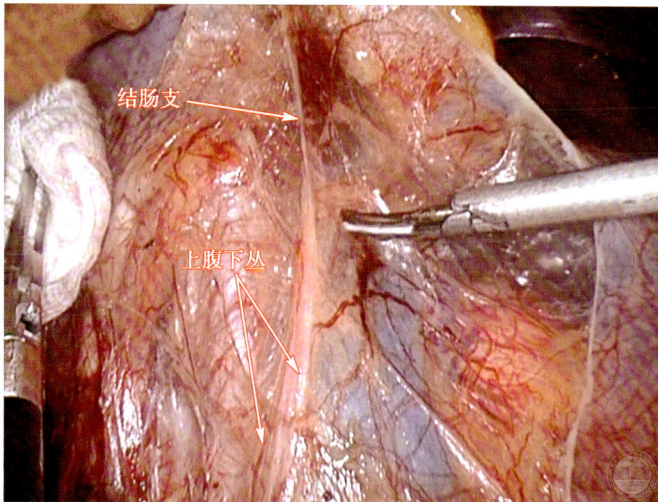

图 6-39　术中见上腹下丛或左腹下神经发出的走向直肠系膜的
支配左半结肠的神经(结肠支),予保留

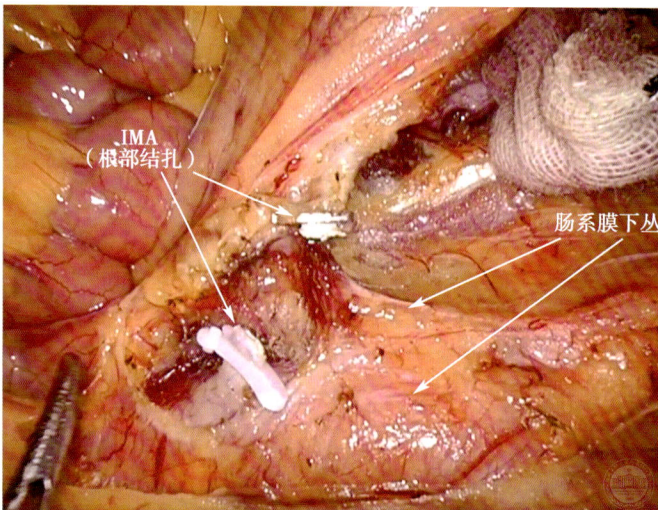

IMA. 肠系膜下动脉。

图 6-40　IMA 根部清扫第 253 组淋巴结后,予结扎切断

3. 脾曲游离　总体原则:采用三路包抄策略进行脾曲游离(图 6-41)。

第 1 路:中央入路分离,沿胰腺下缘由里向外离断横结肠系膜根,不切断大网膜第 3 层(囊外法,即此路不进入网膜囊)或切断大网膜第 3 层(囊内法,即此路进入网膜囊)。

第 2 路:前入路分离,沿弓下或结肠旁由里向外分离,进入网膜囊。如为囊外法,则经网膜囊切断大网膜第 3 层。

第 3 路:沿左结肠旁沟自尾侧向头侧分离,最后完成脾曲转角分离。

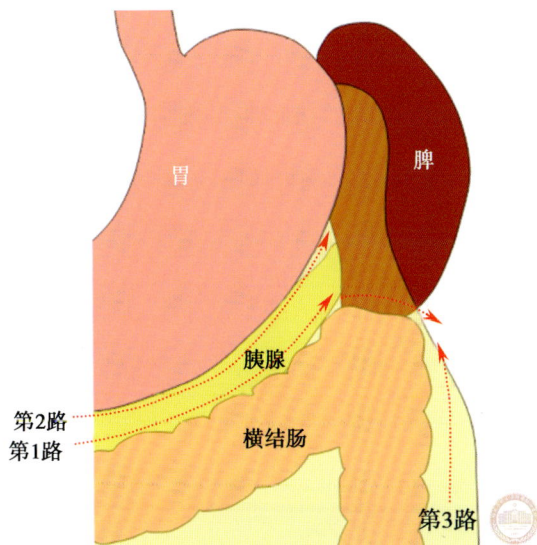

图 6-41　三路包抄的脾曲游离示意图

(1)离断横结肠系膜根(资源 6-7)

1)囊内法(进入网膜囊)：沿已分离的 Toldt 间隙向上扩展至胰腺下缘,将横结肠推向头侧,在十二指肠空肠曲外侧找到 IMV 根部,予结扎切断(图 6-42)。在 IMV 上方,垂直于胰体纵行切开横结肠系膜四层结构(即横结肠系膜背侧叶、降结肠系膜背侧叶、大网膜第 4 层和第 3 层)。沿第 3 层和第 4 层之间胰体表面的横结肠系膜后间隙分离,从里到外,沿胰腺下缘切断横结肠系膜根,沿胰腺上缘切断大网膜第 3 层至胰尾,使网膜囊与左 Toldt 间隙相通(图 6-43~ 图 6-45)。

资源 6-7
离断横结肠系膜根

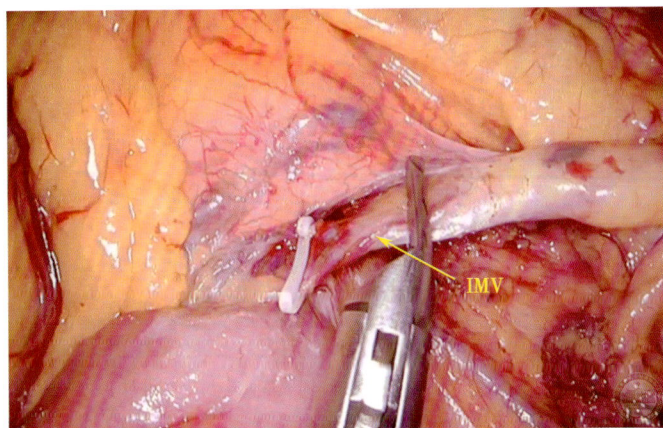

IMV 肠系膜下静脉

图 6-42　切断 IMV

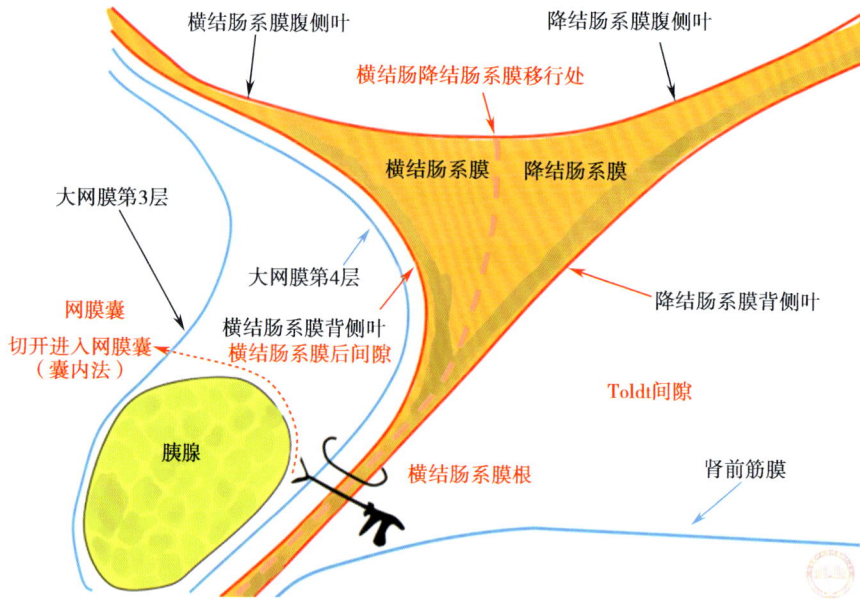

图 6-43　囊内法分离示意图

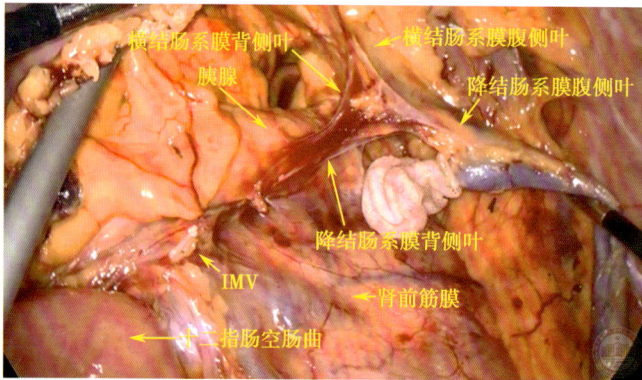

IMV. 肠系膜下静脉。

图 6-44　囊内法分离过程中涉及的解剖结构术中图

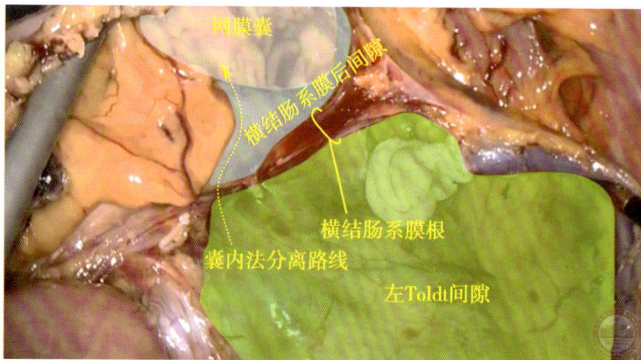

IMV. 肠系膜下静脉。

图 6-45　囊内法分离过程中涉及的解剖间隙和分离路线术中图

2)囊外法(不进入网膜囊)(资源6-8):从里到外,沿胰腺下缘切断横结肠系膜根至胰尾(图6-46),不切开胰体尾表面附着的大网膜第3层,不进入网膜囊(图6-47、图6-48)。这样可避免因损伤胰腺组织所致的出血和胰漏,并通过减少分离面积而加快分离速度。

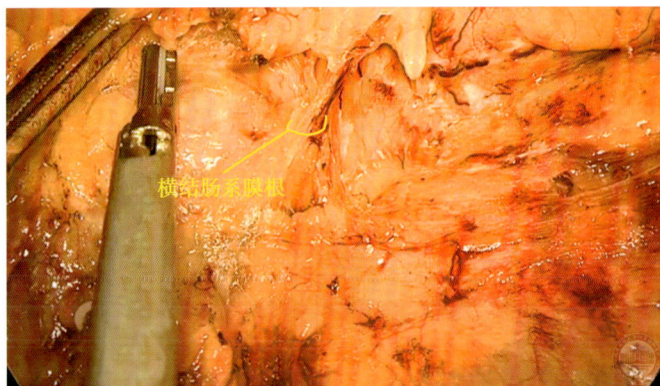

资源6-8
囊外法

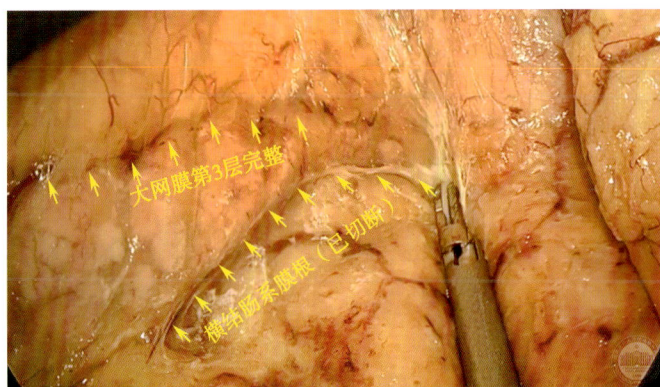

图6-46　切断横结肠系膜根

图6-47　囊外法分离
不切开胰体尾表面附着的大网膜第3层,不进入网膜囊。

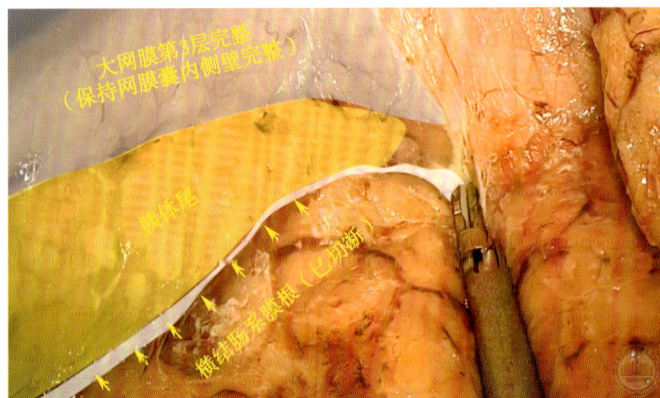

图6-48　囊外法分离涉及的筋膜结构示意图
大网膜第3层即为网膜囊内侧壁。

（2）离断胃结肠韧带（资源 6-9）

1）胃网膜血管弓下入路（切除大网膜）：适用于 T_4 期左半结肠癌与直肠癌，将横结肠翻转向下，在胃大弯中部血管弓下网膜透明区切断由大网膜第1层和第2层融合的胃结肠韧带进入网膜囊（图 6-49、图 6-50），沿网膜弓下切断大网膜至脾曲。

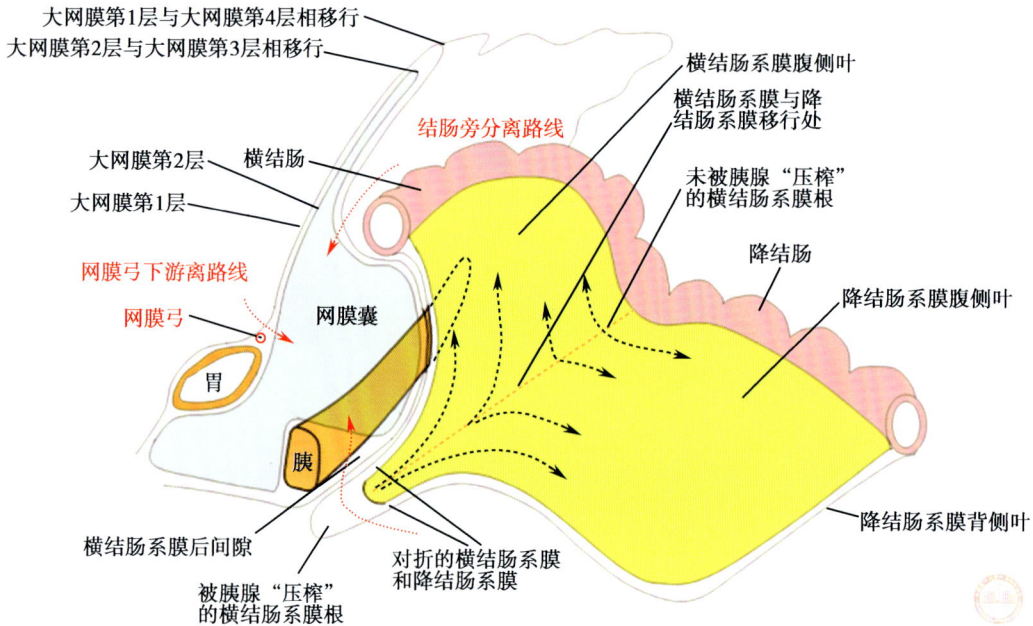

图 6-49　胃网膜血管弓下入路和结肠旁分离入路示意图

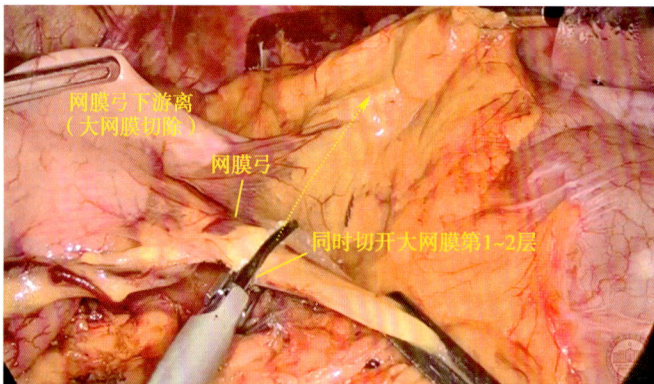

图 6-50　胃网膜血管弓下入路（腹腔镜视野）

2）结肠旁分离入路（保留大网膜）：适用于非 T_4 期左半结肠癌与直肠癌，沿横结肠中点结肠带上方 0.5cm 的大网膜第1层和第2层融合附着处较透明位置进入网膜囊，从里向外分离至脾曲（图 6-49、图 6-51、资源 6-10）。

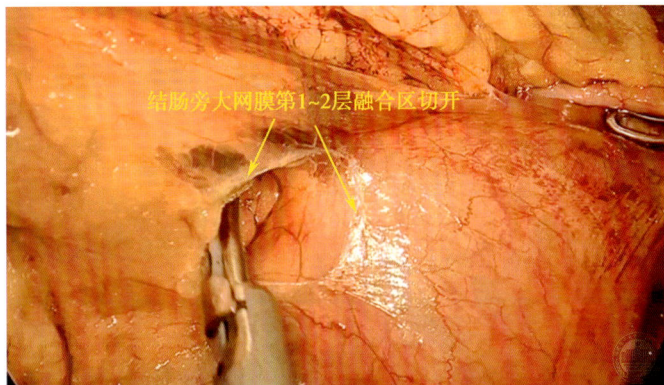

图 6-51　结肠旁分离入路(腹腔镜视野)

(3)离断脾结肠韧带,膈结肠韧带(脾曲游离):基于膜解剖分离脾曲结肠,不存在上述韧带,只与是否保留大网膜及囊内法与囊外法有关。

1)如行囊内法,即同时切断横结肠系膜根与大网膜第3层走行至胰尾,沿着大网膜第2层与第3层转角处切开,走行于第3层和第4层(紧贴于脾曲表面)之间的间隙(即胃系膜横结肠系膜间隙)(资源6-10)。如行囊外法,当完成胰腺下缘的横结肠系膜根切断至胰尾和胃结肠韧带弓下切断或横结肠旁切断时,进入网膜囊,此时经网膜囊内胰腺下缘切断大网膜第3层至胰尾的第2层与第3层转角处切除,亦走行于第3层和第4层之间的胃系膜横结肠系膜间隙(图6-52～图6-54、资源6-11)。

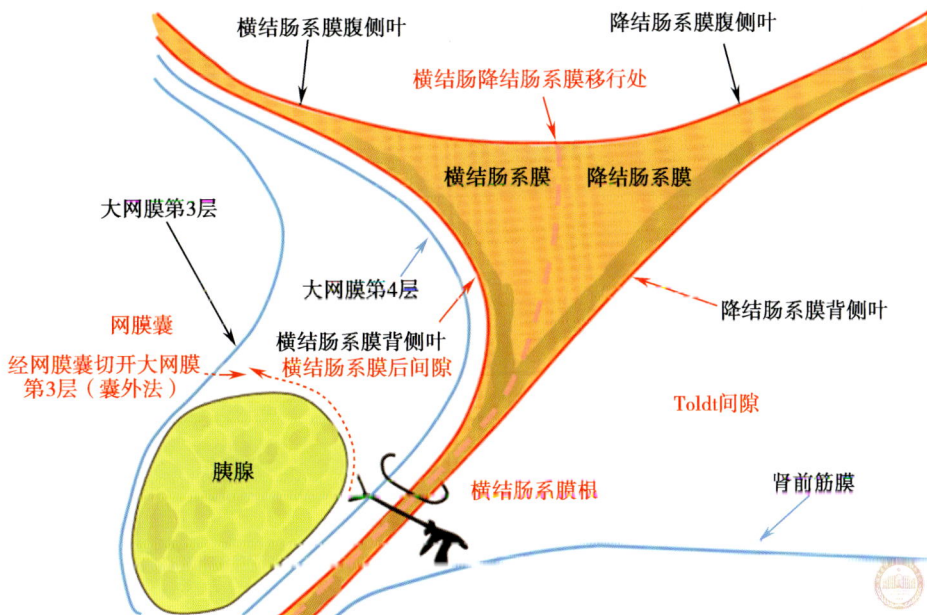

图 6-52　囊外法分离示意图

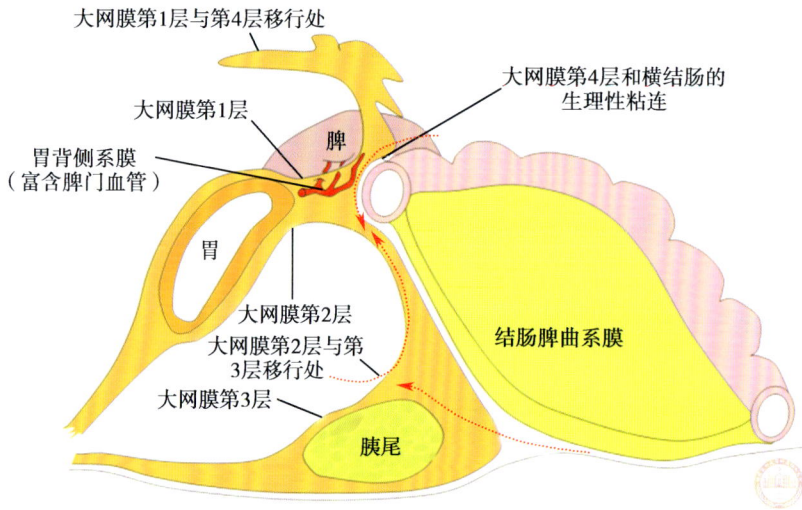

图 6-53　大网膜第 2 层与第 3 层转角处分离示意图

走行于第 3 层和第 4 层之间的胃系膜横结肠系膜间隙。

资源 6-11
胃系膜横结肠系
膜间隙(囊外法)

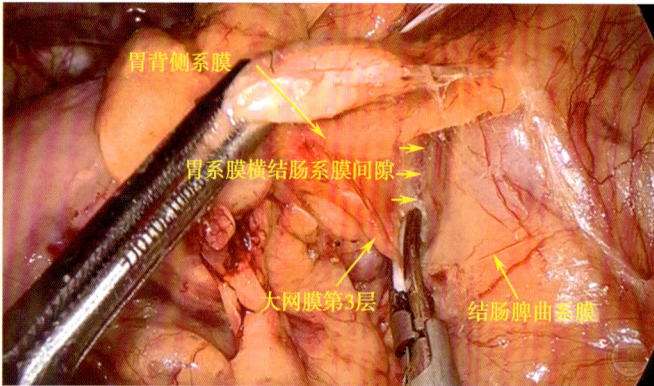

图 6-54　胃系膜横结肠系膜间隙术中图(腹腔镜视野)

2)脾曲结肠分离:基于膜解剖,不存在切断膈结肠韧带和脾结肠韧带。

无论是弓下或结肠旁分离大网膜,当游离至脾曲结肠边缘,大网膜第 1 层和第 2 层自然分开,有一较大间隙,极易分离,此时第 1 层向下移行为第 4 层(紧贴横结肠系膜背侧叶走向胰后),第 2 层移行为第 3 层转向胰前。如为囊内法,即事先分离横结肠系膜根时已切断大网膜第 3 层至胰尾外,则沿胰尾外胃系膜横结肠系膜分离至结肠旁沟,由此从上向下完成脾曲分离。如为囊外法,即已切断胰体尾下缘的横结肠系膜根,则经网膜囊内由胰体上缘切开大网膜第 3 层(即图 6-53 中第 2 层与第 3 层转角处),至胰尾外,后同上(图 6-53～图 6-55),这是最后各种方法的共同通道。

4.癌肿近端血管淋巴结清扫　如为降结肠癌或降乙交界癌,则在癌肿近端以 10cm 长 7 号丝线确定上钛夹标记后剪裁(图 6-56、资源 6-12)。

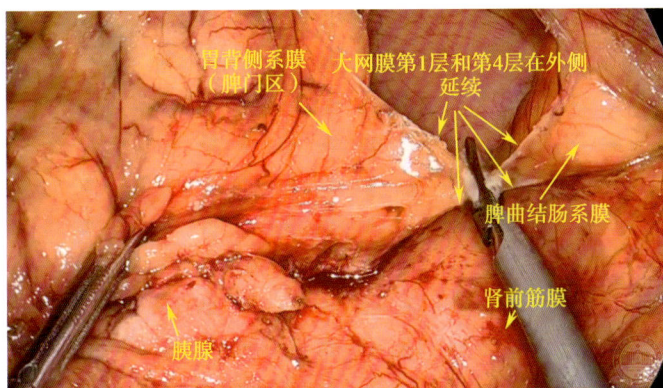

图 6-55　脾曲转角分离(腹腔镜视野)

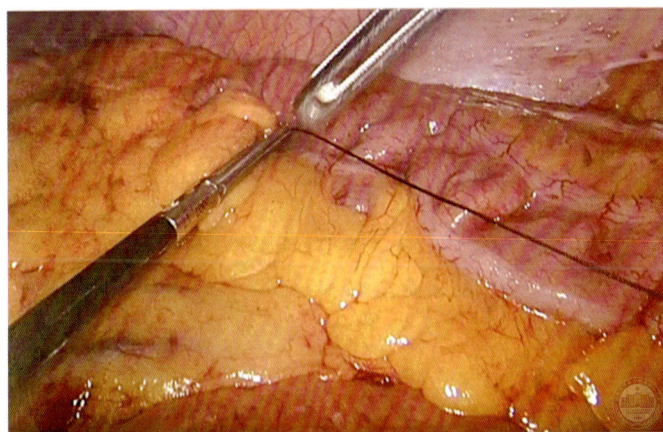

图 6-56　确定肿瘤近切端(腹腔镜视野)

资源 6-12
脾曲分离(弓下
分离)

5. 切口选择,标本取出,肠吻合。

(1)结肠脾曲、降结肠和降乙交界癌(资源 6-12):在镜下确定近远端切缘均可拖出的位置上方,通常在脐部。切开腹壁各层,长约 5~6cm,将肠管取出腹腔外,在肿瘤两侧标志点切断,行肠侧侧吻合,大量清水冲洗腹腔。检查无肠管扭曲、出血,于吻合口周围放置引流管,关腹。

(2)乙状结肠癌(资源 6-13):以 10cm 长 7 号黑丝线在乙状结肠癌远端测定下切缘,予电烧标记。沿 IMP 表面向直肠后间隙行隧道式分离,注意显露和保护骶骨岬下方上腹下丛(superior hypogastric plexus,SHP)呈 Y 字形分为左右两支的 HN,走行于两侧直肠旁沟对应的腹膜下。行直肠下切端肠管裸化,其近端予结扎,以切割闭合器切断直肠。于脐下取一 5cm 长纵行切口,入腹腔,置入切口保护器,取出标本。在乙状结肠癌肿近端 10cm 切断,置入抵钉座,冲洗腹腔、吸尽。完成直肠降结肠端端吻合,行充气试验,确定无误,于吻合口旁置双套管,由右下腹 trocar 口引出,固定。

资源 6-13
乙状结肠癌远切
端分离吻合

十一、术中与术后并发症防治

胃瘫。

原因：传统行弓上分离时太过靠近胃大弯分离，可能灼伤胃壁。此外，胃起搏点位于胃大弯中上 1/3 处，可能受灼伤。目前证据提示脾曲癌不会发生网膜弓淋巴结转移，故不推荐行弓上分离。

诊断和治疗：术后早期使用胃动力药。如出现频繁呕吐，即行胃肠造影判断是否出现胃潴留，如有应行胃管减压，洗胃，全肠外营养(total parenteral nutrition，TPN)，静脉应用激素，红霉素加强胃动力。如保守治疗 1 周未改善，可通过胃镜放置双腔小肠减压管至空肠，既减压胃液又行肠内营养，可迅速治愈胃瘫。

十二、难点和要点总结

1. 脾曲结肠具有特殊的肠系膜形态，基于胚胎发育原理有助于理解该形态。左原始后腹膜的存在，提示左腹膜后间隙分离时，应及时调整分离平面，及时切断左原始后腹膜。

2. 脾曲癌，降结肠癌和降乙交界癌可行保留 IMA 的根治性左半结肠切除术，乙状结肠如远端较短，应行 IMA 根部切断的乙状结肠癌根治术。

3. 针对脾曲癌，应根据肿瘤位置决定血管离断和淋巴结清扫范围。横结肠近脾曲癌根部离断 MCA(清扫第 223 组淋巴结)和 LCA(清扫第 232 组淋巴结)；脾曲癌离断 MCA 左支(清扫第 223 组淋巴结)和 LCA(清扫第 232 组淋巴结)；降结肠近脾曲癌离断 LCA(清扫第 253 组淋巴结)和 MCA 左支(清扫第 222 组淋巴结)。此外，脾曲癌无须清扫网膜弓淋巴结。

4. 降结肠癌和降乙交界处癌淋巴清扫范围为第 222 组淋巴结和第 253 组淋巴结。

5. 乙状结肠癌淋巴结清扫范围为第 253 组淋巴结。

6. 结肠脾曲游离(特别是肥胖患者)有较大的难度，中间入路为主的三路包抄游离方式有助于高效游离脾曲。

7. 根据 T 分期确定横结肠系膜上区进入网膜囊的方法(T_4 期行弓下游离，非 T_4 期行结肠旁游离)，在胰腺下缘从里到外切断横结肠系膜根，不同时切断大网膜第 3 层进入网膜囊(囊外法)较同时切断大网膜第 3 层进入网膜囊(囊内法)，可显著缩小胰腺平面游离面积，减少此分离过程的出血与胰腺损伤(有报告因胰腺损伤发生术后胰漏)，缩短脾曲游离时间。

8. 无论弓下或结肠旁游离，以及囊内法或囊外法，在胰尾脾曲处的分离路径和范围一致，即在胰尾大网膜第 2 层与第 3 层转角处切开，走行于第 3 层和第 4 层之间的胃系膜与横结肠系膜间隙。

(王枭杰   池 畔)

参考文献

［1］ 池畔, 王枭杰. 左半结肠切除术的争议和基于膜解剖的脾曲游离技巧 [J]. 中华结直肠疾病电子杂志, 2017, 6 (4): 284.

［2］ 李春雨, 汪建平. 肛肠外科手术学 [M]. 北京: 人民卫生出版社, 2015.

［3］ 三毛牧夫. 腹腔镜下大肠癌手术: 以筋膜解剖和组织胚胎学为基础的手术技巧 [M]. 张宏, 刘金钢, 译. 沈阳: 辽宁科学技术出版社, 2015.

［4］ WATANABE T, ITABASHI M, SHIMADA Y, et al. Japanese Society for Cancer of the Colon and Rectum (JSCCR) guidelines 2010 for the treatment of colorectal cancer [J]. Int J Clin Oncol, 2012, 17 (1): 1-29.

［5］ KIM N K, KIM Y W, HAN Y D, et al. Complete mesocolic excision and central vascular ligation for colon cancer: Principle, anatomy, surgical technique, and outcomes [J]. Surg Oncol, 2016, 25 (3): 252-262.

［6］ BERTELSEN C A, KIRKEGAARD-KLITBO A, NIELSEN M, et al. Pattern of colon cancer lymph node metastases in patients undergoing central mesocolic lymph node excision: a systematic review [J]. Dis Colon Rectum, 2016, 59 (12): 1209-1221.

［7］ ROUFFET F, HAY J M, VACHER B, et al. Curative resection for left colonic carcinoma: Hemicolectomy vs. Segmental colectomy [J]. Dis Colon Rectum, 1994, 37 (7): 651-659.

［8］ GRAVANTE G, ELSHAER M, PARKER R, et al. Extended right hemicolectomy and left hemicolectomy for colorectal cancers between the distal transverse and proximal descending colon [J]. Ann R Coll Surg Engl, 2016, 98 (5): 303-307.

［9］ 国家卫生健康委员会医政司, 中华医学会肿瘤学分会. 国家卫生健康委员会中国结直肠癌诊疗规范 (2023 版)[J]. 中华胃肠外科杂志, 2023, 26 (6): 505-528.

［10］ 蔡东汉, 官国先, 刘星, 等. 左半结肠癌淋巴结转移规律的临床分析 [J]. 中华胃肠外科杂志, 2016, 19 (6): 659-663.

［11］ 渡边昌彦, 上西纪夫, 后藤满一, 等. 小肠结肠外科手术操作要领与技巧 [M]. 2 版. 张雪峰, 金红旭, 译. 北京: 人民卫生出版社, 2012: 109-124.

［12］ WATANABE J, OTA M, SUWA Y, et al. Evaluation of lymph flow patterns in splenic flexural colon cancers using laparoscopic real-time indocyanine green fluorescence imaging [J]. Int J Colorectal Dis, 2017, 32 (2): 201-207.

［13］ RUSU M C, VLAD M, VOINEA L M, et al. Detailed anatomy of a left accessory aberrant colic artery [J]. Surg Radiol Anat, 2008, 30 (7): 595-599.

［14］ SØNDENAA K, QUIRKE P, HOHENBERGER W, et al. The rationale behind complete mesocolic excision (CME) and a central vascular ligation for colon cancer in open and laparoscopic surgery: proceedings of a consensus conference [J]. Int J Colorectal Dis, 2014, 29 (4): 419-428.

［15］ PERRAKIS A, WEBER K, MERKEL S, et al. Lymph node metastasis of carcinomas of transverse colon including flexures. Consideration of the extramesocolic lymph node stations [J]. Int J Colorectal Dis, 2014, 29 (10): 1223-1229.

［16］ HOHENBERGER W, WEBER K, MATZEL K, et al. Standardized surgery for colonic cancer: complete mesocolic excision and central ligation—technical notes and outcome [J]. Colorectal Dis, 2009, 11 (4). 354-364.

［17］ BENSELER V, HORNUNG M, IESALNIEKS I, et al. Different approaches for complete mobilization of the splenic flexure during laparoscopic rectal cancer resection [J]. Int J Colorectal Dis, 2012, 27 (11): 1521-1529.

［18］刁德昌, 万进, 王伟, 等. 横向入路法腹腔镜左半结肠癌根治术的临床应用 [J]. 中华胃肠外科杂志, 2015, 18 (10): 1056-1059.

［19］WANG X, ZHENG Z, CHEN M, et al. Subtotal colectomy, extended right hemicolectomy, left hemicolectomy, or splenic flexure colectomy for splenic flexure tumors: a network meta-analysis [J]. Int J Colorectal Dis, 2021, 36 (2), 311-322.

［20］王枭杰, 池畔, 黄颖. 结肠脾曲肠系膜形态的活体解剖观察 [J]. 中华胃肠外科杂志, 2021, 24 (1): 62-67.

［21］HUANG M, WANG X, SHAO Y, et al. Surgical treatment of splenicflexure colon cancer: analysis of short-term and long-term outcomes of three different surgical procedures [J]. Front Oncol, 2022, 12, 884484.

［22］MEYERS M A. Griffiths' point: critical anastomosis at the splenic flexure. Significance in ischemia of the colon [J]. AJR Am J Roentgenol, 1976, 126 (1), 77-94.

［23］CIROCCHI R, RANDOLPH J, CHERUIYOT I, et al. Discontinuity of marginal artery at splenic flexure and rectosigmoid junction: a systematic review and meta-analysis [J]. Colorectal Dis, 2023, 25 (7), 1361-1370.

［24］MANCEAU G, BENOIST S, PANIS Y, et al. Elective surgery for tumours of the splenic flexure: a French inter-group (AFC, SFCD, FRENCH, GRECCAR) survey [J]. Tech Colo-proctol, 2020, 24 (2), 191-198.

07 第七章
腹腔镜横结肠癌根治术

一、适应证

适用于横结肠中段癌。

二、禁忌证

同左、右半结肠癌。

三、术前准备

同左、右半结肠癌。

四、麻醉及围手术期镇痛

同左、右半结肠癌。

五、体位

仰卧,水平分腿位,同右半结肠切除术。

1. 中央淋巴结清扫 MCA 和 MCV 及 aMCA 和副结肠中静脉(accessory middle colic vein,aMCV)根部淋巴结清扫时,主刀站在患者两腿间,第一助手站在患者左侧,第二助手站在患者右侧,扶镜医师站在第一助手同侧下方,监视器置于头侧(图 7-1)。头高 30°,以便小肠推挡至下腹,暴露胰颈下区。

2. 脾曲游离时,同根治性左半结肠切除术脾曲游离时站位(图 7-2)。

3. 肝曲游离时,同根治性右半结肠切除术肝曲游离时站位(图 7-3)。

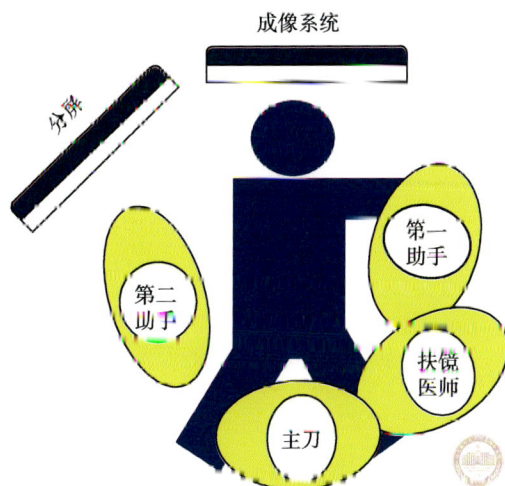

图 7-1　中央淋巴结清扫时站位

123

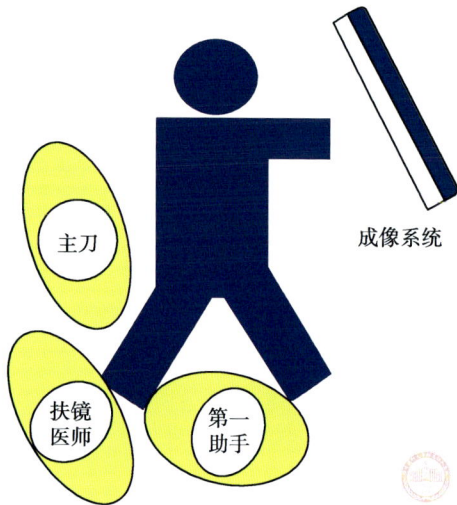

图 7-2 脾曲游离时站位

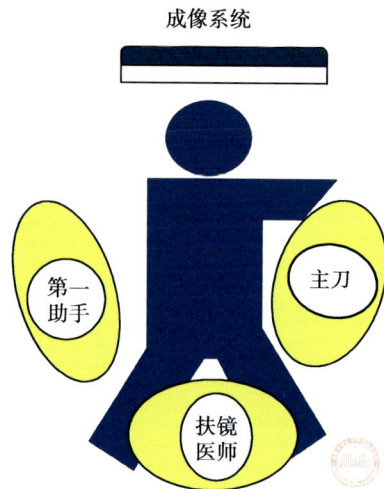

图 7-3 肝曲游离时站位

六、trocar 放置

采用五孔法,同根治性右半结肠切除术(图 7-4)。腹腔镜手术部分完毕后取绕脐或上腹正中 5cm 切口行标本取出及吻合。

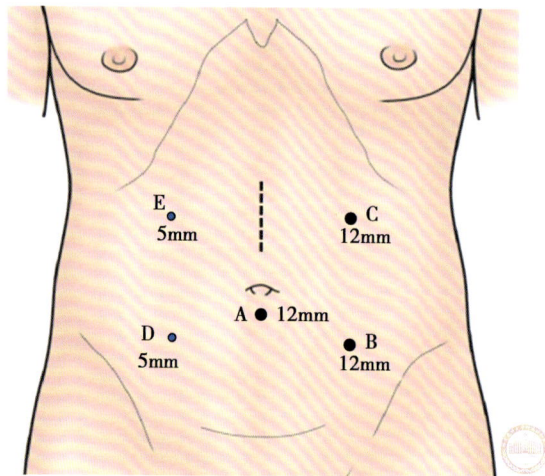

A. 12mm 脐下戳口;B. 12mm 戳口;C. 12mm 戳口;
D. 5mm 戳口;E. 5mm 戳口;虚线示标本取出口。

图 7-4 trocar 放置示意图

七、横结肠血管解剖概要

横结肠的供血动脉主要是 MCA,收纳血流汇入 MCV。与横结肠癌 D3 站根治术相关的血管解剖包括 MCA、aMCA、MCV、aMCV、Henle 干、JV 和 IMV。

1. MCA   文献报道的出现率较为恒定(约 100%),从 SMA 发出。其中 1 支型占 88.3%,

2 支或 3 支型（即包含 aMCA）占 11.7%。aMCA 的应用解剖详见第六章。

2. MCV 和 Henle 干　应用解剖详见第五章。

3. JV　30.9% 的 JV 在横结肠癌根治术 D3 手术野内（ICA 和 MCA 水平内）横跨于 SMA 前方（图 7-5），手术时应注意辨认，特别是沿 SMA 左侧缘向胰颈表面分离时，应避免损伤。

4. IMV　与传统观点不同的是，文献报道约 41.7% 的 IMV 直接汇入 SMV，而非注入脾静脉，且有 MCV 或 aMCV 汇入，在胰颈下方分离时要避免损伤。

八、膜解剖概要

该区域胚胎时期的肠管旋转过程详见第五章和第六章。

从横结肠下区沿 SMV 和 SMA 左侧缘表面分离向上，离断横结肠系膜根，进入网膜囊。该过程须切开 4 层筋膜，分别为横结肠系膜腹侧叶、横结肠系膜背侧叶、大网膜第 4 层，最后切开大网膜第 3 层。其中横结肠系膜背侧叶和大网膜第 4 层相融合，形成融合筋膜，走向胰腺后方。分离进入胰颈表面的横结肠后胰颈前间隙时，透过大网膜第 3 层（网膜囊底），可见胃大弯（图 7-6）。

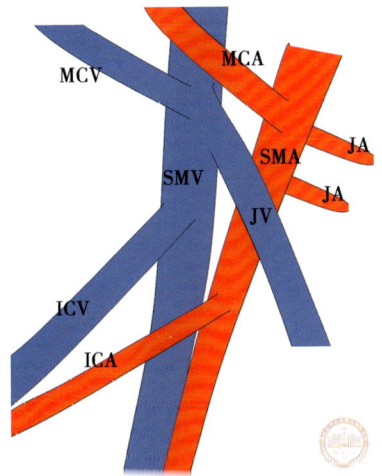

MCA. 结肠中动脉；MCV. 结肠中静脉；SMV. 肠系膜上静脉；SMA. 肠系膜上动脉；JA. 空肠动脉；JV. 空肠静脉；ICV. 回结肠静脉；ICA. 回结肠动脉。

图 7-5　JV 横跨 SMA 前方示意图

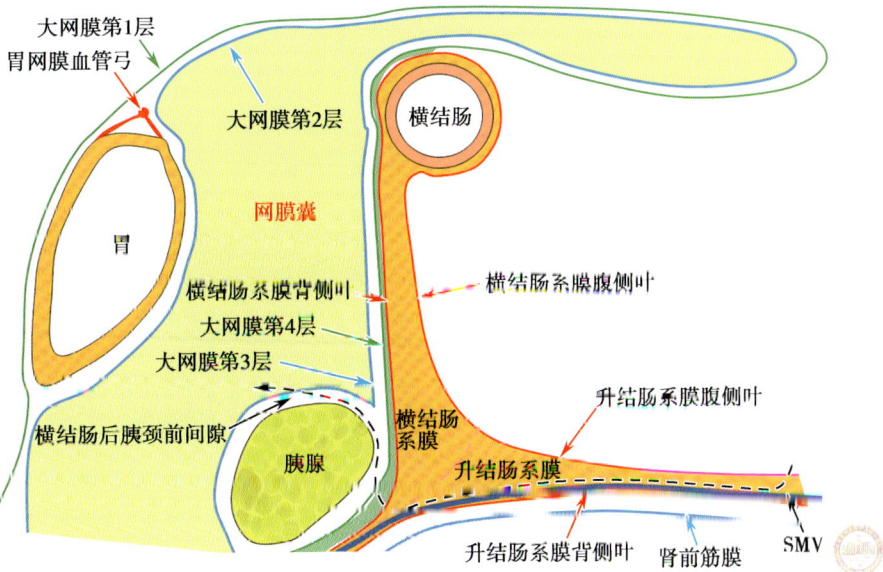

SMV. 肠系膜上静脉。

图 7-6　经横结肠后胰颈前间隙进入网膜囊的筋膜层次示意图

九、肠管切除与淋巴结清扫范围

1. 肠管切除范围　在区域淋巴结清扫的基础上，结合"10cm"原则或"10+5"原则确定肠段切除范围。

2. 区域淋巴结清扫范围　横结肠癌的区域淋巴结涉及系膜内淋巴结和系膜外淋巴结。

（1）系膜内淋巴结：我国及日本指南均推荐低危 T_1 期且无临床可疑淋巴结转移的结肠癌患者可行局部切除（内镜下切除）。其余横结肠癌患者均须行横结肠肠段切除＋区域淋巴结清扫术。但对于横结肠癌的系膜内淋巴结范围包括哪些站数，目前仍无定论。根据结肠癌的区域淋巴结转移规律，随着 T 分期的增加，淋巴结转移率和转移的淋巴结站数逐渐增加，而 T_1 期患者 D3 站淋巴结转移率为 0（见第五章）。一项研究比较了横结肠切除和扩大横结肠切除的预后。其中，横结肠切除组仅切除部分横结肠（$n=127$），根部结扎 MCA（即清扫第 223 组淋巴结）；而扩大横结肠切除组又分为扩大左半结肠切除组（结扎 MCA 和 LCA，$n=189$，即清扫第 223 组和第 232 组淋巴结）和扩大右半结肠切除组（结扎 MCA 和 ICA，$n=750$，即清扫第 223 组和第 203 组、第 213 组淋巴结）。结果提示，横结肠切除组和扩大横结肠切除组的无病生存率和总生存率无差异。因此，目前尚无证据支持在肠段切除的基础上进一步扩大肠管和区域淋巴结切除范围。笔者认为，横结肠癌的系膜内淋巴结主要包括第 221 组、第 222 组、第 223 组淋巴结（图 7-7），但当 aMCA 存在时，亦应在根部进行 aMCA 根部淋巴结的清扫。

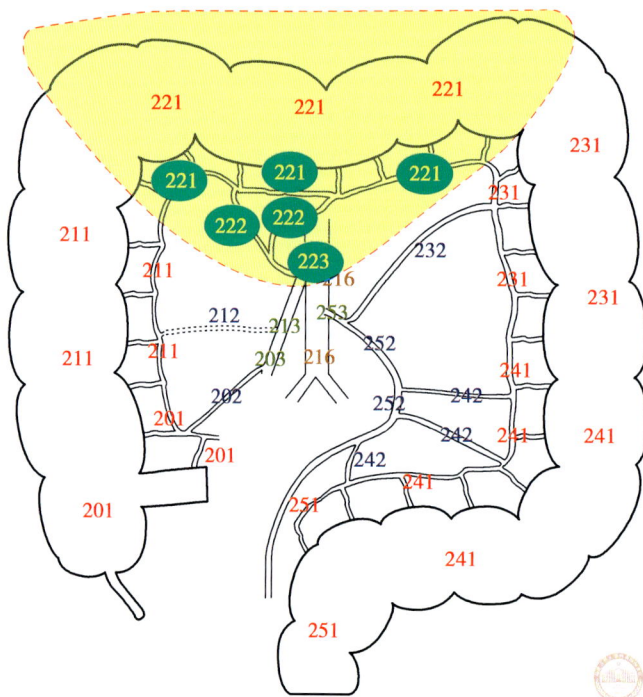

图中数字代表相应组淋巴结。

图 7-7　横结肠癌的系膜内淋巴结图示（第 221 组、第 222 组、第 223 组淋巴结）

（2）系膜外淋巴结：系膜外淋巴结主要是胃大弯网膜弓淋巴结（第206组和第204组淋巴结）（图7-8）。根据 Hohenberger 提出"网膜弓原则"，须切除距离肿瘤两侧10cm肠管对应的网膜弓淋巴结（弓上游离）。然而，目前关于横结肠癌根治术时是否须清扫网膜弓淋巴结仍存在争议，对于该站淋巴结转移率的研究较少。一些小样本的回顾性研究结果提示 I～IV期横结肠癌的网膜弓淋巴结的总体转移率为1.2%～4.0%（表7-1）。根据笔者所在科室2010年至2017年的回顾性数据分析，发现横结肠癌和肝曲癌的总体网膜弓淋巴结转移率为4.0%（15/371），其中 T_1/T_2 期不会发生网膜弓淋巴结转移，T_3 期的转移率为4.0%（11/273），T_4 期的转移率为5.5%（4/73）。2017年，笔者所在科室开展了采用术前肠镜下示踪网膜弓淋巴结转移的前瞻性研究。初步数据分析结果显示，横结肠右1/3（含结肠肝曲癌）的第206组淋巴结阳性率为3.5%（2/57），第204组淋巴结阳性率为0（0/57）；横结肠中1/3的第204组淋巴结阳性率为2.3%（1/43）；横结肠左1/3（含结肠脾曲癌）的第204组淋巴结阳性率为0（0/7）。综上，横结肠癌发生网膜弓淋巴结转移属于低概率事件，应个体化选择适宜清扫人群。

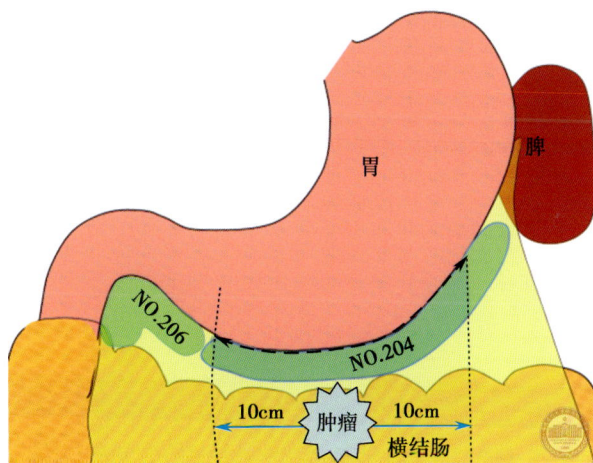

NO. 206. 第206组淋巴结；NO. 204. 第204组淋巴结。

图7-8　横结肠癌的系膜外淋巴结图示（网膜弓淋巴结，基于"网膜弓原则"）

表7-1　文献报道的 I～IV期横结肠癌淋巴结转移规律

	第1站	第2站	第3站	胃大弯网膜弓淋巴结转移
转移率/%	17~63	9~30	1~14	1.2~4.0

十、手术操作

1. 中央入路与第223组淋巴结清扫（资源7-1、资源7-2）　将横结肠上翻至头侧，提起回结肠血管蒂，在其上方，沿回结肠血管蒂弧形上缘横行切开 SMV（十二指肠水平部消失内侧1.0cm处为 SMV 的投影线）与 SMA 表面的壁腹膜，显露 SMV，在其左侧横行切开，显露 SMA(图 7-9~图 7-10)。沿 SMV 鞘内血管表面、SMA 左侧缘鞘外表面向胰颈方向分离。通常在距胰颈约 2.0cm 处,可分离出 MCA,予根部淋巴清扫后,结扎切断。当分离至胰颈水平,可见由 SMV 发出的 Henle 干,可在根部离断,也可类似根治性右半结肠切除暂不离断,待各属支分离显露后再分别离断。当分离出 MCV,可能源于 Henle 干,也可能源丁横跨 SMA 表面汇入 SMV 的 IMV,应仔细分离出根部来源后离断(图 7-11)。至此,沿胰颈下缘横行切开横结肠系膜根 4 层膜结构,进入网膜囊,可见胃大弯(图 7-6)。

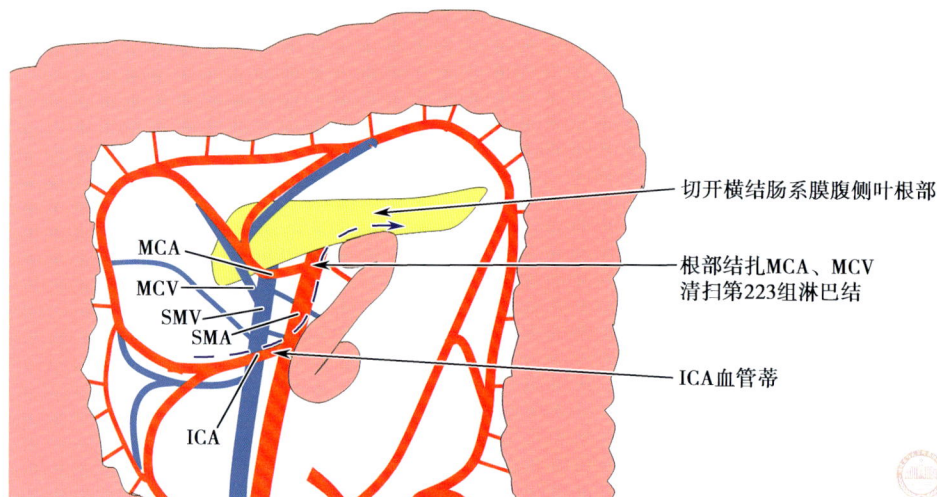

MCA. 结肠中动脉;MCV. 结肠中静脉;SMV. 肠系膜上静脉;
SMA. 肠系膜上动脉;ICA. 回结肠动脉。

图 7-9　弧形切开 ICA 血管蒂上方升结肠系膜腹侧叶,显露 SMV 和 SMA

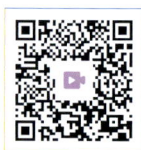

资源 7-1
中央区(例 1)

资源 7-2
中央区(例 2)

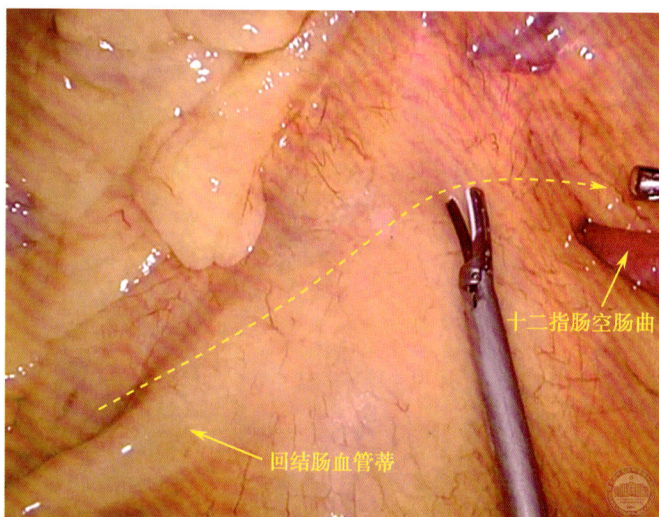

图 7-10　弧形切开 ICA 血管蒂上方升结肠系膜腹侧叶

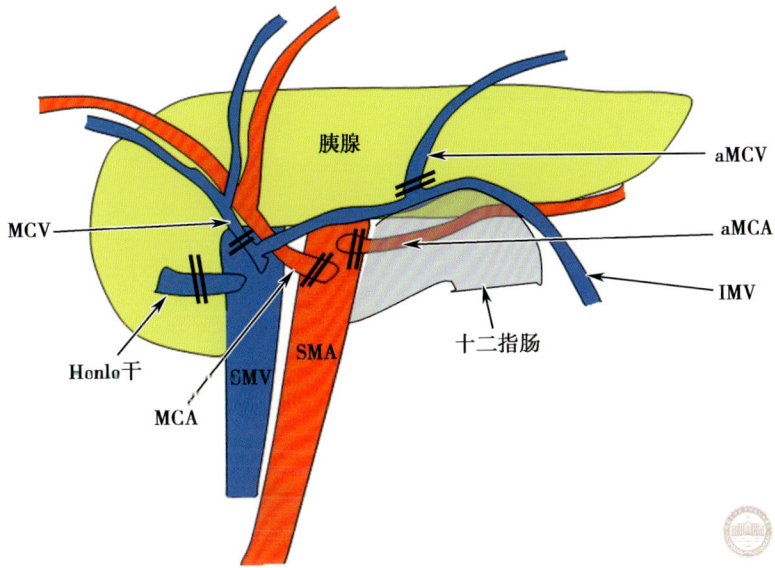

MCA. 结肠中动脉；MCV. 结肠中静脉；SMA. 肠系膜上动脉；SMV. 肠系膜上静脉；
aMCA. 副结肠中动脉；aMCV. 副结肠中静脉；IMV. 肠系膜下静脉。

图 7-11　例 1 手术录像中央淋巴结清扫及相关血管解剖学结构与关系模式图

　　沿胰体下缘向左侧分离，可能发现走向横结肠系膜左侧的 aMCV 和 aMCA，多半 aMCV 来源于汇入 SMV 的 IMV，予根部离断，沿 IMV 向左分离至十二指肠空肠曲左侧胰体下缘，可见 IMV 纵行走向尾侧。沿 SMA 可显露出 aMCA，予离断（图 7-12、图 7-13）。

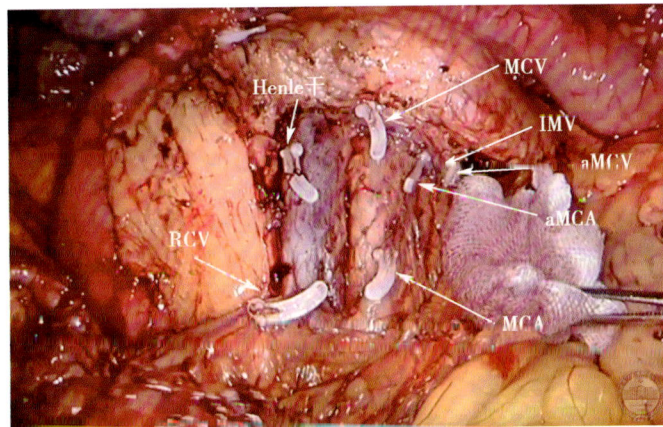

RCV. 右结肠静脉；MCA. 结肠中动脉；MCV. 结肠中静脉；
aMCA. 副结肠中动脉；aMCV. 副结肠中静脉；IMV. 肠系膜下静脉。

图 7-12　例 1 手术录像中央淋巴结清扫及相关血管解剖学
结构与关系（腹腔镜视野）

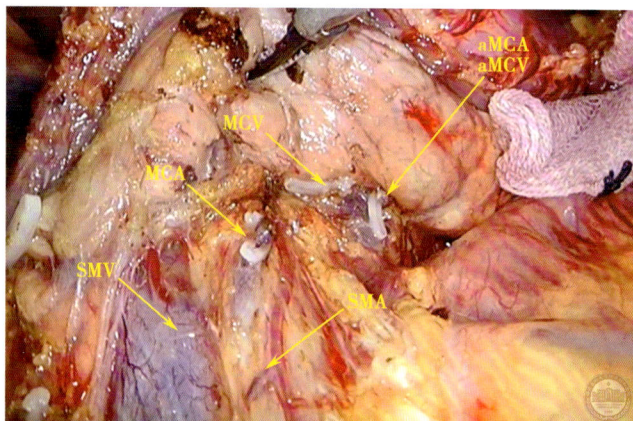

SMA. 肠系膜上动脉；SMV. 肠系膜上静脉；MCA. 结肠中动脉；
MCV. 结肠中静脉；aMCA. 副结肠中动脉；aMCV. 副结肠中静脉。

图 7-13   例 2 手术录像中央淋巴结清扫及相关血管解剖学结构与关系（腹腔镜视野）

2. 脾曲游离（资源 7-3、资源 7-4）   基本同根治性左半结肠切除术。唯一区别是，沿胰体下缘向左离断横结肠系膜根，至 IMV 左侧，不离断该血管（图 7-14、图 7-15），沿其左侧向下，向外拓展左 Toldt 间隙至左结肠旁沟和胰尾（图 7-16、图 7-17）。此后三路包抄游离脾曲，同根治性左半结肠切除术（详见第六章）。标记肠管远切端，剪裁系膜，备吻合。

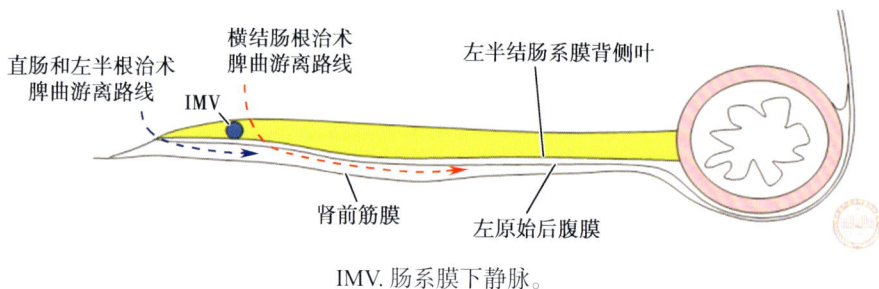

IMV. 肠系膜下静脉。

图 7-14   于 IMA 外侧由内向外游离脾曲（不离断 IMV）
注意与直肠癌根治术或根治性左半结肠切除术脾曲游离路线的异同。

资源 7-3
脾曲游离（例 1）

资源 7-4
脾曲游离（例 2）

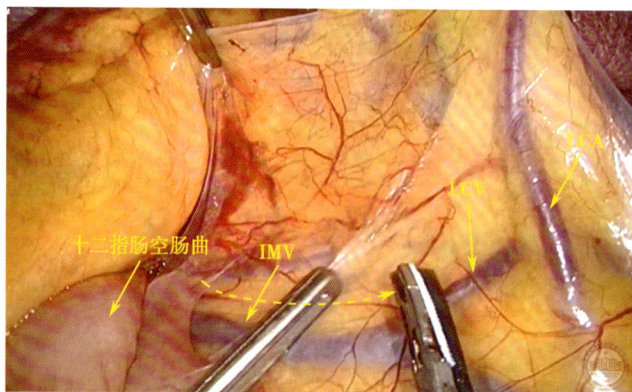

IMV. 肠系膜下静脉；LCA. 左结肠动脉；LCV. 左结肠静脉。

图 7-15   于 IMV 左侧由内向外游离左腹膜后间隙（不离断 IMV）

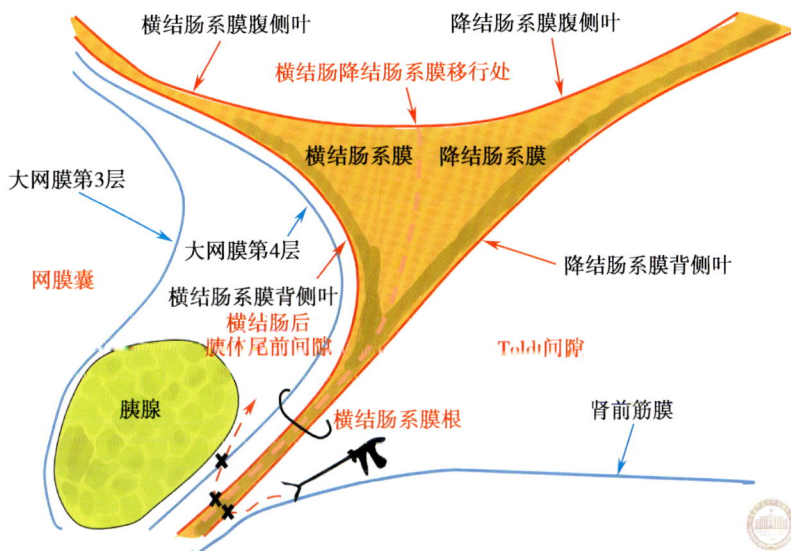

图 7-16　拓展左 Toldt 间隙，离断横结肠系膜根

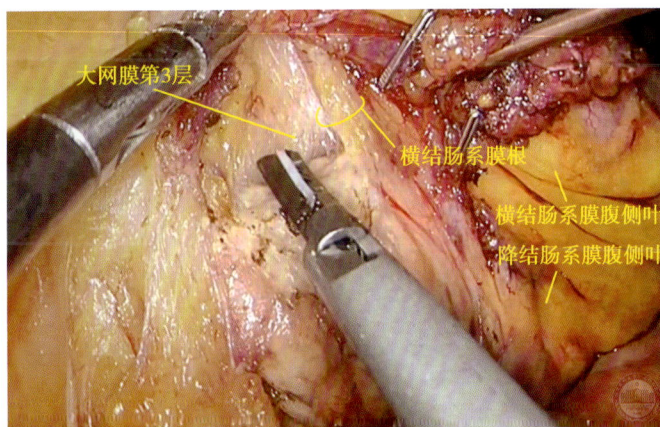

图 7-17　离断横结肠系膜根

3. 肝曲游离（资源 7-5、资源 7-6）　基本同根治性右半结肠切除术，唯一区别是沿 SMV 右侧，回结肠血管蒂上方向外拓展横结肠后胰十二指肠前间隙，如有 RCA 存在，可保留。

4. 肠管切除和吻合　同根治性右半结肠切除术。左右膈下各置一引流管，术后第 1 天检查引流液甘油三酯，如正常，无活动性出血，即可拔除。

资源 7-5
肝曲分离（例 1）

资源 7-6
肝曲分离（例 2）

十一、要点和难点总结

1. 横结肠癌的区域淋巴结清扫范围涉及系膜内淋巴结（第 221 组、第 222 组、第 223 组淋巴结）和系膜外淋巴结（胃大弯网膜弓淋巴结）。

2. 根据"10cm"原则或"10+5"原则确定肠管切除范围。

3. 横结肠癌根治术的关键步骤包括：中央入路及第223组淋巴结清扫、脾曲游离、肝曲游离。

4. MCA和MCV为恒定出现，术中须重视Hcnlc干、IMV、JV、aMCA和aMCV的解剖变异。

5. 正确理解膜解剖有助于高效、安全地游离脾曲和肝曲。

（池　畔）

参考文献

[1] 肖毅, 陆君阳, 徐徕. 肠系膜上血管及其属支临床解剖研究 [J]. 中国实用外科杂志, 2017, 37(4): 96-100.

[2] MURONO K, KAWAI K, ISHIHARA S, et al. Evaluation of the vascular anatomy of the right-sided colon using three-dimensional computed tomography angiography: a single-center study of 536 patients and a review of the literature [J]. Int J Colorectal Dis, 2016, 31 (9): 1633-1638.

[3] KUZU M A, ISMAIL E, CELIK S, et al. Variations in the vascular anatomy of the right colon and implications for right-sided colon surgery [J]. Dis Colon Rectum, 2017, 60 (3): 290-298.

[4] 顾晋, 汪建平, 孙燕, 等. 中国结直肠癌诊疗规范 (2017 年版) [J]. 中华临床医师杂志 (电子版), 2018, 12 (1): 3-23.

[5] NESGAARD J M., STIMEC B V, BAKKA A O, et al. Navigating the mesentery: a comparative pre- and per- operative visualization of the vascular anatomy [J]. Colorectal Dis, 2015, 17 (9): 810-818.

[6] WANG X, HUANG S, LU X, et al. Incidence of and risk factors for gastroepiploic lymph node involvement in patients with cancer of the transverse colon including the hepatic flexure [J]. World J Surg, 2021, 45 (5): 1514-1525.

[7] HUANG S, WANG X, DENG Y, et al. Gastrocolic ligament lymph node dissection for transverse colon and hepatic flexure colon cancer: risk of nodal metastases and complications in a large-volume center [J]. J Gastrointest Surg, 2020, 24 (11): 2658-2660.

08 第八章
腹腔镜直肠癌根治术概述

一、直肠癌的定义

不同指南和教科书关于直肠癌的定义略有差别。虽然直肠癌的分类并无明显解剖学意义，但对外科医师正确开展直肠癌手术，判断癌肿远端肠管切缘和直肠系膜切除范围至关重要。

1. 国家卫生健康委员会"十三五"规划教材《外科学》(第9版)中，以肿瘤距离齿状线的距离作为直肠癌分段的标记，分为低位直肠癌(距齿状线 5cm 以内)、中位直肠癌(距齿状线 5~10cm)和高位直肠癌(距齿状线 10cm 以上)。另外，教科书根据直肠血供、淋巴回流、有无浆膜覆盖等提出了解剖学分类法，将位于腹膜反折以下的直肠癌定义为低位直肠癌，将位于腹膜反折以上的定义为高位直肠癌。

2. 美国结直肠外科医师协会(American Society of Colon and Rectal Surgeons, ASCRS)指南以肛缘为标记，术前采用硬质直肠镜检查，如肿瘤远端距肛门不足 15cm，定义为直肠癌。同时也是以肛缘距离肿瘤远端的距离进行直肠癌的分段，分为低位直肠癌(距肛缘 ≤5cm)、中位直肠癌(距肛缘 >5~10cm)和高位直肠癌(距肛缘 >10~15cm)。

3. 美国国家综合癌症网络(National Comprehensive Cancer Network, NCCN)直肠癌指南自 2018 年起将"直肠"定义为骨盆入口(骶骨岬至耻骨联合上缘连线)以下的一段大肠(运用 MRI 判断)，并由此对直肠癌进行定义。并以腹膜反折水平为界，将直肠癌分为：高位直肠癌(腹膜反折水平以上)、中位直肠癌(腹膜反折水平)和低位直肠癌(腹膜反折水平以下)。但该分类方式不便于外科临床实践。旧版 NCCN 直肠癌指南(2017 年以前)将直肠癌定义为硬性直肠镜下距肛缘 12cm 以内的癌性病变。Heald 亦曾撰文对直肠癌的定义进行了描述，建议以肛缘为标记，将直肠癌分为低位直肠癌(距肛缘 ≤7cm)、中位直肠癌(距肛缘 >7~12cm)和高位直肠癌(距肛缘 >12~15cm)。

综上，我国《外科学》教科书将肿瘤下缘距离齿状线 ≤5cm 定义为低位直肠癌；>5~10cm 为中位直肠癌，而齿状线距离肛缘约 2cm。因此，旧版 NCCN 直肠癌指南所指的直肠癌(距肛缘 12cm)即约相当于我国教科书所定义的中低位直肠癌，这与 Heald 的中低位直肠分段(距肛缘 ≤7cm 和 >7~12cm)相符合。因此，我们认为，可将低位直肠癌定义为肿瘤下缘距离肛缘 ≤7cm 的直肠癌，中位直肠癌定义为肿瘤下缘距离肛缘 >7~12cm 的直肠癌。

二、全直肠系膜切除术的规范标准

1. 直肠系膜和 TME 的定义　直肠系膜指的是在中下段直肠的后方和两侧包裹直肠的、形成半圈的 1.5~2.0cm 厚的结缔组织，内含动脉、静脉、淋巴组织及大量脂肪组织，上自第 3 骶椎前方，下达盆底。直肠系膜的最外层为直肠固有筋膜所包裹。

TME 定义有狭义和广义之分。狭义 TME 即不管肿瘤部位，切除直肠系膜至肛提肌水平；而广义的 TME 要求切除系膜至肿瘤下方 5cm 以上。这样，根据直肠系膜是否完全切除，可分为 TME（图 8-1A）和部分直肠系膜切除术（或肿瘤相关直肠系膜切除术）（tumor-specific mesorectal excision, TSME）（图 8-1B）。作者认为广义的 TME 分类可操作性与实用性强，即 TME 适用于低位直肠癌，TSME 适用于中高位直肠癌。

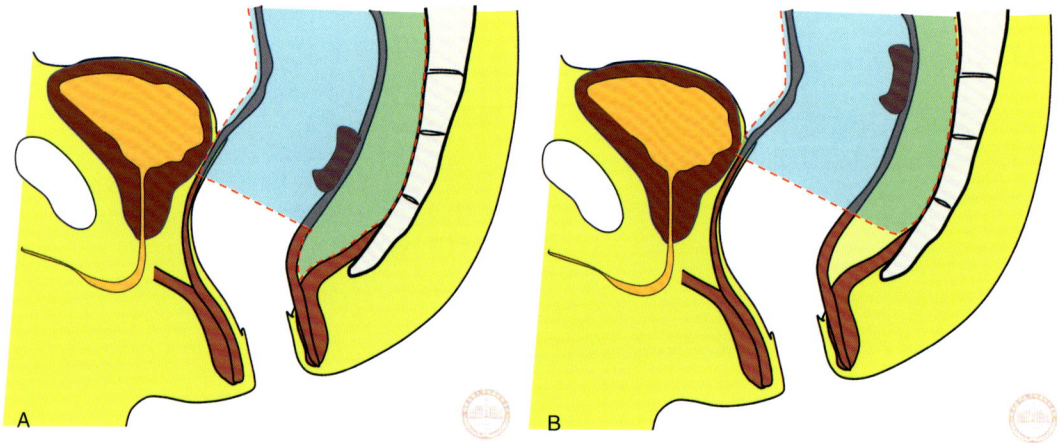

图 8-1　广义的 TME 定义
A. TME 切除范围；B. TSME 切除范围。

2. TME 的影像学标准　各指南（ASCRS、NCCN、《中国结直肠癌诊疗规范》）均推荐：对于初诊的直肠癌患者，应行 MRI，以判断环周切缘（circumferential resection margin, CRM）是否受侵。如 CRM 受侵，应先行新辅助放化疗（neoadjuvant chemoradiotherapy, nCRT），方能保证 TME 质量。

3. TME 的手术治疗标准　即 TME 的原则，包括：①直视下锐性解剖直肠系膜周围盆筋膜壁层和脏层之间的无血管的界面，保证切除标本的直肠系膜完整无撕裂。②对于中低位直肠癌，应切除肿瘤远端肠管 ≥2cm；对于远切缘距肿瘤 1~2cm 者，建议术中冷冻病理检查以确认切缘阴性。③行全直肠系膜切除或直肠系膜远切缘距离肿瘤 ≥5cm。可见，TME 的原则从 3 个方面归纳了 TME 手术的质控要求：直肠系膜（即直肠固有筋膜）的完整性、肠管远切缘的要求、直肠系膜远切缘的要求。因此，对 TME 质量能否达标应从这 3 个方面进行评估。其中，对于直肠系膜完整性的论述详见"TME 的病理学标准"部分。

（1）对肠管远切缘的要求：各指南均推荐应切除肿瘤远端肠管 ≥2cm。对于远切缘距肿瘤 1~2cm 者,建议术中行冷冻病理检查以证实切缘阴性。

(2)对直肠系膜切除范围的要求:病理学研究显示,直肠癌远端直肠系膜内的癌肿播散范围远超过远端直肠肠壁的侵犯范围,各研究报道的直肠系膜内癌结节播散范围介于 1.3~5.0cm 之间。基于此,不同的指南对远端直肠系膜切除范围的要求略有不同。① ASCRS 指南对于高位直肠癌可根据肿瘤情况进行系膜的切除,但要保证远切缘距肿瘤 5cm 以上;对于中低位直肠癌,无论低位前切除术(low anterior resection,LAR)还是腹会阴联合切除术(abdominoperineal resection,APR),均应全部切除直肠系膜;② NCCN 指南的要求则较为笼统,为切除肿瘤下缘以下 4~5cm 的直肠系膜;③《中国结直肠癌诊疗规范(2023版)》则要求直肠系膜远切缘距离肿瘤 ≥5cm 或切除全部直肠系膜。虽然各指南要求略有差异,但较为统一的观点是,中低位直肠癌直肠系膜至少需要切除肿瘤远端 5cm 的直肠系膜或行 TME,也就是说中位直肠癌(7~12cm)可行 TSME(图 8-1B),低位直肠癌(距离肛缘 ≤7cm)应行 TME(图 8-1A)。

表 8-1　不同指南对直肠系膜远切端的要求

指南	直肠系膜远切端要求
ASCRS	高位直肠癌, ≥5cm 中低位直肠癌,TME
NCCN	4~5cm 或 TME
中国结直肠癌诊疗规范(2023 版)	≥5cm 或 TME

注:ASCRS. 美国结直肠外科医师协会;NCCN. 美国国家综合癌症网络;TME. 全直肠系膜切除术。

(3)区域淋巴结的清扫:包括第 1、2、3 站淋巴结。其中,关于第 3 站淋巴结(第 253 组淋巴结,IMA 根部淋巴结)是否须行常规清扫,也就是 IMA 应该于根部进行结扎(高位结扎),或于 IMA 发出 LCA 以远进行结扎,目前仍存在争议。

关于第 253 组淋巴结的定义,第 9 版日本《大肠癌处理规约》和欧美定义大致相同:IMA 起始部至左结肠动脉起始部之间的,沿着 IMA 分布的淋巴结。而对第 253 组淋巴结的具体范围,日本学者建议:以 IMA 根部为其头侧缘,以 IMV 内侧(左侧)为清扫的外侧缘(图 8-2)。

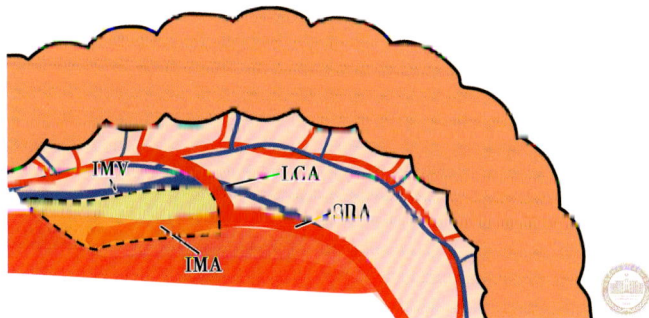

IMA. 肠系膜下动脉;IMV. 肠系膜下静脉;LCA. 左结肠动脉;SRA. 直肠上动脉。

图 8-2　第 253 组淋巴结清扫范围

直肠癌的第 253 组淋巴结的总体转移率为 0.3%~13.5%。其中,T_1 期不会发生第 253 组淋巴结转移,T_2 期的转移率为 0.4%,T_3 期为 2.6%,T_4 期为 2.9%。其中约 0.7% 的患者会出现淋巴结"跳跃性转移",即第 252 组无淋巴结转移,而第 253 组淋巴结发生转移。

清扫第 253 组淋巴结对预后的影响:目前证据总体认为直肠癌行高位结扎和低位结扎的肿瘤学预后无差异(HIGHLOW 试验和基于随机对照研究的荟萃分析)。但对于临床怀疑第 253 组淋巴结转移的患者(发现 IMA 根部淋巴结肿大),高位结扎的总生存率优于低位结扎(*HR*=0.77)。因此,目前仍推荐对临床第 253 组淋巴结肿大的患者行高位结扎。而对第 253 组淋巴结清扫时是否应该保持肾前筋膜的完整性,目前没有统一的观点。有学者提出,第 253 组淋巴结清扫时应保持肾前筋膜的完整,以保护 SHP 左右侧束,但其对术后患者排尿和性功能的影响尚缺乏研究。

关于第 253 组淋巴结和腹主动脉旁淋巴结定义的区别:第 253 组淋巴结(属于 pN 分期)为 LCA 发出水平至 IMA 根部之间的淋巴结。主动脉旁淋巴结(属于 pM 分期)定义为分布于主动脉旁,左肾血管水平至髂总动脉分叉处水平之间的淋巴结。有文献结果提示对这两组的转移性淋巴结进行清扫(无其他远处转移),可达到相似的远期预后。基于此,有学者建议将第 253 组淋巴结转移归入远处转移(M 分期)。

(4)"终点线"——TME 盆底标志的研究:虽然 TME 要求行直肠系膜的完整切除,但直肠系膜分离至何处为全直肠系膜切除?其终点标志在哪里? Heald 未描述,亦未见其他文献报道。对此,我们对 81 例 LAR 和 71 例 APR 标本进行了解剖学研究,发现肛提肌裂孔是直肠系膜的最末端附着缘,在该水平直肠系膜非常菲薄(仅 2mm)(图 8-3)。此外,MRI 影像学(T_2 加权像)观察直肠系膜组织的高信号影上厚下薄,在肛提肌裂孔水平消失(图 8-4)。结合近年来通过腹腔镜手术无意中发现了一环绕肛提肌裂孔的白线——类似于腹膜后间隙分离时的"Toldt 线",该解剖结构可在 54.6%(59/108)的腹腔镜及机器人手术过程中得到观

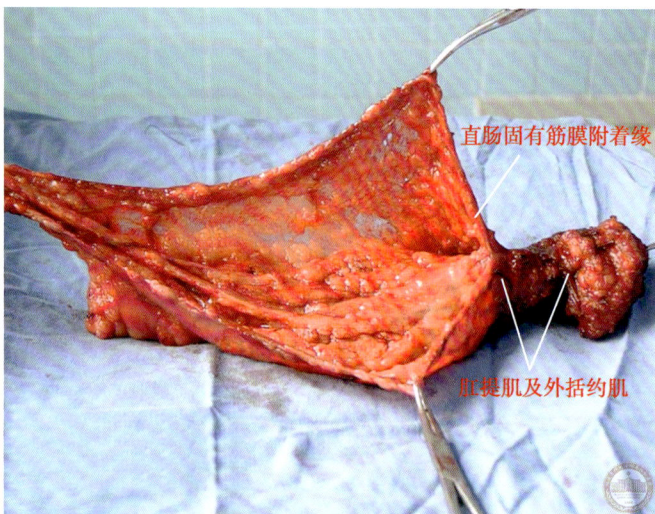

图 8-3 APR 术后标本
直肠固有筋膜环形附着缘紧靠被切除的肛提肌上缘。

察和证实。此外,该白线结构亦在经肛 TME 术中得以观察并证实(由梅奥诊所和克利夫兰诊所团队完成)。据此,我们将其在腹腔镜下的特征性表现命名为 TME 的"终点线"(terminal line)(图 8-5)。对"终点线"的理解,有助于保证直肠系膜的完整切除,并协助在正确的平面内进行分离,保护周围自主神经。

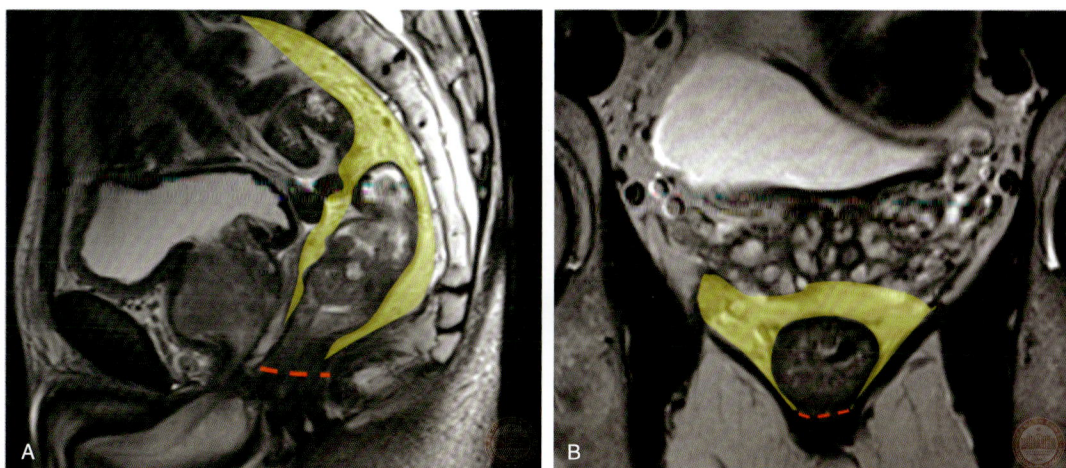

图 8-4　MRI 的 T$_2$ 加权像

A. 矢状面; B. 冠状面。

直肠系膜组织上厚下薄,越接近肛提肌裂孔水平高信号系膜影越薄至逐渐消失。

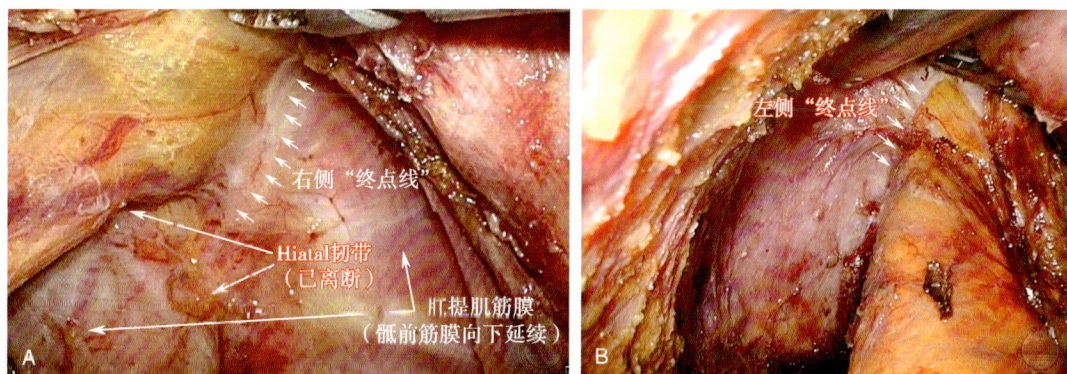

图 8-5　高清腹腔镜视野所见

A. 右侧"终点线"及"终点线"后界; B. 左侧"终点线"。

"终点线"是客观存在的,但为什么并不能在每例患者手术时解剖发现? 我们认为原因有二(图 8-6):①直肠末端系膜破裂,覆盖在肛提肌裂孔周围的肛提肌筋膜表面。②分离平面在肛提肌筋膜深面,使该筋膜附着在直肠末端系膜表面。如能显露"终点线",表明手术分离层次正确,可见黄色光滑的末端直肠固有筋膜,在该"终点线"水平行直肠环周裸化,可做到真正的 TME。"终点线"的提出,可通过促进完整 TME 手术的实施,提高肿瘤学预后。此外,对"终点线"相关膜解剖和 NVB 关系的理解,有助于 TME 手术时对盆自主神经的保护。

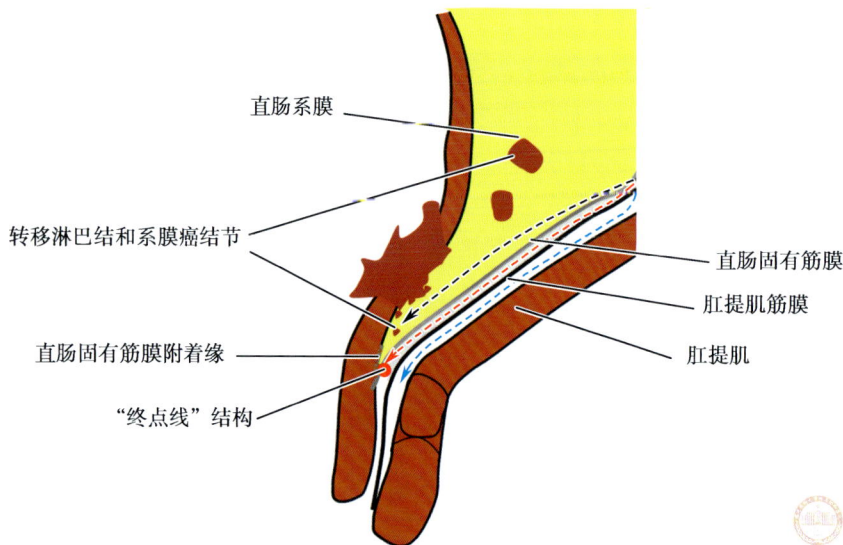

红线示正确分离平面；黑线示进入直肠系膜内；蓝线示分离平面在肛提肌筋膜深面。

图 8-6 "终点线"有时看不到之原因

4. TME 的外科学标准　TME 的规范操作是质量控制的关键。TME 的理论基础是在盆筋膜的脏层和壁层之间有一个外科平面，这一平面为直肠系膜的完整切除设定了切除范围，直肠癌浸润常局限于该范围内。TME 后的盆壁应当是光滑的，没有过多直肠系膜组织残留（资源 8-1）。

5. TME 的病理学标准　直肠癌标本的 CRM 阳性率是评价 TME 手术疗效的重要指标，完整规范的 TME 标本应该是表面光滑，被膜（即直肠固有筋膜）完整。保证直肠系膜的完整性是目前公认的直肠癌术后局部复发和远期转移的最重要影响因素，因此是 TME 手术过程中需要最优先考虑的问题。这里需要强调的是，直肠系膜的完整性并非等同于 CRM 阴性，还应包括"外科手术层面的正确"，即保证直肠固有筋膜的完整。如果直肠固有筋膜破损，即手术层面进入直肠系膜内，即使 CRM 阴性，也应认定为直肠系膜的完整性被破坏，这就可能使紧靠该系膜内侧的癌结节残留于手术床（资源 8-2、资源 8-3）。

对直肠系膜完整性的评价有公认的量化指标，目前所发表的关于 TME 的 RCT 均基于该量化指标进行标本质量的评价，将 TME 标本质量分为完整、近完整和不完整三类（表 8-2、图 8-7）。该标准的提出，有两项重要意义：①根据标本质量即可对直肠癌患者的预后进行客观的初步判断，一项大宗多中心回顾性研究（$n=1\,156$）结果提示，TME 标本直肠系膜完好的患者，其 3 年局部复发率仅为 4%，标本质量较好的 3 年局部复发率为 7%，而标本质量差的患者 3 年局部复发率为 13%，提示 TME 标本质量和患者的长期预后存在相关性；②可解释部分患者虽然 CRM 切缘阴性，但其仍经历了术后局部复发，可能和其手术标本的直肠系膜完整性受到破坏有关。

表 8-2 TME 的质量判断标准

直肠系膜	评价
完整	
直肠系膜	完整光滑
缺陷	小于 5mm
圆锥形	非圆锥形
环周切缘	光滑完整
近完整	
直肠系膜	近完整,表面欠规则
缺陷	没有可见的肌肉组织脱出
圆锥形	中度圆锥形
环周切缘	不完整
不完整	
直肠系膜	破损
缺陷	自上而下可见肌肉组织脱出
圆锥形	呈圆锥形
环周切缘	完全不规则,不完整

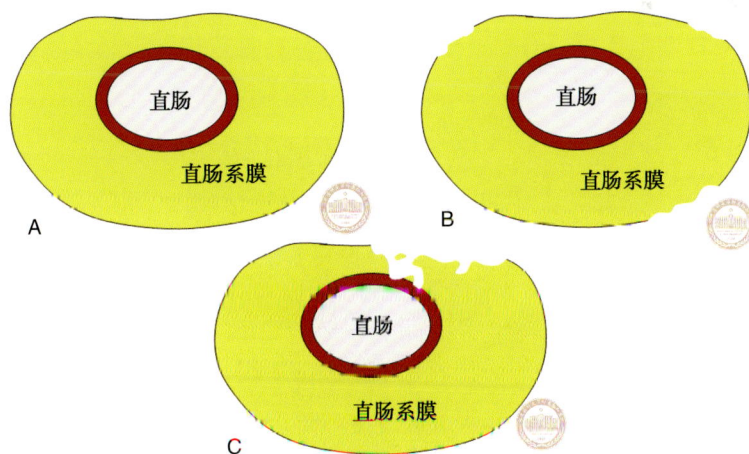

图 8-7 TME 的质量判断标准(横断面)
A. 完整;B. 近完整;C. 不完整。

一项基于德国的多中心观察性研究(n=4 606)对影响直肠系膜完整性的因素进行分析,结果发现:①患者相关因素,包括 T_3 期以上的肿瘤,肿瘤距离肛缘距离<8cm,高龄患者(>80 岁);②手术相关因素,包括术中并发症(出血、肿瘤破裂、肿瘤损伤、肠管损伤、输尿管损伤等),应用单极电凝,医师 TME 手术量<20 例/年与直肠系膜完整性质量差呈相关性。因此,外科医师应该根据患者肿瘤和身体相关情况,根据规范制定个体化治疗方案,并选择正确的术中能量工具,进行精细解剖,尽量避免术中并发症,以提高 TME 标本质量。

三、全直肠系膜切除术的质量控制

1. 术前 TNM 分期

(1)术前 T 分期:各指南均推荐采用直肠腔内超声结合 MRI 对初诊直肠癌的术前 T 分期进行联合判断。其中,直肠腔内超声判断直肠癌 T 分期准确率较高,尤其是对 T_1 期、T_2 期的鉴别诊断准确度接近 100%;普通 MRI 对于 T_1 期、T_2 期的分期鉴别能力有限,而对于 T_3 期、T_4 期的诊断准确率可高达 90%~100%;高分辨率 MRI 对于 T_1~T_4 期的鉴别诊断准确率则可高达 90% 以上。因此,直肠腔内超声主要用于早期直肠癌的 T 分期判断,以选择适合行局部切除术的早期病例;而 MRI 主要用于进展期直肠癌的 T 分期判断,以判断 T_4 期肿瘤及 CRM 情况,评估手术的可根治性,并筛选出需要进行 nCRT 的病例。对经过 nCRT 后的 T 分期判断,文献报道 MRI 的准确率为 88%。

(2)术前 N 分期:既往研究认为直肠腔内超声、MRI 及 CT 对 N 分期的灵敏度及特异度均较低。近来随着高分辨率 MRI 的应用,术前 N 分期的准确率大大提高,其对于术前 N 分期的诊断准确率可达 85%。对 nCRT 后的病例,MRI 和直肠腔内超声判断 N 分期的总体准确率均为 72%。

(3)术前 M 分期:推荐采用螺旋 CT 进行肺转移灶的评估,采用 MRI 评估肝转移灶。

(4)术前 CRM 是否受侵:诸多研究表明,MRI 是判断 TME 手术能否获得阴性 CRM 最为有效的影像学方法,MRI 对初诊直肠癌是否侵犯 CRM 的评估准确度高达 94%(纳入研究样本量 n=986);对于 nCRT 后的 CRM 阳性率的再评估,MRI 的准确度为 88%(n=2 224)。故 MRI 应成为直肠癌术前常规检查。

但有学者提出应该根据癌肿的定位和分布,特别对于低位直肠癌,应结合直肠腔内超声和 MRI 进行 CRM 状态的综合判断。一项研究结果提示,MRI 评价 CRM 状态的总体有效率为 91.8%,高于直肠腔内超声(83.7%);但对低位直肠癌患者进行亚组分析,MRI 的准确度降低至 87.5%,而直肠腔内超声准确度升高至 87.5%;如果将两种影像学检查结合进行判断,其判断 CRM 阴性的阴性预测值高达 95.6%。

2. 手术指征

根据国家卫生健康委员会《中国结直肠癌诊疗规范(2023 版)》推荐,cTNM Ⅰ期患者可直接手术,而对局部进展期直肠癌(cTNM Ⅱ~Ⅲ期),建议先行 nCRT 后再手术。对于腹腔镜在直肠癌手术中的应用,NCCN 指南的态度从最早的"不推荐采用"(2006)逐步过渡到"优先选择用于临床试验"(2012—2015),直到目前的"推荐有腹腔镜经验的外科医师开展"(2016 年至今)。但 NCCN 指南同时指出:"术前分期发现 CRM 受侵犯或者阳性可能的局部晚期直肠癌患者不适合行腹腔镜手术,对这些患者,仍推荐采用传统开放手术"。《中国结直肠癌诊疗规范(2023 版)》则推荐:"腹腔镜辅助的直肠癌根治术建议由有腹腔镜手术经验的外科医师根据具体情况实施"。

目前,虽然大宗前瞻性 RCT 研究(COLOR Ⅱ 研究等)已经证实腹腔镜直肠癌手术质量不劣于开腹手术质量,远期预后亦相近;nCRT 后腹腔镜手术的 TME 标本 CRM 阴性率和系膜质量均不劣于开放手术(COREAN 研究等);但 *JAMA* 发表的 2 项基于非劣效性研究设计的研究提示,腹腔镜的 TME 标本质量无法通过非劣效性验证,提示其标本质量劣于传统开放手术(ALaCaRT 研究和 ACOSOG Z6051)。笔者所在单位牵头的全国 22 家教学医院的 RCT 研究[LASRE 研究,发表于 JAMA Oncology,2022,8(11):1607-1615]证实,当由具有丰富经验的腹腔镜医师开展手术时,腹腔镜直肠癌手术的病理学结果与开放手术相近,且保肛率更高,术后短期恢复更优,其长期肿瘤学预后仍有待进一步观察。

在机器人辅助直肠癌手术方面,目前部分研究提示机器人辅助手术可获得与传统直肠癌手术相近的近期预后,包括中转率、TME 标本质量、并发症发生率和生活质量等方面。笔者所在中心曾开展一项网状荟萃分析研究,纳入 34 项研究,包含 4 429 例中低位直肠癌患者,比较腹腔镜 TME、机器人 TME 和经肛 TME(transanal total mesorectal excision,TaTME)的手术质量,发现 3 组的 CRM 和远端切缘(distal resection margin,DRM)阳性率及系膜质量均无差别,机器人辅助手术在 CRM 距离方面具有潜在优势(优于 TaTME)。目前 NCCN 指南尚未对机器人辅助直肠癌手术进行推荐。《中国结直肠癌诊疗规范(2023 版)》则推荐:"条件允许的医疗中心可开展机器人辅助直肠癌切除术。"

临床实践中,笔者建议根据患者体型、肿瘤进展程度,结合术者手术经验,选择适合腹腔镜和机器人辅助手术的患者,术中应采用合适的能量器械,以保持直肠系膜的完整性。此外,笔者认为采用机器人辅助手术平台具有如下优势:放大 15 倍的手术视野,使狭窄骨盆的间隙放大,解剖结构更清晰;镜头不易起雾,术者心情好;三维视野及仿真手腕手术器械有利于在深部狭窄的盆腔操作;舒适度高于腹腔镜手术操作,术者不易疲劳,有利于复杂的长时间手术。因此,笔者所在中心主要采用机器人辅助手术平台治疗低位直肠癌、肥胖、狭窄骨盆、侧方淋巴结清扫等较高难度手术。

3. TME 术后局部复发的原因　TME 术后局部复发的常见影响因素包括:肿瘤分化、肿瘤浸润深度[包括环周切缘癌浸润(circumferential margin involvement,CMI)]、淋巴结转移、手术技术(直肠系膜切除不全)、术后并发症、肿瘤距离肛缘距离等。其中,CMI 定义为在距 CRM 1mm 的直肠系膜内发现肿瘤细胞,即系膜内转移淋巴结或癌结节与盆筋膜脏层的最短距离 ≤1mm。Heald 认为 CMI 的意义已经超过淋巴结转移,为导致直肠癌局部复发和生存率下降的最重要的独立危险因子。研究结果提示,CRM 阳性患者的 5 年局部复发率(35.2%)高于 CRM 阴性患者(11.3%)。CRM 阳性患者 5 年总生存率(26.9%)远低于 CRM 阴性患者(72.5%)。因此,术前对 CRM 状态进行精准判断,按照规范进行个体化治疗,尤为重要。

4. 如何降低 TME 局部复发率　除了肿瘤进展、分化等不可控因素,外科医师可通过实行放化疗和规范的手术操作,最大限度降低直肠癌患者的局部复发率,提高肿瘤学预后。

(1)nCRT 及术后辅助放化疗:根据国家卫生健康委员会《中国结直肠癌诊疗规范(2023

版)》,术前Ⅱ期、Ⅲ期直肠癌,推荐行放疗或同步放化疗;术后Ⅱ期、Ⅲ期直肠癌,若未行术前放化疗者,必须行术后同步放化疗;术前局部晚期不可手术直肠癌(T_4),必须行同步放化疗,放化疗后重新评估,争取手术。虽然术前/术后的放化疗可以提高疗效,但也带来了一系列不良反应,并增加了患者的治疗费用。此外,在我国很多地方,仍无法做到准确术前分期及围手术期放化疗。因此,对局部进展期直肠癌进行危险因素分层,或有助于筛选适合直接手术的患者,进行个体化治疗。

一项基于 MERCURY 研究的数据再分析,采用 MRI 筛选局部进展期直肠癌中"预后良好"的患者。其特征包括 MRI 预测的 CRM 阴性、MRI 预测的 $T_2/T_{3a}/T_{3b}$(侵犯肌层小于5mm)等。这些患者无论 MRI 预测的 N 分期如何,即使不接受术前/术后放疗,预后仍良好,局部复发率仅为3%。

对 T_3N_0 患者是否须行术前放化疗仍有争议。一项多中心回顾性研究提示术前直肠腔内超声或 MRI 分期为 T_3N_0 的 188 例直肠癌,全部接受术前放化疗,术后病理发现其中22%的患者伴有淋巴结转移。该研究提示很多术前分期过低的患者,能从放化疗中获益。因此,对 cT_3N_0 的直肠癌,2022 版 NCCN 指南仍推荐术前放化疗。

(2)提高外科医师的技术:梅奥诊所发表的一项回顾性研究表明,即使未行放化疗,规范的直肠癌手术操作也可获得良好的预后,其直肠前切除术(anterior resection,AR)和 APR 的5年局部复发率分别仅为3.6%和5.5%,5年癌症相关生存率分别高达91.6%和91.3%。

综上,目前直肠癌放疗的适应证可能过于宽泛。对于部分Ⅱ期、Ⅲ期直肠癌患者,放疗可能是不必要的,通过 MRI 进行个体化筛选,可能有助于筛选出具有良好预后特性,无须放疗的患者;准确的术前分期及规范化的手术操作可能是影响患者预后的最重要因素。

四、直肠癌手术分类

直肠癌根据是否切除肛门外括约肌,分为保肛手术、非保肛手术和保直肠手术三大类。其中,保肛手术根据术后吻合口位置,分为 AR、LAR、超低位直肠前切除术(ultralow anterior resection,ULAR)和经括约肌间超低位直肠前切除术(ISR+ULAR),具体术式定义及分类详见表 8-3、图 8-8。

表 8-3　保肛术式分类

保肛术式	英文简称	吻合口位置
直肠前切除术	AR	腹膜反折水平以上
低位直肠前切除术	LAR	腹膜反折水平以下
超低位直肠前切除术	ULAR	距离齿状线小于 2cm
经括约肌间超低位直肠前切除术	ISR+ULAR	于内外括约肌间隙分离的 ULAR

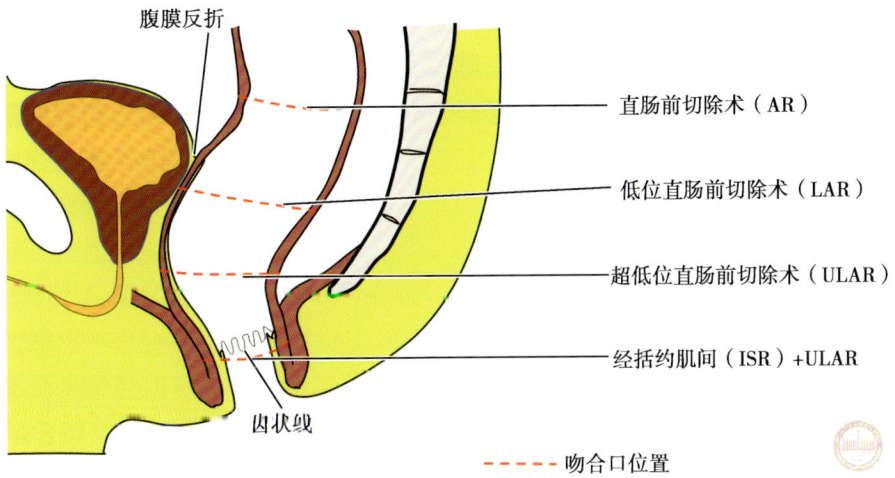

图 8-8　保肛术式分类

非保肛术式包括传统的 Miles 手术（APR，腹会阴联合切除术）和 ELAPE（图 8-9）。其中，传统 APR 仅切除与直肠相邻的部分肛提肌，术后标本存在"外科腰"，该区域肿瘤残留是

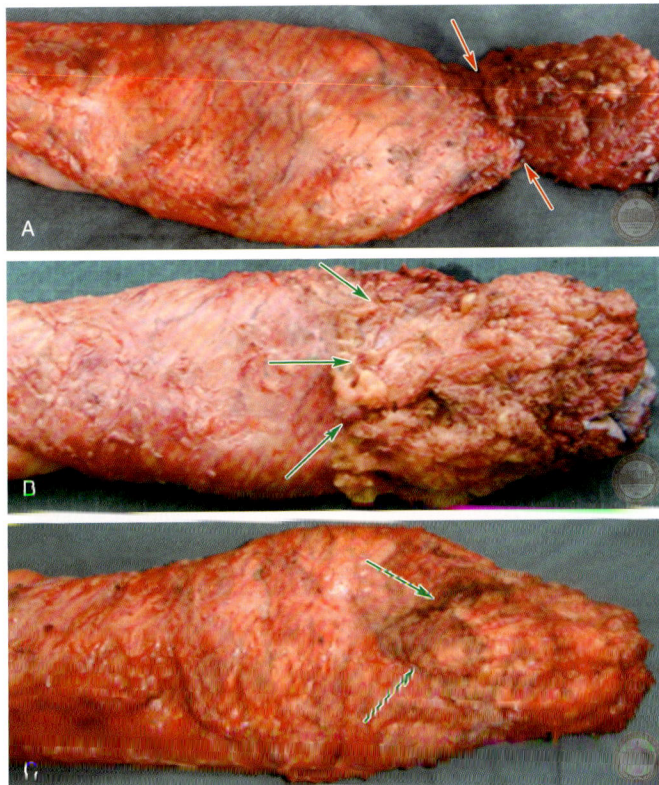

红色箭头示外科腰；绿色箭头示附着在直肠系膜上的肛提肌。

图 8-9　传统 APR 和 ELAPE 手术标本比较

A. 传统 APR；B、C. ELAPE

图 B 中切除较多的坐骨肛管间隙脂肪，标本呈柱状。

导致术后局部复发的主要原因。因此,近年来提出 ELAPE,在肛提肌起始段(约肛提肌腱弓)水平进行肛提肌的离断,提高了手术的 R_0 切除率,降低了 CRM 阳性率,有望提高肿瘤的局部控制率。此外,个体化的 ELAPE 手术,即肿瘤侧按照 ELAPE 的切除范围,在肛提肌腱弓进行肛提肌离断,而非肿瘤侧按照传统 APR 切除范围离断肛提肌,该手术方式有助于减少术后盆底缺损,降低盆底重建难度。但是,仍需要通过进一步的 RCT 研究来明确以上术式的远期肿瘤学预后。

保直肠手术是针对新辅助治疗后临床完全缓解(complete clinical response,cCR)患者的保直肠策略,其旨在克服传统根治性手术的创伤,主要包括等待观察和局部切除术两种。近期荟萃分析发现针对 cCR 行等待观察,可获得与传统根治术相似的无病生存率和远处转移率。但值得注意的是,基于国际等待观察数据库(International Watch & Wait Database,IWWD)的研究显示,针对 cCR 行等待观察策略的 2 年局部再生率高达 25.2%,其中 88% 的局部再生发生于 2 年内,97% 的再生灶位于肠腔内。因此,等待观察应强调充分的患者知情同意、严格的 cCR 诊断标准和随访监测规则。目前关于 cCR 行局部切除的证据较少,笔者课题组前期回顾性研究纳入 32 例 cCR 或接近 cCR 患者,除 3 例患者因病灶无法探及而选择等待观察,其余 29 例均采用局部切除,全组 3 年累计局部再生率为 5%,3 年肿瘤特异性生存率 100%。局部切除有助于弥补单纯等待观察无法准确判断病理完全缓解(pathological complete response,pCR)的缺陷,可使一部分 cCR 却非 pT_0 期的患者及时接受拯救手术,降低潜在局部再生风险。

(王枭杰   池 畔)

参考文献

[1] BIRBECK K F, MACKLIN C P, TIFFIN N J, et al. Rates of circumferential resection margin involvement vary between surgeons and predict outcomes in rectal cancer surgery [J]. Ann Surg, 2002, 235 (4): 449-457.

[2] BISSET I P, CHAU K Y, HILL G L. Extrafascial excision of the rectum: surgical anatomy of the fascia propria [J]. Dis Colon Rectum, 2000, 43 (7): 903-910.

[3] GARLIPP B, PTOK H, SCHMIDT U, et al. Factors influencing the quality of total mesorectal excision [J]. Br J Surg, 2012, 99 (5): 714-720.

[4] GHAREEB W M., WANG X, ZHAO X, et al. The "terminal line": a novel sign for the identification of distal mesorectum end during TME for rectal cancer [J]. Gastroenterol Rep (Oxf), 2022, 10: goac050.

[5] GRANERO-CASTRO P, MUÑOZ E, FRASSON M, et al. Evaluation of mesorectal fascia in mid and low anterior rectal cancer using endorectal ultrasound is feasible and reliable: a comparison with MRI findings [J]. Dis Colon Rectum, 2014, 57 (6): 709-714.

[6] HAJIBANDEH S, HAJIBANDEH S, MAW A. Meta-analysis and trial sequential analysis of randomized controlled trials comparing high and low ligation of the inferior mesenteric artery in rectal cancer surgery [J]. Dis Colon Rectum, 2020, 63 (6): 988-999.

[7] HUH J W, KIM Y J, KIM H R. Distribution of lymph node metastases is an independent

predictor of survival for sigmoid colon and rectal cancer [J]. Ann Surg, 2012, 255 (1): 70-78.

[8]　JAYNE D, PIGAZZI A, MARSHALL H, et al. Effect of robotic-assisted vs conventional laparoscopic surgery on risk of conversion to open laparotomy among patients undergoing resection for rectal cancer: the ROLARR randomized clinical trial [J]. JAMA, 2017, 318 (16): 1569-1580.

[9]　JIANG W Z, XU J M, XING J D, et al. Short-term outcomes of laparoscopy-assisted vs open surgery for patients with low rectal cancer: The LASRE Randomized Clinical Trial [J]. JAMA oncol, 2022, 8 (11), 1607-1615.

[10]　JONG E A D, BERGE J C E M T, Dwarkasing R S, et al. The accuracy of MRI, endorectal ultrasonography, and computed tomography in predicting the response of locally advanced rectal cancer after preoperative therapy: a meta analysis [J]. Surgery, 2016, 159 (3): 688-699.

[11]　KANEMITSU, HIRAI T, KOMORI K, et al. Survival benefit of high ligation of the infe-rior mesenteric artery in sigmoid colon or rectal cancer surgery [J]. Br J Surg, 2006, 93 (5): 609-615.

[12]　MARI G, SANTAMBROGIO G, CRIPPA J, et al. 5 year oncological outcomes of the HIGHLOW randomized clinical trial [J]. Eur J Surg Oncol, 2023, 49 (3): 641-646.

[13]　MATHIS K L, LARSON D W, DOZOIS E J, et al. Outcomes following surgery without radio-therapy for rectal cancer [J]. Br J Surg, 2012, 99 (1): 137-143.

[14]　NAGTEGAAL I D, VAN KRIEKEN J H J M. The role of pathologists in the quality control of diagnosis and treatment of rectal cancer: an overview [J]. Eur J Cancer, 2002, 38 (7): 964-972.

[15]　PARK I J, KIM J C. Adequate length of the distal resection margin in rectal cancer: from the oncological point of view [J]. J Gastrointest Surg, 2010, 14 (8): 1331-1337.

[16]　PRETE F P, PEZZOLLA A, PRETE F, et al. Robotic versus laparoscopic minimally invasive surgery for rectal cancer: a systematic review and meta-analysis of randomized controlled trials [J]. Ann Surg, 2018, 267 (6): 1034-1046.

[17]　QUIRKE P, STEELE R, MONSON J, et al. Effect of the plane of surgery achieved on local recurrence in patients with operable rectal cancer: a prospective study using data from the MRC CR07 and NCIC-CTG CO16 randomised clinical trial [J]. Lancet, 2009, 373 (9666): 821-828.

[18]　SINGH D, LUO J., LIU X T, et al. The long-term survival benefits of high and low ligation of inferior mesenteric artery in colorectal cancer surgery: a review and meta-analysis [J]. Medi-cine (Baltimore), 2017, 96 (47): e8520.

[19]　TAYLOR F G M, QUIRKE P, HEALD R J, et al. Preoperative high-resolution magnetic reso-nance imaging can identify good prognosis stage Ⅰ, Ⅱ, and Ⅲ rectal cancer best managed by surgery alone: a prospective, multicenter, European study [J]. Ann Surg, 2011, 253 (4): 711-719.

[20]　VAN DER VALK M IM, HILLING D E, BASTIAANNET E, et al. Long-term outcomes of clinical complete responders after neoadjuvant treatment for rectal cancer in the International Watch & Wait Database (IWWD): an international multicentre registry study [J]. Lancet, 2019, 391 (10139): 2537-2545.

[21]　WANG X, ZHENG Z, YU Q, et al. Impact of surgical approach on surgical resection quality in mid- and low rectal cancer, a bayesian network meta-analysis [J]. Front Oncol, 2021, 11: 699200.

[22]　YOR Y N, HARRIMAN H M, PATTERSON, et al. The American society of colon and rectal surgeons clinical practice guidelines for the management of rectal cancer [J]. Dis Colon

Rectum, 2020, 63 (9), 1191-1222.

［23］ ZHANG X, DING R, LI J, et al. Efficacy and safety of the "watch-and-wait" approach for rectal cancer with clinical complete response after neoadjuvant chemoradiotherapy: a meta-analysis [J]. Surg Endosc, 2022, 36 (4): 2233-2244.

［24］ 陈孝平, 汪建平, 赵继宗. 外科学 [M]. 9 版. 北京: 人民卫生出版社, 2018.

［25］ 池畔, 黄颖, 黄胜辉. 直肠癌新辅助治疗后行保直肠手术的争议和前景 [J]. 中华消化外科杂志, 2020, 19 (3): 267-274.

［26］ 国家卫生健康委员会医政司, 中华医学会肿瘤学分会. 国家卫生健康委员会中国结直肠癌诊疗规范 (2023 版) [J]. 中华胃肠外科杂志, 2023, 26 (6): 505-528.

［27］ 黄颖, 黄胜辉, 池畔, 等. 低位直肠癌强化或全程新辅助治疗后保直肠手术的疗效初探 [J]. 中华胃肠外科杂志, 2020, 23 (3): 281-288.

09 第九章
直肠癌根治术相关应用解剖

直肠癌根治术相关血管与神经结构常相互伴行,紧密关联。如 IMA 与 IMP、NVB 相关的血管和神经相互伴行等。此外,直肠脏器发育过程中,直肠系膜与周围盆筋膜和后腹膜相互压榨融合,与直肠系膜周围自主神经形成特有的膜与自主神经局部解剖关系。因此,应系统地了解血管、神经、局部解剖和膜解剖关系。

一、血管解剖

传统教科书认为,直肠由 SRA、直肠下动脉(inferior rectal artery,IRA)和骶正中动脉共同供血。其中,SRA 为 IMA 的直接延续;IRA 起自髂内动脉前干。复习既往发表的文献,关于直肠的血供,目前命名较为混乱。部分文献将 IRA 命名为直肠中动脉(middle rectal artery,MRA),而将肛管动脉命名为 IRA,本书采用此定义(图 9-1)。

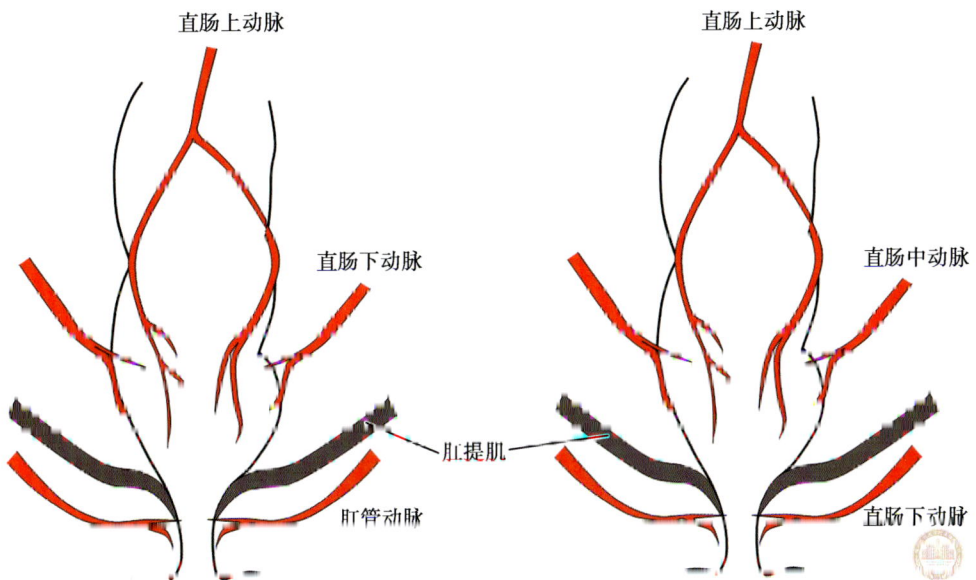

图 9-1 不同文献对直肠供血动脉定义的差异

1. IMA 的应用解剖　IMA 根部位置相对恒定,于腹主动脉分叉上方约 4~5cm 的前壁发出。文献报道 IMA 根部距十二指肠水平部的平均距离为 0.4cm±2.2cm。与十二指肠水平部的关系方面:约 70% 患者的 IMA 起自十二指肠水平部下缘水平以下,30% 患者的 IMA 根部水平等于或高于十二指肠水平部下缘。因此,对 IMA 根部水平较高的患者,在 IMA 根部行高位结扎时,应注意勿损伤十二指肠和邻近空肠。

IMA 分出 LCA 和 SA 的形态很多,根据不同的分支形态定义,文献报道的比例较为混乱。从实用角度上讲,笔者建议将 IMA 的分支形态分为 3 类(图 9-2):①Ⅰ型,LCA 和 SA 分开发出型,约占 50%;②Ⅱ型,LCA 和 SA 共干型,约占 40%;③Ⅲ型,LCA 和第 1 支 SA 并行发出型,占 10%。

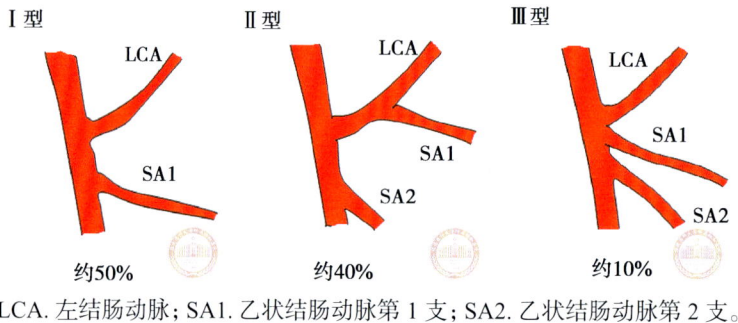

LCA. 左结肠动脉;SA1. 乙状结肠动脉第 1 支;SA2. 乙状结肠动脉第 2 支。

图 9-2　IMA 的分支示意图

2. MRA 的应用解剖　MRA 存在与否,目前存在争议,定义较混乱。文献报道 MRA 的发生率约为 12%~97%。目前根据解剖部位,将 MRA 分为 2 型(图 9-3):①侧方型(发生率 20%~30%),MRA 伴随直肠侧韧带支配直肠系膜;②前侧方型(发生率 84%~95%),MRA 伴随着 NVB,发出分支供应直肠系膜。笔者认为,在分离盆两侧方和前侧方间隙时,可用超声刀直接慢挡凝切 MRA,而 MRA 微出血后的止血过程是 NVB 损伤的主要原因(详见后述)。

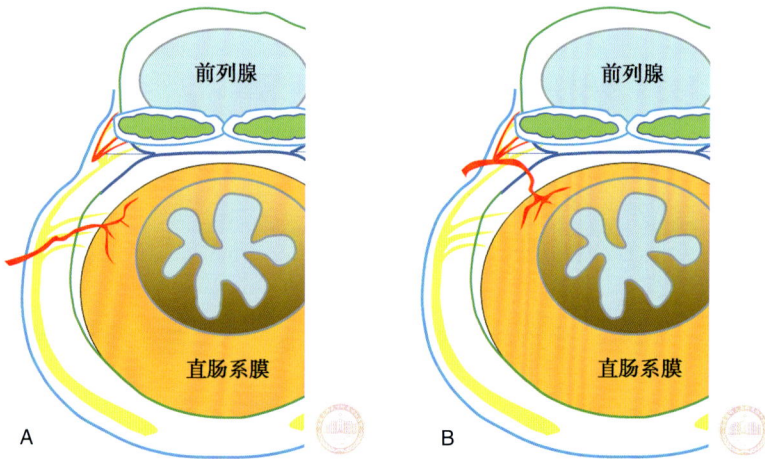

图 9-3　MRA 分型

A. 侧方型 MRA;B. 前侧方型 MRA。

3. Griffiths 关键点和 Riolan 弓　详见第六章根治性左半结肠切除术。值得注意的是,对于无 Riolan 弓存在的患者,游离脾曲、剪裁降结肠系膜时,应于 LCA 分出升支和降支的分叉点内侧进行系膜裁剪和 LCA 的结扎,以防止 LCA 结扎水平以下的降结肠缺血(图 9-4)。

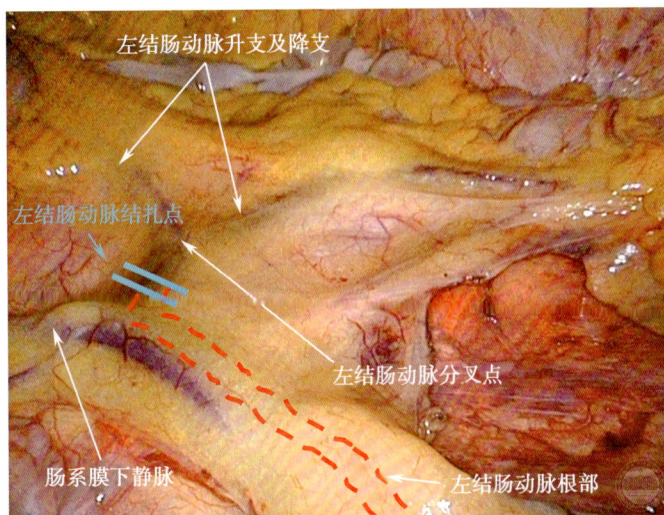

图 9-4　LCA 升降支及分叉点示意图
注意勿损伤 LCA 分叉点和 LCA 降支。

二、神经解剖

1. 直肠相关自主神经解剖概述　腹腔丛的下行纤维及 T_{12}、L_1、L_2 的交感神经纤维组成腹主动脉丛(abdominal aortic plexus,AAP),AAP 在 IMA 根部移行为 IMP,IMP 向下至腹主动脉分叉水平移行为 SHP;此外,SHP 同时接收来自交感干的 L_1、L_2 腰内脏神经。SHP 向下移行,紧贴着骶骨岬水平下方 1~2cm 处移行为左右 HN,HN 恒定位于输尿管内侧 3~5cm 处。HN 沿盆侧壁继续向下走行,大约在 S_3 椎体水平由直肠系膜后方转向两侧方,与骶孔发出的 S_2~S_4 盆内脏神经(属副交感神经)汇合,并收纳两侧骶交感干,形成下腹下丛(即盆丛)。盆丛进一步在各盆脏器周围形成直肠丛、膀胱丛和前列腺丛(图 9-5)。

综上,盆丛的交感神经成分来自从 IMP 下行的 HN 和骶交感干;副交感神经成分来自 S_2~S_4 组成的盆内脏神经。正常的性功能和排尿功能由交感神经 - 副交感神经 - 躯体神经系统共同支配。在性功能方面,副交感神经司勃起,交感神经司射精功能。排尿功能方面,交感神经兴奋可促进膀胱颈收缩,同时抑制膀胱逼尿肌收缩,以协助储尿;而副交感神经兴奋可松弛膀胱颈,并促进膀胱逼尿肌收缩,使尿液排出。在不同水平损伤相关自主神经,将导致不同的排尿和性功能障碍(图 9-6)。

(1)在 HN 汇入盆丛水平以上损伤自主神经,主要为交感成分损伤,导致射精障碍,如逆行射精、无射精。排尿功能方面表现为膀胱功能紊乱,如尿急、尿频,在妇女患者中可导致压力性尿失禁。

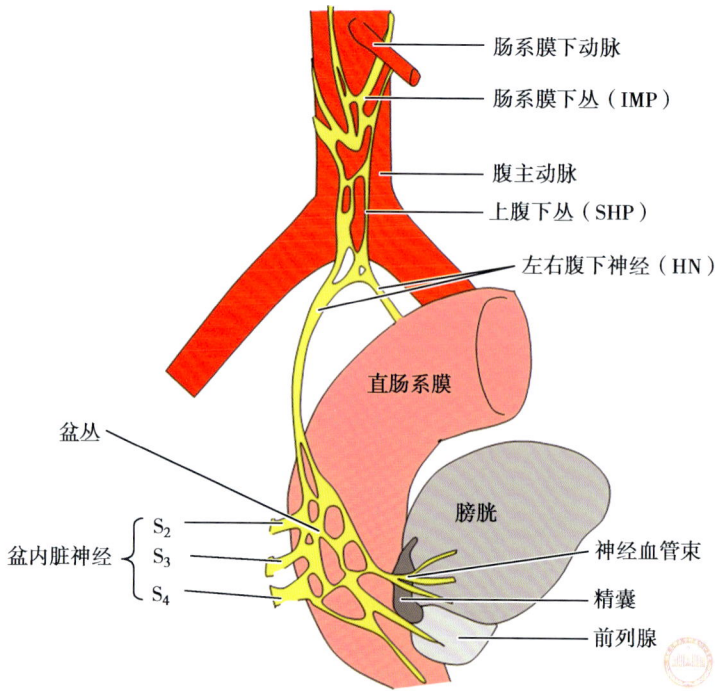

图 9-5   直肠相关自主神经系统

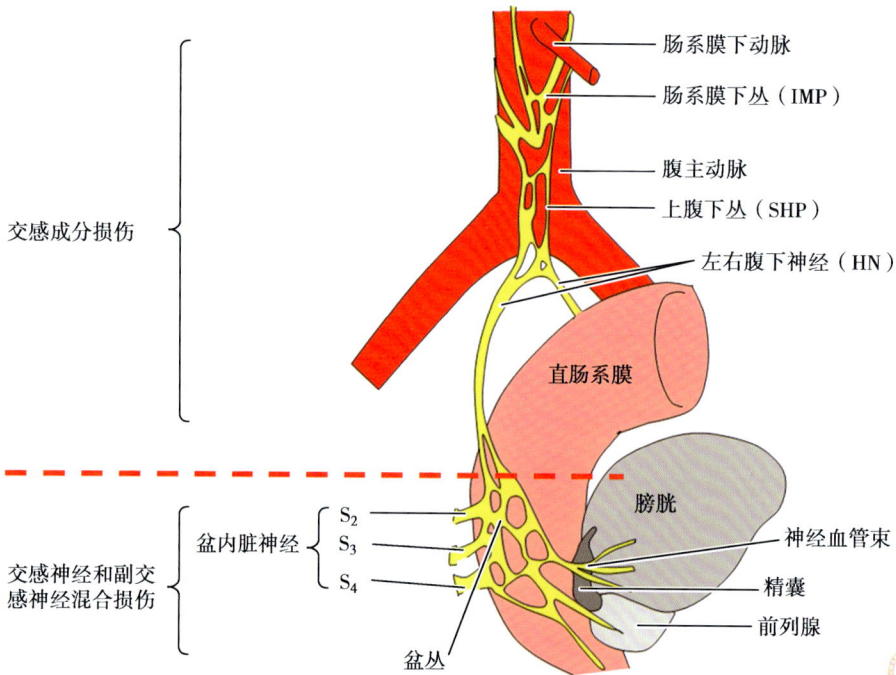

虚线示 HN 注入盆丛水平。

图 9-6   在不同水平损伤相关自主神经,将导致不同的排尿和性功能障碍

(2)在 HN 汇入盆丛水平以下盆丛水平损伤自主神经：为交感神经和副交感神经混合损伤。性功能方面，表现为勃起和射精功能障碍。排尿功能方面，常表现为排尿障碍。

2. 自主神经的应用解剖　直肠癌根治术中最容易损伤自主神经的 4 个部位包括：IMA根部；骶骨岬前方；直肠两侧壁；直肠前壁靠近精囊的后外侧（图 9-7）。接下来将着重叙述这 4 个部位的自主神经相关局部解剖关系。

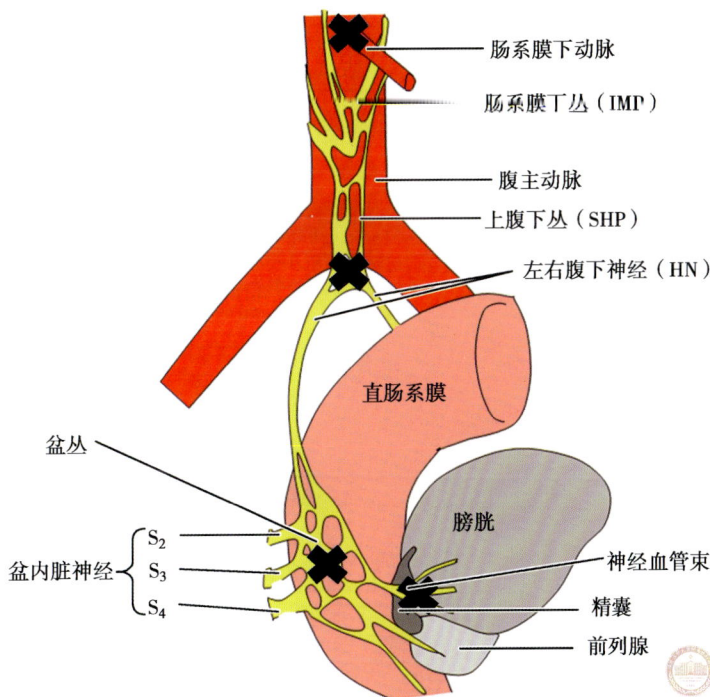

图 9-7　直肠癌根治术容易损伤的 4 个部位

(1)IMA 根部（易损伤 IMP）：IMA 根部由自主神经丛（即 IMP）包绕。目前关于 IMA 根部与周围自主神经的关系以及 IMA 结扎水平仍存争议。IMA 根部周围有 IMP 的左、右侧束经过，两侧束间存在束间交通支。结合文献和笔者术中观察认为，IMA 起点部位无自主神经分布（"天窗"），为 IMA 根部结扎的最适点（图 9-8）。Nano 等研究发现，IMP 右侧束与IMA 根部无交叉，IMP 左侧束不是从 IMA 根部发出，与 IMA 主干交叉点距离 IMA 起点约1.2cm。因此，IMA 起始部是唯一无自主神经分布的区域，也是 IMA 结扎的唯一安全点。

对于高位结扎 IMA 的具体结扎水平，亦无统一意见。诚然，以 IMP 左侧束作为 IMA 离断的解剖学标志可以有效保护左侧束。但对于术中发现 IMP 水平以下淋巴结肿大的病例，仍应行 IMP 水平以下的清扫。笔者基于尸体解剖发现，与 IMP 左侧束致密融合的结缔组织结构本质上是 IMA 的血管鞘，由 APP 在 IMA 前方移行形成。如显露了 IMA 根部后，切开其动脉鞘，沿鞘内向上分离即可保护左侧束免受热损伤，分离后血管鞘左侧壁在 IMP 左侧束以远水平切断，可保证 IMP 左侧束的完整保留，而 IMA 血管可在根部水平切断，从而保证IMP 束间淋巴脂肪组织的完整清扫（图 9-9~图 9-11）。

此外,IMP 构成了 IMA 动脉鞘的一部分,由于直肠癌手术中主刀站位于患者右侧,当 IMA 挑起时,IMA 坚实的血管鞘结构会将 IMP 左侧束向上提起,并背对于主刀视野,易导致 IMP 左侧束损伤(图 9-12、图 9-13)。

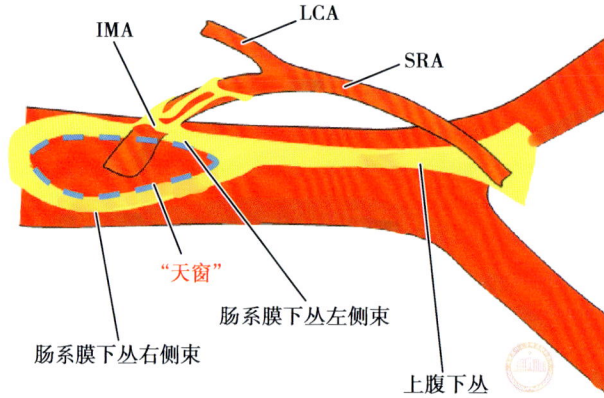

IMA. 肠系膜下动脉;LCA. 左结肠动脉;SRA. 直肠上动脉。

图 9-8 IMA 根部与 IMP 的"天窗"示意图

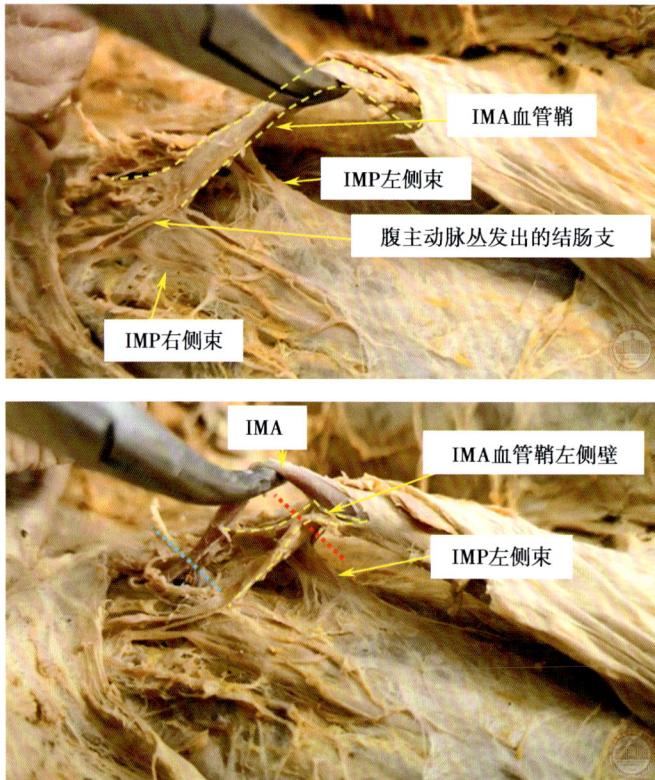

黄色虚线示 IMA 血管鞘;红色虚线示血管鞘切断水平;蓝色虚线示 IMA 根部结扎水平;IMA. 肠系膜下动脉;IMP. 肠系膜下丛。

图 9-9 IMP 左侧束与 IMA 血管鞘紧密融合

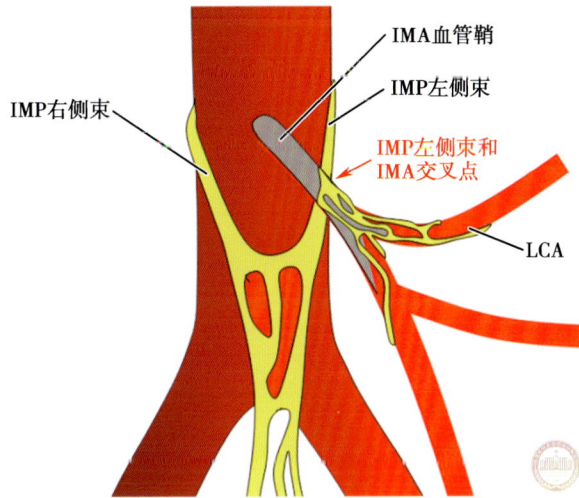

IMA. 肠系膜下动脉；IMP. 肠系膜下丛；LCA. 左结肠动脉。

图 9-10　IMA 血管鞘与 IMP 左侧束关系示意图

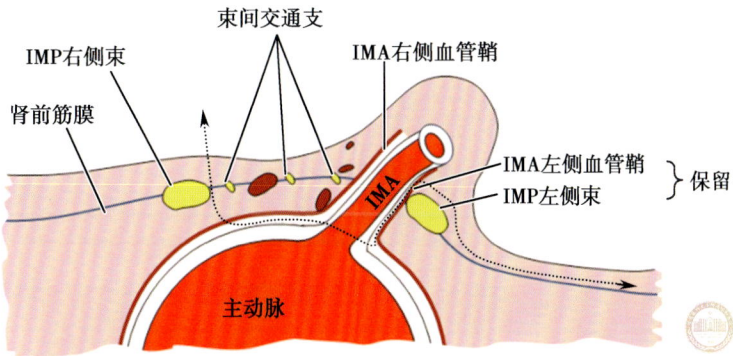

黑色虚线示鞘内分离；IMA. 肠系膜下动脉；IMP. 肠系膜下丛。

图 9-11　IMA 鞘内分离技术示意图

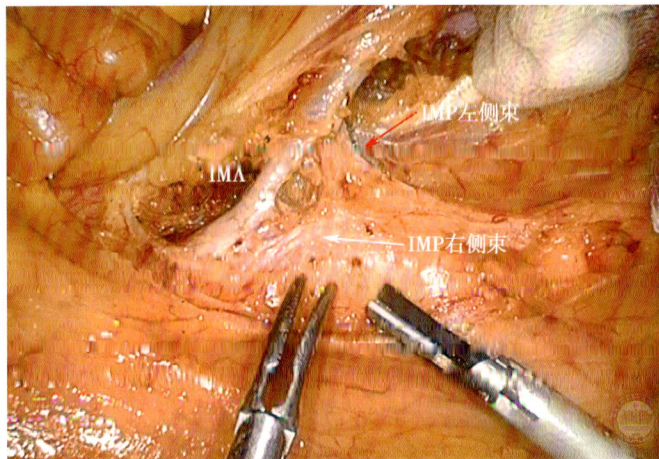

IMA. 肠系膜下动脉；IMP. 肠系膜下丛。

图 9-12　IMA 裸化的血管鞘结构将 IMP 左侧束向上提起（红色箭头），并扩大术野视野。

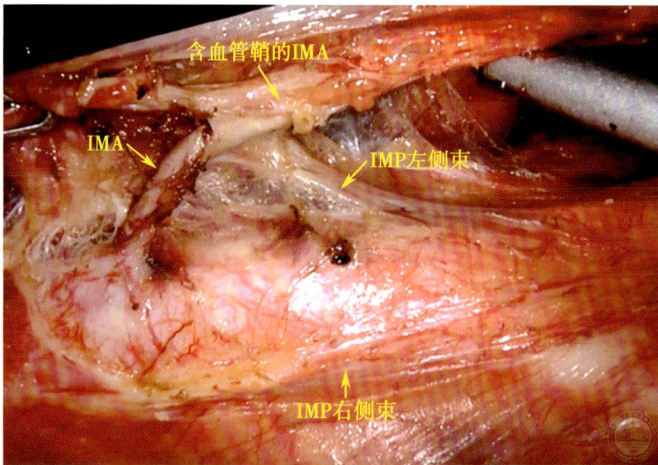

IMA.肠系膜下动脉；IMP.肠系膜下丛。

图 9-13　IMA 血管鞘与 IMP 左侧束关系（机器人视野）

　　(2)骶骨岬前方(易损伤 SHP 和 HN)：由于骶骨岬水平 SHP 和 HN 显示不清，且双侧 HN 分开处 HN 紧贴直肠系膜后方，向两侧前下方走行时紧贴直肠系膜两侧，故易损伤。笔者通过活体术中解剖发现，两侧直肠旁沟皱褶恰是直肠系膜两侧缘与 HN 及盆神经的投影线，有助于术中定位并主动寻找 HN(图 9-14)。此外，应按照"骶前隧道式"分离原则，在直肠后间隙充分显露后(因直肠后间隙无自主神经分布)，再进行直肠两侧间隙的分离，这样可避免损伤双侧 HN。

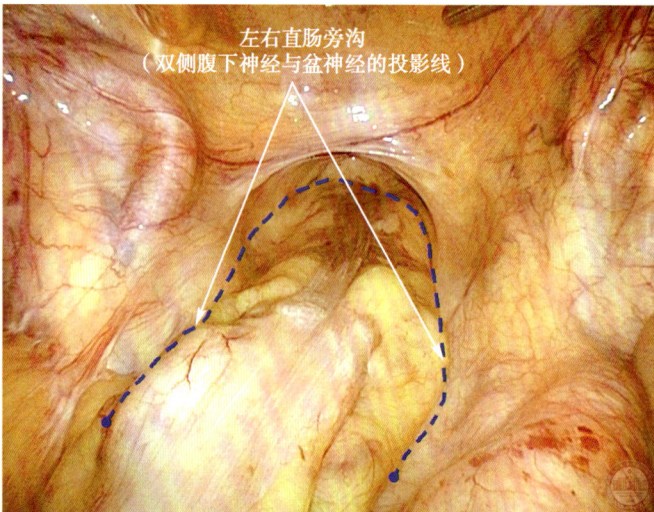

图 9-14　直肠旁沟皱褶是直肠系膜两侧缘与 HN 及盆神经的投影线

　　(3)直肠两侧壁(易损伤盆丛)：男性盆丛位于腹膜后直肠两侧，尸体解剖的标本上大致是一个有孔的四边形结构，其前部与精囊尾部相对，故精囊是术中辨认盆丛的标志(该区域实际上是盆丛发出的末梢支 NVB 精囊部，详见后述)。近年有研究发现盆丛是位于邓氏筋膜两侧、直肠前外侧方,而非直肠左右两侧。术中由于直肠受牵拉,使得盆丛后移,变成侧方的解剖结构。

目前,关于直肠两侧间隙的侧韧带结构仍存在争议,有研究认为侧韧带是由术中牵拉造成。结合文献及术中观察,我们认为所谓的侧韧带其实是由双侧盆丛发出的直肠支及细小的伴行血管(即 MRA)构成(图 9-15、图 9-16)。盆丛与盆腔筋膜的空间位置关系详见后述。

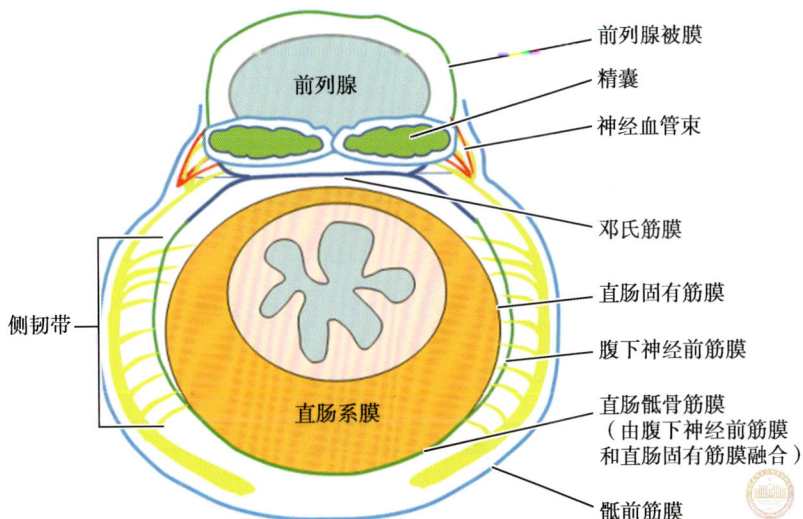

图 9-15 盆丛发出直肠支构成"侧韧带",分隔"神圣平面"示意图

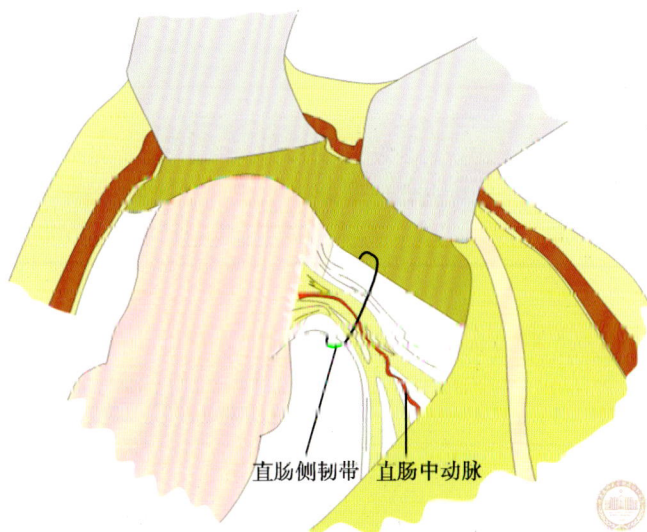

图 9-16 侧韧带示意图(开放视野)

资料来源:《结直肠系膜、筋膜和间隙的定义及名称
中国专家共识(2023 版)》,笔者绘。

（4）直肠前壁靠近精囊的后外侧（易损伤 NVB）：NVB 由盆神经丛发出的脏支和髂内动静脉发出的末梢支共同组成，在前列腺后外侧（相当于直肠的 2 点、10 点方向）聚集而成海绵状盘绕，其分支形成阴茎海绵体神经，与勃起有关。NVB 是 TME 术中损伤的高危区域，其损伤是术后排尿和性功能障碍的重要原因之一。在男性，根据 NVB 走行，对应不同的脏器水平，笔者将 NVB 分为精囊部、前列腺部、海绵体部（图 9-17）。

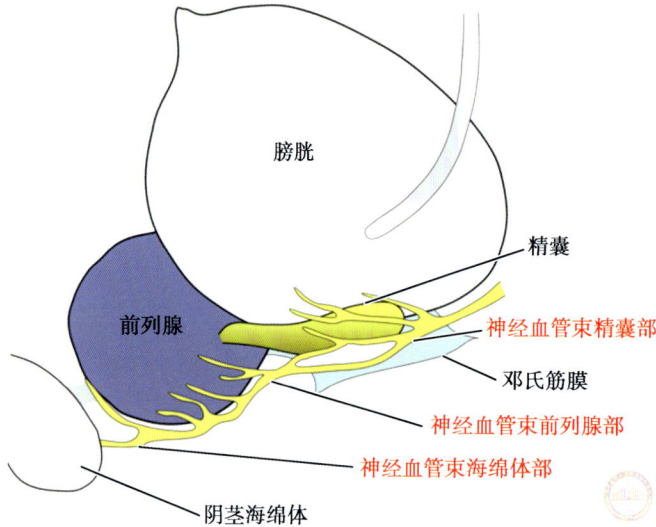

图 9-17   NVB 的分段图示

实际上盆丛和邓氏筋膜、腹下神经前筋膜在直肠两前侧方融合，该图省略，详见后述。

1）NVB 精囊部：两侧 NVB 走行于直肠的前外侧（图 9-18、图 9-19），故在直肠两侧间隙向前分离至精囊尾部时，应及时弧形内拐，避免盲目地从精囊尾部外侧切开而损伤 NVB（图 9-20）。此外，NVB 和邓氏筋膜的关系较为复杂，关于该水平邓氏筋膜的保留问题是目前的研究热点，详见后述。

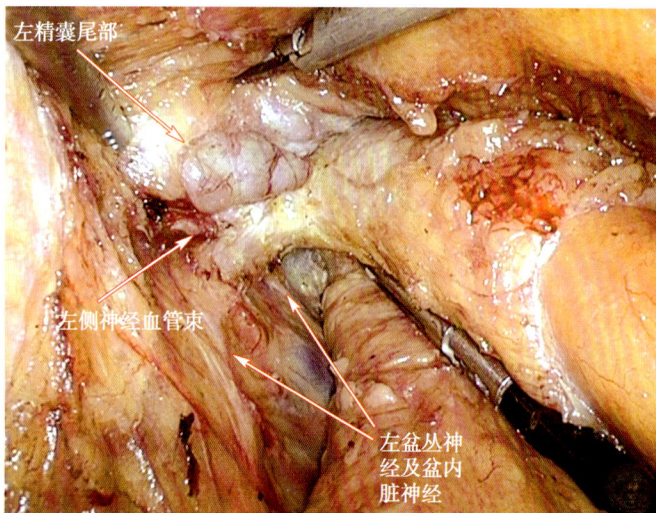

图 9-18   NVB 的术中解剖（腹腔镜视野）

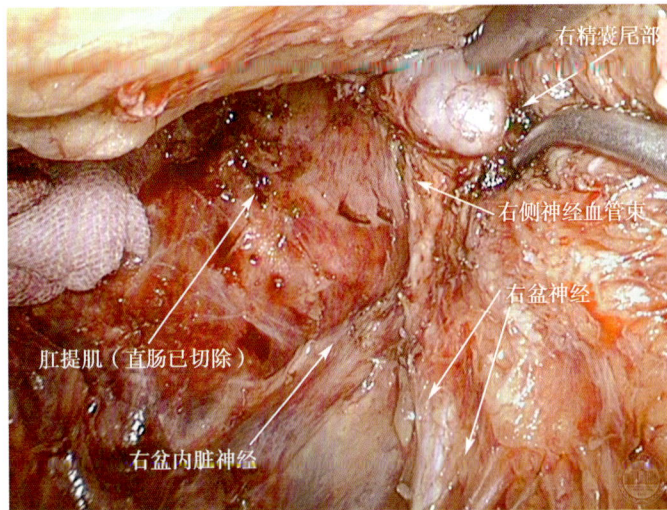

图 9-19 NVB 的术中解剖（腹腔镜视野）

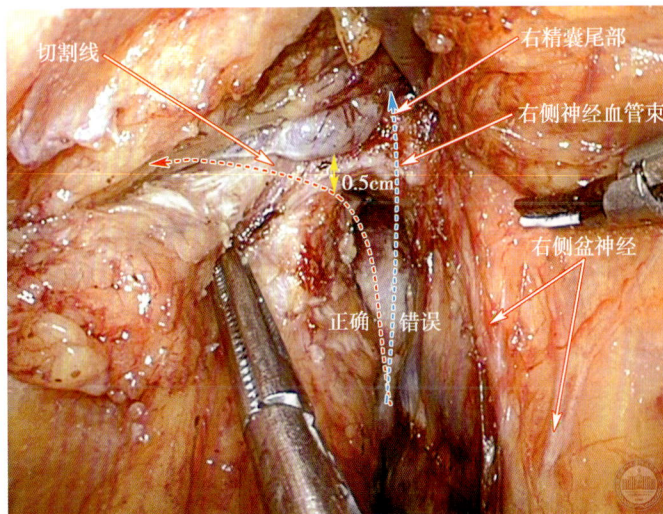

图 9-20 NVB 位于邓氏筋膜前外侧，在直肠两侧间隙
向前分离至精囊尾部时，应及时弧形内拐

2）NVB 前列腺部：在前列腺水平，NVB 前列腺部位置深在，且背对经腹分离视野，在直肠前侧方分离时容易损伤致其出血。笔者曾开展小样本双盲回顾性研究，发现前列腺水平 NVB 术中微出血，在止血过程中将损伤患者短期排尿功能和长期性功能。由于该水平 NVB 各血管神经分支细小，术中不易分离保护，故笔者建议将 NVB 神经血管及其所包绕的脂肪组织当作一整体（即"NVB 脂肪垫"）进行保护。通过活体和尸体对照研究发现，NVB 前列腺部位于肛提肌内侧、前列腺后外侧、直肠系膜前外侧的狭小三角空间内（图 9-21）。采用尸体标本从头侧向尾侧连续断层切片观察，在前列腺底水平，NVB 脂肪垫与直肠系膜广泛重叠，对应至术中，提示该重叠区域本质上是 NVB 发出支配直肠的直肠支，术中须及时凝切

（图 9-22）。在前列腺中部水平，NVB 脂肪垫与直肠系膜关系仍密切。而到前列腺尖水平，NVB 脂肪垫向腹侧移行，进入尿生殖膈，与直肠系膜关系疏松，对应至术中水平，相当于近肛提肌裂孔水平高度。

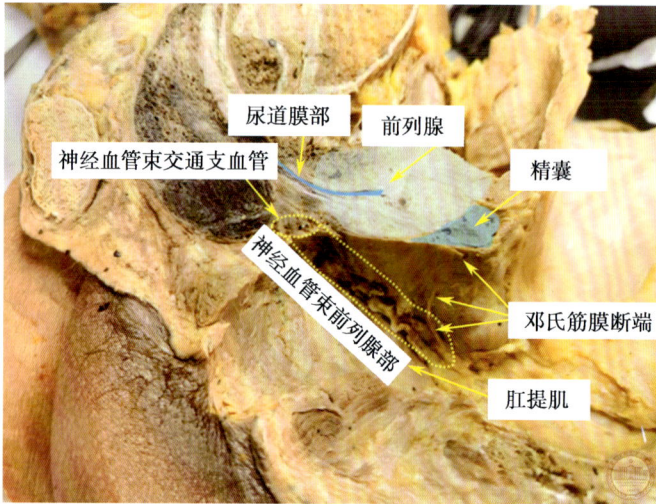

图 9-21　NVB 前列腺部
位于肛提肌内侧、前列腺后外侧、直肠系膜前外侧的
狭小三角空间内；直肠系膜已挪除。

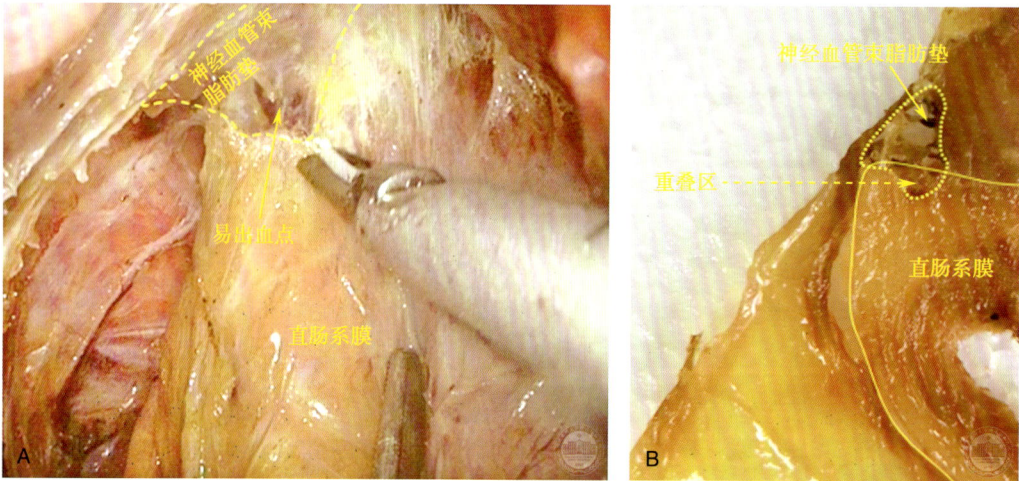

图 9-22　前列腺底水平 NVB 脂肪垫观察
A. NVB 脂肪垫（腹腔镜视野）；B. NVB 脂肪垫与直肠系膜广泛重叠（尸体标本）。

　　3）NVB 海绵体部：约相对应于男性直肠尿道肌水平（即肛提肌裂孔水平）。详见直肠尿道肌相关描述。

三、局部解剖

TME 涉及的重要局部解剖主要是直肠尿道肌,该区域是大多数结直肠外科医师的解剖认识盲区。另 Hiatal 韧带、肛提肌、耻骨直肠肌结构详见分章节。

TaTME 尿道损伤率约 0.5%~0.8%,APR 亦有相关尿道损伤的报道。损伤部位多位于尿道膜部。与后外侧象限相比,男性肛提肌裂孔水平直肠前方无明显解剖学平面,且与尿道膜部毗邻。笔者基于尸体解剖发现,于尿道膜部区域,约平肛提肌裂孔水平,见直肠纵肌向尾侧腹侧移行,其向腹侧移行肌束形成直肠尿道肌,向腹侧附着于尿道膜部。头侧毗邻前列腺尖,见会阴深横肌断面。在直肠尿道肌后缘与直肠纵肌之间见两侧 NVB 的交通血管(图 9-23)。进一步组织学观察证实直肠尿道肌和会阴深横肌肌纤维疏松,且均富含 NVB 来源的细小神经和血管(即 NVB 海绵体部),经腹分离时如损伤,易致出血而在止血过程中损伤 NVB 组织。另一方面,直肠尿道肌将直肠前壁向腹侧牵拉,参与形成肛直角(图 9-23)。故经会阴分离时如不及时向直肠侧靠拢,则可能切割至尿道膜部致损伤。

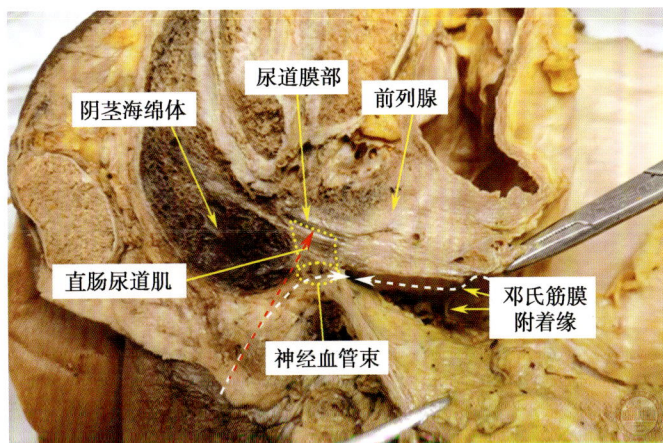

黄色方虚框示直肠尿道肌;黄色圆虚框示 NVB 海绵体部;白色虚线箭头示经腹和经会阴直肠前间隙分离路线;红色虚线箭头示错误分离路线,损伤 NVB 和尿道膜部。

图 9-23　直肠尿道肌(尸体标本)

肛提肌裂孔水平直肠前间隙的解剖模式图见图 9-24。经腹 TME 直肠前间隙分离至约平前列腺尖水平,则前方解剖学平面消失,经会阴入路分离时,应以前列腺和双侧 NVB 为标记,靠近直肠侧切断直肠尿道肌(图 9-25)。保留会阴浅横肌和会阴深横肌及其 NVB 支配,并注意直肠尿道肌牵拉形成肛直角对分离路线的影响,避免尿道膜部损伤。

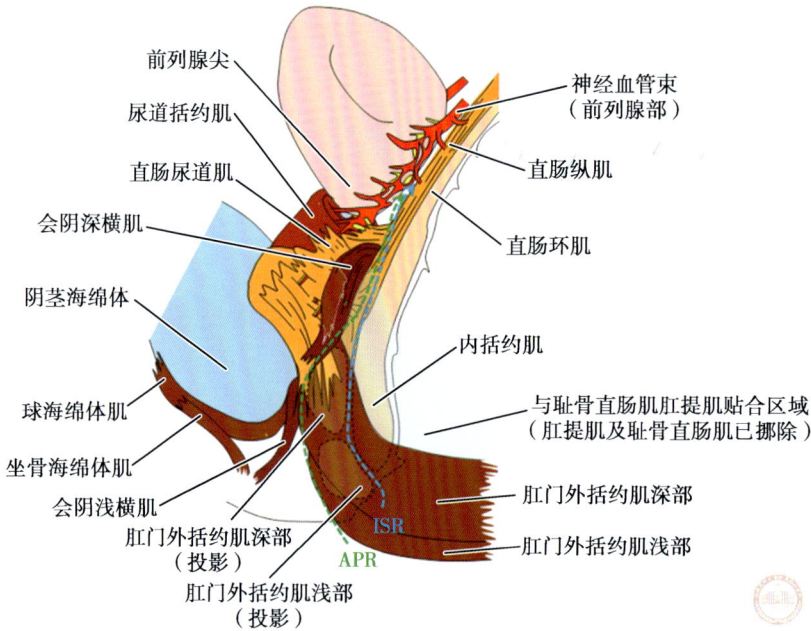

前列腺尖

尿道括约肌

直肠尿道肌

会阴深横肌

阴茎海绵体

球海绵体肌

坐骨海绵体肌

会阴浅横肌

肛门外括约肌深部
（投影）

肛门外括约肌浅部
（投影）

神经血管束
（前列腺部）

直肠纵肌

直肠环肌

内括约肌

与耻骨直肠肌肛提肌贴合区域
（肛提肌及耻骨直肠肌已挪除）

肛门外括约肌深部

肛门外括约肌浅部

ISR

APR

APR. 腹会阴联合切除术；ISR. 经括约肌间切除术。

图 9-24　肛提肌裂孔水平直肠前间隙的解剖模式图

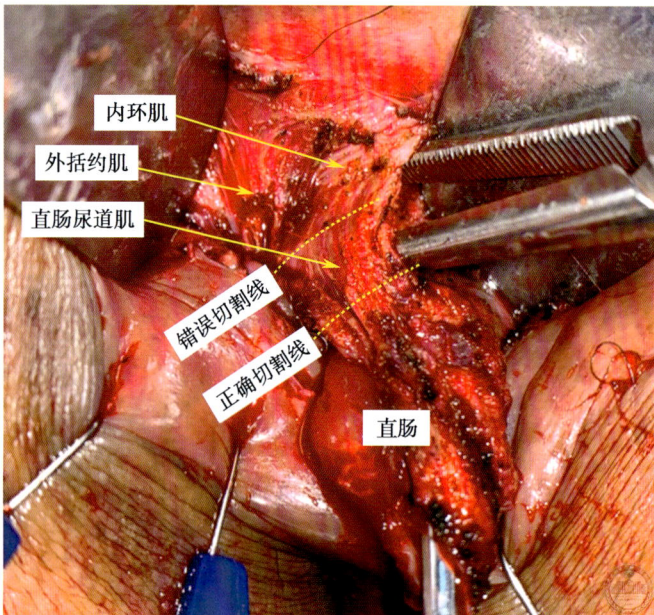

内环肌

外括约肌

直肠尿道肌

错误切割线

正确切割线

直肠

图 9-25　经会阴分离时靠近直肠侧切断直肠尿道肌
（混合入路经括约肌间切除术中）

四、膜解剖

1. 左腹膜后间隙分离的膜解剖

（1）左原始后腹膜的定义：胚胎时期,后肠肠系膜的脏腹膜（左半结肠系膜背侧叶）和壁腹膜发生融合（图 9-26）,形成左 Toldt 间隙（筋膜）,使左半结肠固定于后腹壁。在旋转融合结束后,这一部分壁腹膜由于融合,已经变为腹膜后结构,而非壁腹膜结构,亦不参与成人腹膜腔的壁腹膜构成（图 9-26 红色虚线）。由于目前关于该结构,文献和教科书均无公认医学命名,故我们提出左原始后腹膜的概念,究其本质,相当于与左半结肠系膜背侧叶融合前的壁腹膜。因此,左原始后腹膜并非全新的解剖结构,而是对胚胎时期融合前壁腹膜的新认识,但有别于成人腹膜腔的壁腹膜。笔者在 77.1% 的患者中,分别从外侧入路和中央入路分离左结肠后间隙时,可观察到明显的"错层现象"和典型的左原始后腹膜结构。其表现为一层内外侧入路之间的刚性筋膜屏障,为一层致密半透明结缔组织筋膜（图 9-27）。从尸体标本中,可清晰追溯左原始后腹膜走行,因该筋膜的存在,使中央入路和外侧入路走行于不同的分离层面,其中外侧入路分离平面较浅（图 9-26、图 9-28）。

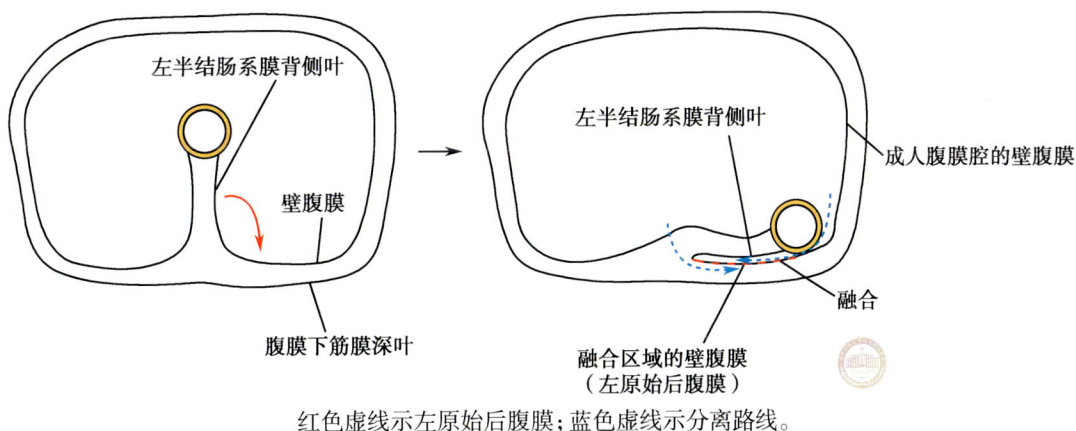

红色虚线示左原始后腹膜；蓝色虚线示分离路线。

图 9-26　后肠旋转倒卧过程和左原始后腹膜形成的胚胎学原理

（2）左原始后腹膜的临床意义：中央入路是左半结肠癌与直肠癌分离左腹膜后间隙与 D3 根治的共同通道,手术实践中常走错间隙,中央入路多数走在肾前筋膜后方,影响左半结肠系膜背侧叶的完整性,且可能进一步损伤 IMP 及输尿管（资源 9-1）。

中央入路常走深间隙的原因有：①IMA 根部与乙状结肠系膜根部致密而曲隆。与直肠后方间隙不同,左半结肠系膜根部见沟通左半结肠系膜和腹膜后组织的通道,故无明显的外科学平面（图 9-29）。此外,我们发现 IMA 根部与乙状结肠系膜根部可观察到大量从 SHP 发出的支配包绕 IMA 血管蒂的神经纤维,导致该区域较致密（图 9-30~图 9-33、资源 9-2）。②越靠近左结肠旁

资源 9-1
中央入路走错间
隙剥离肾前筋膜

沟,左 Toldt 间隙越大,反之越靠近中央根部左 Toldt 间隙越致密,易走错(图 9-34、图 9-35)。故如从中央入路分离,容易在切断 SHP 分支的同时沿着该区域直接进入肾前筋膜深面,从而使分离平面过深(图 9-36、图 9-37 路线①)。

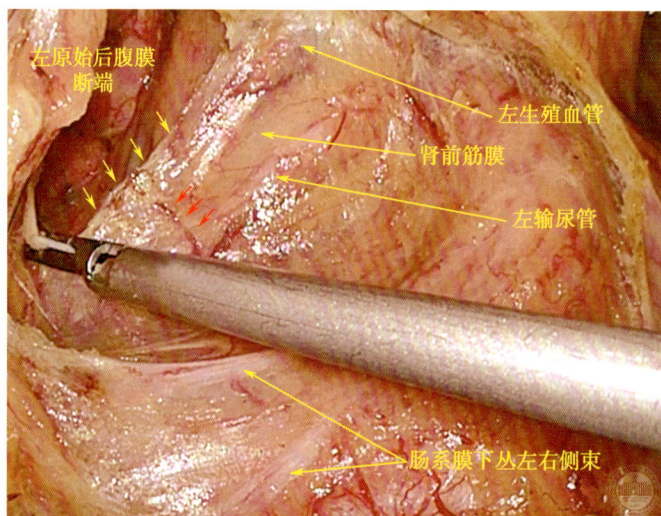

图 9-27 中央入路分离
切开内外入路之间的筋膜屏障(黄色箭头)和筋膜滋养血管(红色箭头)。

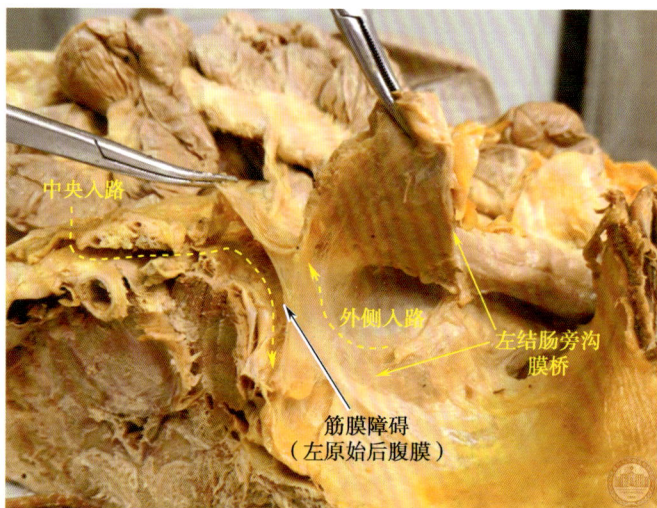

图 9-28 内外入路汇合处的筋膜障碍,其本质为
左原始后腹膜(尸体标本横断面解剖)

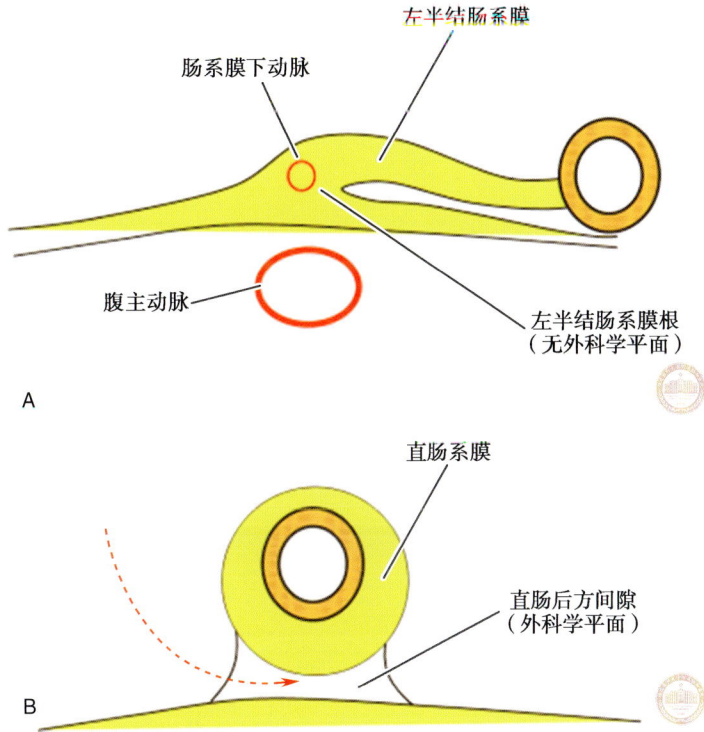

图 9-29　左半结肠系膜根和直肠后方间隙示意图

A. 左半结肠系膜根；B. 直肠后方间隙。

左半结肠系膜根无外科学平面，注意与直肠后方间隙外科学平面区别。

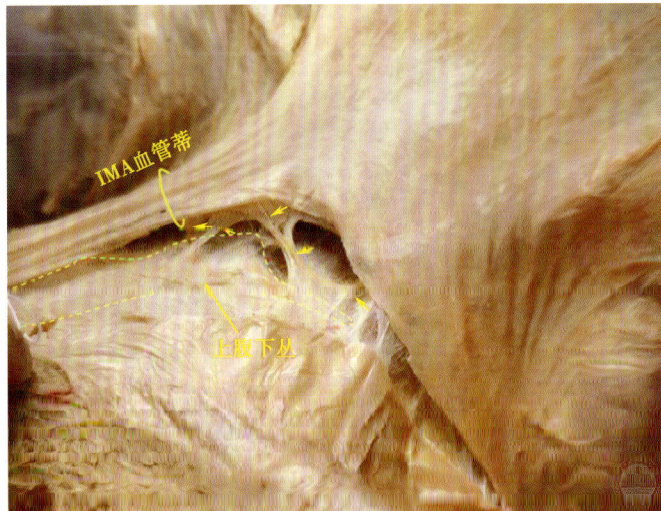

黄色短箭头示靠近左半结肠系膜根观察到的大量从 SHP 发出的包绕
IMA 血管蒂的神经纤维；IMA. 肠系膜下动脉。

图 9-30　左半结肠系膜根(尸体解剖)

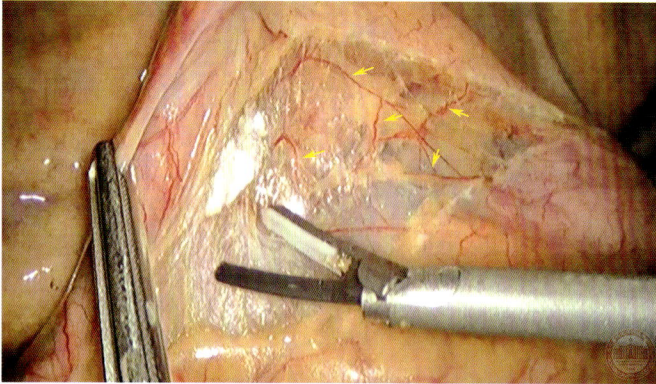

黄色短箭头示靠近左半结肠系膜根观察到的大量从 SHP 发出的
包绕 IMA 血管蒂的神经纤维。

图 9-31   左半结肠系膜根(活体解剖)

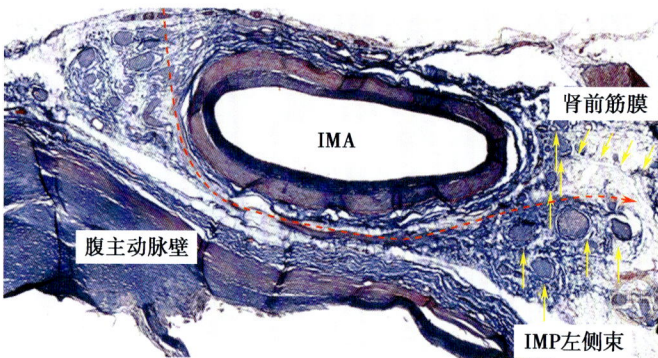

IMA. 肠系膜下动脉;IMP. 肠系膜下丛。

图 9-32   IMA 根部来源于 IMP 左侧丛的致密神经纤维
(Masson 染色,高倍视野)

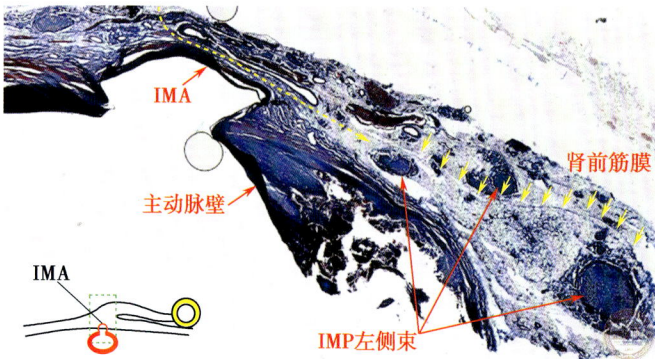

资源 9-2
左 Toldt 间隙分
离观察膜桥神经
纤维

IMA. 肠系膜下动脉;IMP. 肠系膜下丛。

图 9-33   IMA 根部来源于 IMP 左侧丛的致密神经纤维
(Masson 染色,高倍视野)

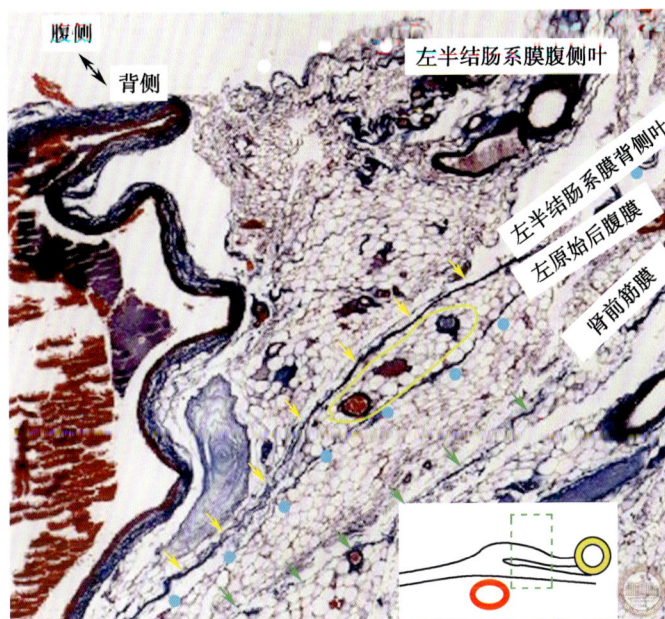

图 9-34 左 Toldt 间隙的膜解剖结构（Masson 染色，高倍视野）

解决中央入路走错间隙，有 2 种方法：①腹腔镜头侧入路，IMV 水平的左 Toldt 间隙较为疏松，更容易进入正确的分离层面；②腹腔镜外侧入路为主的混合入路（资源 9-3、资源 9-4），在进行左腹膜后间隙分离时，应先行外侧入路分离（图 9-37 路线②），尽可能缩短中央入路的分离距离，然后转由中央入路分离，与外侧入路会师（图 9-37 路线③）。

资源 9-3
左 Toldt 间隙分离的理想状态

资源 9-4
混合入路骶骨岬以下

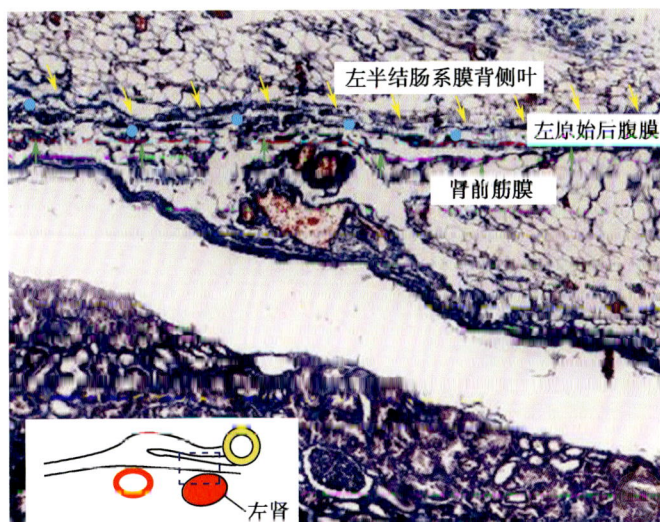

图 9-35 左 Toldt 间隙的膜解剖结构（Masson 染色，高倍视野）

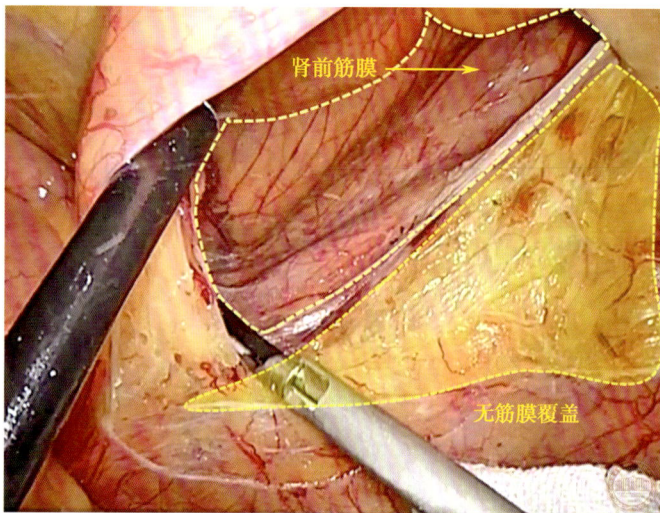

图 9-36   中央入路走深间隙（走行至肾前筋膜后方）

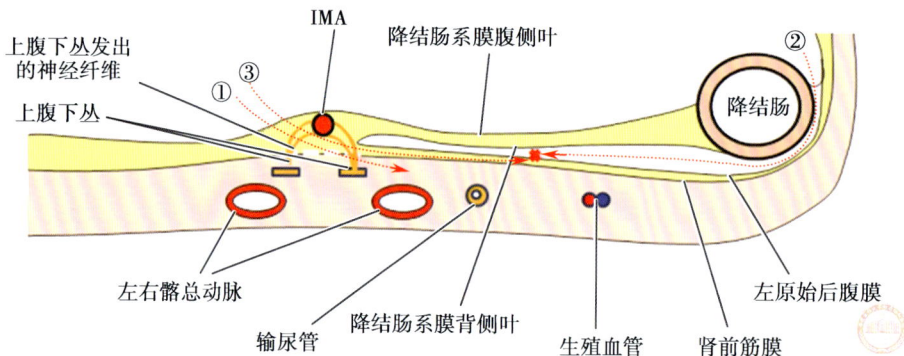

①示从上腹下丛致密区开始分离,在切断上腹下丛神经分支的同时平面分离过深,进入肾前筋膜后方;②示外侧入路分离;③示中央入路分离,在路线②和路线③之间切断左原始后腹膜,内外入路会师;IMA.肠系膜下动脉。

图 9-37   左腹膜后间隙分离示意图（轴位）

2. 直肠环周分离膜解剖

（1）直肠后方间隙的膜解剖：中低位直肠的游离过程中,我们遵循以下顺序进行分离,即首先分离直肠后方间隙,然后分离直肠前间隙,最后分离两侧间隙。

骶前筋膜具有分层结构（图 9-38）：①前叶为腹下神经前筋膜,位于直肠固有筋膜之后,覆盖双侧 HN。在 S_4 椎体水平或更低,腹下神经前筋膜和直肠固有筋膜相融合,构成直肠骶骨筋膜。②后叶为骶前筋膜,位于 HN 之后,向下延续为盆内筋膜。直肠固有筋膜和腹下神经前筋膜之间为直肠后间隙;直肠骶骨筋膜和骶前筋膜之间为肛提肌上间隙。

分离直肠后方间隙过程中,于 S_4 椎体水平离断直肠骶骨筋膜,从直肠后间隙进入肛提肌上间隙（图 9-39）。因此,在 S_4 椎体水平以上,分离切割线位于直肠固有筋膜和腹下神经前筋膜之间（图 9-38）；在 S₄ 椎体水平下，当切开直肠骶骨筋膜后，分离切割线便越过直肠骶骨筋膜，往深一个层面，进入直肠骶骨筋膜和骶前筋膜间的肛提肌上间隙（图 9-38）；当分离至盆底，骶前筋膜后叶向下延续为肛提肌筋膜，则分离切割线位于融合筋膜和肛提肌筋膜间，直至肛提肌裂孔水平。值得注意的是，笔者通过尸体和活体解剖，发现约 52.2% 的直肠骶骨筋膜为双层筋膜结构，因此须行两次离断。

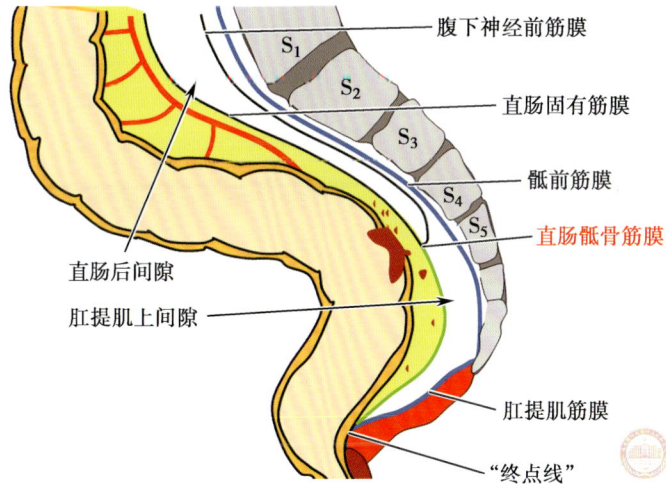

图 9-38　直肠后方间隙模式图

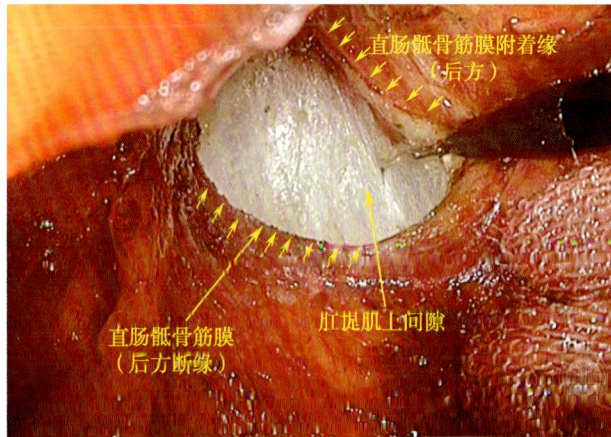

图 9-39　直肠骶骨筋膜水中图

关于直肠骶骨筋膜的组织学来源仍存在争议。经典著作认为直肠骶骨筋膜（又称 Waldeyer 筋膜，关于命名也有争议）是腹下神经前筋膜和直肠固有筋膜之间的结缔组织交杂形成的膜状组织，在膜状结构尾侧，两层筋膜重新分开。笔者通过尸体解剖和组织学观察，证实了腹下神经前筋膜和直肠固有筋膜的融合关系（图 9-40、图 9-41）。

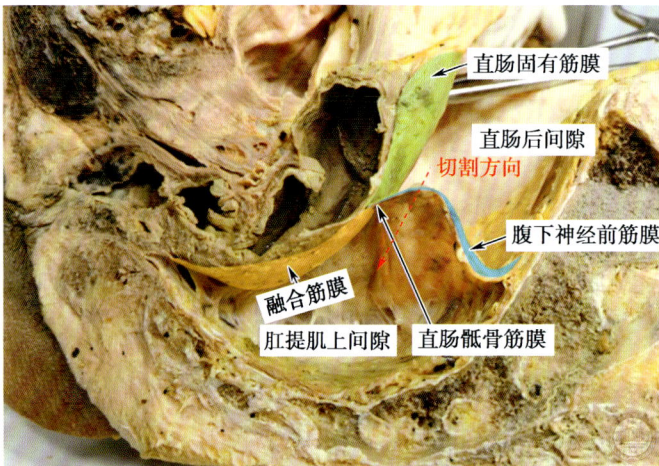

图 9-40   直肠后方间隙膜解剖尸体观察

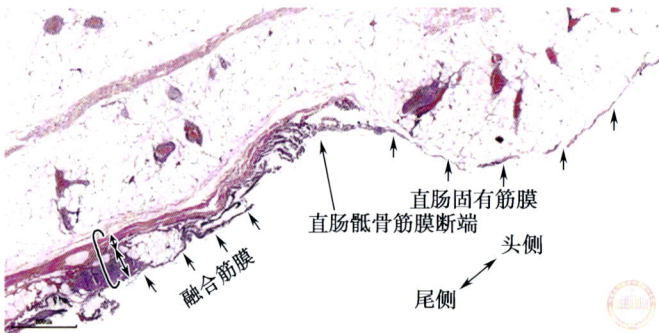

图 9-41   直肠固有筋膜与腹下神经前筋膜形成
融合筋膜的组织学证据

　　传统理论未认识到直肠骶骨筋膜对直肠环周筋膜分布模式以及手术切割线的影响。传统观点认为,以直肠系膜为中心,直肠环周筋膜呈两个互不交叉的环圈。内圈为直肠固有筋膜,外圈为腹下神经前筋膜和邓氏筋膜相移行,手术分离平面位于两环圈之间。实际上,直肠后方的腹下神经前筋膜与直肠固有筋膜在 S_3-S_4 骶骨水平发生融合,形成直肠骶骨筋膜。从横断面看,S_4 骶骨水平及以下内外两个环圈在直肠后方发生局部相互融合(即直肠骶骨筋膜)。直肠骶骨筋膜向两侧移行,在直肠侧方重新分成内侧叶和外侧叶。内侧叶为直肠固有筋膜;外侧叶为腹下神经前筋膜,向前移行为邓氏筋膜(图 9-42)。因此,TME 环周间隙的分离策略应根据该筋膜障碍进行相应调整(图 9-42 示手术切割线和筋膜屏障示意图)。

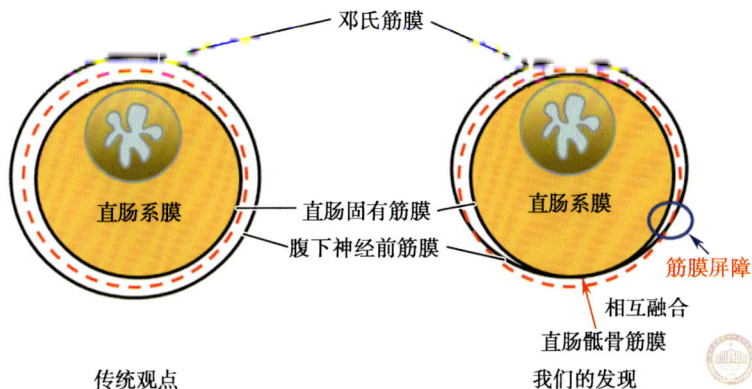

图 9-42　直肠周围筋膜和间隙的环形分布模式

传统观点，以直肠系膜为中心，呈两个互不交叉的环圈；我们的发现，因直肠骶骨筋膜的影响，实际外科切割线须切断一层筋膜屏障（即直肠骶骨筋膜分出前外侧的腹下神经前筋膜处）。

　　（2）直肠前间隙的膜解剖：直肠前间隙的解剖研究是当前的研究热点，参与构成直肠前间隙的解剖结构包括邓氏筋膜、NVB。Denonvilliers 于 1836 年首次描述在男性的直肠与膀胱、精囊和前列腺之间存在薄层致密组织并将其命名为邓氏筋膜（Denonvilliers 筋膜）。邓氏筋膜位于盆底，腹膜外包裹直肠前方，向上与腹膜反折处的腹膜相延续，向下经盆膈连于会阴中心腱，呈薄膜状结构。从组织学上讲，邓氏筋膜为双层膜结构，包括邓氏筋膜前叶（即狭义的邓氏筋膜，以下描述的"邓氏筋膜"均指该层筋膜）与邓氏筋膜后叶（即直肠固有筋膜）。在精囊与前列腺交界水平（男性），邓氏筋膜向前分叶与前列腺被膜融合，参与构成前列腺被膜；同时向后分叶与腹下神经前筋膜相移行包绕直肠固有筋膜（图 9-43）。其中，邓氏筋膜和腹膜下筋膜深叶之间为邓氏筋膜前间隙；邓氏筋膜和直肠固有筋膜间为邓氏筋膜后间隙（图 9-44）。笔者术中可清晰观察到邓氏筋膜和直肠固有筋膜结构（图 9-45）。

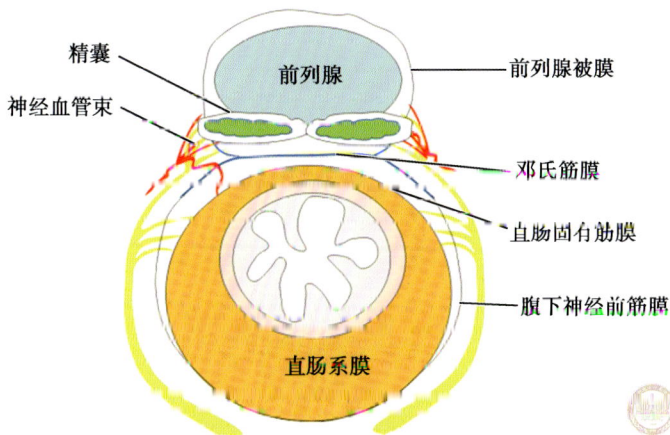

图 9-43　直肠前间隙及邓氏筋膜的筋膜构成模式图
（S₄ 水平横断直肠骶骨筋膜下横断面）

盆丛和直肠前侧方壁层筋膜融合，该图省略，将见后述。

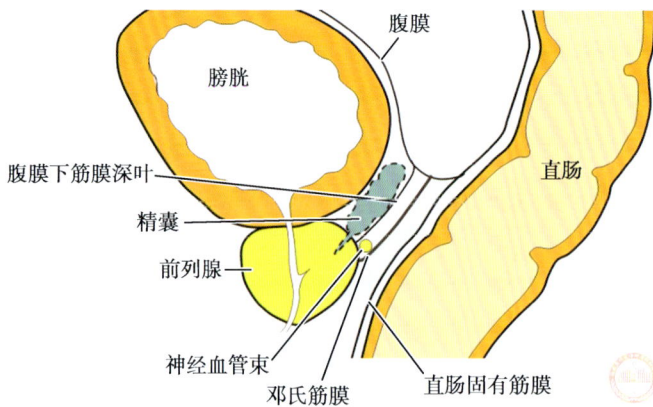

图 9-44　直肠前间隙分区模式图（矢状面）

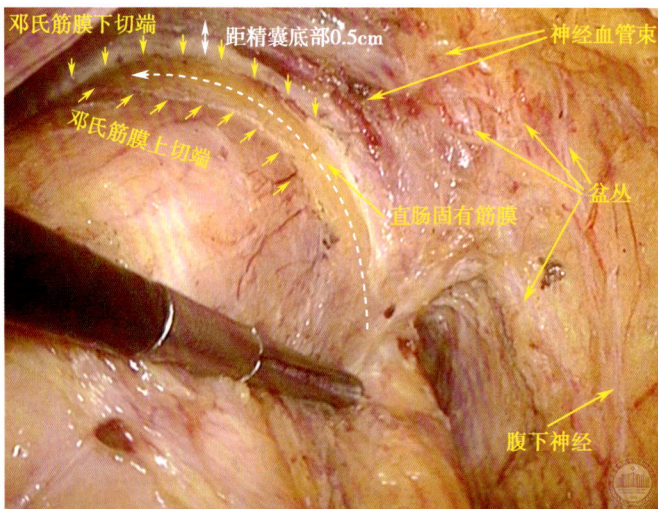

图 9-45　邓氏筋膜和直肠固有筋膜结构的术中观察

关于邓氏筋膜准确结构的更新。传统观点认为，邓氏筋膜起自腹膜反折，止于会阴体。在邓氏筋膜与直肠固有筋膜、邓氏筋膜与前列腺间均存在分离平面。笔者结合 TME 术后腹膜反折区标本组织解剖和尸体解剖观察，发现在腹膜反折最低点，并未观察到传统意义上的邓氏筋膜起源。取而代之，邓氏筋膜起自腹膜反折前方（发生率 100%），而直肠固有筋膜 81.3% 亦起自腹膜反折前方，仅 18.7% 从腹膜反折最低点发出，对于该类型常可观察到直肠固有筋膜与邓氏筋膜在腹膜反折水平紧密融合（图 9-46）。

关于直肠前方系膜形态，笔者单中心回顾性研究发现直肠前方系膜的形态存在个体差异。通过对 MRI 经耻骨联合的矢状面进行观察，大致可将直肠前方系膜形态分为以下两种类型：① "线型" 系膜，直肠前方系膜呈线样，较为菲薄（占 51%）；② "三角型" 系膜，直肠前方系膜呈三角形样聚集，较为肥厚（占 49%）（图 9-47）。当直肠癌位于前壁时，与 "三角型" 系膜相比，"线型" 系膜临床 CRM 阳性率更高（35.6% *vs.* 16.3%，P=0.004）且术后局部复发率更高（12.2% *vs.* 3.5%，P=0.030）。故观察直肠前方系膜形态有助于筛选局部复发高危人群。

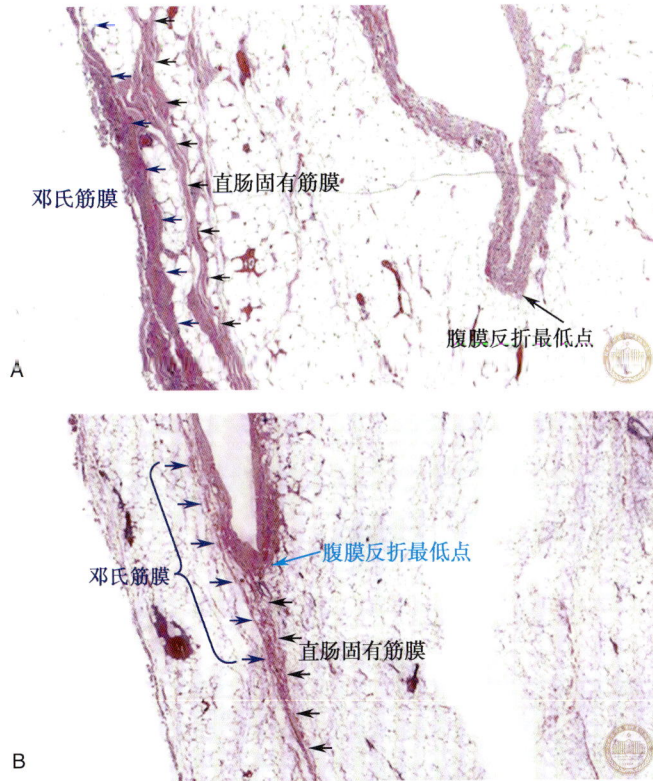

图 9-46　邓氏筋膜起源的组织学观察(HE 染色,高倍视野)

A. 邓氏筋膜 100% 起自腹膜反折前方,直肠固有筋膜 81.3% 起自腹膜反折前方; B. 直肠固有筋膜 18.7% 从腹膜反折最低点发出。

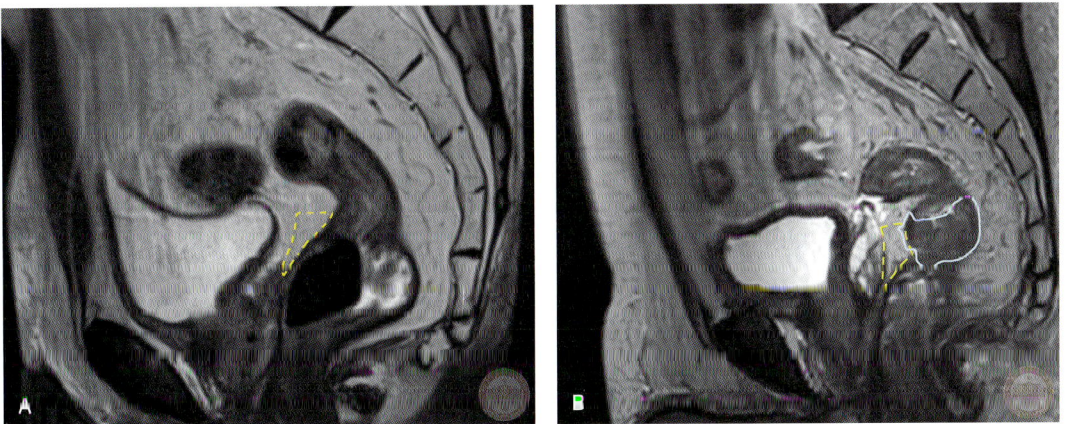

图 9-47　直肠前方系膜的 MRI 观察

A. 倒二角形直肠前方系膜(MRI T₂ 加权像矢状面); B. 倒三角形直肠前方系膜对前壁肿瘤浸润的缓冲作用。

由于邓氏筋膜特有的起源关系,使直肠前方系膜的铸型形成特有的形态(图 9-48)。对于倒三角形直肠前方系膜,其三角形底边跨越腹膜反折。因此,如从腹膜反折最低点切开,进入直肠前间隙,将导致部分直肠前方系膜残留,对于直肠癌肿位于前壁的病例,可能导致部分系膜内癌细胞残留(图 9-49)。此外,邓氏筋膜向尾侧移行,在前列腺与精囊交界处与前列腺被膜紧密融合,融合水平见丰富的 NVB 分布(图 9-50)。在邓氏筋膜与前列腺被膜之间,并未观察到传统意义上的分离平面。在该水平,如强行于邓氏筋膜前方分离,将损伤前列腺和相关 NVB 结构。基于此,笔者对直肠前间隙的膜解剖结构进行了修正(图 9-51)。笔

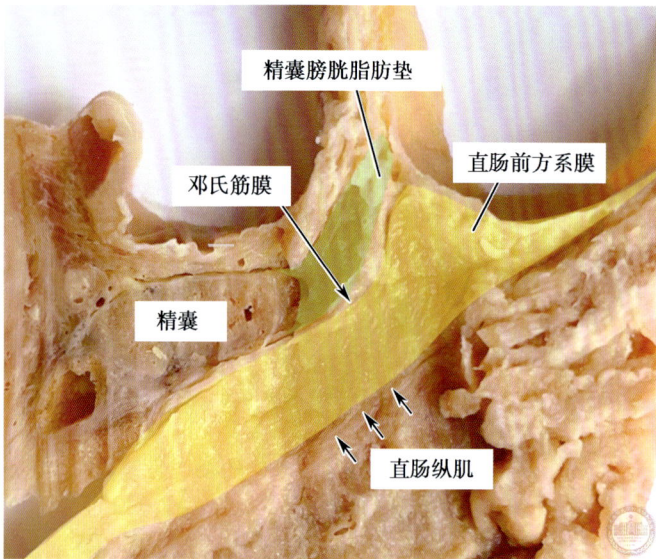

图 9-48   直肠前方系膜铸型(倒三角形,尸体解剖)

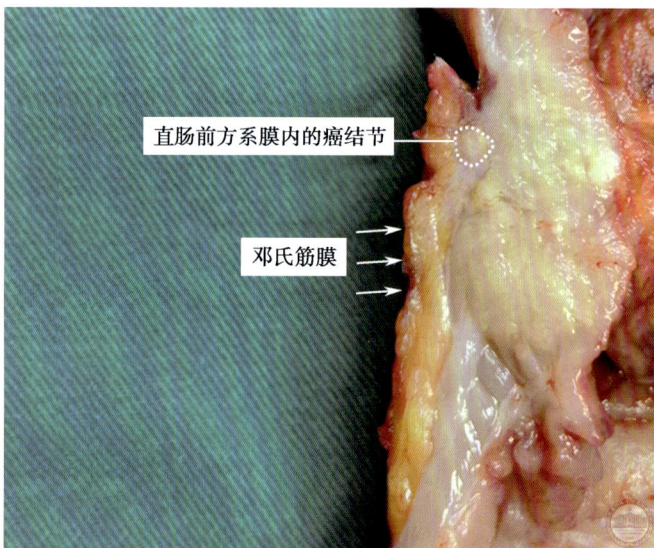

图 9-49   直肠前方系膜内癌结节

者所在中心采用"保留部分邓氏筋膜"的直肠前间隙分离策略,在腹膜反折上 1cm 切开,进入直肠前间隙并保证直肠前方系膜的完整切除,在双侧精囊上 0.5cm 切开邓氏筋膜,保留与前列腺被膜融合的邓氏筋膜和 NVB 结构,可在保证直肠前方系膜完整切除的同时最大限度保留患者的自主神经功能。回顾性研究表明,采用该分离策略的机器人辅助手术和腹腔镜手术,术后男性性功能优良率分别达到 92.2% 和 92.6%。笔者所在单位正开展全国前瞻性多中心随机对照研究(PREDICTION 试验),以期进一步证实该分离策略的有效性。

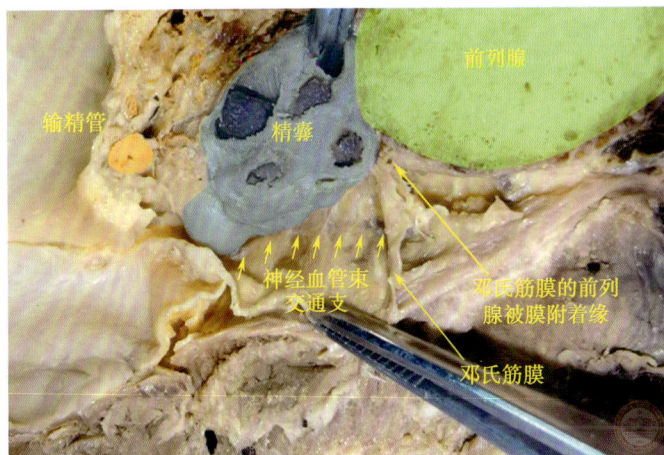

图 9-50 邓氏筋膜向尾侧移行,在前列腺与精囊交界处与前列腺被膜紧密融合,融合水平可见丰富的 NVB 分布

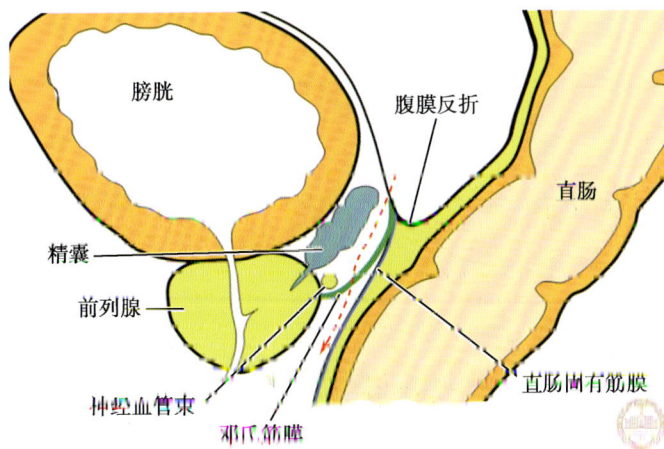

红色虚线示保留部分邓氏筋膜分离路线。

图 9-51 直肠前间隙膜解剖结构的修正

(3)直肠两侧间隙的膜解剖:如前述,该间隙因"侧韧带"结构,被分割成多个小的间隙,导致该间隙非常致密,难以观察到典型的"天使发丝"结构。笔者基于活体和尸体解剖发现,腹下神经前筋膜和直肠固有筋膜在 S4 水平融合形成直肠骶骨筋膜,直肠骶骨筋膜向两

侧移行再次分开,在直肠侧方重新分成内侧叶和外侧叶。内侧叶为直肠固有筋膜;外侧叶为腹下神经前筋膜,向前移行为邓氏筋膜(图 9-52~ 图 9-54)。腹下神经前筋膜在直肠两前侧方与盆丛主体呈致密融合(图 9-55)。盆丛在前侧方发出多支细小直肠支,呈束状穿过腹下神经前筋膜和邓氏筋膜前叶的相互移行区,支配直肠(图 9-55)。

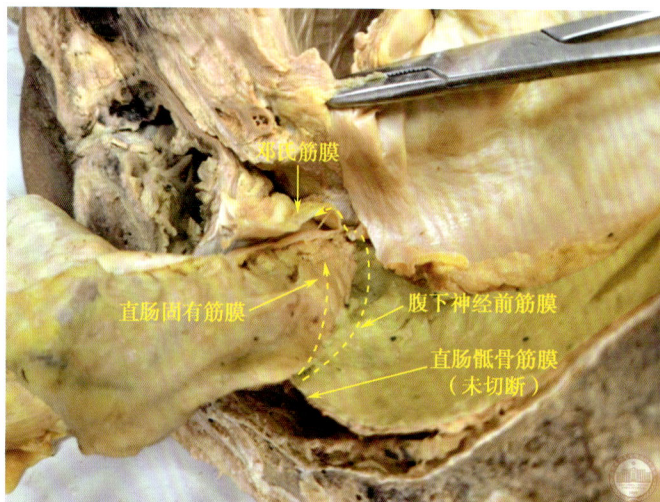

图 9-52　直肠骶骨筋膜向两侧移行为腹下神经前筋膜和
直肠固有筋膜的尸体标本观察
直肠骶骨筋膜移行为腹下神经前筋膜处切断前。

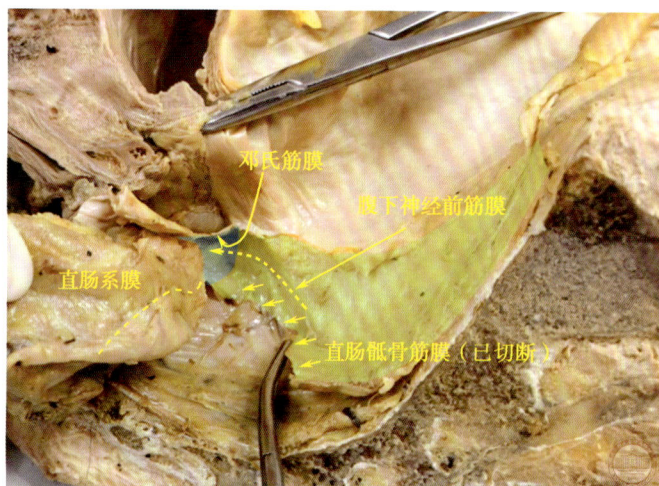

图 9-53　直肠骶骨筋膜向两侧移行为腹下神经前筋膜和
直肠固有筋膜的尸体标本观察
直肠骶骨筋膜移行为腹下神经前筋膜处切断后。

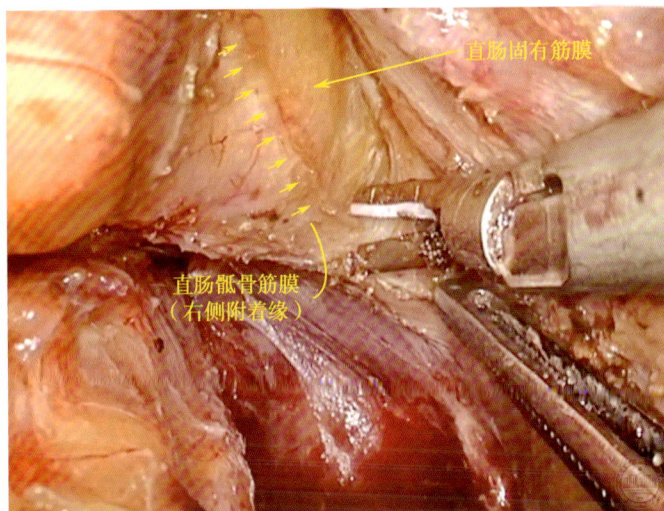

图 9-54　直肠骶骨筋膜右侧附着缘（腹腔镜视野）
该附着缘本质上是直肠骶骨筋膜移行为腹下神经前筋膜处断缘，
离断后可见直肠侧方上半部光滑的直肠固有筋膜。

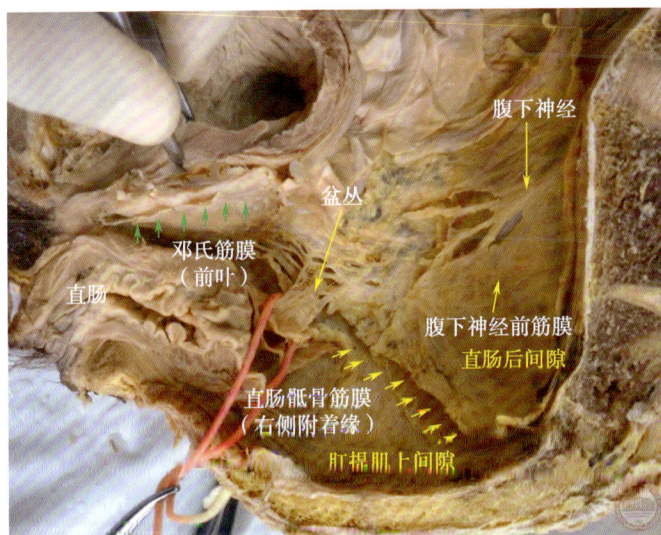

图 9-55　直肠骶骨筋膜的右侧附着缘（断缘，尸体标本）
附着缘向头侧移行为腹下神经前筋膜，向前移行为邓氏筋膜，盆丛
在前侧方发出多支细小直肠支，呈束状穿过腹下神经前筋膜和邓氏
筋膜的相互移行区域。

　　（4）末端直肠系膜特点和 TME"终点线"的筋膜构成：从影像学上观察，直肠系膜前薄后厚，上厚下薄，随着越来越接近肛提肌裂孔水平，高信号系膜影逐渐减弱至消失。基于 TME（腹会阴联合切除术和直肠前切除术）术后标本解剖发现，肛提肌裂孔是直肠系膜最末端附着缘，且直肠系膜在该水平非常菲薄（仅 2mm），肛提肌裂孔水平以下的直肠壁无直肠系

膜附着。术中可观察到围绕着肛提肌裂孔出现了一个类似腹膜后间隙分离的"Toldt 线"的环形白线，即"终点线"。笔者团队联合克利夫兰诊所、梅奥诊所结直肠外科团队，分别从经腹 TME 和 TaTME 观察到"终点线"结构（图 9-56）。"终点线"即经腹 TME 的终点，也是经肛行 TME 的系膜切除起点。由于肛直角的存在，前方"终点线"至肛管距离长于后方（平均长约 1.0~1.5cm）。对直肠末端系膜形态和"终点线"的理解，有助于直肠系膜的完整切除。

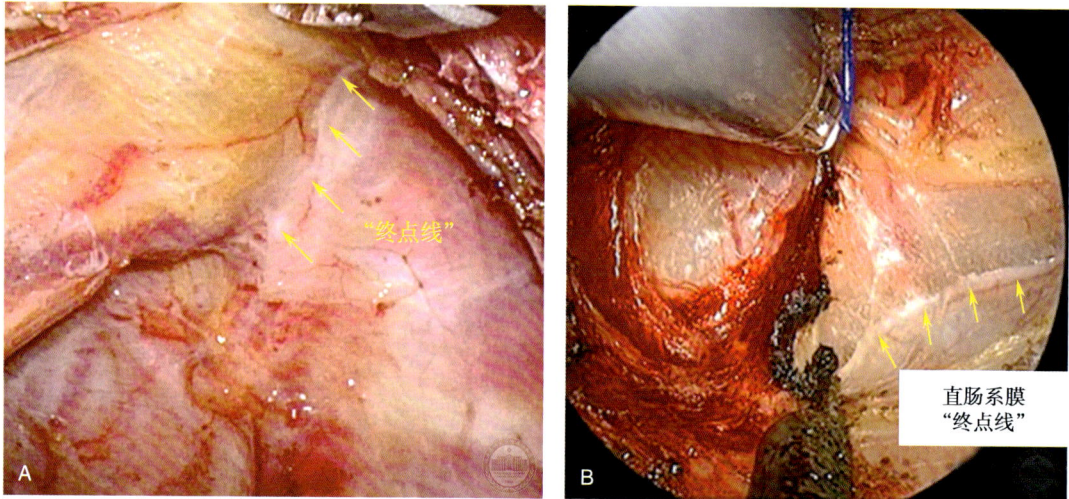

图 9-56   "终点线"的术中观察
A. 经腹视野；B. 经肛视野。

"终点线"的筋膜构成：我们通过尸体解剖研究发现，骶前筋膜延续为肛提肌筋膜，于截石位 2 点至 10 点包绕肛提肌裂孔，附着于末端直肠系膜，构成 TME "终点线"结构（图 9-57）；而直肠前方截石位 10 点至 2 点无筋膜附着（该区域被直肠纵肌穿过，见前述）。

（5）直肠环周筋膜分布模式：结合以上解剖学观点，直肠环周分布模式如图 9-58，要点如下。①直肠后方，直肠固有筋膜和腹下神经前筋膜融合，形成直肠骶骨筋膜（本质为融合筋膜）；②直肠两侧，融合筋膜在斜排箭头所示水平，在直肠两侧重新分成两叶，内侧叶为直肠固有筋膜，外侧叶为腹下神经前筋膜，向前移行为邓氏筋膜，且在两前侧外与盆丛主体发生致密融合；③直肠前方，邓氏筋膜并非起自腹膜反折最低点，而是起自其稍前方，向尾侧在精囊与前列腺交角处与前列腺被膜融合。

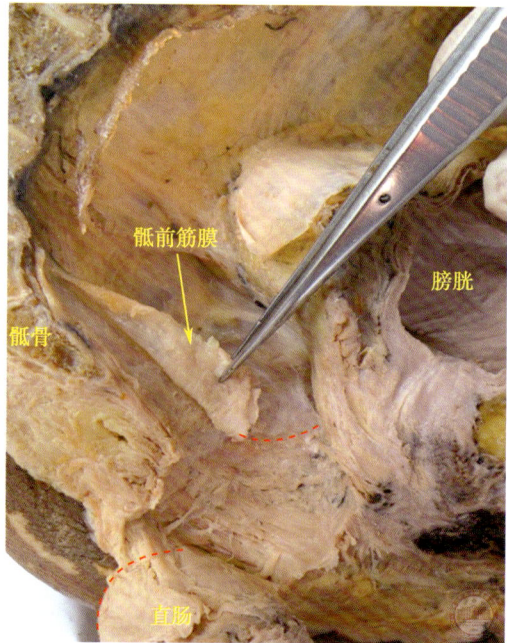

红色虚线示"终点线"。

图 9-57   终点线的尸体标本观察

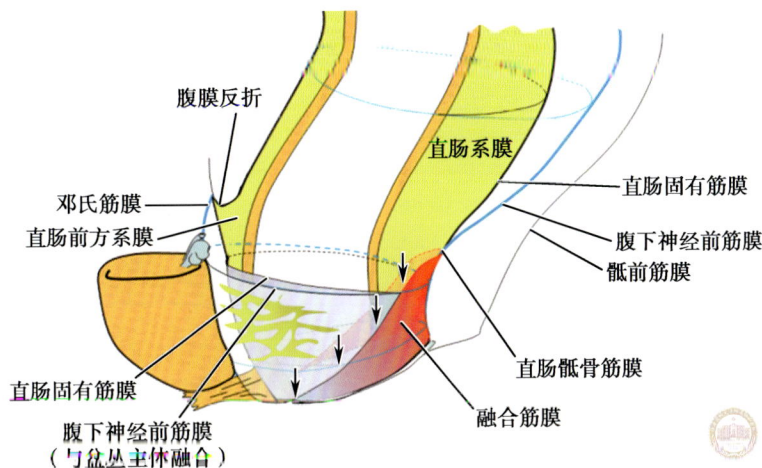

图 9-58　直肠环周筋膜分布示意图

（王枭杰　池　畔）

—— 参考文献 ——

[1] AÇAR H I, KUZU M A. Important points for protection of the autonomic nerves during total mesorectal excision [J]. Dis Colon Rectum, 2012, 55 (8): 907-912.

[2] BERTRAND M M, ALSAID B, DROUPY S, et al. Optimal plane for nerve sparing total mesorectal excision, immunohistological study and 3D reconstruction: an embryological study [J]. Colorectal Dis, 2013, 15 (12): 1521-1528.

[3] BONNET S, ABID B, WIND P, et al. Anatomical basis of laparoscopic medial-to-lateral mobilization of the descending colon [J]. Clin Anat, 2013, 26 (3): 377-385.

[4] CHAPUIS P H, KAW A, ZHANG M, et al. Rectal mobilisation: the place of Denonvilliers'fascia and inconsistencies in the literature [J]. Colorectal Dis, 2016, 18 (10): 939-948.

[5] CLAUSEN N, WOLLOSCHECK T, KONERDING M A. How to optimize autonomic nerve preservation in total mesorectal excision: clinical topography and morphology of pelvic nerves and fasciae [J]. World J Surg, 2008, 32 (8): 1768-1775.

[6] KIM J H, KINUGASA Y, HWANG S E, et al. Denonvilliers' fascia revisited [J]. Surg Radiol Anat, 2015, 37 (2): 187-197.

[7] KINUGASA Y, MURAKAMI G, UCHIMOTO K, et al. Operating behind Denonvilliers'fascia for reliable preservation of urogenital autonomic nerves in total mesorectal excision: a histologic study using cadaveric specimens, including a surgical experiment using fresh cadaveric models [J]. Dis Colon Rectum, 2006, 49 (7): 1024-1032.

[8] KRAIMA A C, WEST N P, TREANOR D, et al. Whole mount microscopic sections reveal that Denonvilliers' fascia is one entity and adhered to the mesorectal fascia; implications for the anterior plane in total mesorectal excision？[J]. Eur J Surg Oncol, 2015, 41 (6): 738-745.

[9] LIN M, CHEN W, HUANG L, et al. The anatomic basis of total mesorectal excision [J]. American Journal of Surgery, 2011, 201 (4): 537-543.

[10] LINDSEY I, GUY R J, WARREN B F, et al. Anatomy of Denonvilliers' fascia and pelvic

nerves, impotence, and implications for the colorectal surgeon [J]. Br J Surg, 2000, 87 (10): 1288-1299.

［11］ NANO M, CORSO H D, FERRONATO M, et al. Ligation of the inferior mesenteric artery in the surgery of rectal cancer: anatomical considerations [J]. Dig Surg, 2004, 21 (2): 123-126.

［12］ ZHAI L D, LIU J, LI Y S, et al. Denonvilliers′ fascia in women and its relationship with the fascia propria of the rectum examined by successive slices of celloidin-embedded pelvic viscera [J]. Dis Colon Rectum, 2009, 52 (9): 1564-1571.

［13］ ZHANG C, DING Z H, LI G X, et al. Perirectal fascia and spaces: annular distribution pattern around the mesorectum [J]. Dis Colon Rectum, 2010, 53 (9): 1315-1322.

［14］ 陈玲珑, 兰宝金, 池畔, 等. 直肠系膜的解剖特点及其在直肠癌切除术中的临床应用 [J]. 医学新知, 2003, 13 (4): 227-228.

［15］ 池畔, 陈致奋. 腹腔镜 TME 术中直肠前间隙的解剖分离技巧 [J]. 中华结直肠疾病电子杂志, 2015 (6): 591-595.

［16］ 池畔, 陈致奋. 腹腔镜低位直肠癌术中保护盆丛及其血管神经束要点 [J]. 中国实用外科杂志, 2014, 34 (4): 837-841.

［17］ 池畔, 林惠铭. 直肠末端系膜解剖在直肠癌根治术中的意义 [J]. 中国普外基础与临床杂志, 2003, 10 (2): 106-107.

［18］ 池畔, 王枭杰, 官国先, 等. 全直肠系膜切除术中直肠系膜分离终点线的发现和解剖及其临床意义 [J]. 中华胃肠外科杂志, 2017, 20 (10): 1145-1150.

［19］ 池畔, 王枭杰. 机器人和腹腔镜全直肠系膜切除术中 Denonvilliers 筋膜解剖的意义及技巧 [J]. 中国实用外科杂志, 2017, 37 (6): 609-615.

［20］ 池畔. 膜解剖指导下的腹腔镜全直肠系膜切除术 [J]. 中华胃肠外科杂志, 2016, 19 (10): 1088-1091.

［21］ 卫洪波, 黄江龙, 郑宗珩, 等. 腹腔镜直肠癌根治术中保留 Denonvilliers 筋膜对男性排尿及性功能的影响 [J]. 中华胃肠外科杂志, 2015 (3): 282-287.

［22］ GARCÍA-ARMENGOL J, GARCÍA-BOTELLO S, MARTINEZ-SORIANO F, et al. Review of the anatomic concepts in relation to the retrorectal space and endopelvic fascia: Waldeyer′s fascia and the rectosacral fascia [J]. Colorectal Dis, 2008, 10 (3): 298-302.

［23］ ZHENG Z, WANG X, HUANG Y, et al. An intrasheath separation technique for nerve-sparing high ligation of the inferior mesenteric artery in colorectal cancer surgery [J]. Front Oncol, 2021, 11: 694059.

［24］ 池畔, 林惠铭, 卢星榕, 等. 确保腹腔镜直肠系膜完全切除的手术技巧: 介绍一种自创骶前隧道式分离法 [J]. 中华胃肠外科杂志, 2009 (3): 317-318.

［25］ 中国医师协会外科医师分会结直肠外科医师专业委员会, 中华医学会外科学分会结直肠外科学组, 国家卫生健康委员会能力建设和继续教育外科学专家委员会结直肠外科专业委员会, 等. 结直肠系膜、筋膜和间隙的定义及名称中国专家共识 (2023 版)[J]. 中华胃肠外科杂志, 2023, 26 (6): 529-535.

［26］ 王枭杰, 郑志芳, 黄颖, 等. 全直肠系膜切除术中神经血管束前列腺部的解剖学观察和临床意义 [J]. 中华胃肠外科杂志, 2022, 25 (6): 505-512.

［27］ SYLLA P, KNOL J J, D′ ANDREA A P, et al. Urethral injury and other urologic injuries during transanal total mesorectal excision: an international collaborative study [J]. Ann Surg, 2021, 274 (2): e115-e125.

［28］ 姚宏伟, 陈建志, 张宏宇, 等. 中国经肛全直肠系膜切除手术病例登记协作研究数据库 2018 年度报告: 一项全国性登记研究 [J]. 中国实用外科杂志, 2019, 39 (1): 85-91.

［29］ STITT L, FLORES F A, DHALLA S S. Urethral injury in laparoscopic-assisted abdominoperineal resection [J]. Can Urol Assoc J, 2015, 9 (11-12): E900-E902.

［30］王枭杰, 郑志芳, 余倩, 等. 肛提肌裂孔水平直肠前方结构的尸体解剖和组织学观察研究 [J]. 中华胃肠外科杂志, 2023, 26 (6): 578-587.

［31］GHAREEB W M, WANG X, CHI P, et al. Anatomy of the perirectal fascia at the level of rectosacral fascia revisited [J]. Gastroenterol Rep (Oxf), 2022, 10 (1): goac001.

［32］篠原尚, 水野惠文, 牧野尚彦. 图解外科手术: 从膜的解剖解读术式要点 [M]. 3 版. 刘金钢, 译. 沈阳: 辽宁科学技术出版社, 2013.

［33］LINDSEY I, GUY R J, WARREN B F, et al. Anatomy of Denonvilliers' fascia and pelvic nerves, impotence, and implications for the colorectal surgeon [J]. Br J Surg, 2000, 87 (10): 1288-1299.

［34］池畔, 王枭杰. 保留部分 Denonvilliers 筋膜的全直肠系膜切除术: 肿瘤学和功能学的平衡 [J]. 中华消化外科杂志, 2021, 20 (1): 78-84.

［35］黄哲昆, 池畔, 黄颖. 低位直肠癌保留部分邓氏筋膜的机器人与腹腔镜全直肠系膜切除术近期疗效与泌尿和勃起功能对照研究 [J]. 中华胃肠外科杂志, 2021, 24 (4): 327-334.

［36］ZHENG Z, YE D, WANG X, et al. Effect of partial preservation versus complete preservation of Denonvilliers'fascia on postoperative urogenital function in male patients with low rectal cancer (PREDICTION): protocol of a multicentre, prospective, randomised controlled clinical trial [J]. BMJ open, 2022, 12 (4): e055355.

［37］王枭杰. 直肠前方系膜形态和周围盆壁组织垫在直肠癌手术中的价值 [J]. 中华胃肠外科杂志, 2023, 26 (7): 658-659.

［38］WANG X, ZHENG Z, CHEN M, et al. Morphology of the anterior mesorectum: a new predictor for local recurrence in patients with rectal cancer [J]. Chin Med J (Engl), 2022, 135 (20): 2453-2460.

［39］GHAREEB W M, WANG X, ZHAO X, et al. The "terminal line": a novel sign for the identification of distal mesorectum end during TME for rectal cancer [J]. Gastroenterol Rep (Oxf), 2022, 10: goac050.

［40］GHAREEB W M, WANG X, ZHAO X, et al. The endorectal incision level of transanal total mesorectal excision (taTME): an emphasis on the distance from the anterior vs. posterior mesorectal ends to the anal verge [J]. J Visc Surg, 2023, 160 (2): 90-95.

10 第十章
腹腔镜低位（超低位）直肠前切除术

一、适应证

1. 用于临床 T_2 期以上和 / 或淋巴结阳性的进展期直肠癌，预计直肠远切缘 > 1~2cm 或切缘术中冷冻病理检查阴性的保留肛门手术。

2. $cT_{1-2}N_0M_0$ 的早期直肠癌或有放化疗禁忌者推荐直接手术。

3. cT_{3-4} 和 / 或 cN+ 患者推荐先行术前 nCRT 后，评估可达 R_0 切除术者。

4. 对 cT_{3-4} 和 / 或 cN+，但不适合放疗者，推荐在多学科整合诊治（multi-disciplinary team to holistic integrative medicine，MDT to HIM）讨论下决定是否直接行根治性手术治疗，或行单纯 nCRT 评估手术可行性。

二、禁忌证

1. 距肛缘 12cm 以内的直肠癌，术前分期发现 CRM 受侵犯或阳性可能的局部晚期直肠癌。

2. 急性肠梗阻或癌肿穿孔的患者，不适合行腹腔镜手术。

3. 全身情况差，伴发其他严重疾病，无法耐受全身麻醉者。

三、术前准备

1. 肠道准备

（1）术前 1 天流质饮食（推荐采用肠内营养粉剂或肠内营养乳剂 ONS），术晨 6 点和术前 2 小时分别予 10% 葡萄糖注射液 250ml。

（2）术前口服抗生素：术前一天口服甲硝唑（每次 0.4g，每日 3 次）和庆大霉素（每次 80mg，每日 4 次）。

（3）机械性肠道准备：无梗阻患者，术前一天口服复方聚乙二醇电解质散（Ⅳ）；如果肠镜不能通过但无梗阻症状，入院后给予少渣半流质，并予乳果糖口服（每次 10mg，每日 2 次），术前 1 天聚乙二醇电解质散（Ⅳ）小剂量多次口服，根据最后一次排便情况，必要时给予清洁洗肠；如有明显梗阻症状且无法行肠镜下支架置入，术前 1 天经肛门清洁洗肠，每日 2 次，术晨再予清洁洗肠 1 次。

(4)不常规留置胃管。

2. 纠正低白蛋白血症和贫血,戒烟 1~2 周。

3. 手术麻醉后,留置气囊导尿管。

四、麻醉与围手术期镇痛

气管插管全身麻醉或加用硬膜外麻醉,围手术期采用"多模式"镇痛方案(术中关腹前采用罗哌卡因行腹膜外和真皮层浸润注射)。术后第 1~3 天给予对乙酰氨基酚片口服(每次 500mg,每日 2 次),并给予氟比洛芬酯注射液静脉滴注(每次 50mg,每日 2 次)。

五、体位

截石位,两髋关节微屈,外展 45°,膝关节微屈(用小腿全托架,应废弃膝关节托,可致腓总神经损伤)。双膝关节高度低于腹部水平,臀部应垫高(以便吻合器置入)。右上肢内收固定(以便主刀手术以及分离脾曲时方便患者右侧卧位),左上肢据需要内收或外展。手术开始后体位调整至头低脚高 30°(图 10-1)。

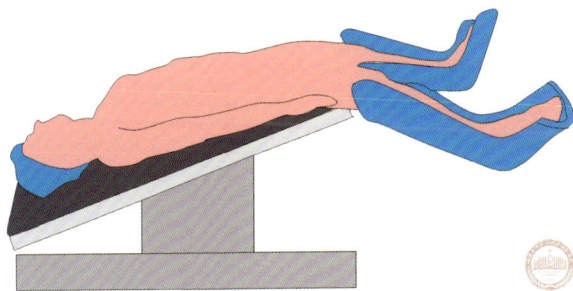

图 10-1 手术体位

1. IMA 根部淋巴结清扫和盆腔手术时,主刀站于患者右侧,第一助手站于患者左侧(图 10-2),头低 30°,以便于将小肠推挡至右上腹,显露 IMA 根部,扶镜医师可站在主刀同侧或患者头侧。

2. 脾曲游离时,第一助手站于患者两腿间,扶镜医师站于主刀与第一助手之间,监视器转至患者的左侧和头侧(图 10-3)。患者改为头高 30° 并右侧,以便于将小肠推挡至右侧腹,暴露 IMV 根部及脾曲结肠。

六、trocar 放置

采用五孔法,脐上缘放置 10~12mm trocar(A 点),充气后置入 30° 腹腔镜作为观察孔;平右髂前上棘内 2 横指处水平置入 10~12mm trocar 为主刀操作孔(B 点);于右锁骨中线,脐水平或略高置入 5mm trocar 为主刀副操作孔(C 点);于左髂前上棘与脐连线中点处置入 10~12mm trocar 为第一助手主操作孔(D 点);于脐中线耻骨上 2 横指处置入 5mm trocar 为第一助手副操作孔(E 点)(图 10-4)。笔者的 trocar 布局与国内大多数医师采用

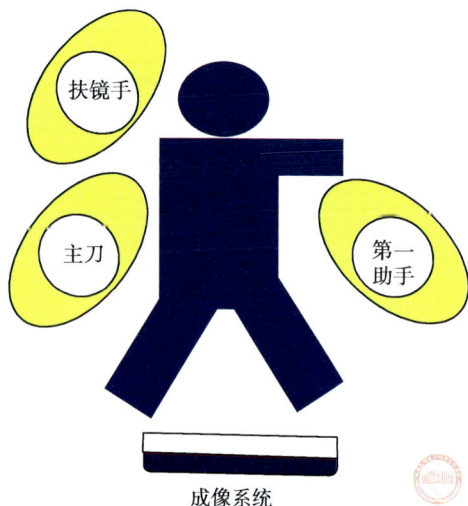

图 10-2　IMA 根部淋巴结清扫和盆腔手术时
术者站位

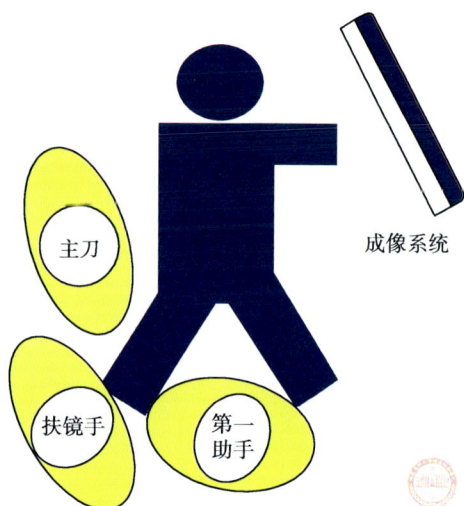

图 10-3　脾曲游离时术者站位

的主刀与第一助手 trocar 位置对称分布不同,优点是第一助手通过 E 点便于显露左 Toldt 间隙及盆底分离。腹腔镜手术部分完毕后根据手术需要选择切口取出标本(详见后述)。

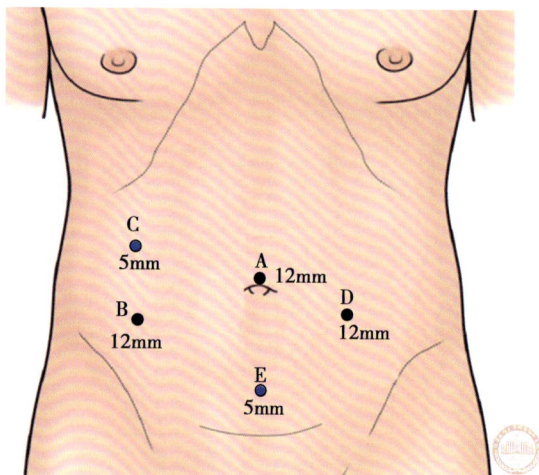

A. 12mm 戳口;B. 12mm 戳口;C. 5mm 戳口;D. 12mm 戳口;E. 5mm 戳口。

图 10-4　trocar 示意图

七、手术切除范围

1. 清扫 IMA 根部第 253 组淋巴结(是否保留 LCA,据实际情况而定)(图 10-5)。

2. **中低位直肠癌**　中位直肠癌距肛缘(>7~12cm)可行 TSME(切除肿瘤远端>5cm 直肠及其系膜),低位直肠癌(距离肛缘≤7cm)应行 TME,切除肿瘤远端肠管≥2cm,对于切缘距肿瘤 1~2cm 者,建议进行术中冷冻病理检查证实切缘阴性,并完全切除直肠系膜(图 10-6)。

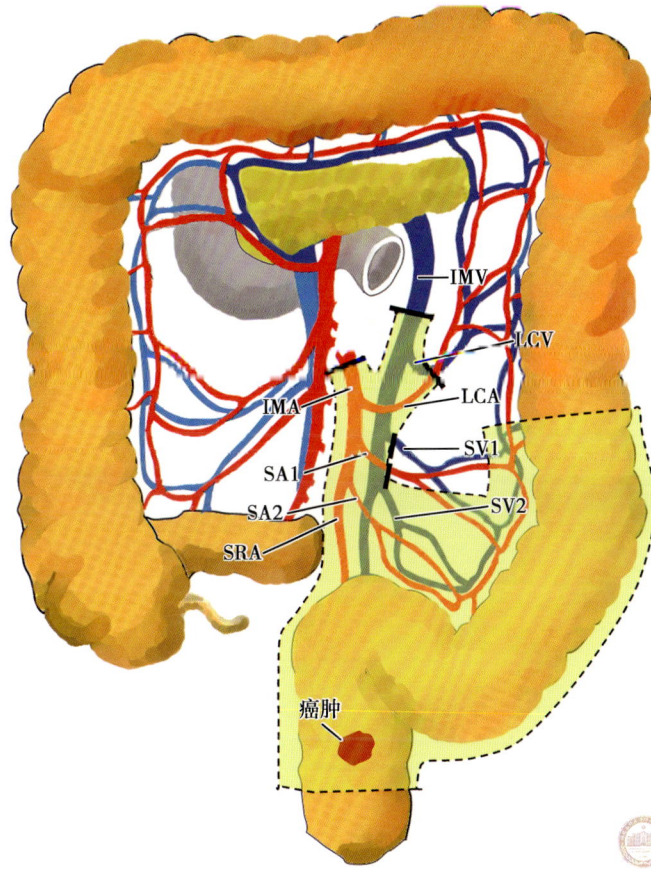

IMA. 肠系膜下动脉；IMV. 肠系膜下静脉；LCA. 左结肠动脉；LCV. 左结肠静脉；SA1. 第 1 支乙状结肠动脉；SA2. 第 2 支乙状结肠动脉；SV1. 第 1 支乙状结肠静脉；SV2. 第 2 支乙状结肠静脉；SRA. 直肠上动脉。

图 10-5 手术切除范围

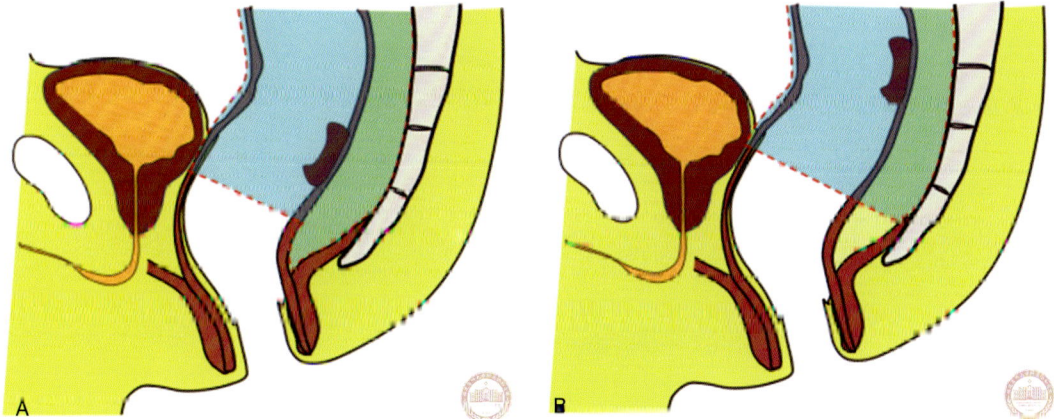

图 10-6 广义的 TME 定义
A.TME 切除范围；B.TSME 切除范围。

八、手术操作

1. 中间入路　女性要先行子宫悬吊(即用荷包针于耻骨上偏左贯穿下腹壁,再穿过左子宫角外侧,避开卵巢血管,从子宫角右侧外由下向上穿透并从耻骨上偏右穿出,在腹壁上打结),用钛夹将双侧卵巢固定于双侧子宫阔韧带上缘(资源10-1、图10-7),分离左Toldt间隙(资源10-2),寻找膜桥——即右侧直肠旁沟,为中间入路。为了便于右侧直肠旁沟的显露,先将乙状结肠黏着于左髂窝的粘连分离松解。第一助手分别用Babcock钳(巴氏钳)抓持骶骨岬上方的乙状结肠和Allis钳(经耻骨上孔)抓持直肠上动脉血管蒂,使乙状结肠呈扇形样展开(图10-8)。

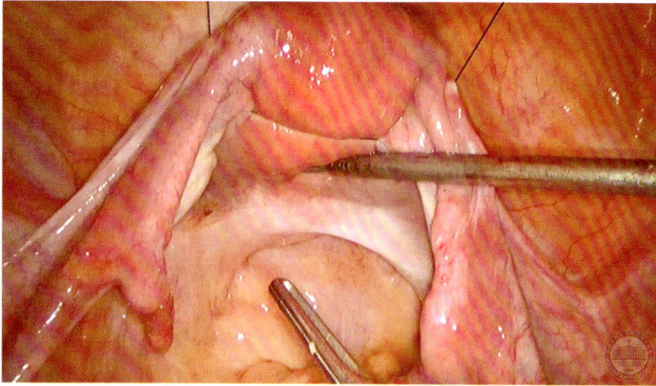

图10-7　子宫悬吊

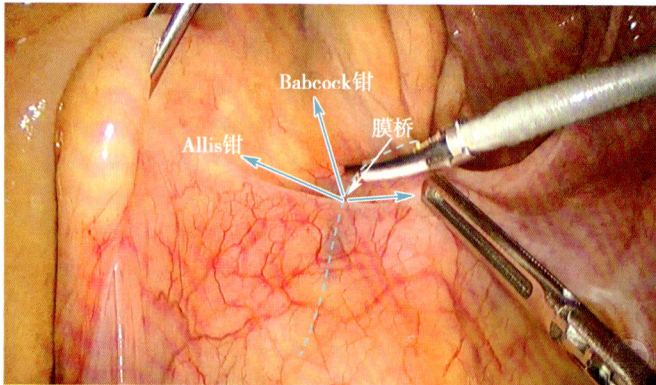

虚线示切开线。
图10-8　三角显露法力学方向和术中牵拉示意图

　　运用三角显露法,主刀左手肠钳抓持右直肠旁沟外腹膜,绷紧右直肠旁沟的自然皱褶,即膜桥(图10-9、图10-10),切一小口,利用超声刀"空洞化"效应,使膜桥浮起(图10-11),沿此自然皱褶从下向上切开至小肠系膜根后左转,在高张力状态下可见透亮的左Toldt间隙,利用主刀的左手肠钳和助手的Allis钳分别撑入该间隙使其呈帐篷样提起,主刀用超声刀逐步分离该间隙,可见腹主动脉前方覆盖于肾前筋膜下的 IMP 以及其左侧输尿管和生殖血管(图 10-12)。该间隙分离的要点是要避免进入 IMP、左输尿管和生殖血管后方间隙,从而避免损伤神经和输尿管。

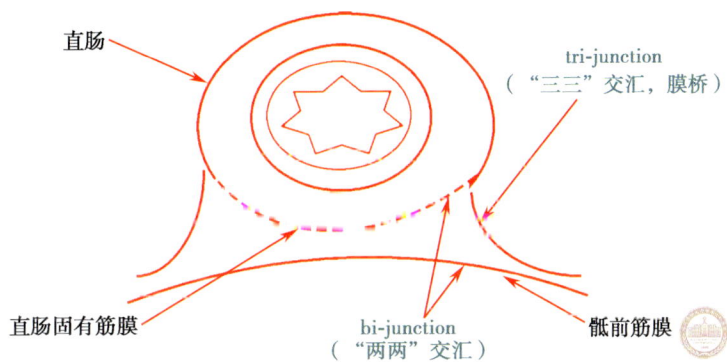

图 10-9 直肠系膜及膜桥示意图

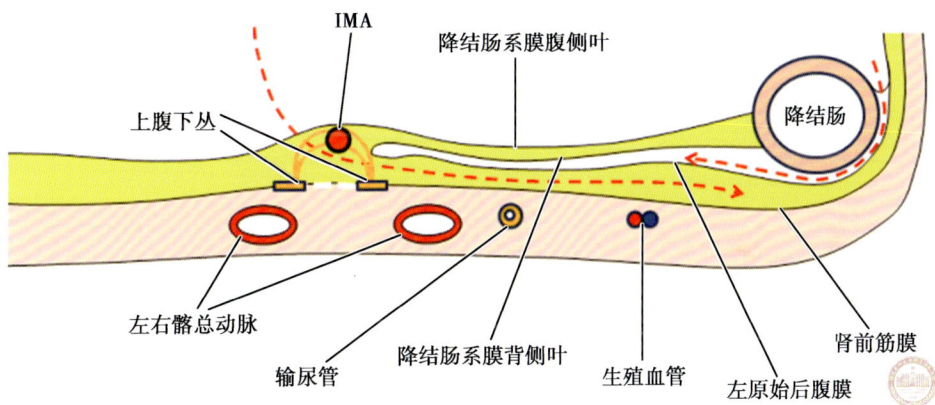

IMA.肠系膜下动脉;虚线示中间入路。

图 10-10 左 Toldt 间隙、膜桥及中间入路示意图

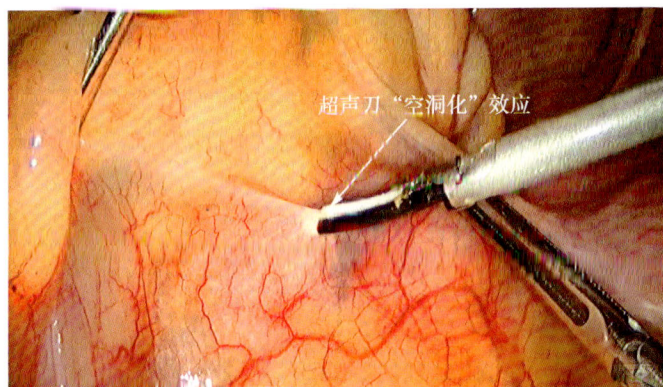

图 10-11 利用超声刀"空洞化"效应,使膜桥浮起

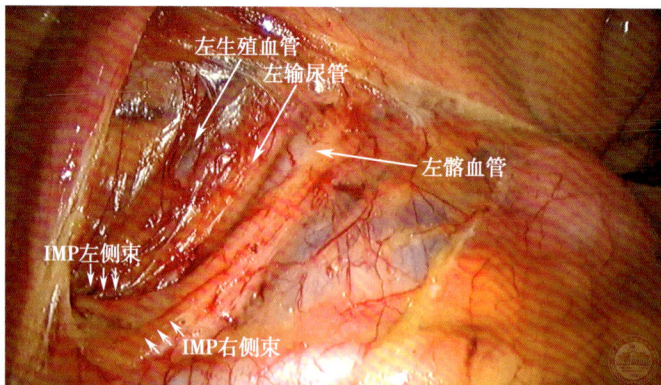

IMP. 肠系膜下丛。

图 10-12 左 Toldt 间隙全景

2. IMP 的显露与保护,第 253 组淋巴结清扫

资源 10-3
清扫 IMP 水平以
上第 253 组淋
巴结

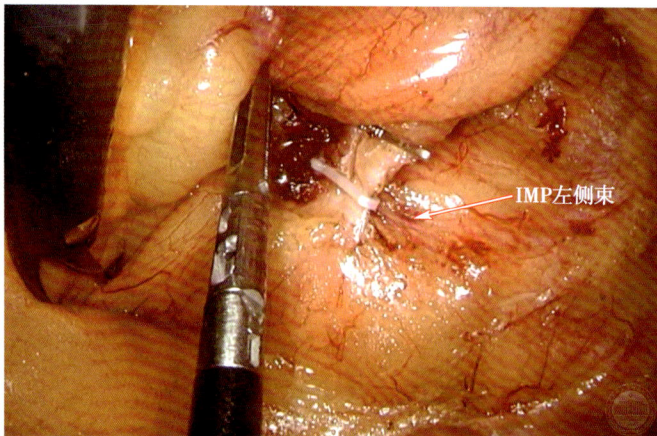

(1)清扫 IMP 水平以上第 253 组淋巴结(资源 10-3):术前 cTNM 分期为 I 期($T_{1\sim2}N_0M_0$),不论肿瘤位置高低,文献报道不会发生第三站淋巴结转移,仅清扫 IMP 水平以上的第 253 组淋巴结,以避免不必要的 IMP 损伤(通常 IMP 水平包绕的 IMA 距其根部长约 1.0~1.5cm)。

在两侧髂总动脉夹角处,可见灰白色约火柴棍粗细的 SHP,自下向上利用超声刀分离至 IMA,可见 IMP 包绕其周围,在其远端骨骼化分离 IMA,在距 IMP 0.5cm 处切断 IMA(图 10-13)。

IMP. 肠系膜下丛。

图 10-13 清扫 IMP 水平以上第 253 组淋巴结,在距 IMP 0.5cm 处切断 IMA

资源 10-4
IMA 高位结扎鞘
内分离技术

(2)清扫 IMP 水平以下的第 253 组淋巴结(IMA 高位结扎鞘内分离技术)(资源 10-4):术前 cTNM 分期为 Ⅱ~Ⅲ 期,特别是中高位直肠癌,文献报道 Ⅲ 期直肠癌发生第 253 组淋巴结转移率最高可达 10% 左右,故应清扫。这一部位的手术要点是防止 IMP 损伤、十二指肠空肠曲损伤和淋巴漏。

第 253 组淋巴结清扫先不必显露 IMA,而是在沿 SHP 向上显露 IMP 左右侧束下方汇合点夹角,用超声刀慢挡切开,显露腹主动脉,沿其表面将 IMP 右侧丛向头侧分离解剖,可自然显露 IMA 根部(图 10-14~图 10-16)。其根部周围有一椭圆形的无神经丛包绕区域,即所谓"天窗"部。如未见明显肿大淋巴结,则清扫 IMA 周围 1cm 范围即可;如见明显多个肿大淋巴结,则沿腹主动脉表面向头侧清扫,最高可近十二指肠空肠曲下缘,即左肾血管水平(无论是否清扫第 253 组淋巴结,均应在处理 IMA 前,显露并见到十二指肠空肠曲,以免损伤而未发现,造成术后十二指肠空肠瘘等严重并发症)。分离腹主动脉及 IMA时,要用超声刀慢挡凝切,以防术后淋巴漏。

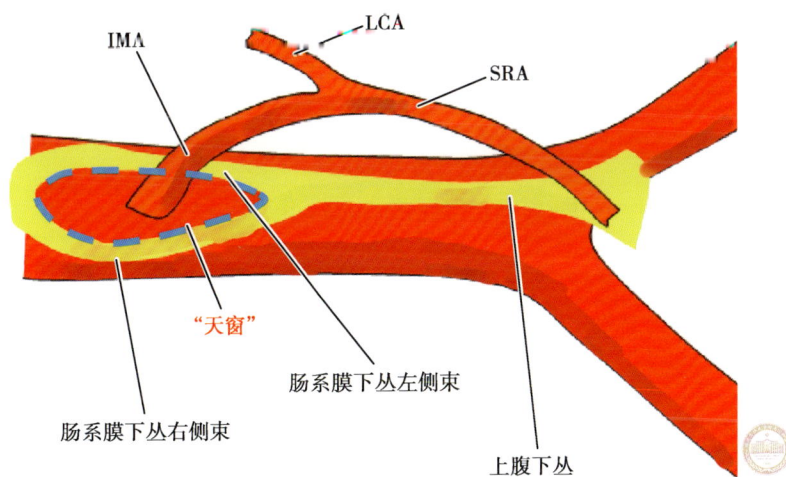

IMA. 肠系膜下动脉;LCA. 左结肠动脉;SRA. 直肠上动脉。
图 10-14 IMA 根部与肠系膜下丛"天窗"示意图

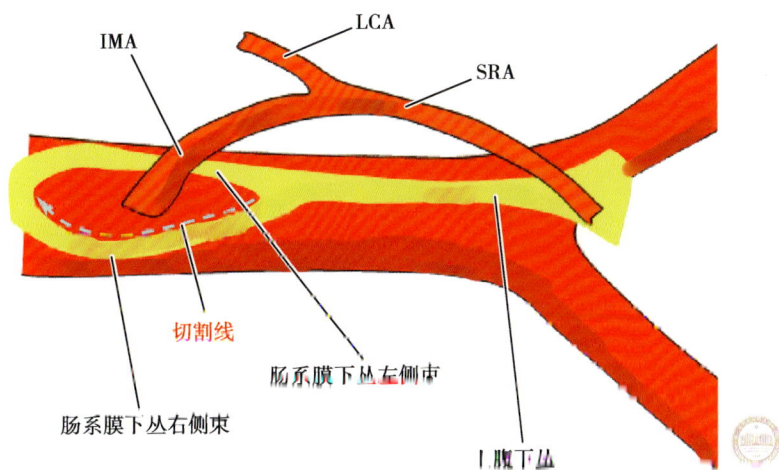

IMA. 肠系膜下动脉;LCA. 左结肠动脉;SRA. 直肠上动脉。
图 10-15 IMA 根部显露示意图(沿其右侧束内侧分离)

由于 IMP 右侧束与 IMA 根部无交叉,而 IMP 左侧束构成了 IMA 的动脉鞘的一部分,由腹主动脉丛在 IMA 前方移行而成,故先将右侧束分离后,显露 IMA 和 IMP 左侧束。由于

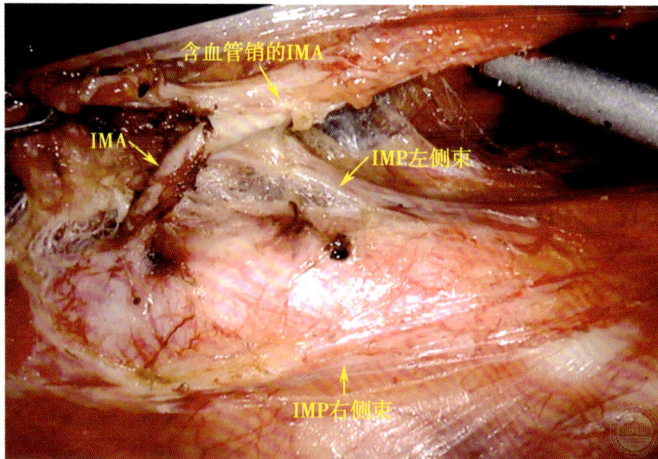

IMA. 肠系膜下动脉；IMP. 肠系膜下丛。

图 10-16   IMA 根部显露示意图

清扫第 253 组淋巴结，根部结扎 IMA。

术中主刀站在患者右侧，当 IMA 挑起时，IMA 坚实的血管鞘结构会将 IMP 左侧束向上挑起并背对主刀视野，易导致 IMP 左侧束损伤（图 10-17）。其解剖学基础是 IMP 左侧束有许多分支，包裹 IMA 动脉鞘向上走行，支配左半结肠（类似于藤包裹树干）。因此，可在 IMA 根部用超声刀慢挡切开血管鞘，沿 IMA 纵轴中央血管鞘表面，像削铅笔一样向上缓慢切开。在距 IMA 根部约 1.5cm 处，可见由左侧束发出的许多分支围绕 IMA，沿 IMA 左侧壁鞘内用超声刀慢挡向上削切，即可使 IMA 与 IMP 左侧束彻底分离，可有效避免神经损伤所致的射精障碍与贮尿障碍。此时，在距 IMA 根部 0.5cm 处切断 IMA，沿左侧束内侧与表面向头侧将包绕 IMA（已切断）的分支切断（图 10-18、图 10-19）。

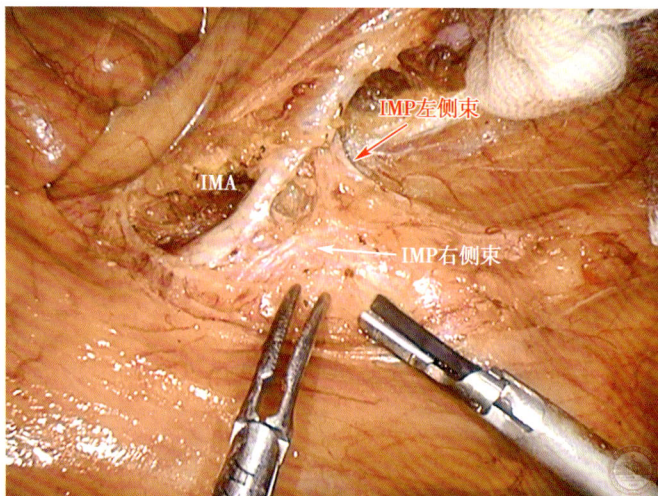

IMA. 肠系膜下动脉；IMP. 肠系膜下丛。

图 10-17   IMA 坚实的血管鞘结构将 IMP 左侧束向上提起（红色箭头），
并背对主刀视野，易导致 IMP 左侧束损伤

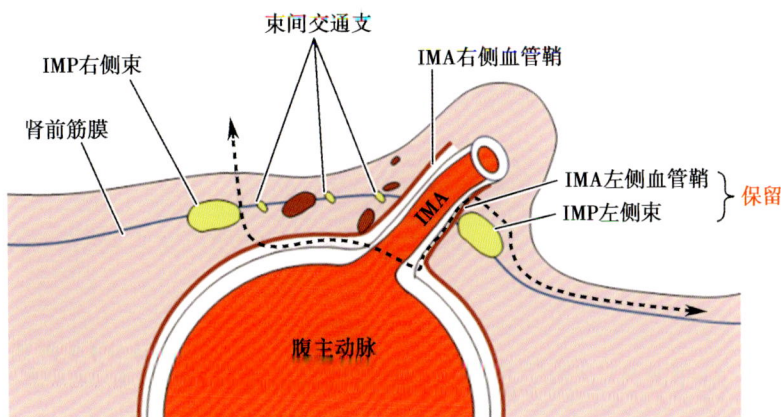

IMA. 肠系膜下动脉；IMP. 肠系膜下丛；黑色虚线示鞘内分离路径。

图 10-18　IMA 高位结扎鞘内分离技术示意图(腹主动脉、IMA 横断面)

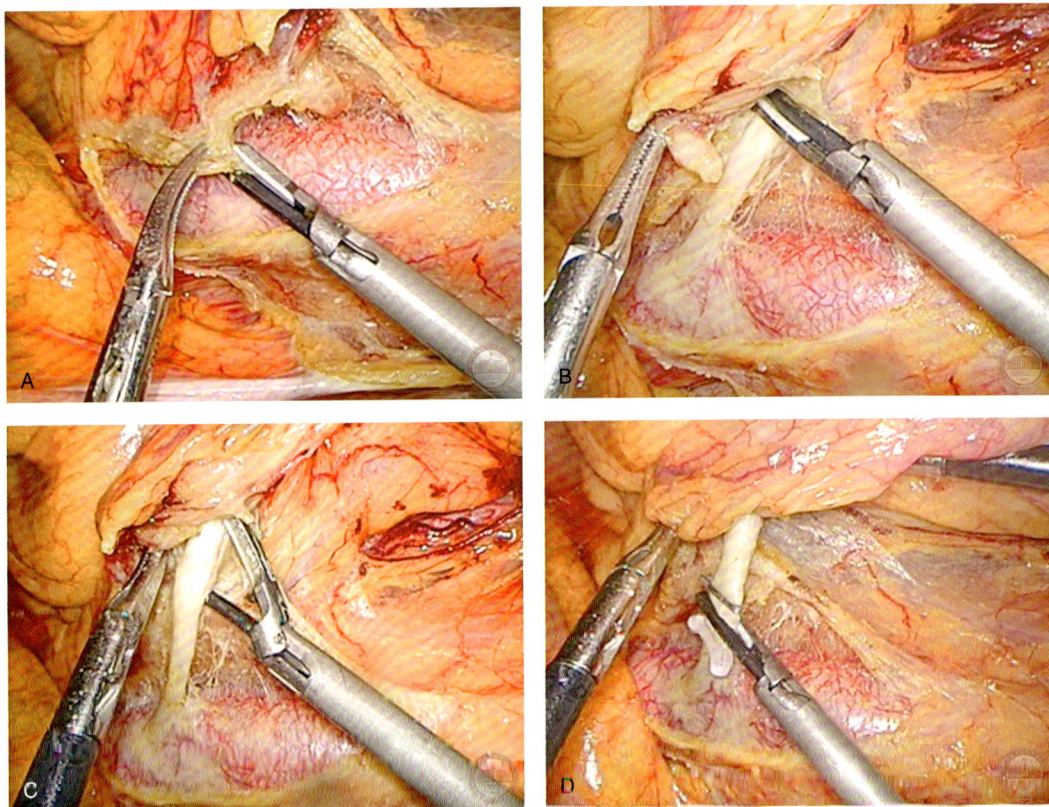

图 10-19　IMA 高位结扎鞘内分离技术术中图

A. 先将右侧束分离后，显露 IMA 和 IMP 左侧束；B. 在 IMA 根部用超声刀慢挡切开血管鞘，沿 IMA 纵轴中央血管鞘表面，像削铅笔一样向上缓慢切开；C. 沿 IMA 左侧壁鞘内用超声刀慢挡向上削切，即可使 IMA 与 IMP 左侧束彻底分离；D. 在距 IMA 根部 0.5cm 处切断 IMA。

（3）保留 LCA：关于 LCA 的保留指征，适用于术中不准备行肠造口者，乙状结肠系膜肥厚、短窄，剪裁时易损伤系膜血管（难以辨认边缘血管）者；降结肠系膜旋转不良者；高龄伴全身严重基础病者。无论是否在 IMP 以上或以下分离保留 LCA，均应先充分游离左腹膜后间隙，以保证左半结肠系膜背侧面的完整性，再行 LCA 分离保留。在 IMA 平面以上清扫第253 组淋巴结，可沿 IMA 鞘外分离，在 IMA 平面以下清扫第 253 组淋巴结，可沿 IMA 鞘内分离。根据 LCA 血管分型（资源 10-5），在其从 IMA 发出点远端切断第 1 支乙状结肠动脉与直肠上动脉。为了保证 LCA 分离的顺畅，不必过早切断 LCA 以远的直肠上动脉（可起到牵引作用），但应先切断Ⅱ型与Ⅲ型 LCA 的第 1 支乙状结肠动脉以便清扫 LCA 根部淋巴结

资源 10-5
保留左结肠动脉
（IMP 下）

脂肪组织。通常 LCA 跨越 IMV，可沿 IMV 内侧将其剥离至 IMV 发出 LCV 的近端，切断 IMV。可充分延长左半结肠系膜，以便肠管可延长至盆底。

　　继续分离左 Toldt 间隙，但先期显露的左 Toldt 间隙不一定准确（常较深），可在 IMA 与 IMP 处理后，在显露 IMV 后，沿 IMP 左侧束平面向头侧分离，利用三角显露法，即主刀左手钳持一小纱团，助手左手的 Allis 钳将左半结肠系膜向上挑起，即可钝性显露 "Toldt 线"，向上达胰腺下缘，向外达左结肠旁沟（图 10-20）。

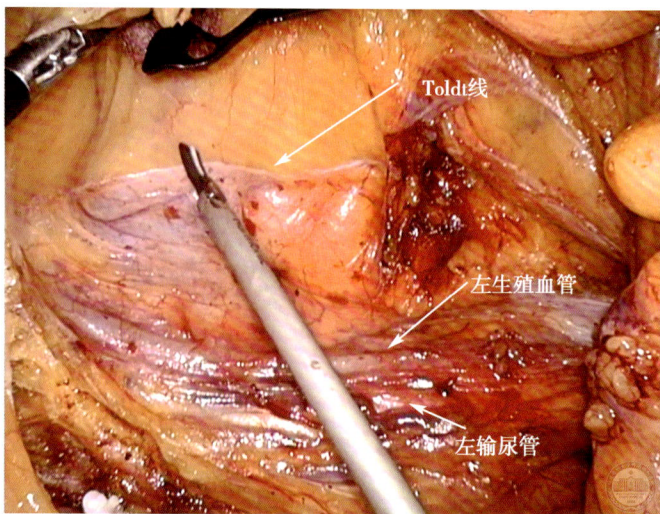

图 10-20　左 Toldt 线

资源 10-6
乙状结肠系膜
剪裁

　　3. 乙状结肠系膜裁剪（图 10-21、资源 10-6）　主刀的左手钳抓紧已切断的 IMA 血管蒂根部，助手的两把钳子抓持乙状结肠系膜，使其呈扇形展开，辨认乙状结肠血管与 IMA 之间的三角透明区（图 10-22、图 10-23），用超声刀慢挡二步法切断乙状结肠血管（如无把握，远心端应上 hem-o-lock 夹）。沿乙状结肠与降结肠边缘动脉内侧弧形剪裁系膜（图 10-24）。该步骤要点：应注意部分患者 LCA 分为升降支的分叉点接近 IMV，在 IMV 根部切断时损伤分叉点（或 LCA 降支）可致远端乙状结肠部分缺血，可能造成术后吻合口近端肠坏死并吻合口漏，故一定要确认其分叉点位置，在其近端切断。此后，在近十二指肠空肠曲下方游离 IMV，予切断（图 10-25）。

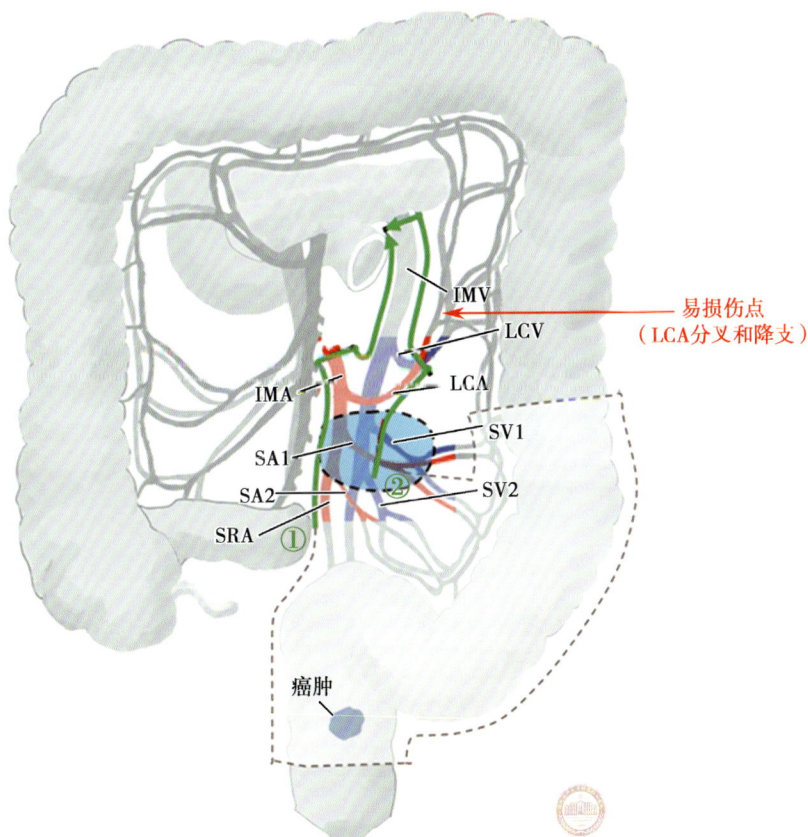

乙状结肠结肠系膜"辫子"的形成图解:①中间入路,经右直肠旁沟,至乙状结肠系膜根部,结扎 IMA 根部并剪裁至 IMV 的胰腺下缘右侧;②剪裁乙状结肠系膜,经透明三角结扎乙状结肠血管,沿边缘动脉内侧逆行剪裁乙状结肠系膜,在 LCA 升降支分叉点近端结扎切断,在近十二指肠空肠曲下方结扎 IMV,并与前述中间入路会师。IMA.肠系膜下动脉;IMV.肠系膜下静脉;LCA.左结肠动脉;LCV.左结肠静脉;SA1.第 1 支乙状结肠动脉;SA2.第 2 支乙状结肠动脉;SV1.第 1 支乙状结肠静脉;SV2.第 2 支乙状结肠静脉;SRA.直肠上动脉。

图 10-21　乙状结肠系膜剪裁手术区域示意图(蓝色区域)

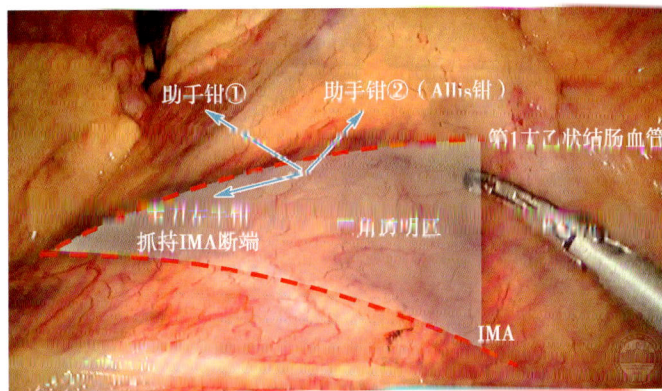

IMA.肠系膜下动脉。

图 10-22　剪裁乙状结肠系膜力学示意图:三角透明区

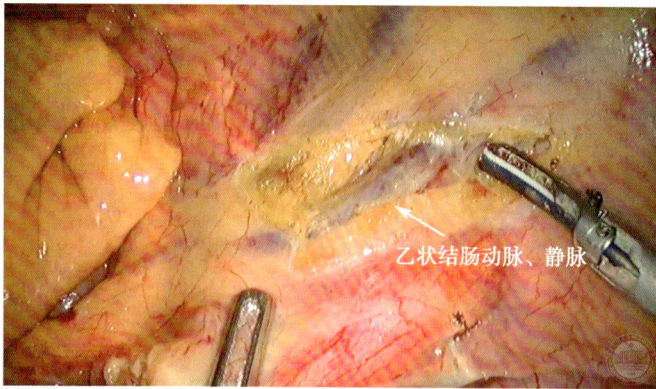

图 10-23　切断乙状结肠动脉、静脉

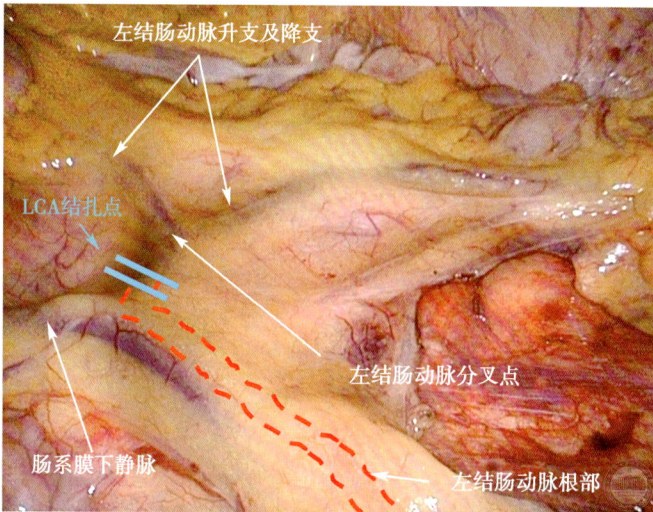

左结肠动脉升支及降支

LCA结扎点

左结肠动脉分叉点

肠系膜下静脉

左结肠动脉根部

LCA. 左结肠动脉；蓝色箭头示正确的结扎点。

图 10-24　左结肠动脉升降支及分叉点示意图

勿损伤 LCA 分叉点和 LCA 降支。

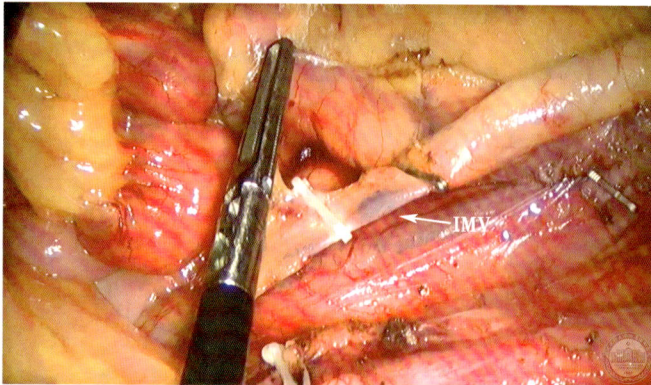

IMV

IMV. 肠系膜下静脉。

图 10-25　结扎切断 IMV

4. **脾曲分离**　当术中判断近端的乙状结肠无法拖至盆底时,须行脾曲游离(详见第六章,资源10-7)。

5. **SHP与直肠后间隙显露(资源10-8)**　助手用巴氏钳抓住已切断的IMA及系膜,向头侧牵引,其通过耻骨上孔的吸引器将直肠系膜挡至肛侧,主刀左手钳夹持小纱布团将骶前组织推向头侧。通过对抗牵引,可见骶骨岬下方疏松的直肠后间隙,在分离前,循IMP从上往下至骶骨岬,可见灰白色、约火柴棍粗细的SHP。这一段神经在肉眼上常难以辨认,故一定要使直肠后间隙清晰显露,紧贴直肠固有筋膜背侧向下锐性分离,方可避免损伤SHP。在分离起始阶段如遇阻力,往往是由该丛或其分支HN发出的结肠支(支配左半结肠,图10-26),予切断后,即可容易分离进入直肠后间隙。

资源10-7
脾曲分离
(结肠旁)

资源10-8
肠系膜下丛与上
腹下丛保护

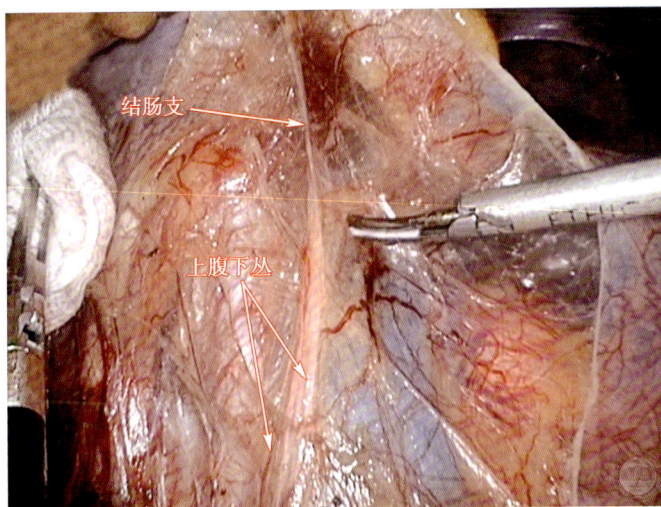

图10-26　SHP或其分支HN发出的结肠支(支配左半结肠)

直肠环周分离顺序:遵循后间隙—前间隙—侧间隙的分离策略(图10-27)。

6. **直肠后间隙分离**　要点是显露双侧HN与切断直肠骶骨筋膜,由直肠后间隙进入肛提肌上间隙至盆底(图10-28 - 图10-30)。

(1)隧道式分离法与双侧HN显露

1)分离标志:两侧直肠旁沟为两侧直肠系膜边缘和双侧HN及盆神经投影线(图10-31)。

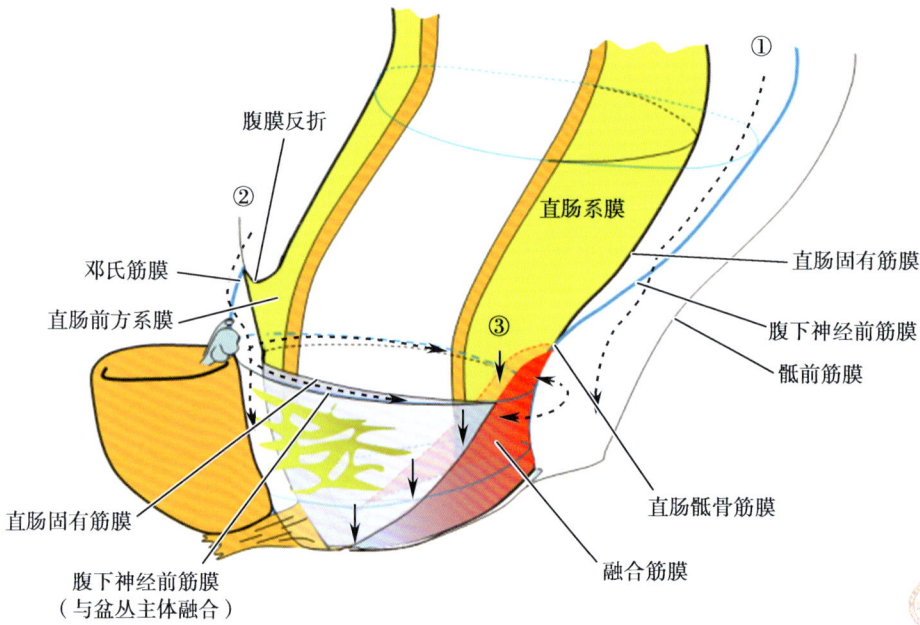

①先后间隙分离；②再前间隙分离；③最后侧间隙分离。

图 10-27 直肠环周分离顺序

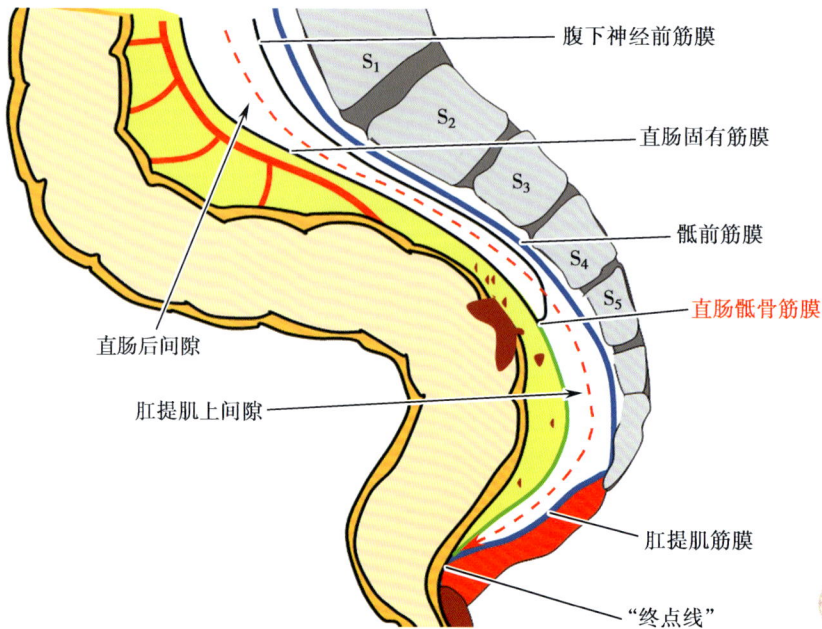

图 10-28 直肠系膜周围筋膜及 TME 术中直肠后方
间隙分离切割线模式图(矢状面)

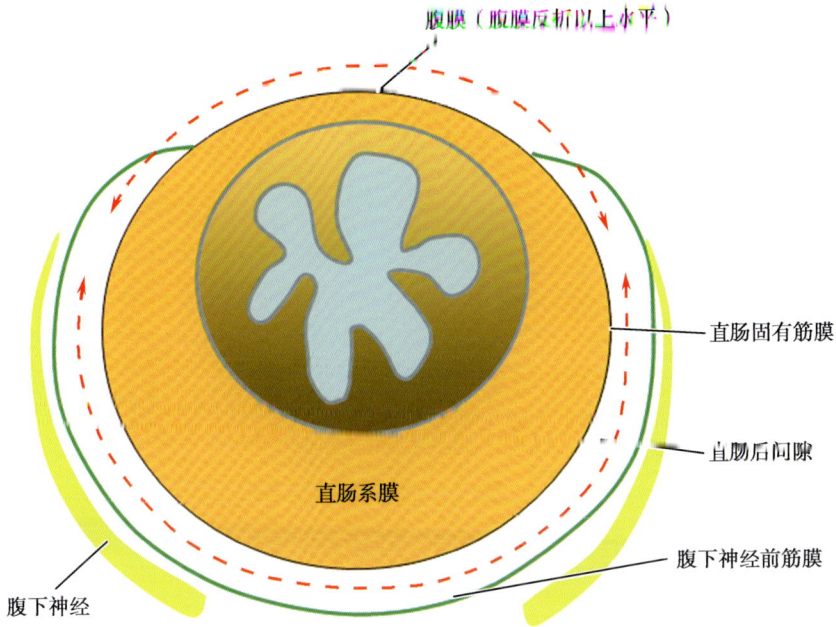

图 10-29　直肠骶骨筋膜(S₄ 椎体水平)以上直肠系膜周围筋膜及 TME 术中分离切割线模式图(横断面)

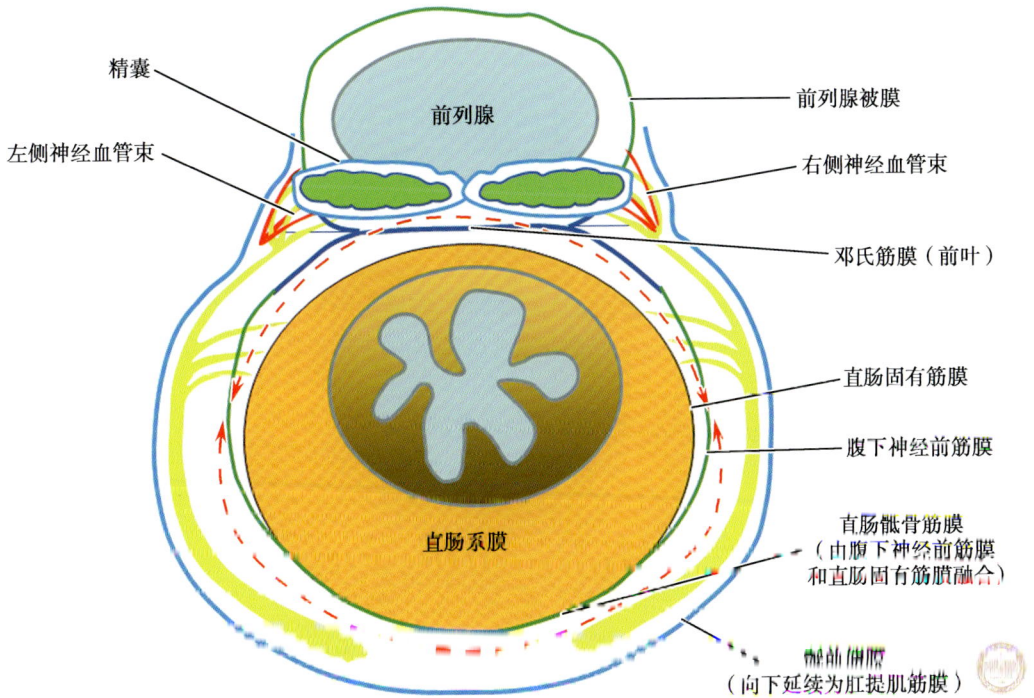

图 10-30　直肠骶骨筋膜(S₄ 椎体水平)以下直肠系膜周围筋膜及 TME 术中分离切割线模式图(横断面)

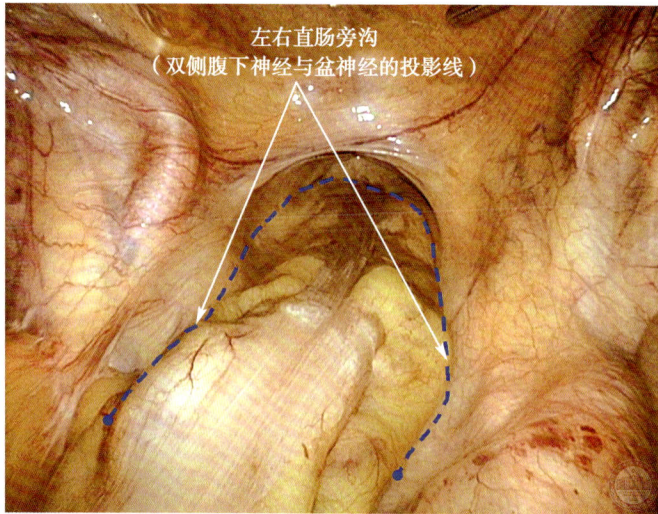

左右直肠旁沟
（双侧腹下神经与盆神经的投影线）

图 10-31 直肠旁沟皱褶是直肠系膜两侧缘与
腹下神经及盆神经的投影线

资源 10-9
双侧腹下神经
显露

2）分离原则（资源 10-9）：鉴于上述神经解剖特点，在骶骨岬下方找到直肠后间隙，以中线为中心，沿直肠固有筋膜和腹下神经前筋膜之间类似"削苹果"向两侧直肠旁沟方向锐性分离，并逐步向下切开两侧直肠旁沟腹膜，在分离过程中可见双侧 HN 从直肠后方走向两侧直肠旁沟（通常左 HN 较深）（图 10-32）。须将两侧直肠旁沟皱褶分离成似帐篷样膜结构，再逐步切开两侧至腹膜反折，如在未找到 HN 之前即盲目切开直肠旁沟腹膜，则偏内易进入直肠系膜内，偏外易损伤神经。

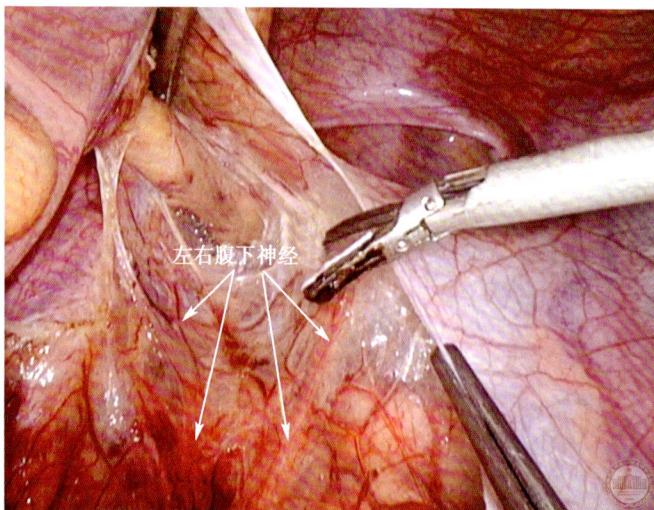

左右腹下神经

图 10-32 双侧腹下神经，"削苹果"式分离

(2)横断直肠骶骨筋膜(资源10 10)：对于直肠骶骨筋膜在术中的定位，当分离达腹膜反折下对应的直肠后间隙时，若疏松间隙突然消失(特别是肥胖或行 nCRT 后的患者)，用超声刀削切有阻力，分离界面不清，即是该筋膜。如此时上下抖动直肠则隐约可见一弧形间隙，用电刀切开，立即可见进入一雪白疏松间隙，即切断了直肠骶骨筋膜进入了肛提肌上间隙(图10-33~图10-35)。可清晰见到蔓状的骶前静脉丛(即沿着图10-34所示正确平面进行，红色虚线)，这是区分直肠骶骨筋膜是否被正确切开，从而由直肠后间隙进入肛提肌上间隙的标志。如遇阻力沿图10-34所示蓝色虚线切开，即沿直肠骶骨筋膜前叶表面向上切开进入直肠系膜内，为错误路线，可见骶前大片脂肪组织残留。

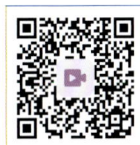

资源10-10
切断直肠骶骨
筋膜

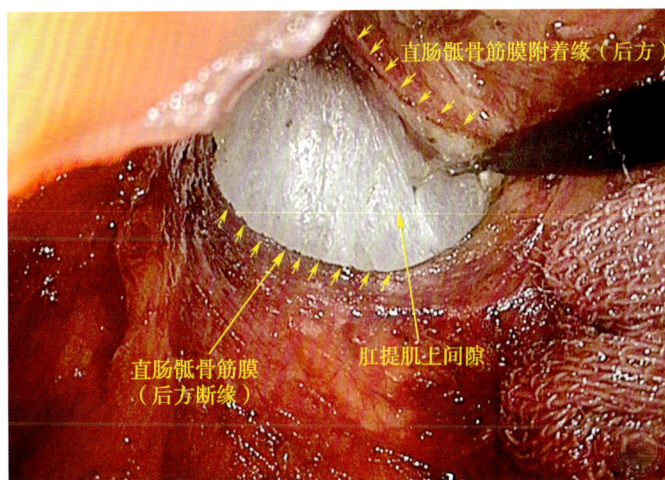

图 10-33　切断直肠骶骨筋膜，进入肛提肌上间隙

由于骶骨平面与肛提肌垂直平面之间的过渡区成近90°角，是 TME 切除不全的常见部位，当骶前静脉丛突然消失，即可见肛提肌"垂直平面"，应紧贴肛提肌表面分离，以免进入直肠系膜内(图10-36、图10-37)。

7. 直肠前间隙分离要点

(1)进入直肠前间隙的三条路径(图10-38)：①传统 TME 路径(路径 a)，在腹膜反折上切开进入邓氏筋膜前间隙，于双侧精囊底部(前列腺上缘)U 形切断邓氏筋膜，进入邓氏筋膜后间隙，其易损伤双侧 NVB 及其交通支；②部分保留邓氏筋膜路径(路径 b)，在腹膜反折上方1cm切开腹膜先进入邓氏筋膜前间隙，男性在近精囊底部上0.5cm处，女性在距腹膜反折5cm处 U 形横断邓氏筋膜，进入邓氏筋膜后间隙；③完全保留邓氏筋膜路径(路径 c 绿色箭头)，在腹膜反折底部弧形切开，进入邓氏筋膜前后叶之间，由于传统认为邓氏筋膜起自腹膜反折底，其与直肠固有筋膜紧密"愆着"，故在此处切开极易进入直肠固有筋膜后方的直肠前方系膜内，难以保证直肠前方系膜的完整性(路径 c 紫色箭头方向)。

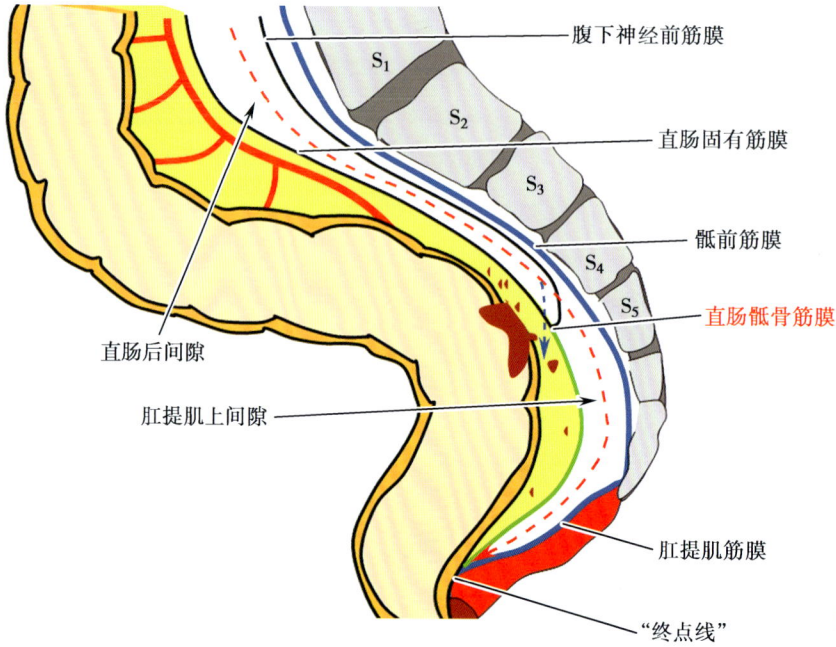

图 10-34　错误的直肠骶骨筋膜切开方向（蓝色虚线）

进入直肠系膜内，应沿着红色虚线切开直肠骶骨筋膜，进入肛提肌上间隙。

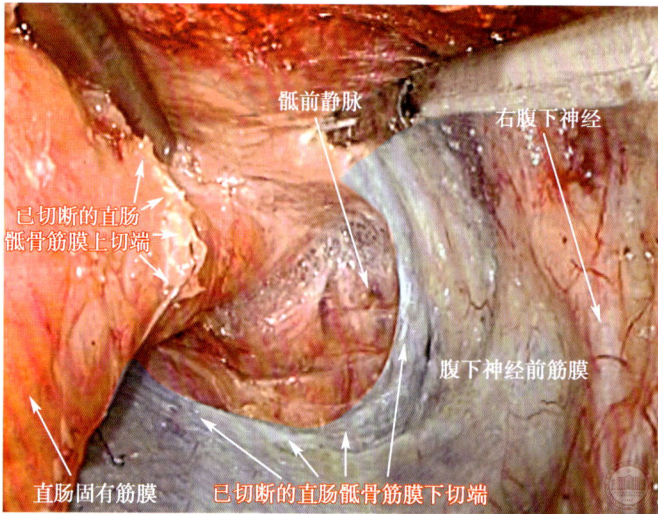

图 10-35　直肠骶骨筋膜的活体解剖（腹腔镜视野）

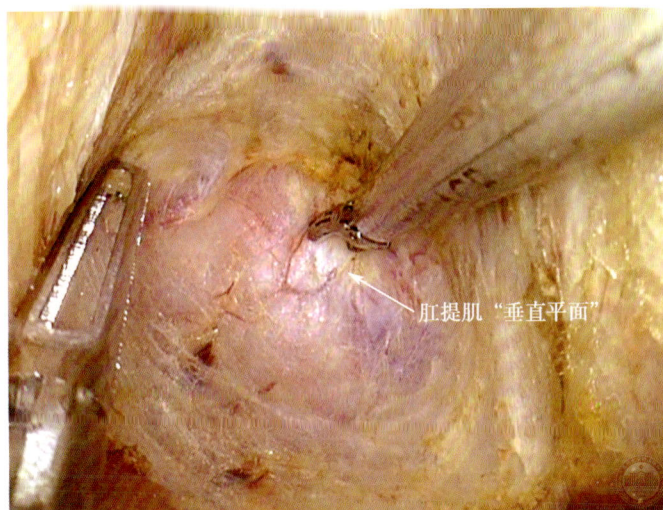

图 10-36　肛提肌"垂直平面"

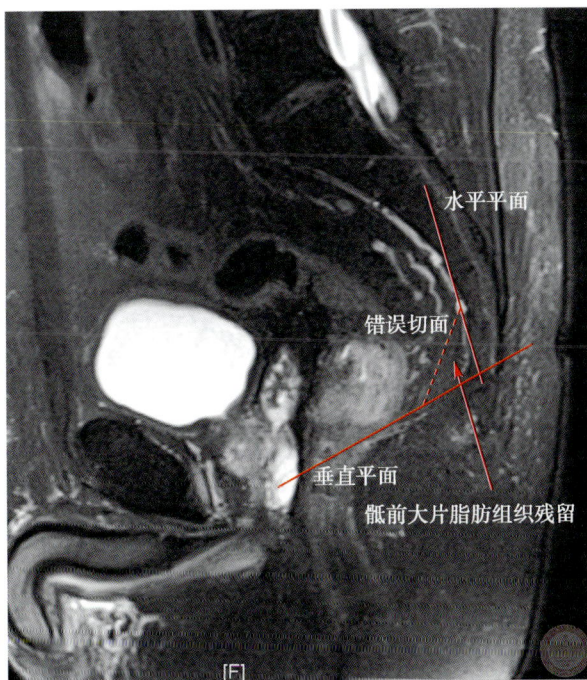

图 10-37　直肠骶骨筋膜错误切割线和骶前大片脂肪组织残留示意图

　　根据对直肠前方筋膜结构的最新认识(详见第九章),即100%邓氏筋膜从腹膜反折上方发出,81.3%的直肠固有筋膜亦从腹膜反折上方发出,并与邓氏筋膜在发出点愈合,仅18.7%的直肠固有筋膜单独从腹膜反折最低点发出。故从腹膜反折底部切开,容易进入直肠前方系膜内,如在腹膜反折上方1cm切开,则可保证直肠前方系膜的完整切除。所以部分保留邓氏筋膜路径为进入直肠前间隙最佳路径,该路径不仅保持了直肠前方完整的CRM,适用于直肠各方位的肿瘤,而且保留了部分与 NVB 关系密切的邓氏筋膜,保护了 NVB,扩大了小骨盆底空间(图 10-39)。以下介绍该路径的手术操作要点。

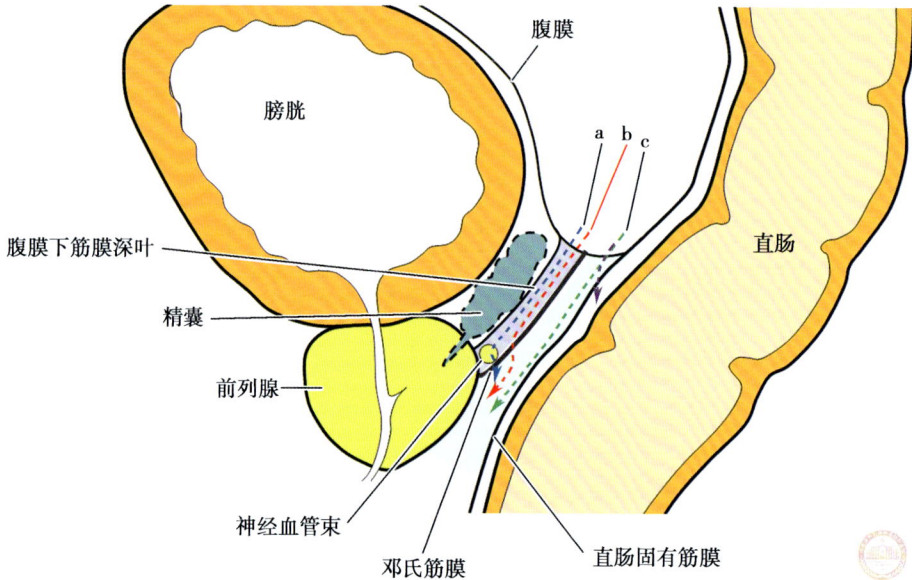

a. 传统 TME 路径;b. 部分保留邓氏筋膜路径;c. 绿色箭头示完全保留邓氏筋膜路径,紫色箭头方向示在腹膜反折底切开极易进入直肠固有筋膜后方的直肠前方系膜内,难以保证直肠前方系膜的完整性。

图 10-38   进入直肠前间隙的路径(基于传统对直肠前间隙的认识绘制)

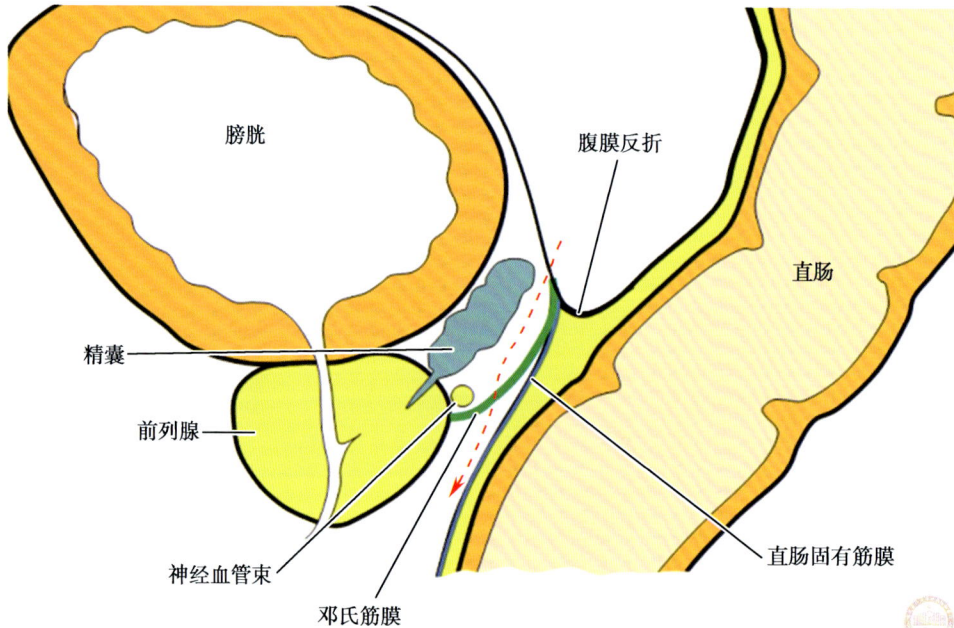

图 10-39   保留部分邓氏筋膜分离路线(基于对直肠前间隙膜解剖结构的最新认识)

(2)寻找和解剖直肠前间隙

1)在腹膜反折以上 1.0cm 处弧形切开,寻找邓氏筋膜前间隙(资源 10-11、资源 10-12)。首先要保持腹膜反折上切开线上下方组织张力,即通过助手右手的巴氏钳向头侧提拉绷紧直肠(也可通过绷带牵拉),其左手 Allis 钳通过耻骨上孔提拉切开线上方的腹膜,由侧方间隙沿腹膜反折上方 1cm 处弧形切开,界面正确,可见疏松间隙(图 10-40)。应注意,如在腹膜反折线上>1cm 处切开,易分离至精囊上方,女性则易损伤阴道后壁而出血,故要避免。

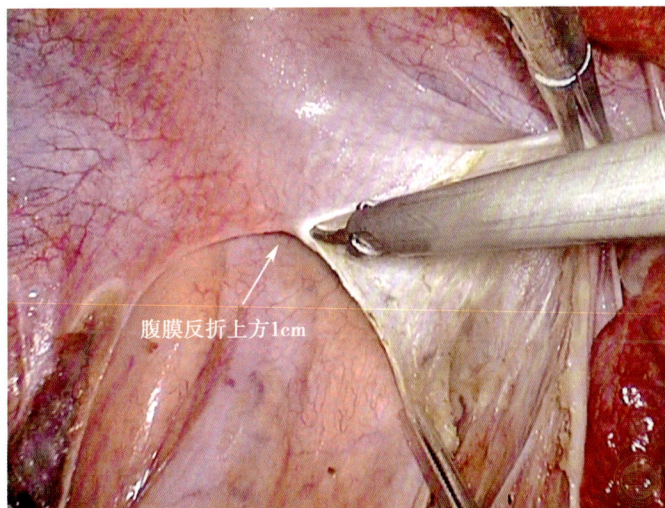

资源 10-11
寻找邓氏筋膜
(男性)

资源 10-12
寻找邓氏筋膜前
间隙(女性)

图 10-40　腹膜反折上方 1cm 处弧形切开,进入邓氏筋膜前间隙

当沿着疏松邓氏筋膜前间隙向下分离,可见灰白色、光滑的邓氏筋膜(如切破,可见脂肪组织显露)。沿邓氏筋膜表面从中央向两侧纵向或横向用超声刀推动及快挡切削,男性将两侧精囊完全显露即可,女性的邓氏筋膜前间隙较致密,难分离,助手的左手 Allis 钳要提紧阴道后壁(难以提拉时可改用吸引器向下推挡)。主刀的左手钳抓紧已切开的腹膜反折(如在腹膜反折底部切开就无从提拉形成对抗牵引),使邓氏筋膜前间隙清晰显露,便于分离。

2)邓氏筋膜离断部位(资源 10-13~ 资源 10-15):若癌肿未侵犯邓氏筋膜,可在距精囊底部上 0.5cm 处 U 形离断邓氏筋膜(图 10-37 路径 b,图 10-41)。对女性,笔者经多年活体解剖发现女性双侧 NVB 在邓氏筋膜的两侧,由于女性的盆底距腹膜反折约 5cm,故在距腹膜反折 5cm 处 U 形离断邓氏筋膜(图 10-42)。若癌肿侵犯邓氏筋膜,应在邓氏筋膜前方分离,导致不可避免地损伤 NVB,故术前 MRI 示癌肿位于直肠前壁者,尽可能先行 nCRT 后再手术,多可避免 NVB 损伤。

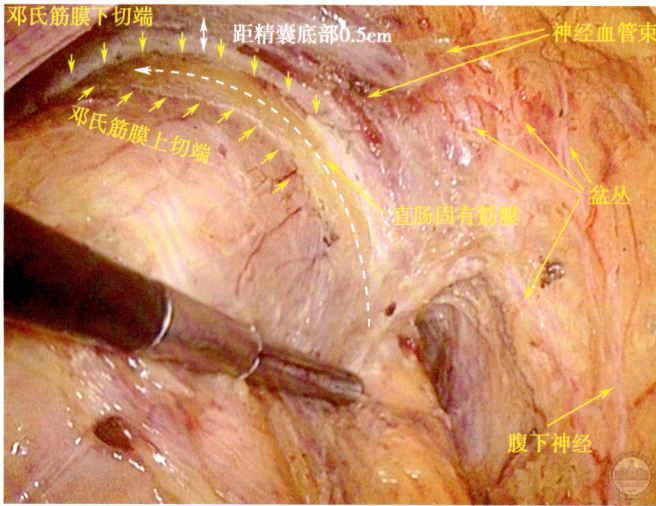

图 10-41　在距精囊底部上方 0.5cm 处 U 形离断邓氏筋膜

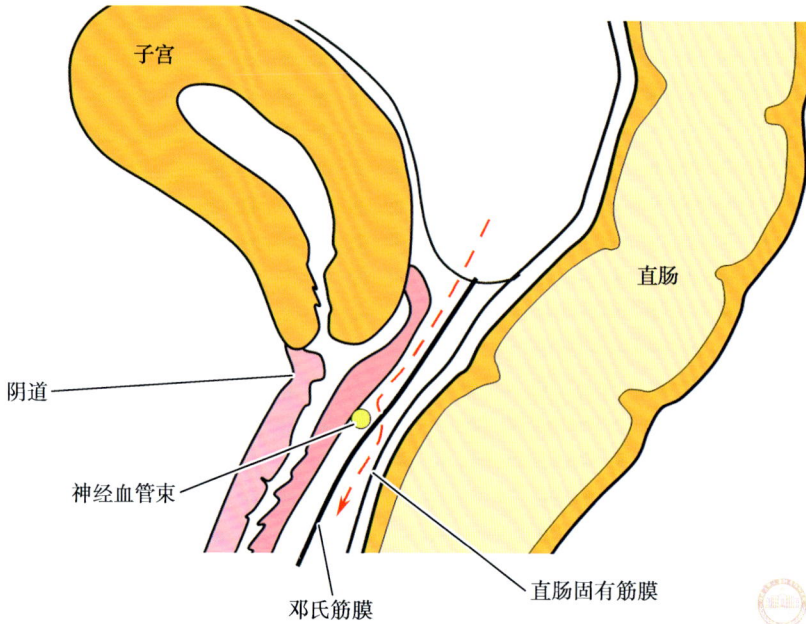

图 10-42　女性在距腹膜反折约 5cm 处横断邓氏筋膜

　　该步手术要点,男性在距两侧精囊底部上方 0.5cm 处,女性在距腹膜反折的 5cm 处,相当于两侧 NVB 内侧,应及时弧形内拐(图 10-43、图 10-44),并呈倒"U"形弧形切开离断邓氏筋膜,仅切除中央部分的邓氏筋膜,从而保留了男性前列腺以上两侧邓氏筋膜外侧的 NVB 精囊部及交通支(相当于时钟 2 点与 10 点的位置)(图 10-45)。

　　离断邓氏筋膜后,助手用 Allis 钳可提起已切断邓氏筋膜的下端,主刀可用左手钳夹持小纱团挡压已切断的邓氏筋膜上端,通过对抗牵引可清晰显露邓氏筋膜后间隙。该间隙疏松透明,如离断邓氏筋膜太深,可能同时横断直肠固有筋膜,此时可见脂肪组织像破棉絮状突出。因此,最好用超声刀慢挡从右侧逐渐向左侧弧形切开,此时可见其下方黄色透明的直肠固有筋膜,如用电刀离断邓氏筋膜,则很难保证不同时横断直肠固有筋膜,而破坏直肠固有筋膜的完整性。沿着邓氏筋膜后间隙的正确层次向下分离可达前列腺尖部。此时,可见被覆于双侧精囊与前列腺后的邓氏筋膜背面(图 10-46)。

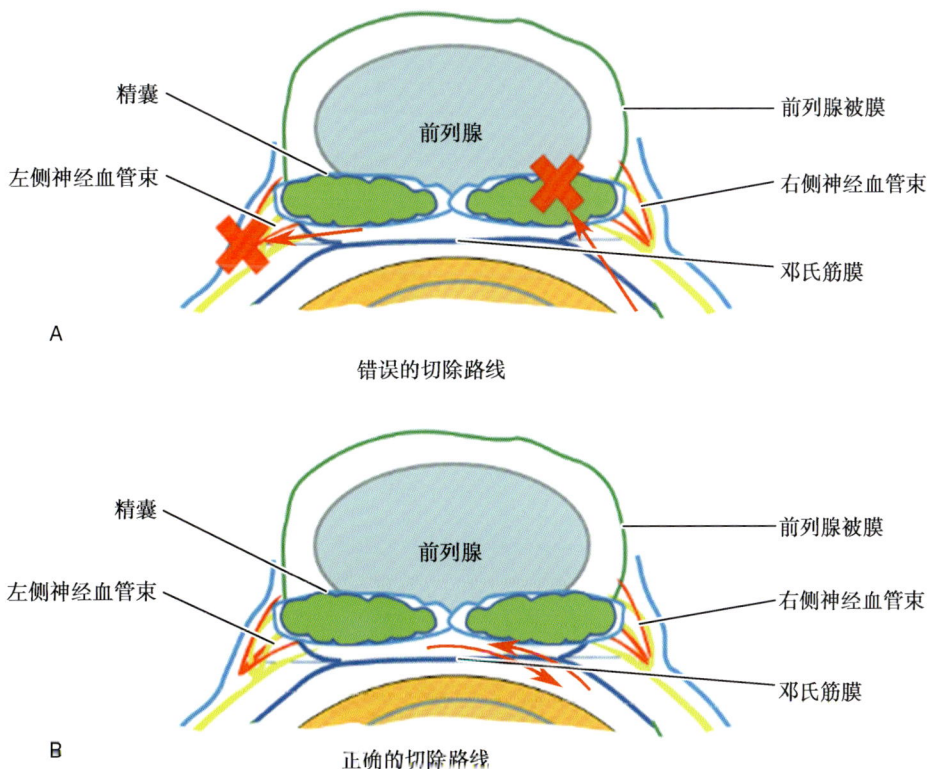

图 10-43　邓氏筋膜离断手术要点

A. 错误的切除路线:邓氏筋膜向内侧扩展,逐渐消失并包绕两侧的 NVB,在横断面方向,如果始终沿着邓氏筋膜表面(前方)向两侧扩展直肠前间隙,将不可避免地损伤两侧的 NVB 精囊部;B. 正确的切除路线:男性在距两侧精囊底部上方 0.5cm 处,女性在距腹膜反折的 5cm 处,相当于两侧 NVB 内侧,应及时弧形内拐,以避免损伤男性 NVB 精囊部。

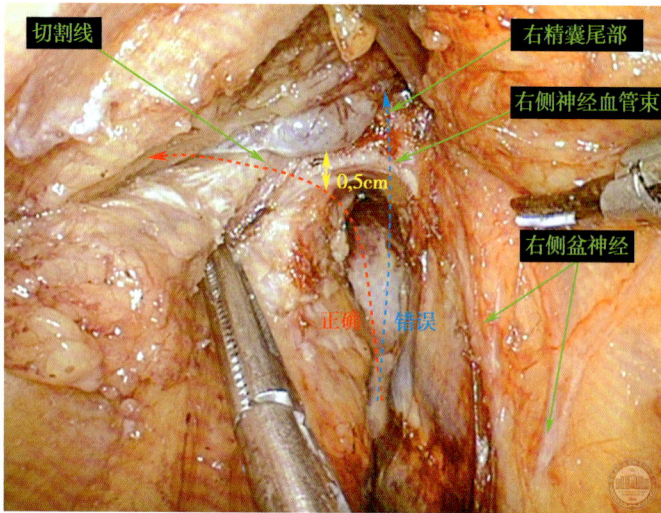

图 10-44   邓氏筋膜离断路线术中图(男性)
在距两侧精囊底部上方 0.5cm 处,相当于两侧 NVB 内侧,应及时弧形内拐。

为什么离断邓氏筋膜有时可见 NVB,有时看不清?原因在于,如果切开线位于邓氏筋膜分层以前,则看不见 NVB,因为此时 NVB 被分层后的邓氏筋膜覆盖;如果切开线位于邓氏筋膜分层以后,NVB 表面应无膜组织覆盖而裸露出来呈海绵状,可被肉眼察觉,也易保护(图 10-47~ 图 10-49)。

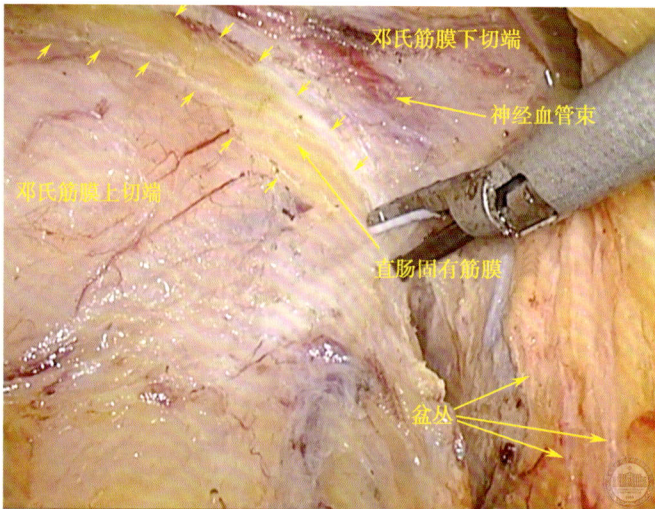

图 10-45   倒 U 形弧形切开离断邓氏筋膜,
仅切除中央部分的邓氏筋膜

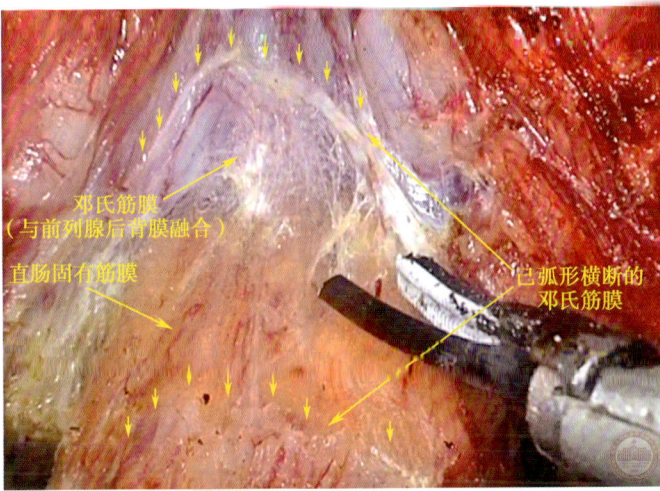

图 10-46　被覆于前列腺后的邓氏筋膜背面

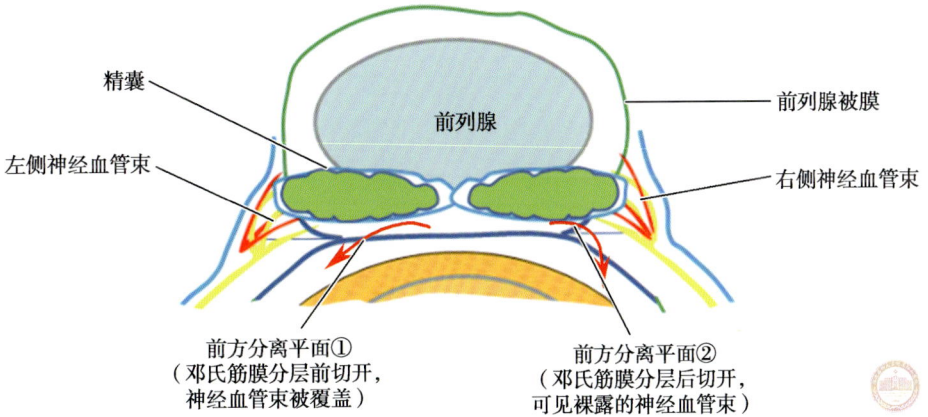

图 10-47　离断邓氏筋膜有时可见 NVB,有时看不清之原因

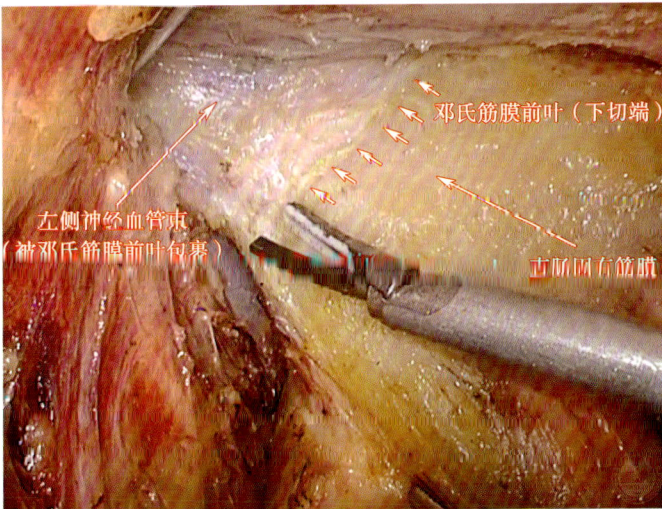

图 10-48　离断邓氏筋膜未见 NVB 术中图(男性)

切开线位于邓氏筋膜分层以前,看不见 NVB,因为此时 NVB 被分层后的邓氏筋膜覆盖。

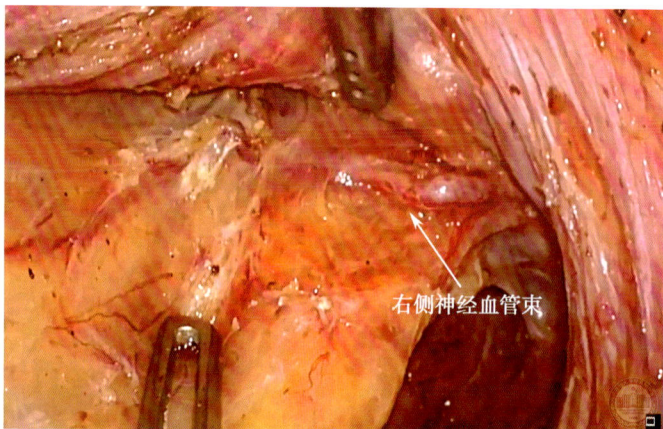

图 10-49   离断邓氏筋膜可见 NVB 术中图(女性)

切开线位于邓氏筋膜分层以后,NVB 表面无膜组织覆盖而裸露出来呈海绵状。

8. 直肠侧方间隙分离   该间隙也是 TME 的难点之一。

(1)直肠侧方间隙解剖:腹膜反折水平以下的直肠侧方间隙致密、难以分离,与所谓"侧韧带"有关,其为外科学名词,不是解剖名词,结合文献与笔者多年活体解剖观察,所谓侧韧带是由双侧盆丛发出的直肠支及细小的伴行血管(即 MRA)构成。在腹膜反折水平以下直肠两侧,直肠固有筋膜和腹下神经前筋膜(即骶前筋膜前叶)之间的"神圣平面"被上述神经血管分支呈网状弥散样穿过,并分割成多个小间隙,导致其间隙非常致密,难以观察到典型的"天使发丝"结构;手术层面偏外容易损伤盆丛及其分支,偏内则进入直肠系膜内。由于腹下神经前筋膜移行为邓氏筋膜的区域与盆丛神经主体相融合。如从下向上分离,顺着直肠骶骨筋膜向两侧移动,极易分离进入盆丛并损伤(图 10-50)。

(2)直肠侧方间隙解剖技巧:在充分分离直肠前、后间隙后,侧方间隙从上到下的距离大大缩短,此时施以高张力显露,亦可找到"神圣平面"。

1)右直肠侧方间隙分离(资源 10-16、资源 10-17):助手用巴氏钳抓持直肠向头侧偏左牵拉,其左手吸引器将直肠侧壁挡向左侧。主刀左手钳持小纱布团将盆壁向右侧推挡,此时可见右盆丛被牵拉呈<形(图 10-51、图 10-52)。用超声刀慢挡沿着<形顶点已离断的邓氏筋膜下切端从上向下切开与其相延续的腹下神经前筋膜,类似于"剥橘子皮",可保护前外侧的 NVB 与盆丛。此处是大多数医师分离迷失方向的地方。从上向下分离较从下向上分离容易找到侧前方间隙,原因是:S_4 以下直肠后方在直肠骶骨筋膜被切断后为融合筋膜(直肠固有筋膜+腹下神经前筋膜),由于侧方间隙下半部仍为融合筋膜,因此从下向上(图 10-53、图 10-54 路径①)难以分离,强行分离则易分离进入盆丛神经导致损伤;由于融合筋膜在侧方上半部重新分开为直肠固有筋膜与腹下神经前筋膜,故侧方间隙顺着已分离的邓氏筋膜后间隙从上向下(图 10-53、图 10-54 路径②)比从下向上更容易分开,找到"神圣平面"(图 10-55~ 图 10-58)。当分离至肛提肌腱弓水平时,可见灰白色的骶前筋膜后叶延续为肛提肌筋膜,此时 NVB 逐渐前移。

资源 10-16
nCRT 后右侧方
间隙分离
(腹腔镜)

资源 10-17
右侧后方分离

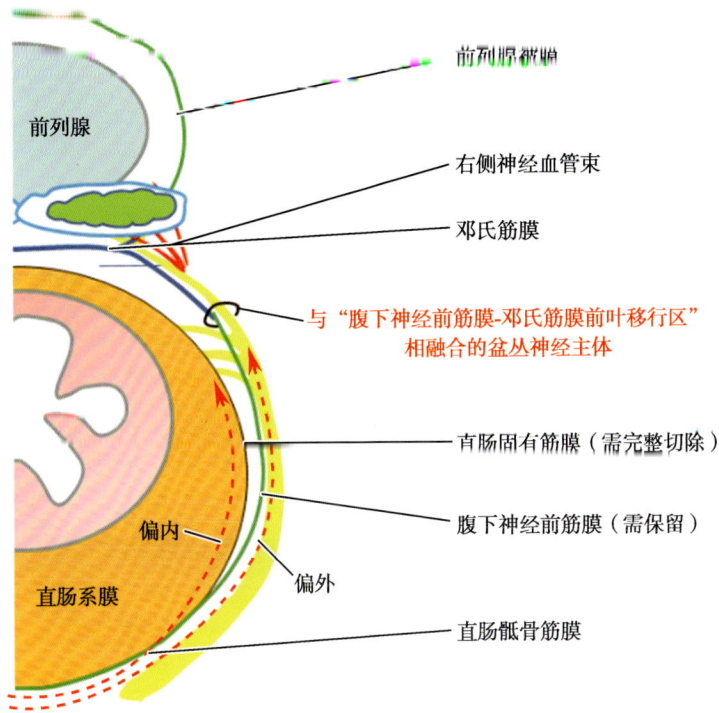

图 10-50 错误的直肠侧后方分离路线

由于腹下神经前筋膜移行为邓氏筋膜的区域与盆丛神经主体相融合,如从下向上分离,
顺着直肠骶骨筋膜向两侧移动,极易分离进入盆丛并损伤。

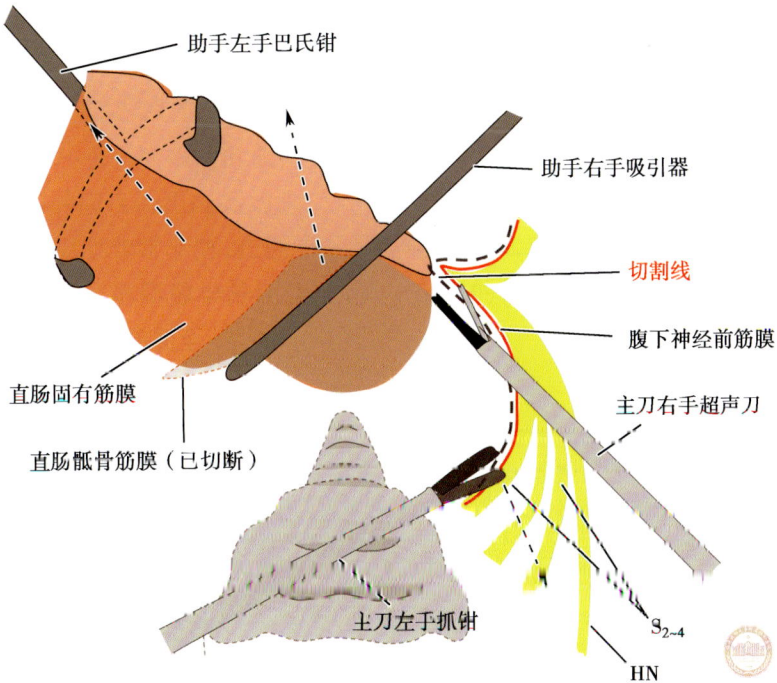

图 10-51 右盆侧后方间隙分离小意图

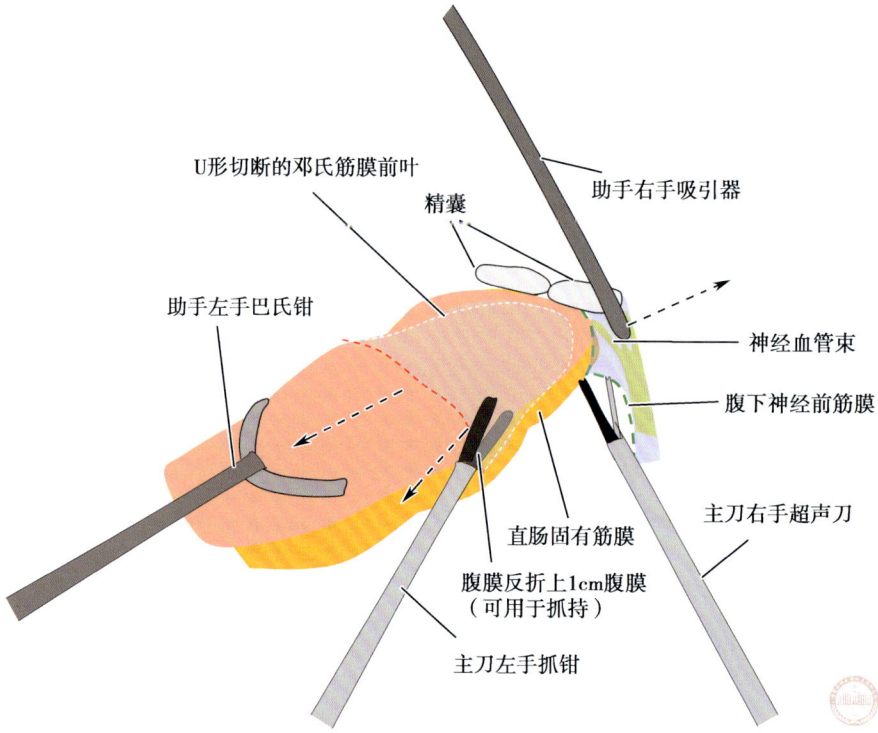

图 10-52　右盆侧前方间隙分离"神圣平面"示意图

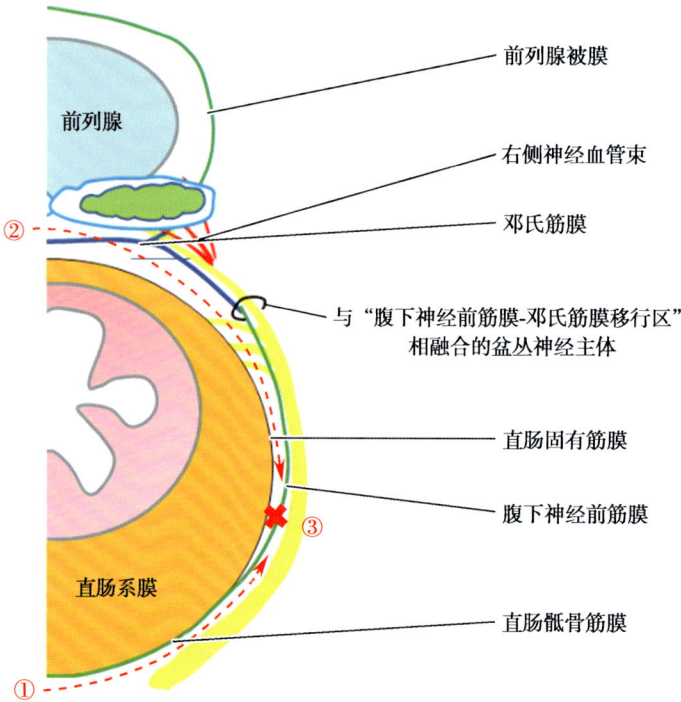

①先行直肠后方分离；②然后分离前间隙和前侧间隙；
③最后离断筋膜屏障(侧方间隙分离)。

图 10-53　直肠侧方间隙分离最佳分离顺序示意图

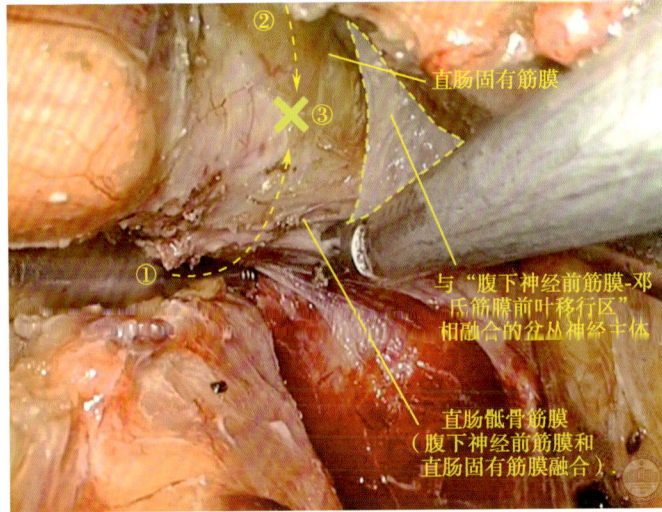

①先行直肠后方分离；②然后分离前间隙和前侧间隙；
③最后离断筋膜屏障(侧方间隙分离)。

图 10-54　直肠侧方间隙分离最佳分离顺序术中图

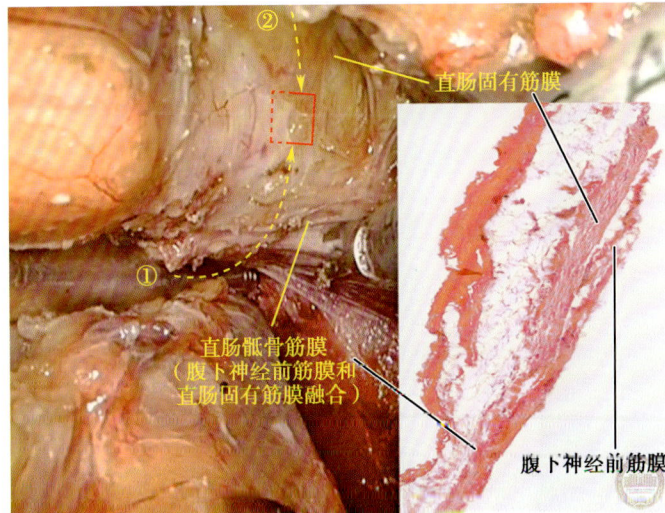

红色框示侧方间隙组织取材示意图。

图 10-55　直肠侧方间隙筋膜分离的解剖学基础

直肠骶骨筋膜(融合筋膜)在侧方上半部重新分开为直肠固有筋膜与
腹下神经前筋膜(组织学观察；HE 染色，高倍视野)。

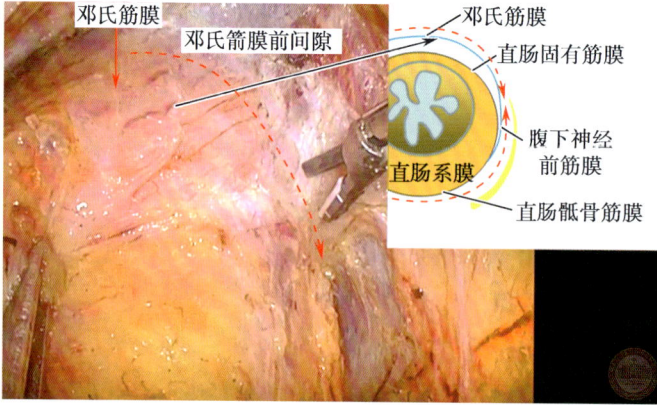

图 10-56   右盆上前侧方于邓氏筋膜前间隙内分离（切开邓氏筋膜前）

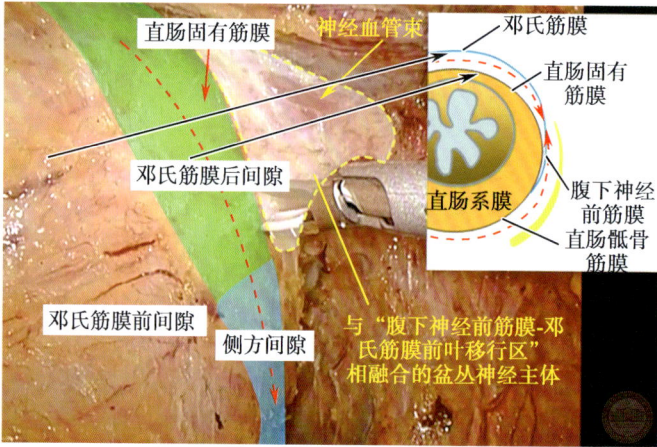

图 10-57   右盆上前侧方于邓氏筋膜后间隙内分离（切开邓氏筋膜后）

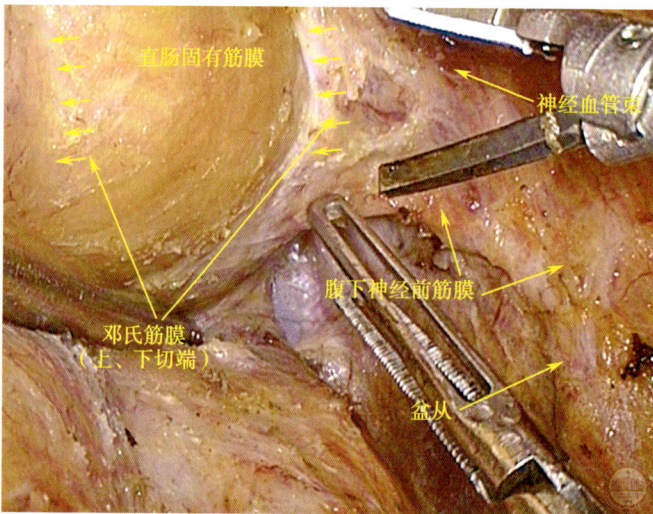

图 10-58   右盆上前侧方分离完成图

2）左直肠侧方间隙分离与 NVB 前列腺部的保护(资源 10-18、资源 10-19)：助手用巴氏钳抓持直肠向头侧偏右牵拉，右手吸引器将直肠侧壁挡向右侧，主刀左手钳持小纱团将盆壁向左推挡，此时可见左侧盆壁被牵拉呈>形(图10-59、图 10-60)。用超声刀慢挡沿着>形顶点已离断的邓氏筋膜下切端(顺着黄白交界线)，从上向下切开与其相续的腹下神经前筋膜(同右侧方间隙分离)，沿该间隙分离至盆底左侧。

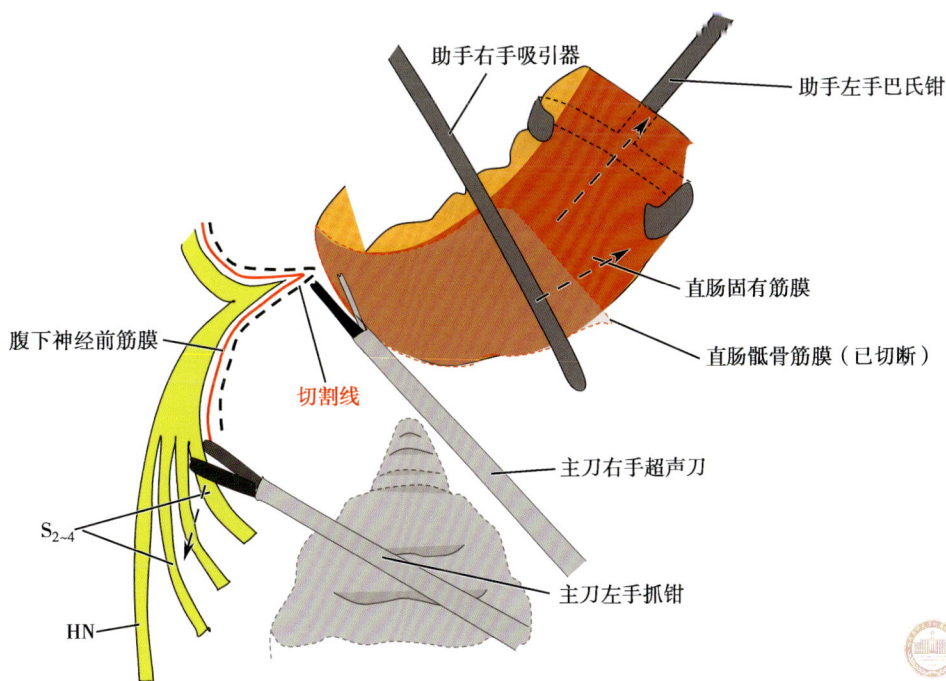

HN. 腹下神经；S₂₋₄. 第 2~4 骶神经。

图 10-59　左盆侧后方间隙分离示意图

3）NVB 前列腺部的保护：NVB 前列腺部位于直肠两前外侧、精囊尾侧、前列腺后外侧，由离断后的邓氏筋膜下切端翻转覆盖，透过其灰白色薄膜，可见其内为由黄色的脂肪垫包绕神经血管束形成的卵圆形的组织块(图 10-61、图 10-62)。在不同水平，其形态具有不同特点：在前列腺底水平和前列腺中部水平，NVB 前列腺部和直肠系膜关系密切，并发出直肠支于回直肠系膜(图 10-63、图 10-64)。在前列腺尖水平，NVB 前列腺部逐步向尿道膜部移行为 NVB 海绵体部，与直肠系膜之间较为疏松(图 10-65)。NVB 前列腺部损伤的主要原因包括：①解剖学因素，NVB 前列腺部神经纤维细小，肉眼上无法辨别其功能学分区及其神经纤维，无法解剖游离进行保护；②手术因素，NVB 脂肪垫通过直肠支与直肠系膜发生密切连接，对抗牵引张力过大可直接导致直肠支断裂出血，此外，主刀切割方向错误可切割进入脂肪垫致

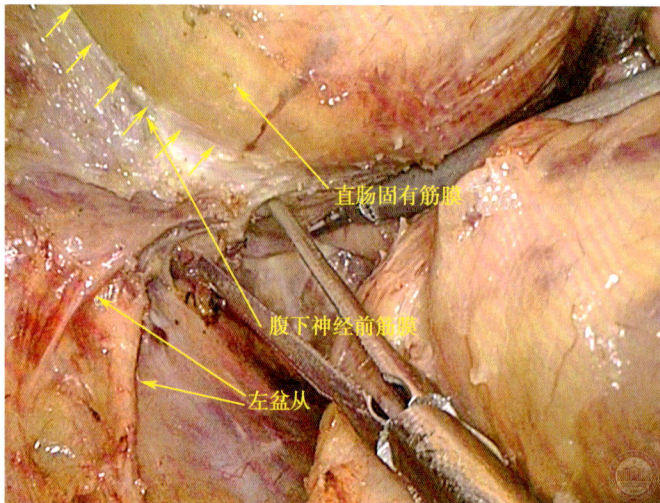

图 10-60　左盆侧后方间隙分离"神圣平面"术中示意图

出血（图 10-66）。为保护 NVB 前列腺部，男性患者应先进入邓氏筋膜前间隙，于距精囊底上方 0.5cm 处 U 形离断邓氏筋膜，进入邓氏筋膜后间隙，从而对 NVB 精囊部脂肪垫进行整体保护，避免出血；此外，对于从 NVB 发出支配至直肠系膜的直肠支，应及时予以完全凝闭，避免切割部分管壁导致出血，在止血过程中导致 NVB 前列腺部损伤（资源 10-20）。

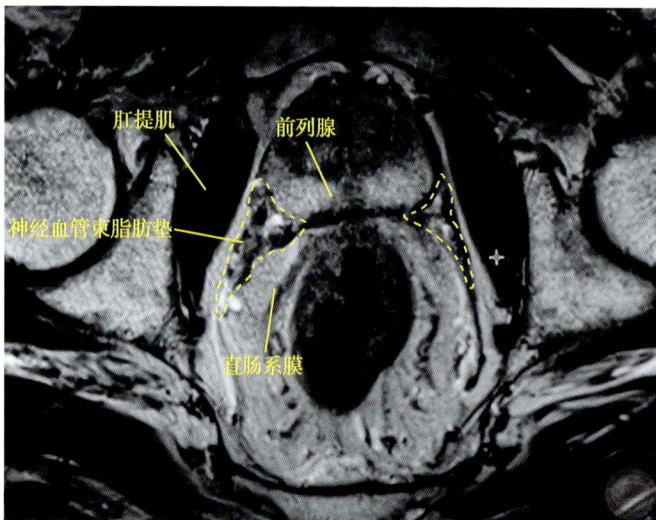

图 10-61　NVB 前列腺部脂肪垫形态学和
空间位置的 MRI 影像学特征

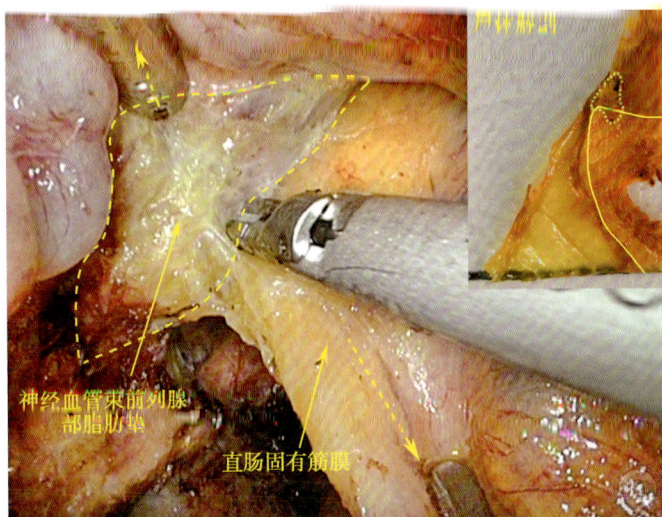

图 10-62　对抗牵引下 NVB 前列腺部脂肪垫形态的术中图和尸体观察比对(前列腺底水平)

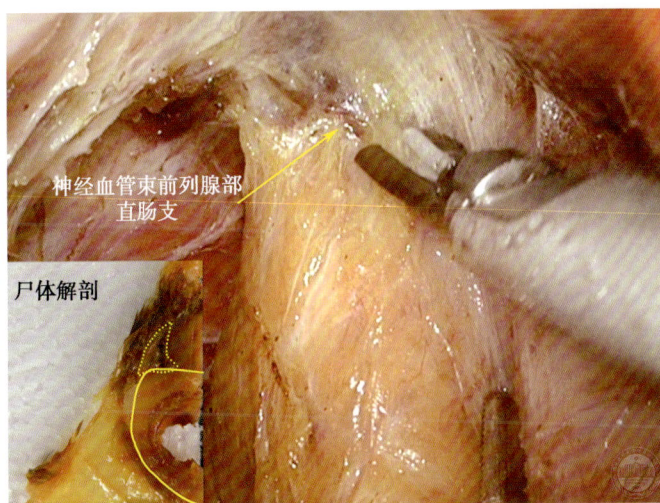

图 10-63　NVB 前列腺部易出血点的术中图和尸体观察比对(前列腺中部水平)

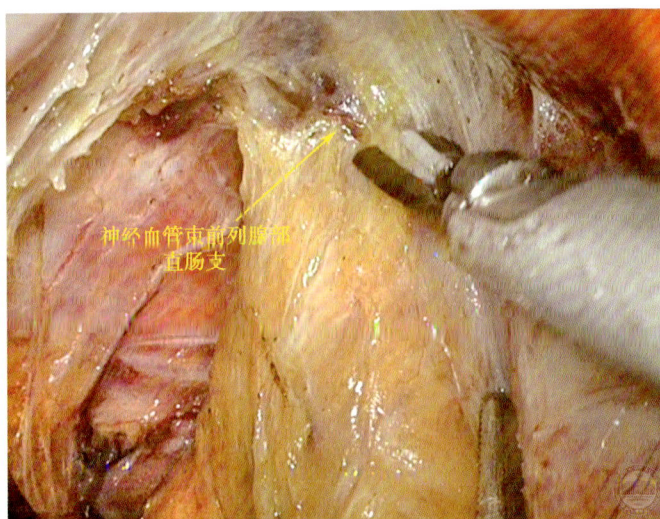

图 10-64　NVB 前列腺部发出直肠支的术中图(前列腺中部水平)

9. 直肠末端系膜的分离——TME"终点线"的解剖 (资源 10-21、资源 10-22)

(1)在直肠环周间隙分离基础上,通过锐性推扯,可在肛提肌筋膜表面观察到类似腹膜后间隙分离时的灰白色"Toldt 线"结构,为直肠固有筋膜与肛提肌筋膜之间的间隙。在该间隙指引下,容易保持正确分离平面,将该线钝性推移至不能移动为止,即为肛提肌裂孔边缘。分离过程中尽可能使用超声刀分离,因电刀易使膜破裂。

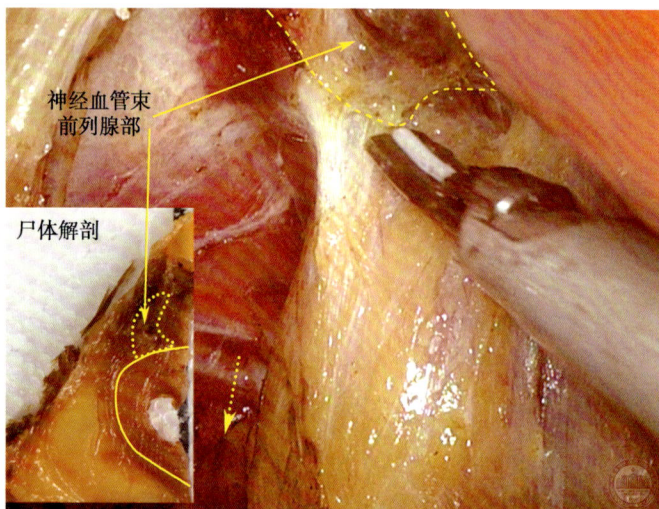

资源 10-21
"终点线"超声
刀腹腔镜

资源 10-22
电钩腔镜

图 10-65　NVB 前列腺部术中图和尸体观察比对(前列腺尖水平)

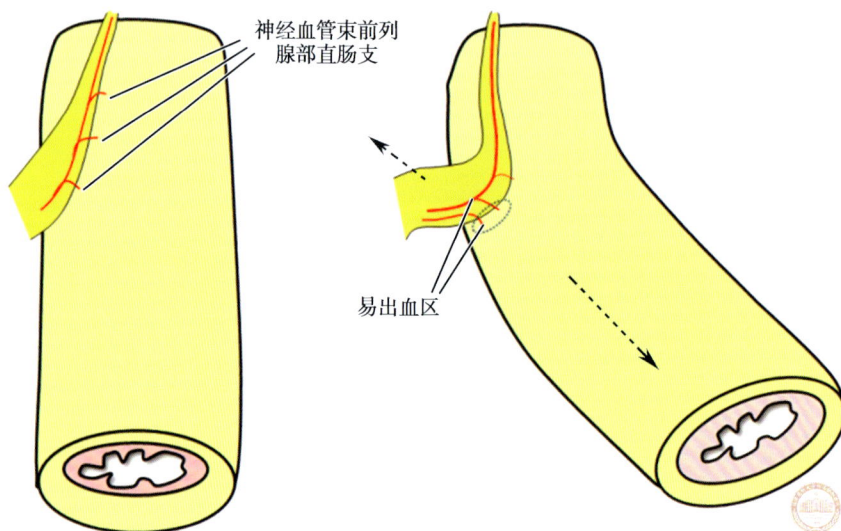

图 10-66　自然状态下和对抗牵引状态下 NVB 前列腺部的
脂肪垫形态及易出血区示意图

（2）TME "终点线" 的临床意义："终点线" 是客观存在的，但为什么并不能在每例患者手术时发现？原因有二：①直肠末端固有筋膜破裂，覆盖在肛提肌裂孔周围的肛提肌筋膜表面；②分离平面在肛提肌筋膜深面，使该筋膜附着于直肠末端固有筋膜表面。如能显露 TME "终点线"，表明手术分离层次正确，可见黄色光滑的末端直肠固有筋膜，在该"终点线"水平行直肠环周裸化，可做到真正的 TME。

10. 直肠切断和吻合

（1）直肠裸化（资源 10-23）

1）中位裸化：如术前判断为距肛缘 ≥7cm 的中位直肠癌，术中一定要在直肠游离至腹膜反折以下 3~4cm 处，重新用硬质直肠管状镜定位。理由是麻醉和直肠游离后可较术前延长 2~3cm，可能仅须行 TSME，从而避免行 TME，避免多切肠管及预防性肠造口，影响术后直肠功能，且增加患者再手术痛苦。通过术中硬质直肠管状镜定位，上钛夹，用长 5cm 的 7 号丝线测量下切缘（图 10-67）。助手用巴氏钳抓紧直肠向头侧偏左牵拉，主刀先从右侧直肠外系膜开始裸化，通过分离找到直肠右侧壁纵行肌与系膜间隙，助手通过耻骨上孔置入吸引器钝性分离该间隙，主刀用超声刀慢挡从上向下逐步切断系膜组织至直肠后壁（图 10-68~ 图 10-73），剔除直肠前方少许系膜组织。助手用巴氏钳将直肠拖向头侧偏右，利用助手的吸引器行左直肠壁与系膜间隙钝性分离，主刀通过超声刀慢挡逐步切断系膜组织，至直肠后方与右侧已分离的直肠后壁"会师"。

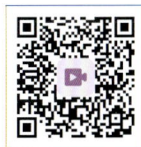

资源 10-23
中位裸化

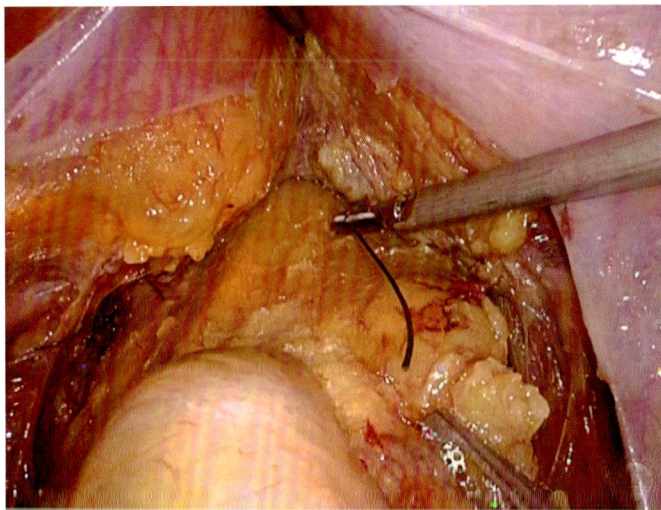

图 10-67 用硬质管状直肠镜定位肿瘤下缘后，以 5cm 长丝线测量下切缘

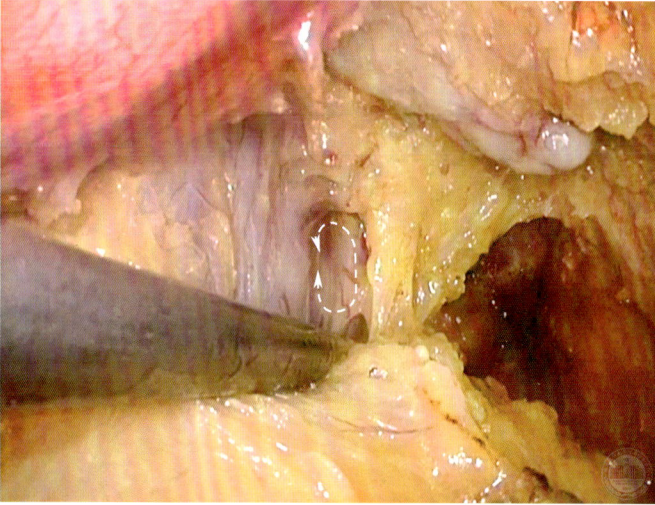

图 10-68   助手通过耻骨上孔置入吸引器,呈 D 形反复钝性分离直肠右侧壁纵行肌与系膜间隙

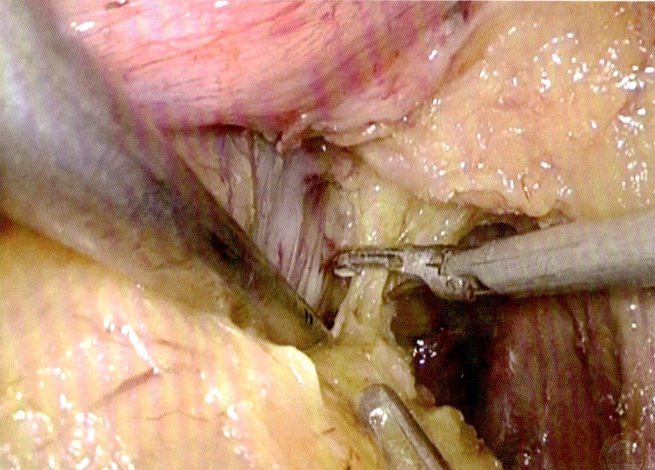

图 10-69   主刀用超声刀慢挡从上向下逐步切断系膜组织

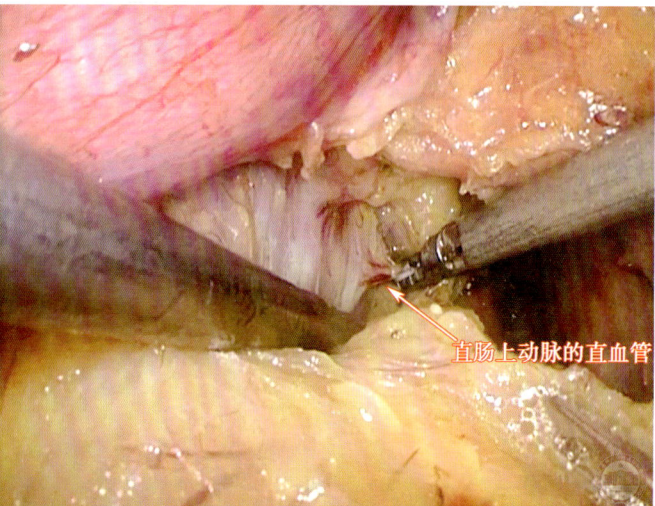

直肠上动脉的直血管

图 10-70   主刀用超声刀慢挡凝切直肠上动脉发出的直血管

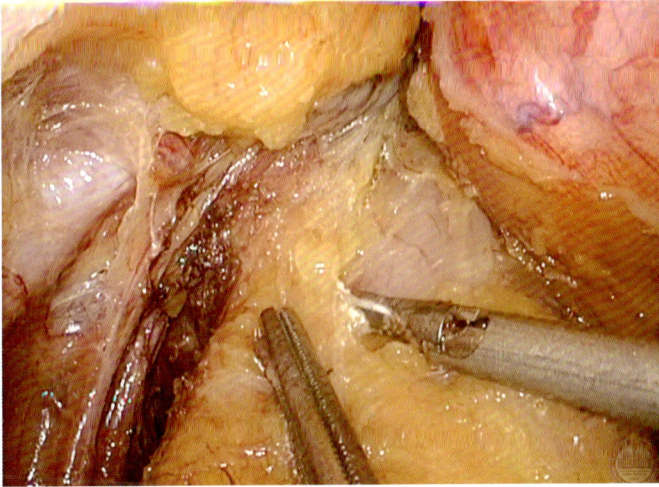

图 10-/1　主刀用超声刀剔除直肠前方少许系膜组织

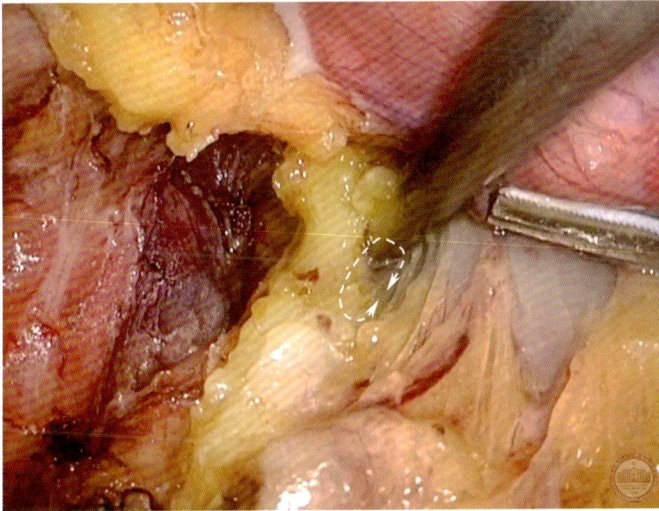

图 10-72　利用助手的吸引器行左直肠壁与系膜间隙钝性分离

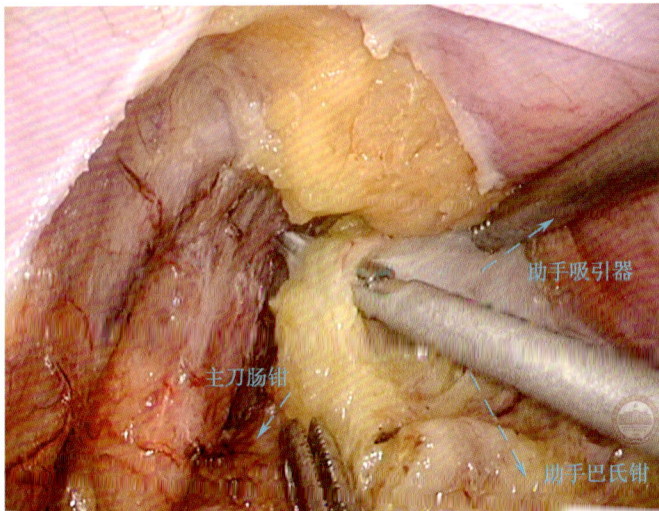

助手吸引器

主刀肠钳

助手巴氏钳

图 10-73　左侧直肠系膜中位裸化力处展示

2）低位裸化（资源 10-24、资源 10-25）：当分离至直肠周围，TME "终点线" 或肛提肌裂孔边缘，通过肛检确定肿瘤下缘，并上一钛夹标记。剪一段长 3cm 的 7 号丝线测量钛夹至拟下切端的直肠下缘是否达 3cm，不足则要行 ISR 直至达 3cm。沿直肠壁仔细用吸引器与超声刀交替分离直肠系膜，末端直肠前壁与直肠后壁仅附少量脂肪组织，极易损伤或穿透损伤肠壁，要特别小心。男性前壁要沿邓氏筋膜背侧向下分离至前列腺后背膜背侧；女性此处有较多密集小血管丛，要避免损伤小血管造成难以控制的出血。在止血过程中须特别注意，以免损伤两侧 NVB。两侧肠壁脂肪组织稍多，可在 "终点线" 水平或肛提肌裂孔边缘，采用上述中位裸化技巧，行两侧直肠系膜剔除（图 10-74、图 10-75）。

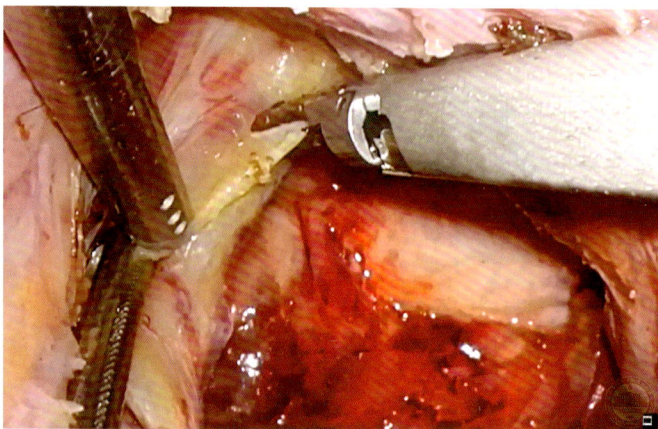

图 10-74　右侧直肠系膜低位裸化

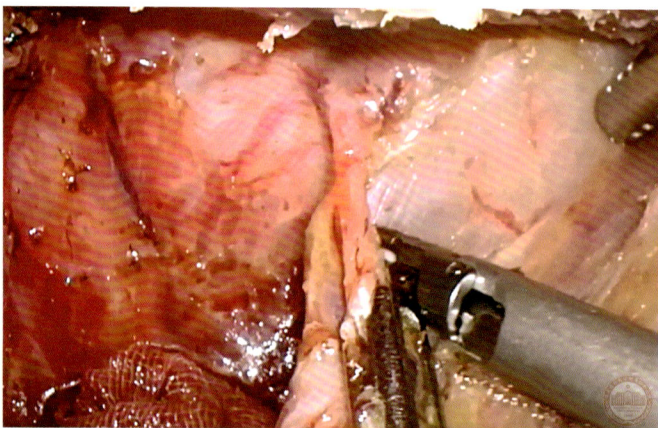

图 10-75　左侧直肠系膜低位裸化

(2) 直肠闭合(资源 10-26、资源 10-27):中位直肠闭合较简单,先扩肛用至可容纳 5 个指尖通过,再予 250ml 10% 稀碘附冲洗直肠至清水流出为止(中位闭合应在癌肿下方先行布带结扎阻断,再行直肠远端冲洗,低位闭合则无法行癌肿下缘阻断)。通过 12mm 主操作孔(右)置入可转头切割闭合器,中位闭合可用 60mm 长切割闭合器一次切断;低位直肠闭合因骨盆小,多需要用 45mm 切割闭合器两次闭合切断。闭合钉高度可根据肠壁厚度选择。若切割闭合器经直肠右侧壁置入时有阻力,应将镜头倒转,检查闭合器后叶是否顶在直肠后壁,予调整后将闭合器头旋转,以便闭合器与直肠呈垂直状态。夹闭时如无清脆响声,说明夹住组织太多,强行闭合易使直肠残端裂开,此时释放掉部分肠壁,则夹闭时可闻及清脆响声。预估两次闭合切割汇合点靠近直肠残端边缘时,应减少第一次闭合肠管组织,调整至预估的两次闭合重叠点置于直肠残端中央(以便吻合时吻合器穿刺锥由此穿出切除)。第二次闭合时,助手应将直肠推入闭合器,使直肠边缘置于闭合器前叶两横线之内,夹闭后要压榨 15 秒以便组织脱水,闭合完全再切断(图 10-76)。注意闭合切割线以远直肠残端裸区保留约 1cm,特别是女性,以防止术后直肠阴道漏。

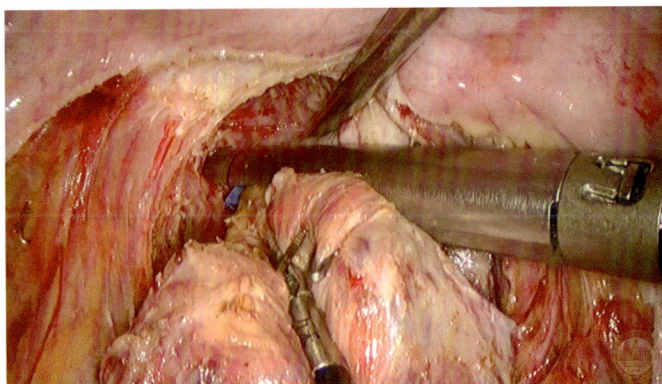

图 10-76 二次闭合时,助手应将直肠推入闭合器

11. 标本取出 中位直肠癌经腹壁切口取出或行经自然腔道取标本手术(natural orifice specimen extraction surgery, NOSES),低位直肠癌经右侧腹肠造口处取出。

(1) 耻骨上横切口:对于爱美的中青年患者,可在耻骨上 2 横指处取一长约 5cm 切口(图 10-77,A 切口)。横行切开皮肤和皮下组织,纵行切开腹白线,注意避免损伤膀胱,在充气状态下易进入腹腔,置入保护套,预防肿瘤、周围肿瘤种植转移。通过切口将近端肠管牵出切口下,在癌肿近端 10cm 处切断乙状结肠。如术前有长期便秘病史者,乙状结肠较冗长,可适当多切除近端肠管。此外,对于术前行 nCRT 的患者,因近端肠管术前盘绕在盆腔,可能被放疗时线照射过,置入抵钉座前应审视切开观察肠黏膜,如无黏膜皱褶且肠壁苍白增厚,为放射性肠损伤征象,应继续向近端纵行切开肠管,直至选择有明显黏膜皱襞且肠黏膜红润的近端结肠进行抵钉座置入,可防止术后因放射性肠损伤(纤维化)导致的吻合口和其上端肠管管状狭窄。将其放入腹腔，大量清水冲洗腹盆腔和切口，用巾钳将切口全层夹闭，重新气腹。

（2）纵切口：通过耻骨上 trocar 切口向头侧延长至 5cm，余同上（图 10-77，B 切口）。

（3）脐旁肠造口切口：于脐旁右侧经腹直肌取一纵形长约 4~5cm 切口，余同上（图 10-77，C 切口；资源 10-28）。

（4）吻合前解剖标本：中低位直肠癌吻合前，应常规切开标本检查（详见后述）。

12. 直肠吻合（资源 10-29）

（1）中高位直肠癌：如切除前未准确定位，或判断下切缘距离有疑问者，须解剖标本，观察远切缘距离，如系膜切除不足 5cm，肠管切除不足 3cm，须补切（图 10-78）。

资源 10-28
标本取出

资源 10-29
直肠吻合（女性）

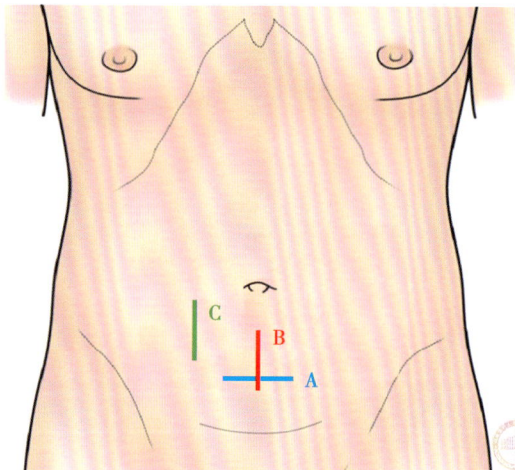

A. 耻骨上横切口；B. 纵切口；C. 经腹直肌肠造口切口。

图 10-77　标本取出口图示

除 C 切口外，其他切口均为一期吻合，且不行预防性肠造口。

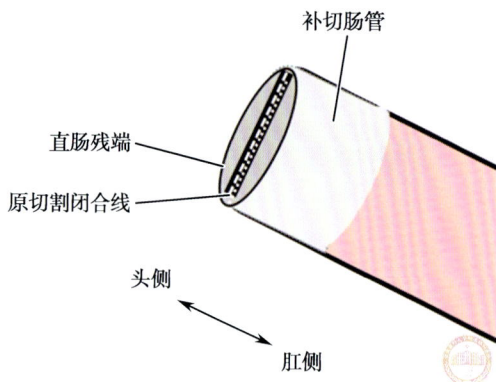

补切肠管

直肠残端

原切割闭合线

头侧

肛侧

图 10-78　远端肠管补切示意图

(2)低位直肠癌，常规解剖标本，观察远切缘距离，如距离<1cm(特别是<0.5cm)，有2种处理对策。①准确定位原肿瘤环周象限位置，经会阴直入大号吻合器(33mm)时，将该象限远端肠壁切除(例如肿瘤位于截石位6点方向，则吻合器的中心杆由残端后壁穿出，切除该段肠壁)，送检下切端术中冷冻病理，阳性者沿吻合圈下缘1cm切除吻合口，重新吻合(结肛吻合)(图10-79)；②行吻合者，可经会阴距离闭合线1cm环形切除远端肠管，送检下切端术中冷冻病理，阴性者行结肛吻合(图10-80)。

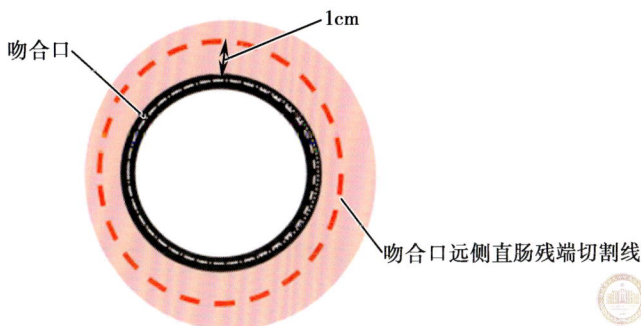

图 10-79　补切吻合口示意图

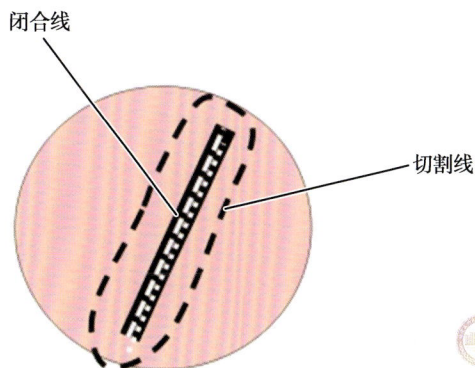

图 10-80　补切闭合线 1cm 远端肠管示意图

(3)吻合器选用：如直肠残端距肛缘很近(通常≤2cm)，则宜选用直径较小的吻合器(通常为25mm)，这样吻合器头部易置入，可避免大号吻合器将齿状线切除，影响术后排便功能，且不易因强行置入顶裂直肠残端。当吻合器难以置入直肠残端时，可用Allis钳夹住齿状线以下6点肛缘皮肤向外牵引，此时则易将吻合器头置入，置入过程应注视显示器，以免用力不当，致残端破裂。

(4)吻合器穿刺锥穿出直肠残端部位，如行一次直肠吻合切断，穿刺锥可从闭合线中央穿出；如为二次闭合切断，穿刺锥应从两次闭合重叠处穿出，如将其置入吻合器吻合圈边缘，术后易致吻合口漏(即使已行肠造口术)(图10-81)。如癌肿远切端<1cm，应向着癌肿的环周方位，将穿刺锥调整后于该处穿出，可多切除该处远切缘肠管，使远切端>1cm，避免术后吻合口复发。

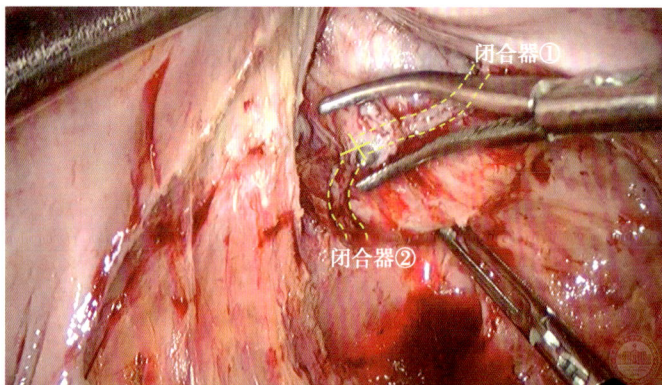

图 10-81　二次闭合切断,穿刺锥应从两次闭合重叠处穿出

(5)应避免将邻近器官夹入吻合肠管之间:男性要注意近远端肠管吻合闭合时,避免将精囊夹入;女性要避免将阴道后壁夹入(致术后直肠阴道瘘),也应注意避免将大块脂肪垂夹入而影响吻合口愈合。

(6)直肠残端二次裸化:吻合器置入直肠残端顶向盆腔,特别是中位吻合,如在预定的吻合圈的直肠残端上有较大系膜血管未剔除,应剔除至拟定吻合圈边缘,否则术后易致吻合口出血。

(7)充气试验:吻合之后,未行肠造口者,应常规行充气试验。具体操作如下:①在盆腔内注水淹没,在吻合口近端用肠钳夹闭;②助手经肛门口置入导尿管,另一手将肛门口夹闭(以防漏气);③用 50mm 注射器充气。通常应行两次充气试验。如漏气,可试行缝合,再行充气试验;无漏气,可不行预防性肠造口,但要留置肛管。

(8)检查吻合口:应常规检查,可极大地减少术后吻合口出血率。吻合完毕,无论是否行肠造口,都应常规检查吻合口。中位吻合通过硬质直肠管状镜,低位吻合可用三把小拉钩显露吻合口。如有活动性出血,可缝扎止血。即使仅有血肿,也最好缝扎,避免该血肿术后感染破溃出血或造成吻合口漏。

13. 预防性肠造口　适用于高龄、营养状态差、伴发全身严重疾病、糖尿病、长期吸烟、nCRT 后、老年妇女且吻合口距离肛缘<4~5cm 者。目前国内外同行多选用回肠造口(图 10-82),优点是造口与闭合手术均较横结肠造口简单。可在回肠末端 30cm 处,于腔镜下用电刀标记后拖出。如太靠近回盲部,闭合时可能将有重要肠肝循环和维生素 B_{12} 吸收功能的末端回肠切除,产生相应的并发症。

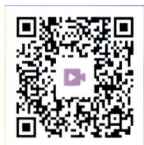

14. 盆腔引流　无论是否行肠造口,均应常规放置双套管至盆底(外套管 28F 作吸引;内套管 8F 作冲洗;双套管制作见资源 10-30、图 10-83)。术后当天即采用生理盐水 100~150ml/h 持续灌洗并以 −25mmHg 低负压吸引。对于吻合口漏高危者,应同步行经肛双套管灌洗,可有效预防与治疗吻合口漏。

资源 10-30
腹腔管制作

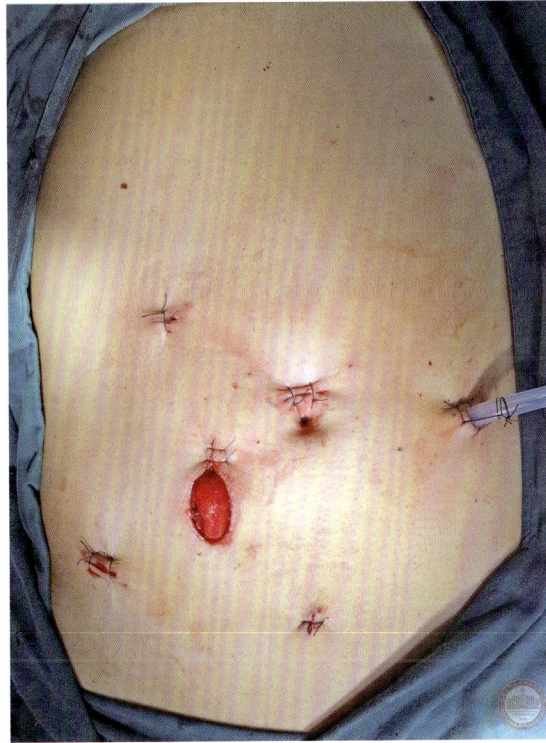

图 10-82 回肠造口

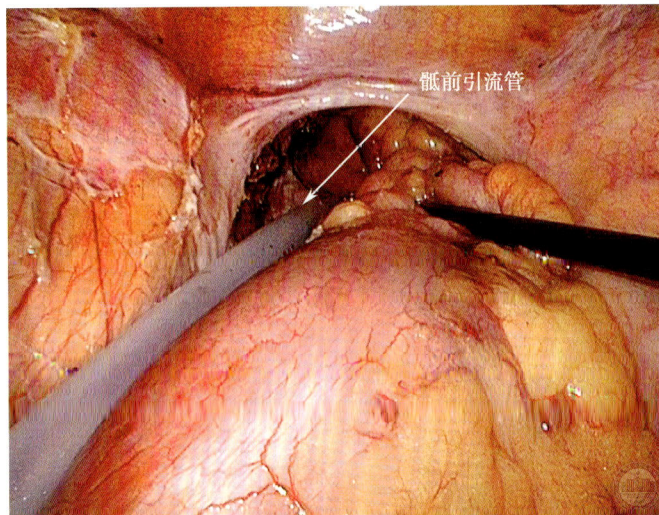

骶前引流管

图 10-83 骶前引流管放置

资源 10-31
肛管制作

15. 肛管放置　对于吻合口距肛缘 5cm 左右，有糖尿病，nCRT 后，拒绝造口者，应经肛放置大号肛管。外套管为 32F，作吸引；内套管为 8F，作冲洗；肛管制作方法见资源 10-31。将通用的肠造口底盘剪成两瓣，分别贴在肛门周围。然后，将固定肛管的丝线缝合固定在肛门底盘上，以避免术后牵拉痛。或者，将 7.5 号气管插管（套囊内充水 20~30ml）置入直肠，也可避免术后肛门牵拉痛。肛管应接开口瓶（图 10-84）。

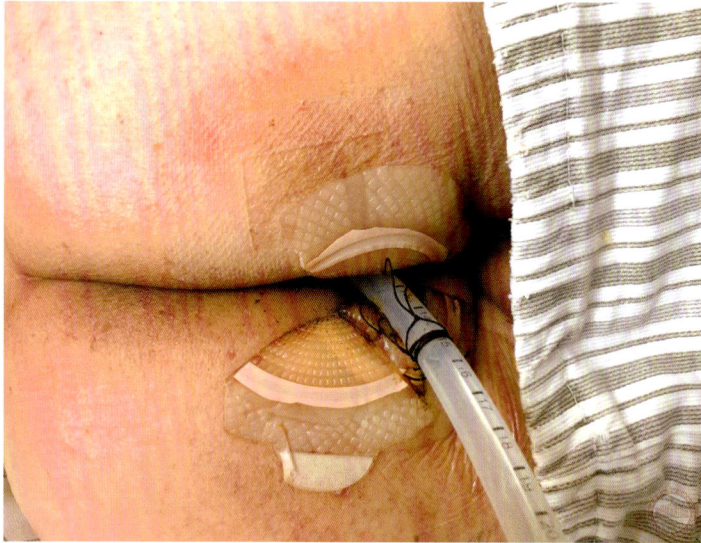

图 10-84　肛管双套管

（池　畔　王枭杰）

────── **参考文献** ──────

[1]　ACAR H I, KUZU M A. Important points for protection of the autonomic nerves during total mesorectal excision [J]. Dis Colon Rectum, 2012, 55 (8): 907-912.

[2]　BERTRAND M M, ALASID B, DROUPY S, et al. Optimal plane for nerve sparing total mesorectal excision, immunohistological study and 3D reconstruction: an embryological study [J]. Colorectal Dis, 2013, 15 (12): 1521-1528.

[3]　DIXON C F. Anterior resection for malignant lesions of the upper part of the rectum and lower part of the sigmoid [J]. Ann Surg, 1948, 128 (3): 425-442.

[4]　GHAREEB W M, WANG X, CHI P, et al. Anatomy of the perirectal fascia at the level of rectosacral fascia revisited [J]. Gastroenterol Rep (Oxf), 2022, 10 (1): goac001.

[5]　HEALD R J. The "Holy Plane" of rectal surgery [J]. J R Soc Med, 1988, 81 (9): 503-508.

[6]　KINUGASA Y, MURAKAMI G, UCHIMOTO K, et al. Operating behind Denonvilliers' fascia for reliable preservation of urogenital autonomic nerves in total mesorectal excision:

a histologic study using cadaveric specimens, including a surgical experiment using fresh cadaveric models [J]. Dis Colon Rectum, 2006, 49 (7): 1024-1032.

［7］JIANG W Z, XU J M, XING J D, et al. Short-term outcomes of laparoscopy-assisted vs open surgery for patients with low rectal cancer: the LASRE randomized clinical trial [J]. JAMA Oncol, 2022, 8 (11): 1607-1615.

［8］WANG X, ZhHENG Z, XIE Z, et al. Development and validation of artificial intelligence models for preoperative prediction of inferior mesenteric artery lymph nodes metastasis in left colon and rectal cancer [J]. Eur J Surg Oncol, 2022, 48 (12): 2475-2486.

［9］ZHENG Z, WANG X, HUANG Y, et al. Alternative anterior surgical planc of total mesorectal excision for rectal cancer: partial preservation of Denonvilliers'fascia [J]. Tech Coloproctol, 2022, 26 (5): 399-401.

［10］ZHENG Z, WANG X, HUANG Y, et al. An intrasheath separation technique for nerve-sparing high ligation of the inferior mesenteric artery in colorectal cancer surgery [J]. Front Oncol, 2021, 11: 694059.

［11］陈玲珑, 兰宝金, 池畔, 等. 直肠系膜的解剖特点及其在直肠癌切除术中的临床应用 [J]. 医学新知杂志, 2003, 13 (4): 227-228.

［12］池畔. 基于膜解剖的腹腔镜与机器人结直肠肿瘤手术学 [M]. 北京: 人民卫生出版社, 2019: 150-197.

［13］池畔, 陈致奋. 腹腔镜低位直肠癌术中保护盆丛及其血管神经束要点 [J]. 中国实用外科杂志, 2014, 34 (9): 837-841.

［14］池畔, 林惠铭. 直肠末端系膜解剖在直肠癌根治术中的意义 [J]. 中国普外基础与临床杂志, 2003, 10 (2): 106-107.

［15］池畔, 王枭杰, 官国先, 等. 全直肠系膜切除术中直肠系膜分离终点线的发现和解剖及其临床意义 [J]. 中华胃肠外科杂志, 2017, 20 (10): 1145-1150.

［16］池畔, 王枭杰. 保留部分 Denonvilliers 筋膜的全直肠系膜切除术: 肿瘤学和功能学的平衡 [J]. 中华消化外科杂志, 2021, 20 (1): 78-84.

［17］池畔, 王枭杰. 机器人和腹腔镜全直肠系膜切除术中 Denonvilliers 筋膜解剖的意义及技巧 [J]. 中国实用外科杂志, 2017, 37 (6): 609-615.

［18］池畔, 王枭杰. 直肠侧方膜解剖完整对盆丛神经保护的意义 [J]. 中华胃肠外科杂志, 2021, 24 (4): 297-300.

［19］池畔. 膜解剖指导下的腹腔镜全直肠系膜切除术 [J]. 中华胃肠外科杂志, 2016, 19 (10): 1088-1091.

［20］大腸癌研究會. 大腸癌取扱い規約 [M]. 9 版. 東京: 金原出版株式會社, 2018.

［21］黄哲珉, 池畔, 黄颖. 低位直肠癌保留部分邓氏筋膜的机器人与腹腔镜全直肠系膜切除术近期疗效与泌尿和勃起功能对照研究 [J]. 中华胃肠外科杂志, 2021, 24 (4): 327-334.

［22］王枭杰, WALEED M G, 池畔, 等. 直肠骶骨筋膜的临床和尸体标本解剖观察及其临床意义 [J]. 中华胃肠外科杂志, 2020, 23 (7): 681-688.

［23］王枭杰, 郑志芳, 池畔, 等. 左原始后腹膜的解剖观察及其在术中左结肠后间隙分离时的临床意义 [J]. 中华胃肠外科杂志, 2021, 24 (7): 619-625.

［24］王枭杰, 郑志芳, 黄颖, 等. 全直肠系膜切除术中神经血管束前列腺部的解剖学观察和临床意义 [J]. 中华胃肠外科杂志, 2022, 25 (6): 505-512.

［25］卫洪波, 黄江龙, 郑宗珩, 等. 腹腔镜直肠癌根治术中保留 Denonvilliers 筋膜对男性排尿

及性功能的影响 [J]. 中华胃肠外科杂志, 2015 (3): 282-287.

［26］ 中国医师协会外科医师分会结直肠外科医师专业委员会, 中华医学会外科学分会结直肠外科学组, 国家卫生健康委员会能力建设和继续教育外科学专家委员会结直肠外科专业委员会, 等. 结直肠系膜、筋膜和间隙的定义及名称中国专家共识 (2023 版)[J]. 中华胃肠外科杂志, 2023, 26 (6): 529-535

11 第十一章
机器人低位(超低位)直肠前切除术

一、适应证、禁忌证、术前准备、麻醉与围手术期镇痛

同第十章。

二、体位

1. 头低右倾体位(图 11-1)

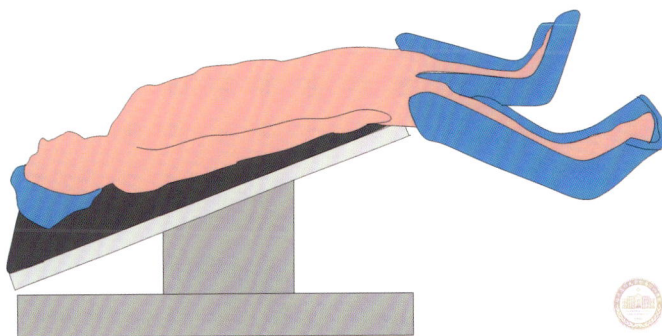

图 11-1 手术体位

2. trocar 示意图(包括机械臂操作孔和助手辅助孔)

要点:模仿腹腔镜 TME 手术,于耻骨上 2 横指增加一个助手操作孔(即 A2 孔,图 11-2)。

采用 6 孔法(图 11-2A)。任意两孔间距离 ≥8cm。整个手术只需要一次对接(docking),无须重新连接机械臂。观察孔(C)位于脐部右上方 2~3cm 处,放置 12mm trocar;机械臂操作孔(R1)为右髂前上棘与脐部连线的外 1/3 处,即右麦氏点;机械臂操作孔(R2)位于左锁骨中线稍内侧,C 孔与左肋弓连线上,距 C 孔至少 8cm;机械臂操作孔(R3)位于左腋前线稍内侧,R2 斜向左下方 8~9cm 处,低于 C 孔的水平线;助手操作孔(A1)位于 C 孔稍斜向右上方 8~9cm 处,右锁骨中线与右腋前线间,放置 12mm trocar,此孔主要用于助手进行吸引、结扎、牵拉和上夹等辅助操作;助手操作孔(A2)位于耻骨联合上方 2 横指处,放置 5mm trocar,经此孔以 Allis 钳或吸引器等可以更容易形成更有效的对抗牵引。

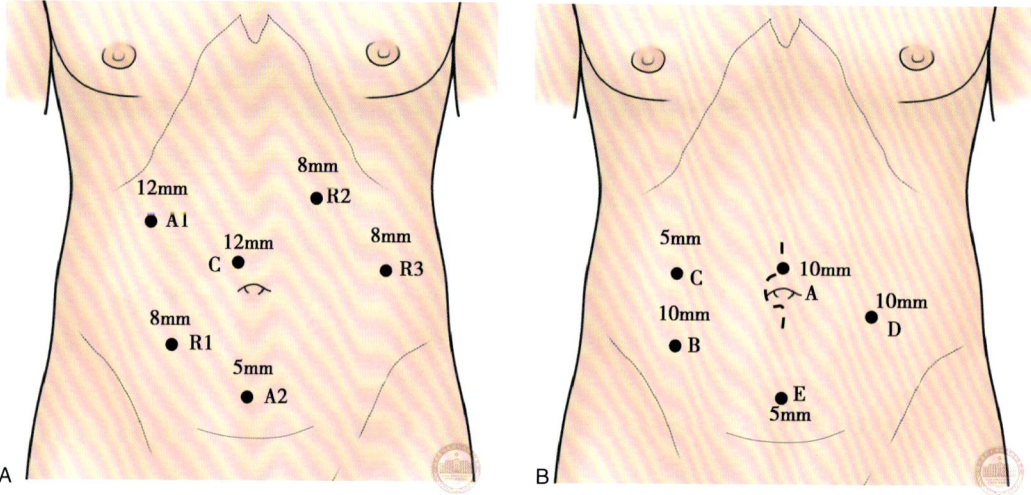

图 A：R1、R2、R3. 机器人机械臂；C. 观察孔；A1、A2. 助手操作孔，各 trocar 孔间的距离 CR1、CR2、R2R3 ≥ 8cm，以防止机械臂碰撞，其中助手 A2 操作孔是模仿腹腔镜的耻骨上孔。图 B：A. 观察孔；B、C. 主刀操作孔；D、E. 助手操作孔。

图 11-2　trocar 示意图

A. 机器人 trocar 示意图；B. 腹腔镜 TME 手术 trocar 示意图。

3. 术者站位和机械臂放置示意图(图 11-3)

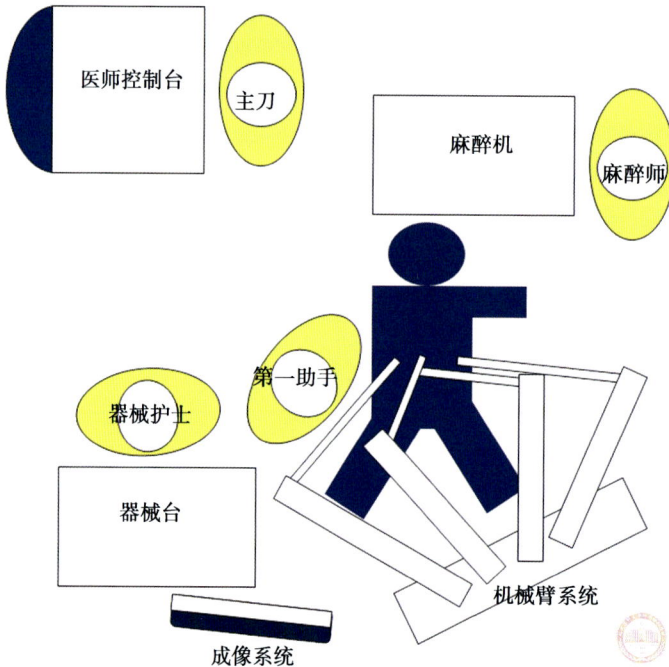

图 11-3　术者站位和机械臂放置示意图

三、手术切除范围

同腹腔镜低位(超低位)直肠前切除术(图 11-4)。

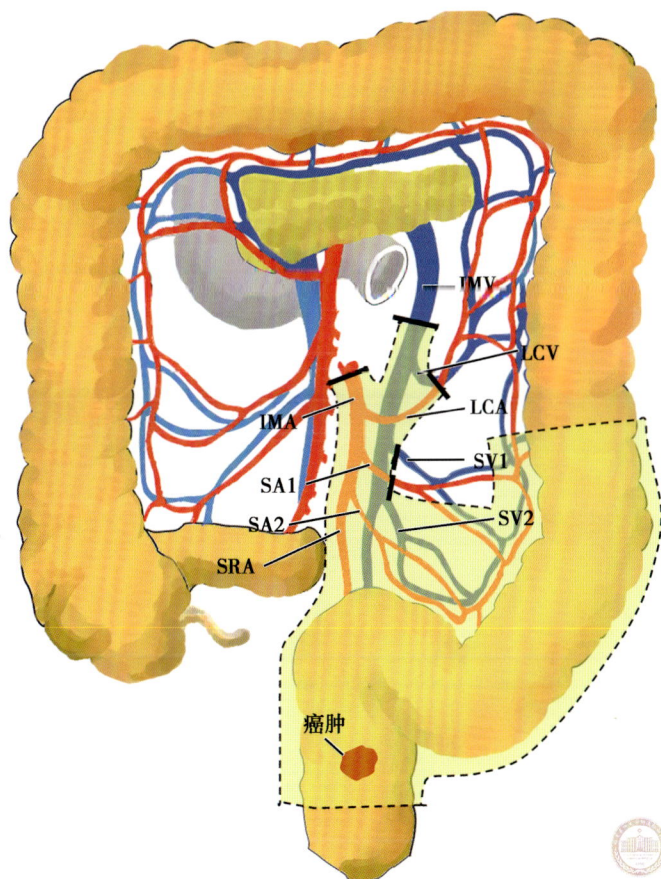

IMA.肠系膜下动脉；IMV.肠系膜下静脉；LCA.左结肠动脉；
LCV.左结肠静脉；SA1.第 1 支乙状结肠动脉；SA2.第 2 支乙状结
肠动脉；SV1.第 1 支乙状结肠静脉；SV2.第 2 支乙状结肠静脉；
SRA.直肠上动脉。

图 11-4　手术切除范围

四、机器人与腹腔镜手术技巧差异

1. **手术疗效**　从现有发表的荟萃分析及 RCT 初步结果(ROLARR 研究、我国 REAL 研究等)评价，手术近期并发症、标本膜质量、术后排尿与性功能状态，前半年机器人优于腹腔镜，一年后两者无差异，远期预后需要等待 RCT 结果。

2. **手术学**　从现有发表文献中的录像、会议现场演示看，机器人辅助手术画面分离层次较差，出血较多，美感不足。原因是：①解剖层面对抗牵拉不足；②多使用电剪，易致直肠系膜破损；③对外科膜解剖认识不足。我们应用腹腔镜手术技巧，即在耻骨上 2cm 增加一个助手操作孔,明显改善了对抗牵引,改善了膜质量(图11-2A,A2 孔)。

五、手术操作

1. **中间入路**   女性手术操作同腹腔镜,要先行子宫悬吊。寻找右侧直肠旁沟的膜桥,为中间入路;与腹腔镜手术不同,不必先游离乙状结肠与左髂窝之间的粘连。运用三角显露法,用 R3 钳抓持 SRA,R2 钳抓持 IMA,使乙状结肠系膜呈扇形展开,助手持肠钳抓持右直肠旁沟外腹膜,绷紧直肠旁沟的自然皱褶(即膜桥)(图 11-5),用超声刀沿膜桥切一小口,利用 R1 超声刀"空洞化"效应使膜桥充气(图 11-6)。沿自然皱褶从下向上切开至小肠系膜根后左转,在高张力状态下可见透亮的左 Toldt 间隙。主刀 R2 钳撑起该间隙使其像帐篷样提起,助手用肠钳抓持纱布团,将左肾前筋膜推向右侧,形成对抗牵引,显露左 Toldt 间隙,暂不分离太大间隙即可(图 11-7)。

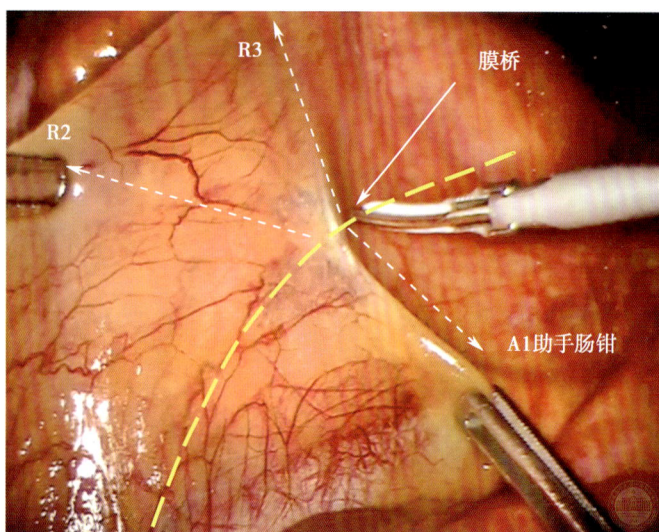

图 11-5   中间入路切开膜桥的三角显露法术中牵拉示意图

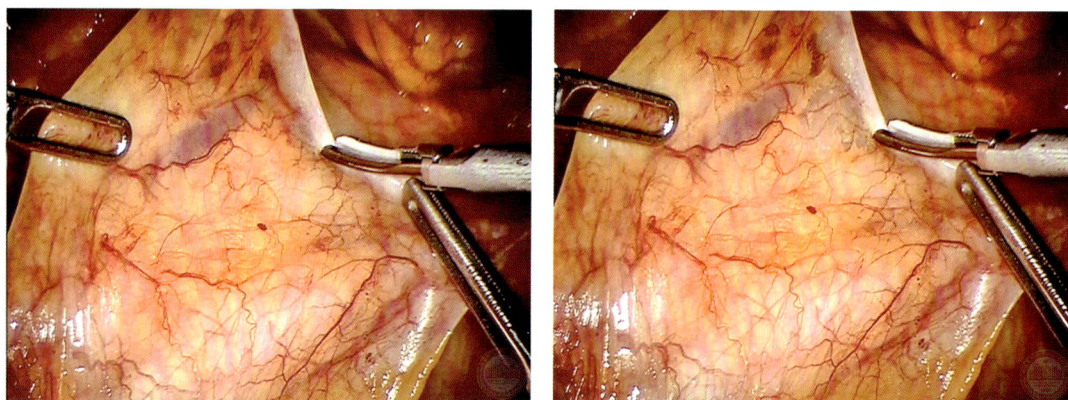

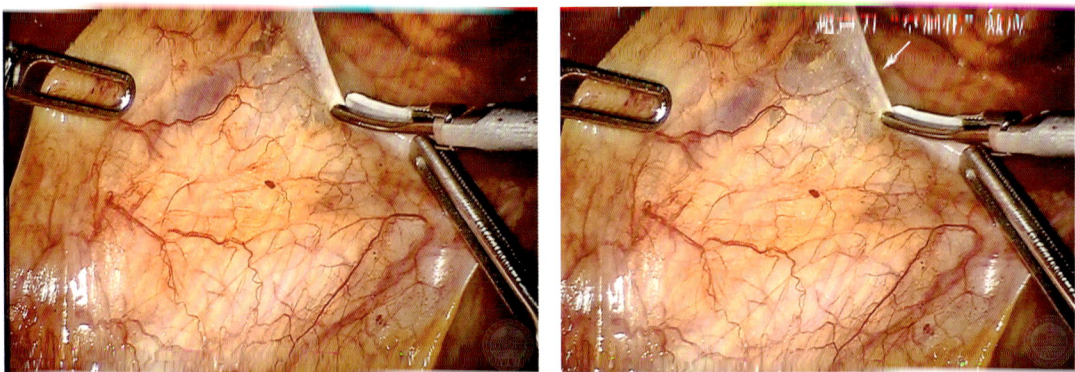

图 11-6 利用超声刀"空洞化"效应使膜桥充气浮起

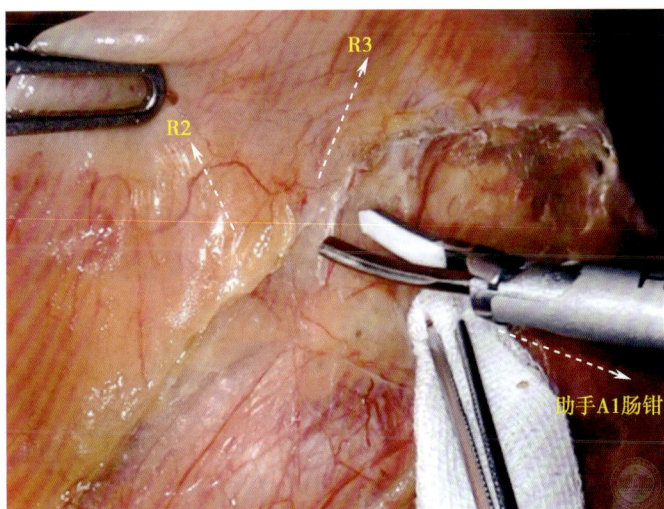

图 11-7 左 Toldt 间隙分离三角暴露示意图

2. IMP 的显露与保护、第 253 组淋巴结清扫

(1)清扫 IMP 水平以上的第 253 组淋巴结(资源 11-1):手术操作同腹腔镜。术前 cTNM 分期为 I 期($cT_{1-2}N_0M_0$),无论肿瘤位置高低,文献报道不会发生第三站淋巴结转移,即仅清扫 IMP 水平以上的第 253 组淋巴结。具体操作如下:在两侧髂总动脉夹角处,可见灰白色的 SHP,被肾前筋膜覆盖,沿其表面自下而上分离全 IMA,可见 IMP 包绕其间,在其远端骨骼化分离 IMA,在距 IMP 0.5cm 处切断 IMA(图 11-8)。

(2)清扫 IMP 水平以下的第 253 组淋巴结(资源 11-2):术前 cTNM 分期为 II~III 期,无论是否行 nCRT,特别是中高位直肠癌,文献报告 III 期直肠癌发生第 253 组淋巴结转移率高达 10% 左右(转移率与肿瘤位置及 T 分期呈正相关),故应清扫。这一部位手术要点是防止 IMP 损伤、十二指肠空肠曲损伤和淋巴漏。清扫 IMA 根部周围的淋巴结技巧同腹腔镜。

资源 11-1 IMP 水平以上的第 253 组淋巴结清扫

资源 11-2 IMP 水平以下的第 253 组淋巴结清扫

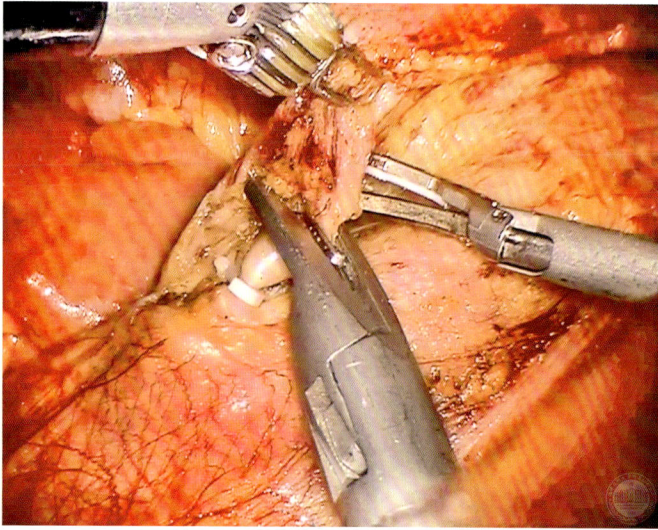

图 11-8　清扫 IMP 水平以上第 253 组淋巴结，
在距 IMP 0.5cm 处切断 IMA

　　第 253 组淋巴结清扫先不必显露 IMA，而是在沿 SHP 向上显露 IMP 左右侧束下方汇合点的夹角处，用超声刀慢挡切开，显露腹主动脉，沿其表面将 IMP 右侧束向头侧分离解剖，可自然显露 IMA 根部(图 11-9)。其根部周围有一椭圆形的无神经丛包绕区域，即所谓"天窗"部(图 11-10)。如未见明显肿大淋巴结，则清扫 IMA 周围 1cm 范围即可。如见明显多个肿大淋巴结，则沿腹主动脉表面向头侧清扫，最高可近十二指肠空肠曲下缘，即左肾血管水平(无论是否清扫第 253 组淋巴结，均应在处理 IMA 前，显露并见到十二指肠空肠曲，以免损伤而未发现，造成术后十二指肠空肠瘘等严重并发症)。分离腹主动脉及 IMA 时，要用超声刀慢挡凝切，以防术后淋巴漏(图 11-11)。

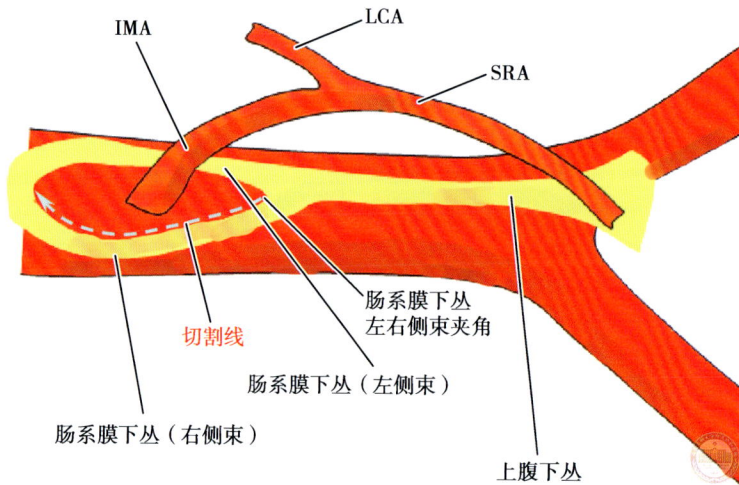

IMA. 肠系膜下动脉；LCA. 左结肠动脉；SRA. 直肠上动脉。
图 11-9　IMA 根部显露示意图(沿其右侧束内侧分离)

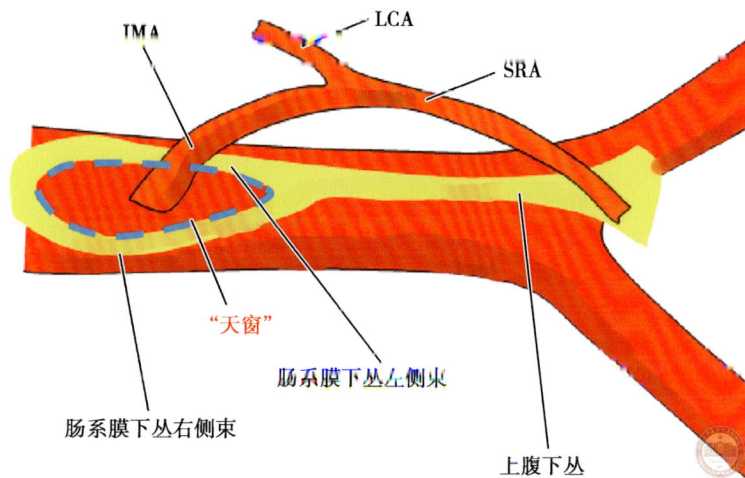

IMA. 肠系膜下动脉；LCA. 左结肠动脉；SRA. 直肠上动脉。

图 11-10　IMA 根部与肠系膜下丛"天窗"示意图

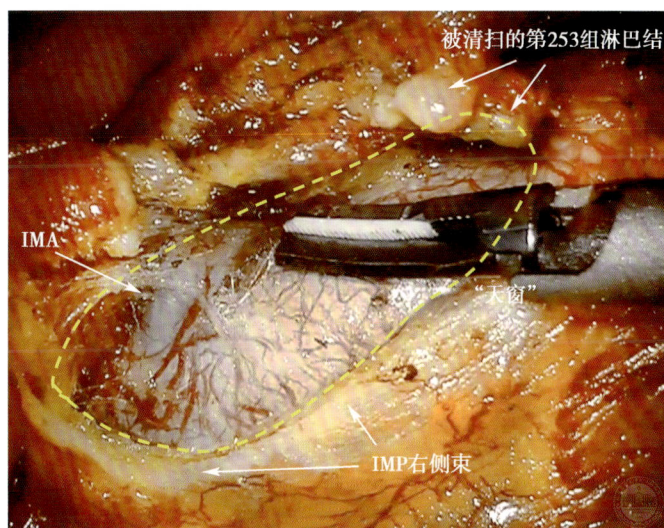

IMA. 肠系膜下动脉；IMP. 肠系膜下丛。

图 11-11　IMA 根部显露和"天窗"
（清扫第 253 组淋巴结，根部结扎 IMA）

　　由于 IMP 右侧束仅有少许分支包绕 IMA 根部，而 IMP 左侧束有许多分支，包裹 IMA 动脉鞘向上走行，支配左半结肠（类似于藤包裹树干），由腹上动脉丛在 IMA 前方横行而成，故先将右侧束分离后，显露 IMA 和 IMP 左侧束（图 11-12）。当 IMA 挑起时，IMA 坚实的血管鞘结构会将 IMP 左侧束向上挑起，并背对主刀视野，易导致 IMP 左侧束损伤。因此，可在 IMA 根部用超声刀慢挡切开血管鞘，沿 IMA 纵轴中央，像削铅笔似向上缓慢切开，在距 IMA 根部约 1.5cm 处，可见由左侧束发出的许多分支围绕 IMA，沿 IMA 左侧壁鞘内用超声刀慢挡向上削切，即可使 IMA 与 IMP 左侧束彻底分离。此时，在距 IMA 根部 0.5cm 处切断 IMA，沿左侧束内侧与表面向头侧将包绕 IMA（已切断）的分支切断（图 11-13）。

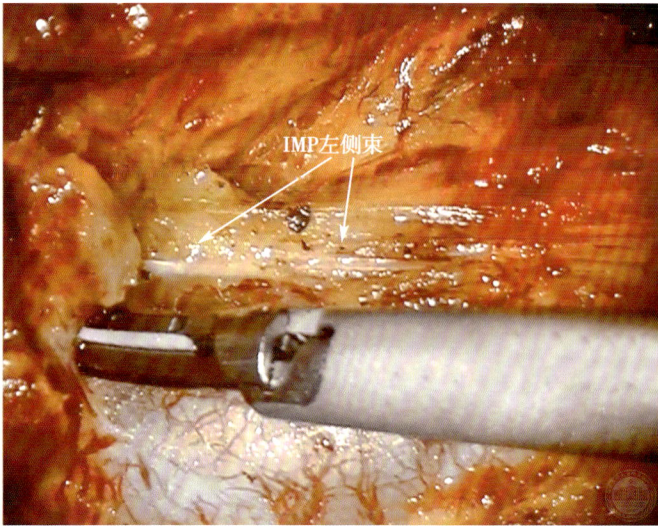

IMP. 肠系膜下丛。

图 11-12　IMP 左侧束

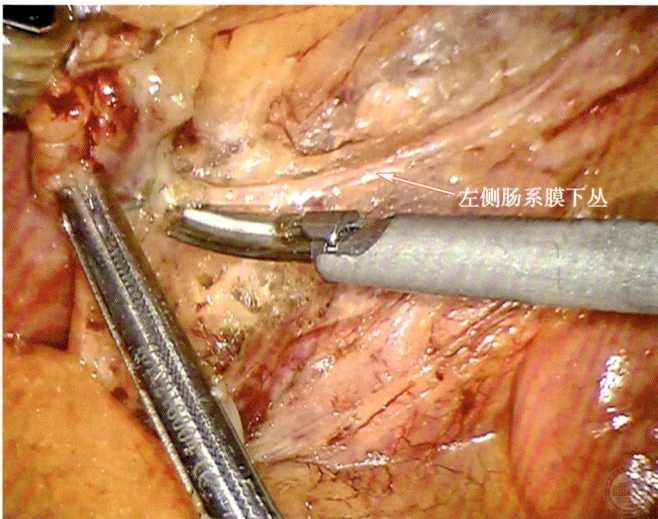

图 11-13　沿 IMP 左侧束水平向头侧将包绕 IMA（已切断）的分支切断

（3）保留 LCA（资源 11-3）：其保留指征与手术技巧同腹腔镜，但较腹腔镜容易，用 R3 抓住 SRA 远端向上牵引，用 R2 与 R1 分离，视野稳定，分离速度较腹腔镜快。

3. 左 Toldt 间隙分离与乙状结肠系膜剪裁（资源 11-4）　应用 R3 将 SRA 向上提拉扩大已分离的部分 Toldt 间隙，应用 R2 夹持小纱布团将分离的乙状结肠系膜向上推，与助手肠钳抓持左肾前筋膜（或抓持小纱布团向右推拉）形成对抗牵引（图 11-14、图 11-15）。应用

资源 11-3
保留 LCA 的第 253 组淋巴结清扫

资源 11-4
左 Toldt 间隙分离

超声刀向头侧结肠系膜方向继续分离，当从内侧见到降结肠，即进入结肠系膜，侧面保持分离。

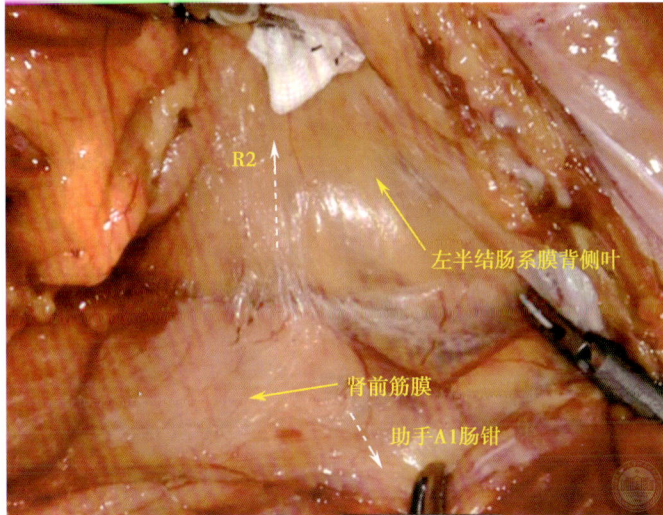

图 11-14　左 Toldt 间隙对抗牵引

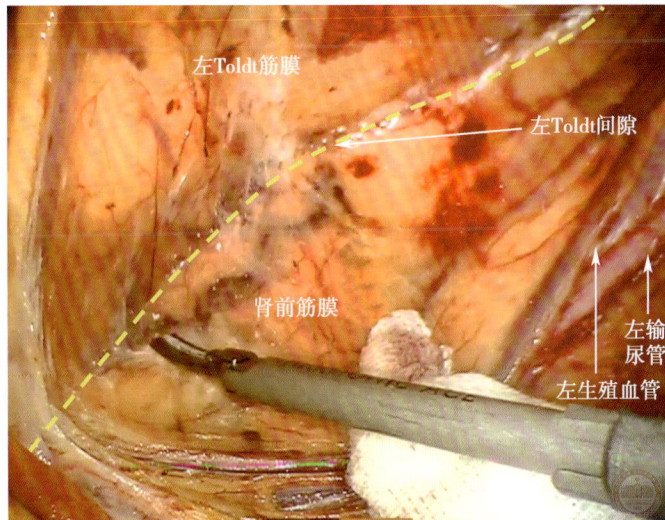

图 11-15　左 Toldt 间隙解剖结构

应用 R3 提起左结肠旁沟外腹膜，应用 R2 与助手 A1 肠钳将乙状结肠拉向右侧，显露透明的左结肠旁沟，切开即进入已分离的左 Toldt 间隙，沿结肠旁左结肠旁沟皱褶处切至降结肠中上段(图 11-16)。

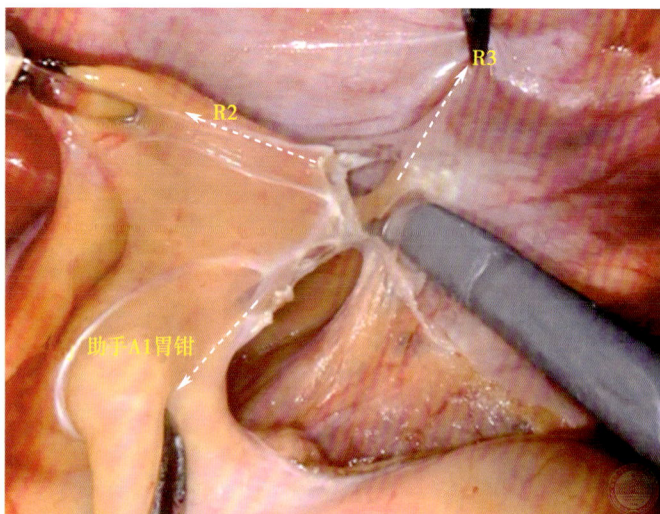

图 11-16   左结肠旁沟切开力矩示意图

模拟腹腔镜的乙状结肠系膜裁剪方式：用 R3 抓持乙状结肠旁系膜，助手用肠钳抓持已切断的 IMA 残端，用 R2 抓持乙状结肠系膜，使乙状结肠系膜呈扇形展开，辨认乙状结肠血管与 IMA 之间的三角透明区，用超声刀慢挡二步法切断乙状结肠血管（如无把握，远心端应上 hem-o-lock）（图 11-17）。沿乙状结肠与降结肠边缘动脉内侧弧形剪裁系膜，在 LCA 升降支分叉点近端结扎切断（注意勿损伤分叉点）。根据左半结肠长短决定 IMV 切断部位，当左半结肠较长时可平 IMA 水平切断；当其较短时，可用 R3 将 SRA 向肛侧牵引，助手肠钳将小肠推向头侧，即可顺利分离并切断结扎 IMV（图 11-18）。暂不游离脾曲，待吻合时，如左半结肠过短再游离。与腹腔镜剪裁乙状结肠系膜不同的是，机器人系统可以先剪裁乙状结肠系膜，再游离左结肠旁沟。

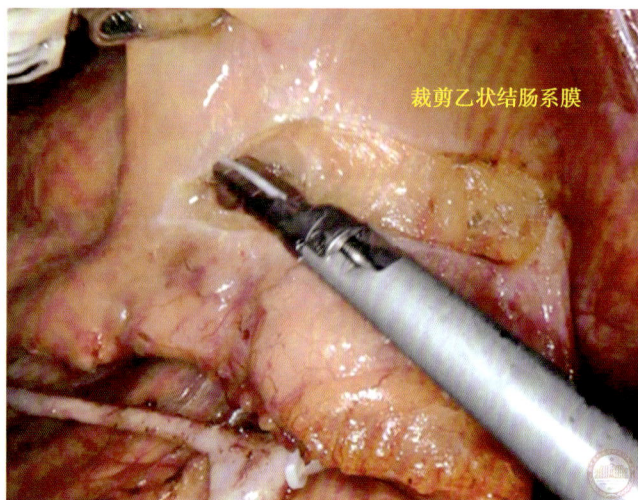

图 11-17   剪裁乙状结肠系膜

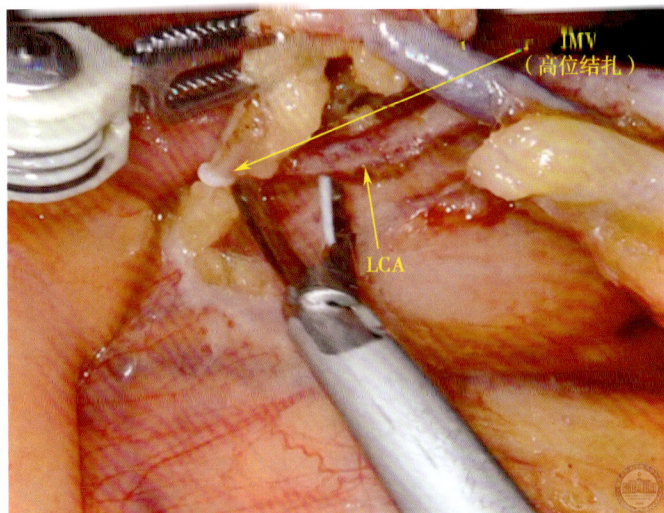

LCA. 左结肠动脉；IMV. 肠系膜下静脉。
图 11-18 结扎切断 IMV

4. 直肠后间隙分离 要点同普通腹腔镜操作方法：采用骶前隧道式分离法，在两侧直肠旁沟相对应下方显露双侧 HN 与切断直肠骶骨筋膜，由直肠后间隙进入肛提肌上间隙，至盆底(资源 11-5~ 资源 11-8)。

资源 11-5
直肠后间隙分离

资源 11-6
切断直肠骶骨
筋膜

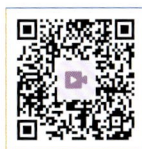

资源 11-7
显露双侧盆丛

资源 11-8
后间隙分离
(Xi 系统)

用 R3 抓持骶骨岬上方右侧直肠系膜，通常交替抓持 3 次即可分离至盆底，向腹壁与肛侧牵引。主刀用 R2 夹持小纱布团将直肠系膜向前上方推挡，助手用肠钳或小纱团将骶前筋膜向头侧推挡，与主刀 R2 形成对抗牵引(图 11-19)。主刀使用电剪或超声刀沿直肠后间隙隧道式向下分离，注意显露与保护两侧的 HN(图 11-20)。

当分离至腹膜反折对应的直肠后间隙(相当于 S_4 水平)，发现直肠后间隙变狭小致密，即为直肠骶骨筋膜。由于 R3 抓持直肠不能像腹腔镜那样由助手牵拉随时细整，应再次调整 R3 抓持位置，即向下抓持右侧直肠系膜，向肛侧牵引，使直肠系膜绷紧。同时，助手使用肛门上 trocar 置入吸引器将直肠系膜挡向肛侧(偏右)，主刀 R2 夹持小纱团也将直肠系膜挡向肛侧(偏左)，或推挡骶前向头侧(图 11-21、图 11-22)。在高张力对抗牵引下，弧形切开直肠骶骨筋膜，则不易偏高切入直肠系膜。分离正确，可见骶前纵行血管显露，即为肛提肌上间隙，两侧亦可见盆丛显露，继续向下分离至肛提肌显露。

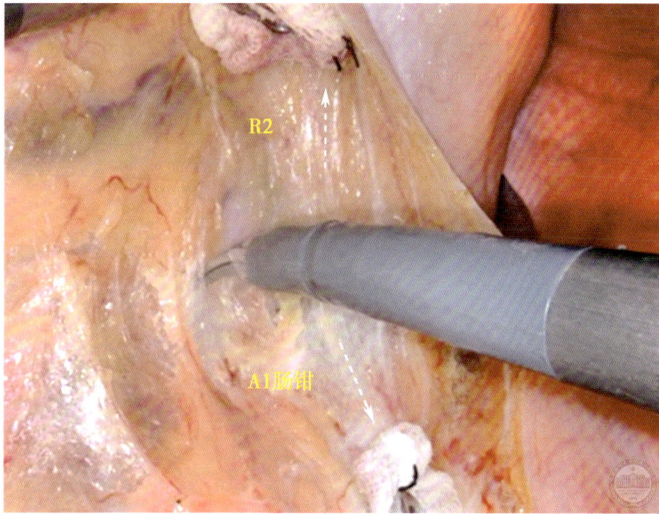

图 11-19　主刀用 R2 夹持小纱布团将直肠系膜向前上方推挡，
助手用肠钳或小纱团将骶前筋膜向头侧推挡，与主刀 R2 形成对抗牵引

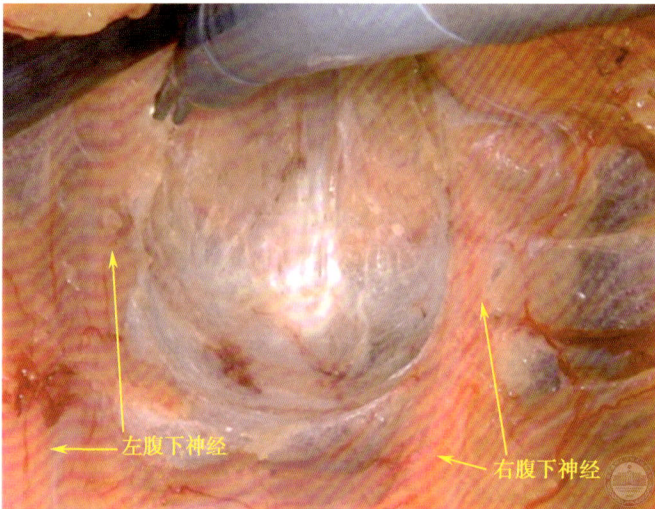

图 11-20　双侧腹下神经

5. 直肠前间隙分离(资源 11-9、资源 11-10)　要点：在腹膜反折上 1cm 弧形切开，进入邓氏筋膜前间隙(图 11-23)。男性在距双侧精囊底部 0.5cm 处、女性在距腹膜反折约 5.0cm 处倒 "U" 形横断邓氏筋膜前叶。沿直肠固有筋膜与邓氏筋膜之间的邓氏筋膜后间隙向下分离，男性至前列腺尖部，女性至盆底前缘。

资源 11-9
直肠前间隙分离
（Xi 系统）

资源 11-10
直肠前间隙分离

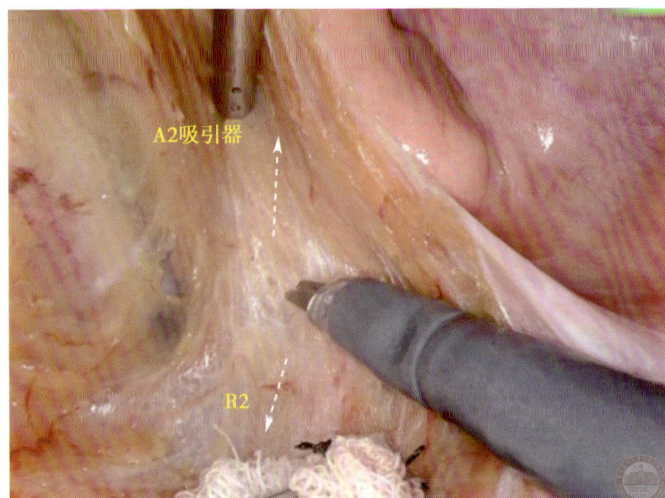

图 11-21　助手使用耻骨上 trocar 置入吸引器将直肠系膜挡向肛侧(偏右),
主刀用 R2 夹持小纱团也将直肠系膜挡向肛侧(偏左),或向头侧推挡骶前筋膜

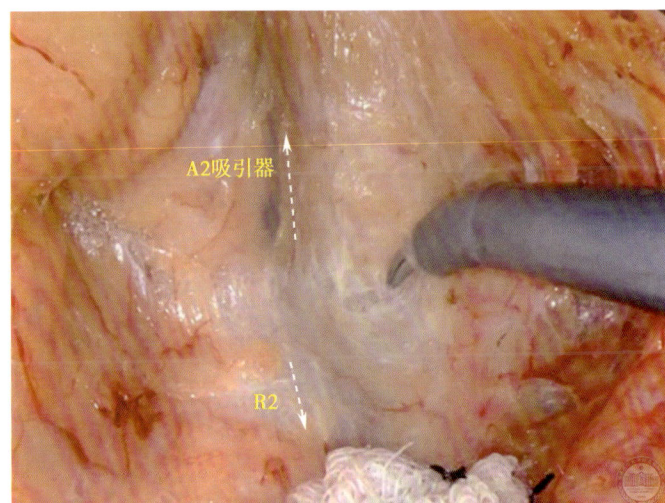

图 11-22　助手使用吸引器将直肠系膜挡向肛侧(偏左),主刀用 R2
夹持小纱团也将直肠系膜挡向肛侧(偏右),或向头侧推挡骶前筋膜

　　在直肠后间隙分离至肛提肌上间隙后,助手用巴氏钳抓持直肠中段向头侧牵引,将 R3 抓持腹膜反折左侧上方 2~3cm 处腹膜向上牵拉。助手通过耻骨上 trocar 用 Allis 钳抓持腹膜反折右侧上方 2~3cm 处腹膜向右上牵拉。主刀用 R2 抓持直肠右侧近腹膜反折处系膜,与助手 Allis 钳牵拉形成对抗牵引。主刀用超声刀沿已切开的右侧直肠旁沟,在腹膜反折上 1cm 处弧形切开腹膜,使其与右侧已切开的直肠旁沟相连。此时可见灰白色的邓氏筋膜。助手通过 Allis 钳抓持已切开的腹膜反折上腹膜,主刀用 R2 抓持已切开的下方腹膜形成对抗牵引,沿邓氏筋膜表面灰白间隙向下进行锐性和钝性分离。男性至距双侧精囊底部 0.5cm 处,女性至腹膜反折下方约 5cm 处,倒 U 形横断邓氏筋膜。此时可见其下方黄白的直肠固有筋膜。若此时见脂肪颗粒裸露,表明切破直肠固有筋膜。

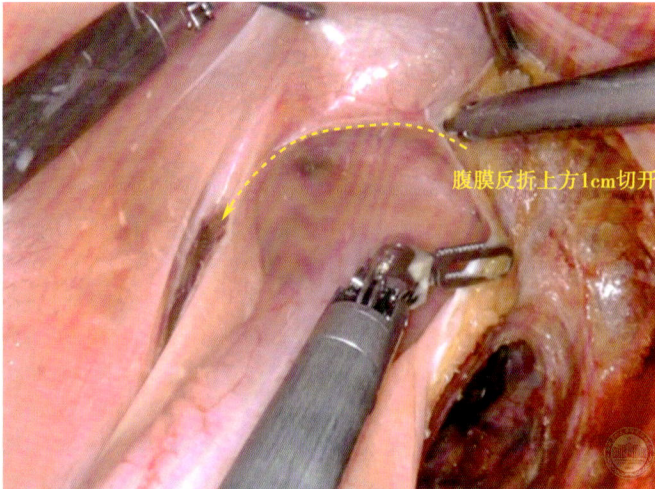

图 11-23   在腹膜反折上方 1cm 弧形切开,进入邓氏筋膜前间隙

如在邓氏筋膜分层后切断,男性在精囊底部前外侧,女性在近两侧肛提肌裂孔旁可见 NVB 显露;如在邓氏筋膜分层前切断,则见不到 NVB,但可隐约见到被邓氏筋膜前层覆盖的 NVB(图 11-24~ 图 11-27)。

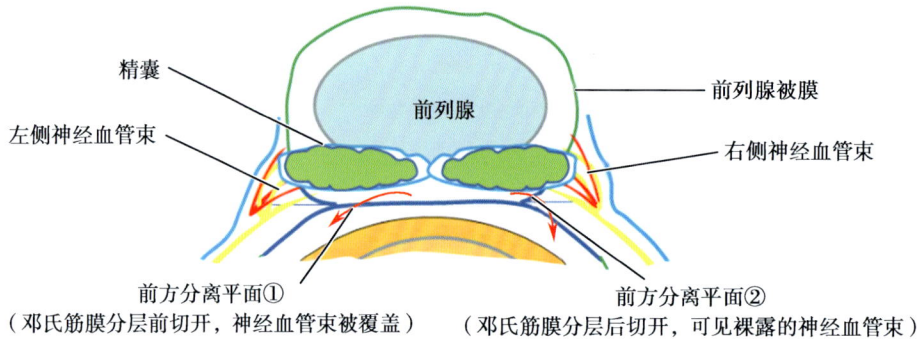

图 11-24   横断邓氏筋膜有时可见 NVB,有时看不清之原因

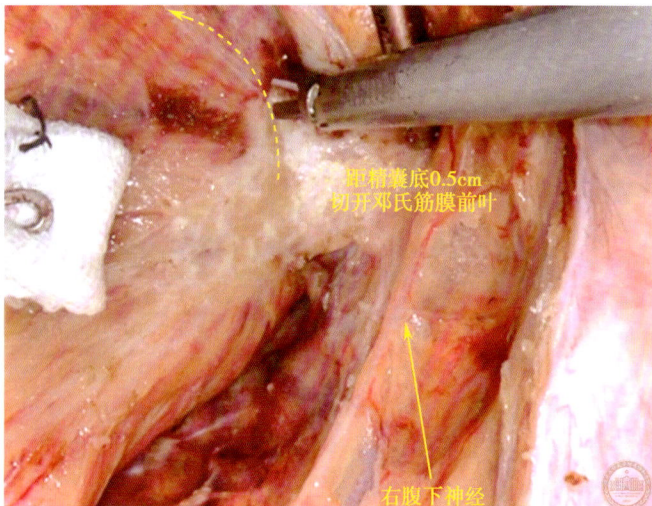

图 11-25   直肠前间隙分离(男性)

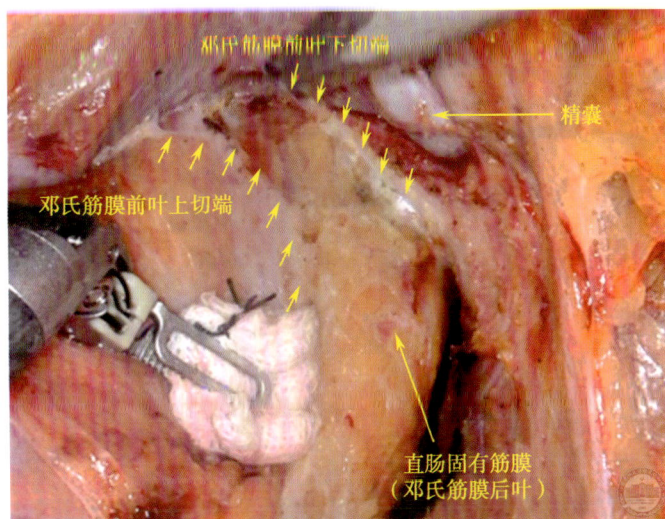

图 11-26　邓氏筋膜(分层前横断)和 NVB 的空间关系

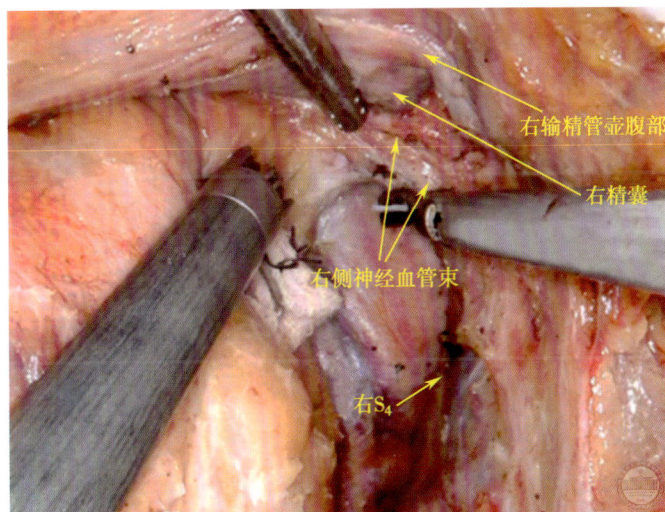

S_4. 第 4 骶神经。

图 11-27　右 NVB 和右 S_4

　　沿着邓氏筋膜后间隙向下,可见疏松间隙,男性分离至前列腺尖部,女性分离至肛提肌裂孔上缘。

　　6. 直肠侧方间隙分离　要点:该间隙分离解剖是 TME 的难点。原因:①由于盆丛许多细小分支穿过腹下神经前筋膜(其与邓氏筋膜两侧延续)与直肠固有筋膜之间的狭小的"神圣平面",将该间隙分割成无数细小间隙,致该间隙非常致密,难以观察到典型的"天使发丝"结构,手术层面偏外易损伤盆丛分支,偏内则进入直肠系膜内(图 11-28、图 11-29);②S_4 以下直肠后方在直肠骶骨筋膜被切断后为融合筋膜(直肠固有筋膜 + 腹下神经前筋膜),由于侧方间隙下半部仍为融合筋膜,因此从下向上难以分离,强行分离则易分离进入盆丛神经,致其损伤;由于融合筋膜在侧方上半部重新分开为直肠固有筋膜与腹下神经前筋膜,故侧方间隙从上向下比从下向上更容易分开,找到"神圣平面"。这些因素导致许多医师不理解侧方膜解剖,在此迷失方向。在充分分离直肠前后间隙后,侧方间隙从上到下距离大大缩短,此时施以高张力显露,亦可找到"神圣平面"。

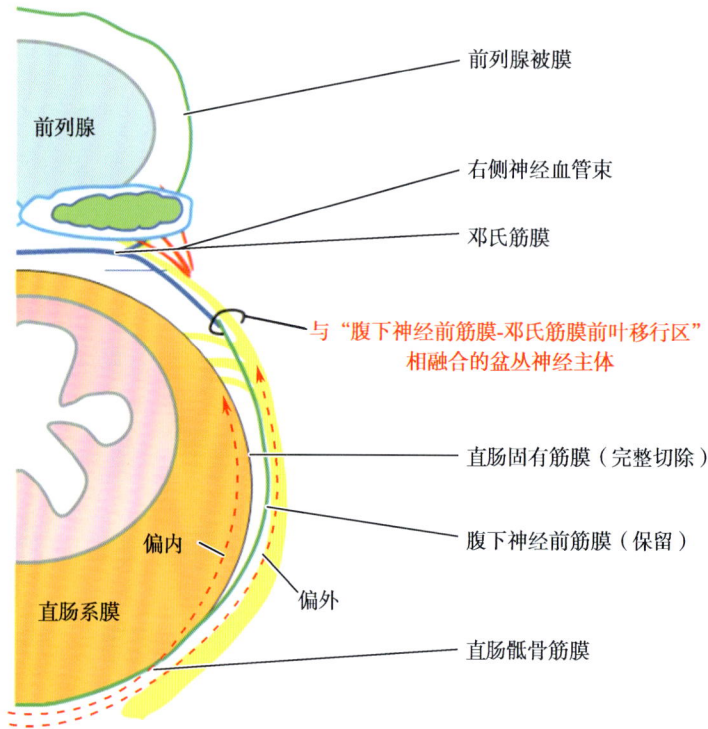

图 11-28 直肠侧方间隙解剖分离示意图
直肠侧方间隙被盆丛呈网状弥散样穿过,分割成多个小间隙,手术层面
偏外易损伤盆丛,偏内则进入直肠系膜内。

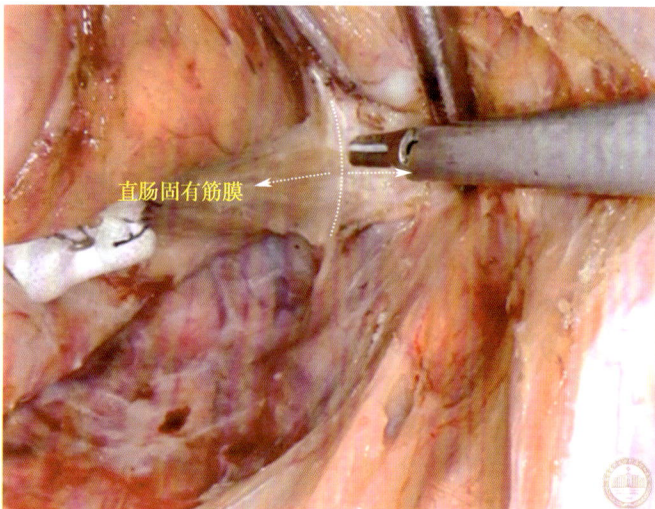

图 11-29 右盆侧前方间隙分离"神圣平面"术中示意图

　　(1)右侧直肠侧方间隙分离(资源 11-11、资源 11-12)：助手用巴氏钳抓住直肠中段向头侧偏左牵引，助手右手持吸引器(通过耻骨上 trocar)将直肠侧壁挡向左侧，主刀用 R3 抓持直肠前间隙上方腹膜(精囊或阴道后壁)向上方推挡，主刀左手通过 R2 持小纱团将直肠挡向左侧。此时可见右侧盆丛神经被牵拉呈<形(图 11-30、图 11-31)。用超声刀慢挡沿着<形顶点直肠侧方固有筋膜表面(即邓氏筋膜后间隙)从上往下钝性分离，可见明显黄白交界线，逐步切断由盆丛发出的细小分支，可见由右 $S_{2\sim4}$ 发出的盆丛被灰白色的腹下神经前筋膜(骶前筋膜前叶)覆盖(图 11-32、图 11-33)。该筋膜向上前与被切断的邓氏筋膜相延续(见图 11-25)。机器人侧方分离同腹腔镜，从上向下分离较从下向上分离容易找到侧前方间隙，原因详见上段所述。

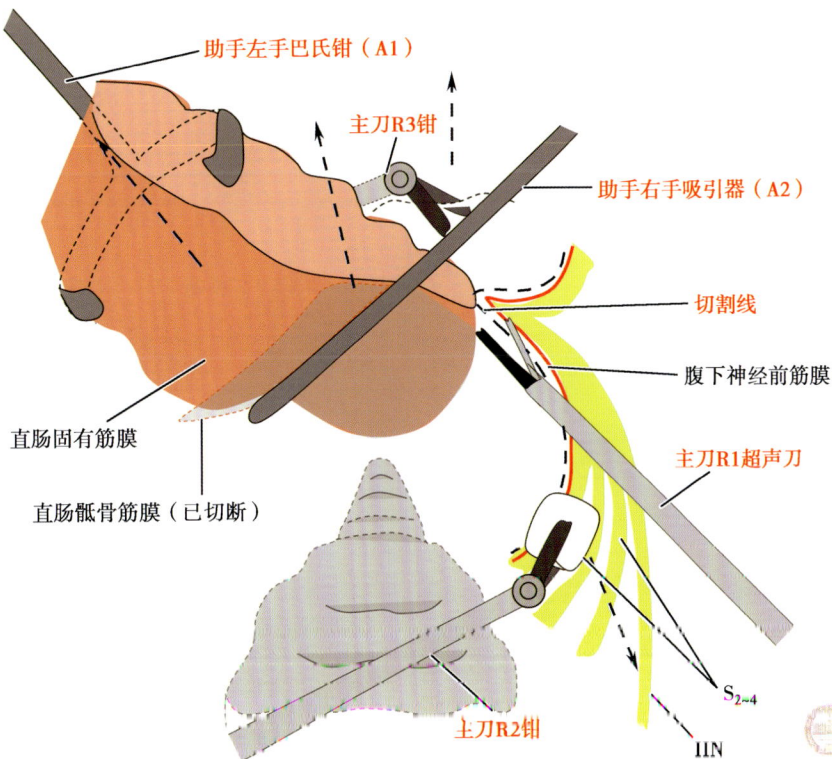

HN.腹下神经；$S_{2\sim4}$，第 2~4 骶神经。

图 11-30　右盆侧后方间隙分离"神圣平面"各器械力矩示意图

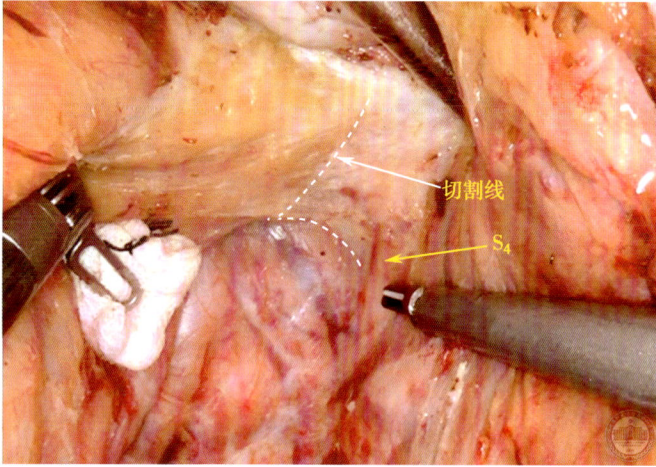

S_4. 第 4 骶神经。

图 11-31　右盆侧后方间隙分离"神圣平面"术中示意图

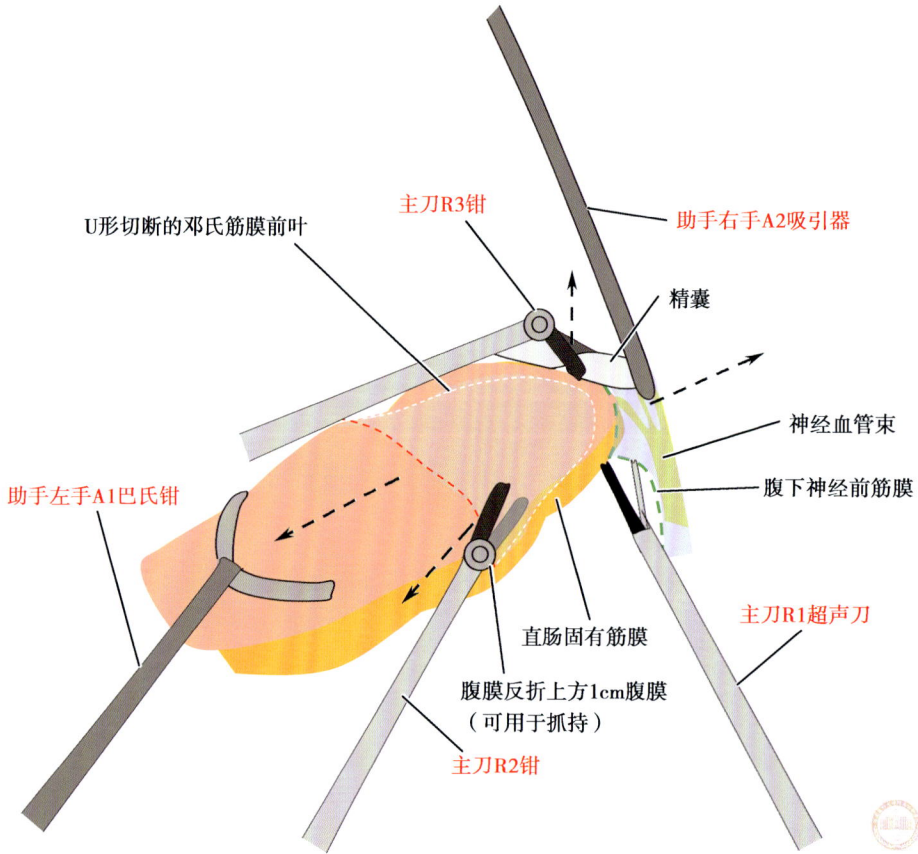

图 11-32　右盆侧前方间隙分离"神圣平面"各器械力矩示意图

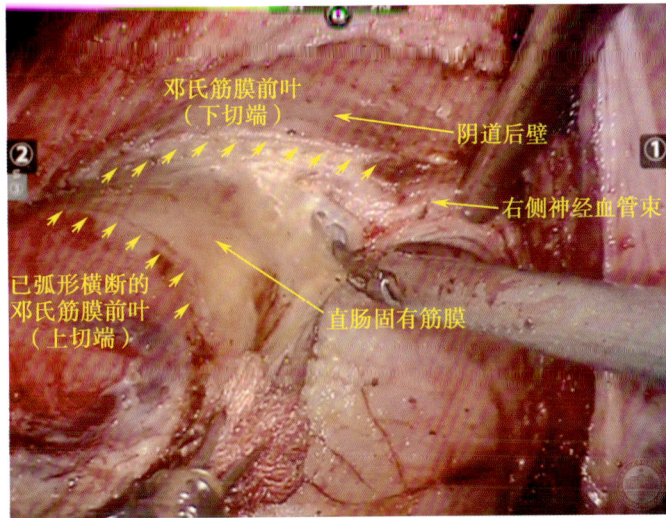

图 11-33 右盆侧前方间隙分离后(图示女性右侧 NVB)

当分离至肛提肌腱弓水平时,可见灰白色的骶前筋膜后叶延续为肛提肌筋膜,此时 NVB 逐渐前移,沿肛提肌筋膜表面逐渐转向内,钝性加锐性分离可见包绕肛提肌裂孔周围灰白色的 TME "终点线"(图 11-34)。

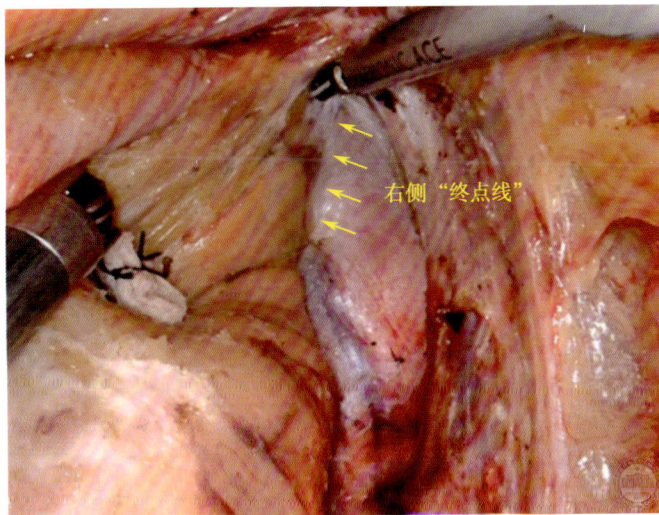

图 11-34 右侧 "终点线"

(2)左侧直肠侧方间隙分离(资源 11-13、资源 11-14): 左侧直肠侧方间隙分离基本同右侧。助手巴氏钳不抓持直肠,改抓持 TME 尾巴(即已切断的 IMA 血管蒂系膜组织),将直肠推向右侧。如抓持直肠,妨碍主刀 R2 的操作。R3 同右侧分离,主刀持 R2 夹持小纱布将盆壁向左推挡,助手用吸引器将直肠推向右侧。此时可见左盆丛被牵拉

资源 11-13
直肠左侧间隙
分离

资源 11-14
直肠左侧间隙分
离(Xi 系统)

呈>形(图 11-35~ 图 11-37)。用超声刀慢挡沿着>形顶点直肠固有筋膜表面(即邓氏筋膜后间隙)从上往下钝性分离,亦可见明显黄白交界线。逐步切断由盆丛发出的小分支,可见由 S_{2-4} 发出的盆丛被灰白色的腹下神经前筋膜覆盖,其后分离同右侧间隙(图 11-38)。

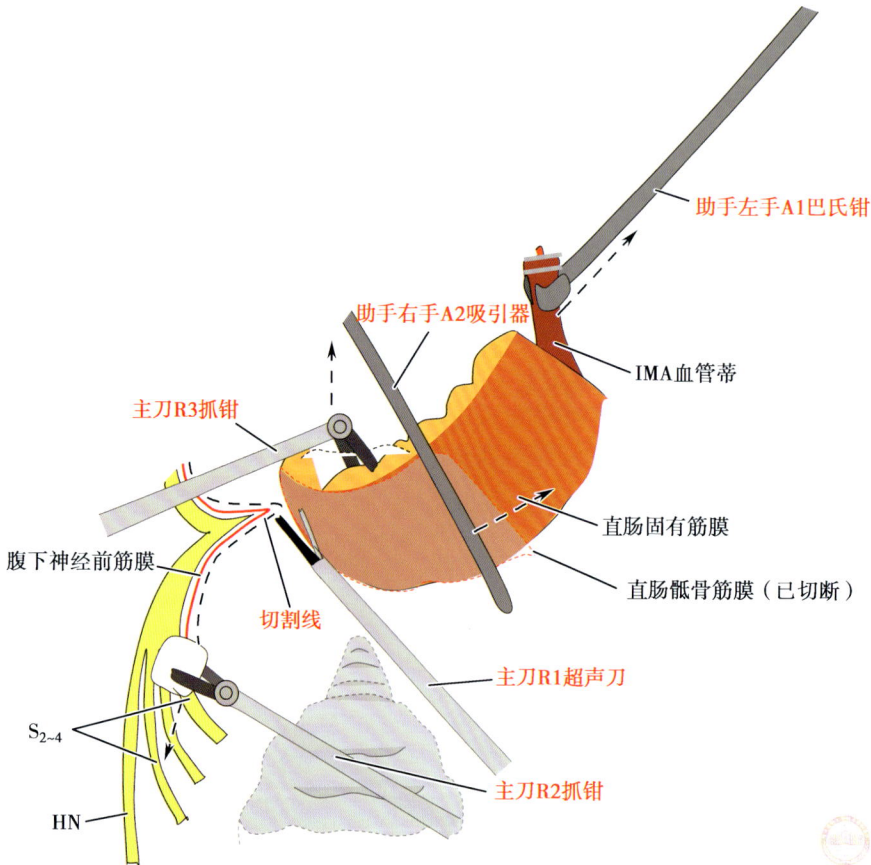

HN. 腹下神经; S_{2-4}. 第 2~4 骶神经; IMA. 肠系膜下动脉。

图 11-35 左盆侧后方间隙分离"神圣平面"各器械力矩示意图

7. 直肠末端系膜分离——TME"终点线"解剖 其解剖同腹腔镜(第十章)。

(1)分离技巧(资源 11-15):在直肠环周分离基础上,通过钝性加锐性推挡,可在肛提肌筋膜表面观察到类似腹膜后间隙分离时的灰白色"Toldt线"结构,为直肠固有筋膜与肛提肌筋膜之间的间隙。在该间隙指引下,容易保持正确分离平面,将该线推挡至不能推动为止,即为肛提肌裂孔边缘。分离过程中尽可能使用超声刀,因电刀易使膜破裂。

(2)TME"终点线"的临床意义:详见第十章。

8. 低位直肠系膜裸化(资源 11-16) 同腹腔镜(第十章)。

9. 直肠切断与闭合(资源 11-16) 同腹腔镜(第十章)。

资源 11-15
"终点线"解剖

资源 11-16
裸化、切断与
闭合

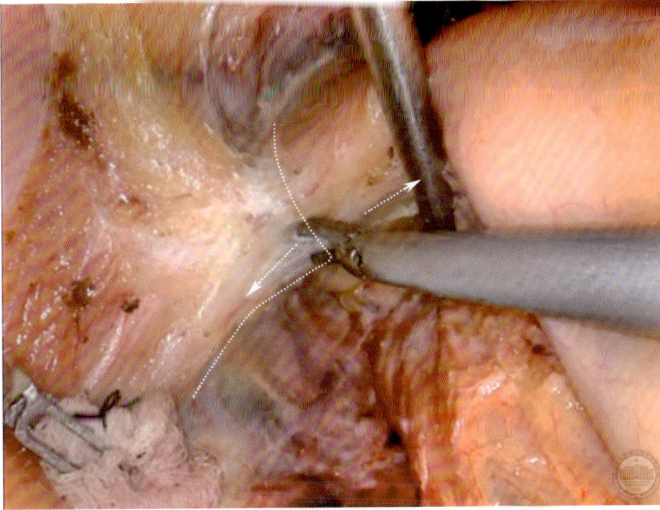

图 11-36　左盆侧后方间隙分离"神圣平面"术中图

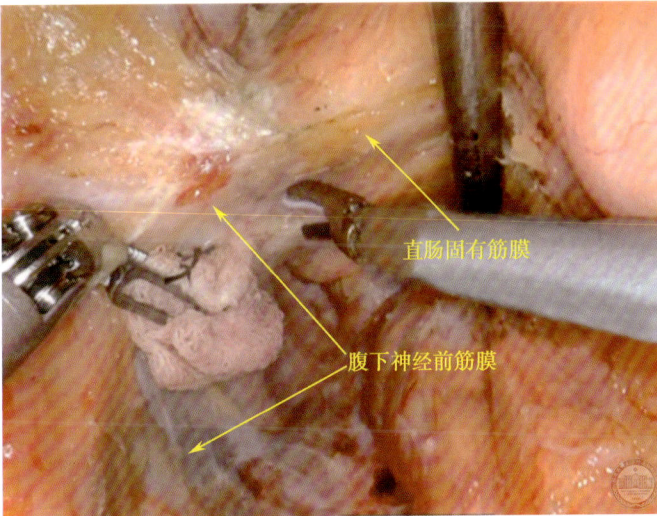

直肠固有筋膜

腹下神经前筋膜

图 11-37　左盆侧后方间隙分离"神圣平面"术中图

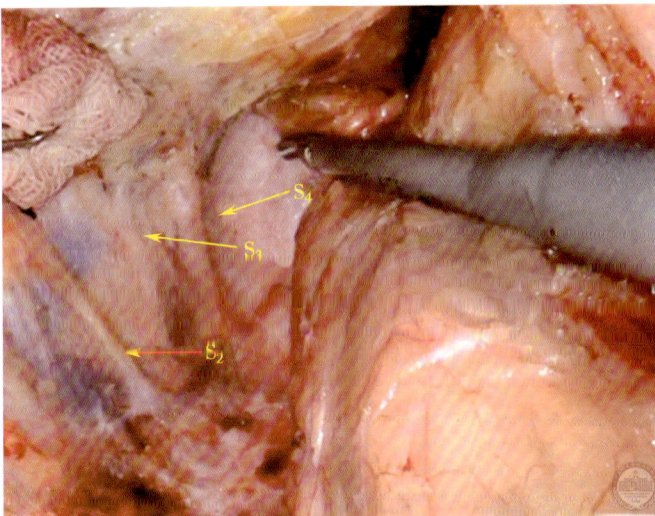

S₂. 第 2 骶神经；S₃. 第 3 骶神经；S₄. 第 4 骶神经。

图 11-38　左盆侧后方间隙分离后(图示盆神经)

10. 标本取出 同腹腔镜（第十章）。

11. 直肠吻合 同腹腔镜（第十章）。

12. 预防性肠造口（图11-39） 同腹腔镜（第十章）。

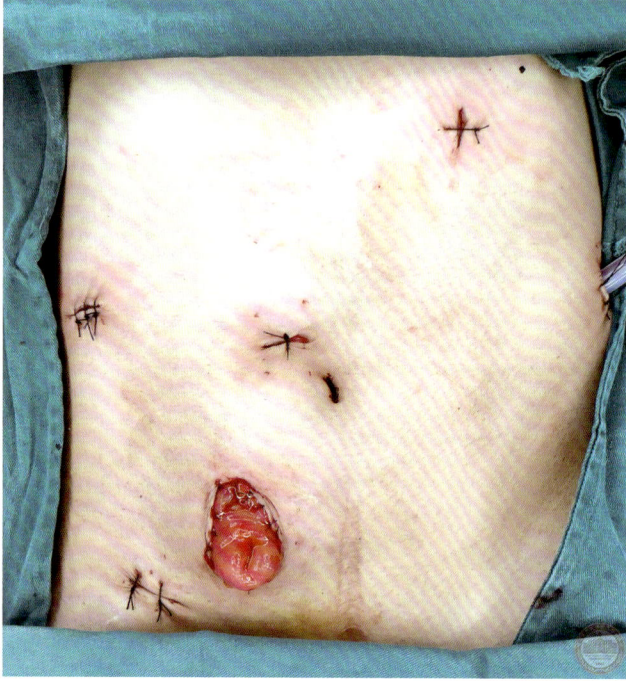

图 11-39 预防性肠造口

（池 畔）

参考文献

［1］ PRETE F P, PEZZOLLA A, PRETE F, et al. Robotic versus laparoscopic minimally invasive surgery for rectal cancer: a systematic review and meta-analysis of randomized controlled trials [J]. Ann Surg, 2018, 267 (6): 1034-1046.

［2］ KIM H J, CHOI G S, PARK J S, et al. The impact of robotic surgery on quality of life, urinary and sexual function following total mesorectal excision for rectal cancer: a propensity score-matched analysis with laparoscopic surgery [J]. Colorectal Dis, 2018, 20 (5): O103-O113.

［3］ FENG Q, YUAN W, LI T, et al. Robotic versus laparoscopic surgery for middle and low rectal cancer (REAL): short-term outcomes of a multicentre randomised controlled trial [J]. Lancet Gastroenterol Hepatol, 2022, 7 (11): 991-1004.

［4］ MARTINS R S, FATIMI A S, MAHMUD O, et al. Multidimensional quality of life after robotic versus laparoscopic surgery for rectal cancer: a systematic review and meta-analysis [J]. World J Surg, 2023, 47 (5): 1310-1319.

［5］ YANG H, ZHOU L. The urinary and sexual outcomes of robot-assisted versus laparoscopic rectal cancer surgery: a systematic review and meta-analysis [J]. Surg Today, 2024, 54 (5):

397-406.

[6]　WU H, GUO R, LI H. Short-term and long-term efficacy in robot-assisted treatment for mid and low rectal cancer: a systematic review and meta-analysis [J]. Int J Colorectal Dis, 2023, 39 (1): 7.

[7]　黄哲昆, 池畔, 黄颖. 低位直肠癌保留部分邓氏筋膜的机器人与腹腔镜全直肠系膜切除术近期疗效与泌尿和勃起功能对照研究 [J]. 中华胃肠外科杂志, 2021, 24 (4): 327-334.

[8]　池畔, 王枭杰. 直肠癌机器人手术入路的评价 [J]. 中华胃肠外科杂志, 2020, 23 (4): 345-349.

[9]　池畔. 机器人全直肠系膜切除技巧与要领 [J]. 中国实用外科杂志, 2016, 36 (11): 1148-1151.

[10]　池畔, 陈致奋. 机器人与腹腔镜全直肠系膜切除术的比较 [J]. 中华胃肠外科杂志, 2017, 20 (06): 610.

[11]　中国医师协会外科医师分会结直肠外科医师专业委员会, 中华医学会外科学分会结直肠外科学组, 国家卫生健康委员会能力建设和继续教育外科学专家委员会结直肠外科专业委员会, 等. 结直肠系膜、筋膜和间隙的定义及名称中国专家共识 (2023 版)[J]. 中华胃肠外科杂志, 2023, 26 (6): 529-535.

第十二章
腹腔镜与机器人经括约肌间超低位直肠前切除术（部分内括约肌切除术）

一、适应证

1. 适用于低位直肠癌（Bordeaux 分型）Ⅰ~Ⅲ型者。

2. Ⅰ期（$cT_{1\sim2}N_0M_0$）患者，可以直接手术（$cT_1N_0M_0$ 者，肿瘤占据肠周径<1/3 圈，无高危因素者，可行局部切除）。

3. Ⅱ~Ⅲ期（$cT_{3\sim4}N_{0\sim2}M_0$）应行 nCRT 后，肛提肌裂孔以上肿瘤降期为 $ycT_3N_xM_0$ 以下；肛提肌裂孔以下降期为 $ycT_2N_xM_0$ 以下（浸润不超过内括约肌）者。

4. 术前肛门功能良好者。

5. 术中应确保 R_0 切除。

二、禁忌证

1. ISR 的适应证与禁忌证并不是绝对的，需要根据患者的年龄、体质指数、骨盆特点及肛门功能等个体特点，结合肿瘤特征，综合考虑肿瘤安全性和患者的功能获益情况，做出是否选择 ISR 手术（包括部分、次全以及全部 ISR）的决策。

2. 术前已知肿瘤的组织学类型为印戒细胞癌、黏液腺癌、未分化癌、低分化癌及肛提肌裂孔水平以下的 T_3 期直肠癌（侵犯联合纵肌）。

三、术前准备、麻醉方式、手术体位与 trocar 放置

腹腔镜操作同第十章，机器人操作同第十一章。

四、手术相关解剖

1. **肛管直肠环肌肉** 耻骨直肠肌起自耻骨联合下部和邻近耻骨，向后下方延伸，绕过阴道或前列腺的外侧，于肛管直肠连接处的后方，左右二肌连合成 U 形，将肛管直肠连接部向前牵引形成直肠角，在控便过程中起决定性的作用（图 12-1、图 12-2）。

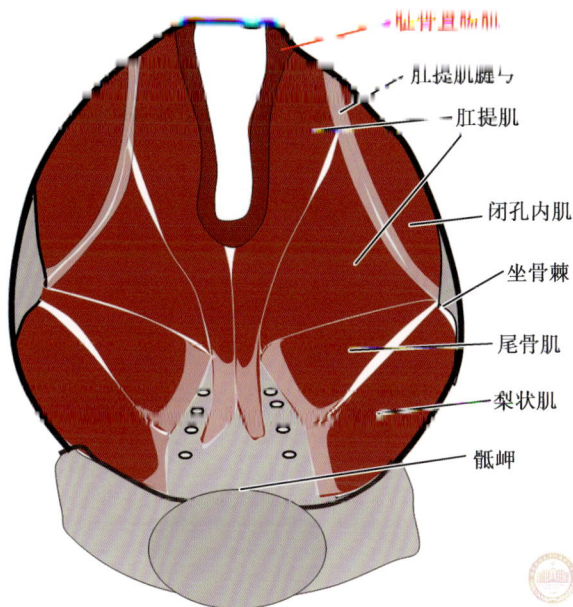

图 12-1　盆底肌肉解剖
图示耻骨直肠肌。

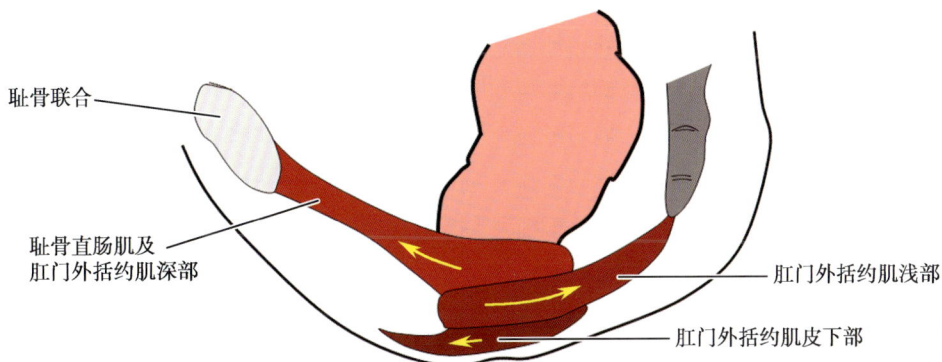

图 12-2　肛门外括约肌的分部

　　肛管分为外科学肛管（肛缘至肛管直肠环，长约 3.0~3.5cm）和解剖学肛管（肛缘至齿状线水平，长约 1.2~1.5cm）（图 12-3）。

　　联合纵肌是位于内外括约肌间的纤维肌层，包括直肠纵肌鞘及括约肌间隙的结缔组织，含有肌肉和弹性纤维成分（图 12-4、图 12-5）。有学者认为其肌肉成分含有来自耻骨直肠肌的横纹肌和直肠纵肌的平滑肌成分，止于内括约肌下缘上方，形成弹性纤维分隔进入外括约肌皮下部的肌束之间，止于肛周皮肤。

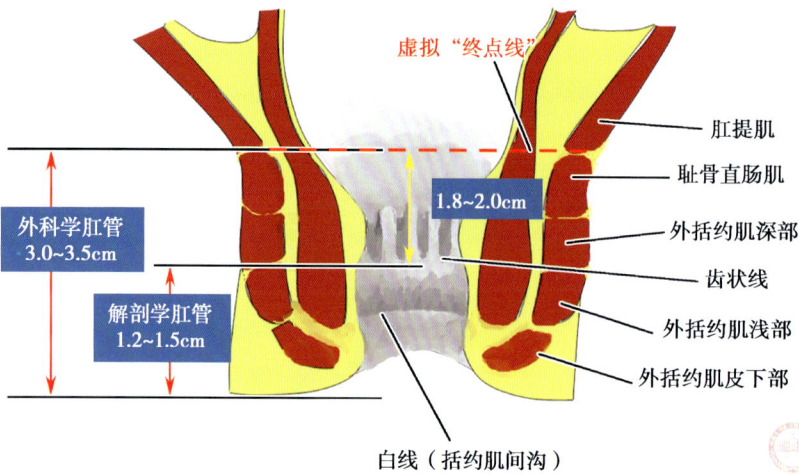

图 12-3　外科学肛管和解剖学肛管图示

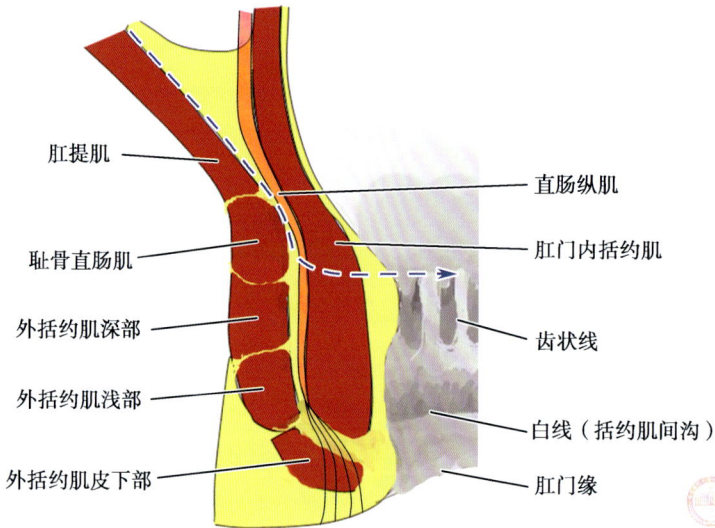

蓝色虚线示括约肌间手术分离方向。
图 12-4　肛直肠环

2. 裂孔韧带和肛尾韧带　广义的裂孔韧带（即 Hiatal 韧带）为直肠纵肌在裂孔上口发出的封闭肛提肌裂孔的平滑肌纤维,协助防止盆内脏器脱垂。其后方增厚,最终止于尾骨的腹侧面筋膜,称为狭义的裂孔韧带（图 12-6A）。术中须切断裂孔韧带才能顺利进入括约肌间隙。传统外科观点认为,肛尾韧带和裂孔韧带为同义词（图 12-6A）。直肠手术时当肛提肌上间隙被分离后,裂孔韧带与骶正中血管构成连接直肠与尾骨的韧带样结构,被多数外科医师称为"肛尾韧带"。而解剖学观点认为,肛尾韧带和裂孔韧带并非同义词,而是另一束由直肠纵肌在肛管下部向后正中尾侧穿过外括约肌,固定于尾骨背侧的纤维束（图 12-6B）。《低位直肠癌经括约肌间切除术中国专家共识（2023 版）》采取图 12-6B 为专家共识观点。

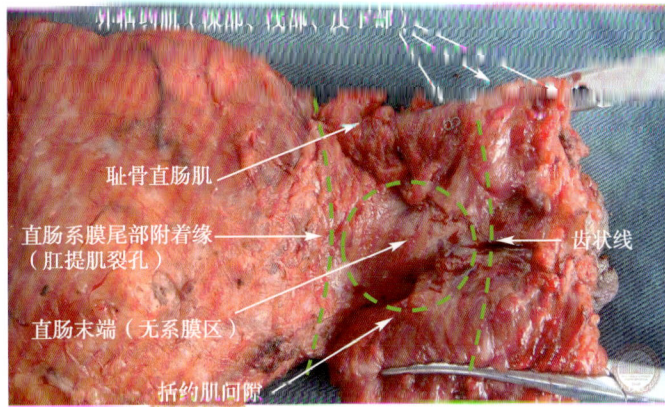

图 12-5　直肠末端无系膜区

联合纵肌包绕内括约肌。

　　ISR 术中如经腹侧进入括约肌间隙，须在后方切断狭义的裂孔韧带，走行到耻骨直肠肌表面，而从侧方进入括约肌间隙，分离到肛提肌的内层边缘时，只能看到白色菲薄的纤维膜（广义的裂孔韧带），以及少数至肛提肌走向直肠的微血管。

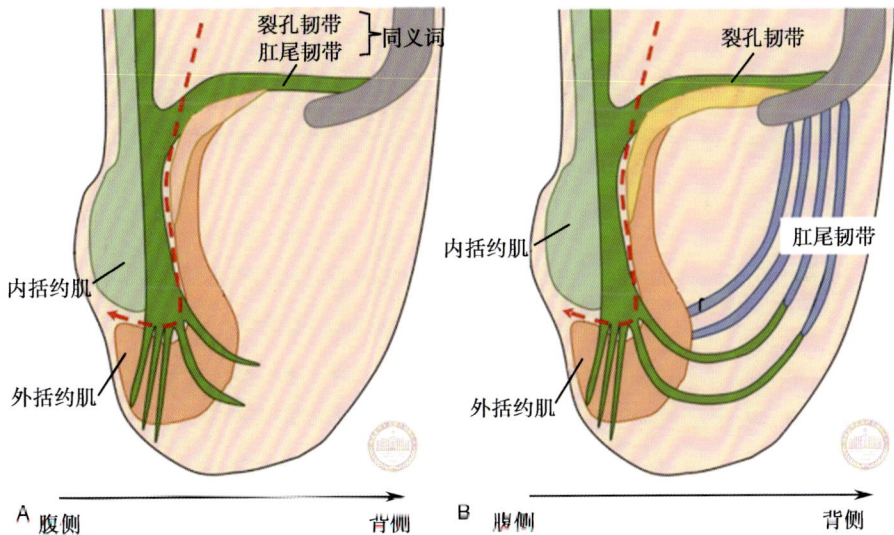

图 12-6　对裂孔韧带和肛尾韧带认识的争议

A. 传统外科学观点；B. 解剖学观点（专家共识观点）。

　　3. 直肠尿道肌　直肠尿道肌为直肠纵肌在前列腺尖水平向尾侧腹侧发出的平滑肌束，向前与尿道括约肌相延续，向下穿过外括约肌皮下部，止于肛周皮肤。是肛提肌裂孔水平直肠前方的主要结构，参与维持肛直角（图 12-7A）。我们通过尸体解剖和组织学观察发现直肠尿道肌和直肠纵肌移行区可见丰富的 NVB 分支交通（图 12-7B、C）。故经腹途径在直肠前方分离超过前列腺尖部时应停止。经会阴入路分离时，建议先分离后方，从两侧向前方分离，最后以前列腺为标记，靠近直肠前侧切断直肠尿道肌，并注意直肠尿道肌牵拉形成肛直角对分离路线的影响，避免直肠破裂和尿道膜部损伤，并防止 NVB 损伤（图 12-7B、图 12-8）。

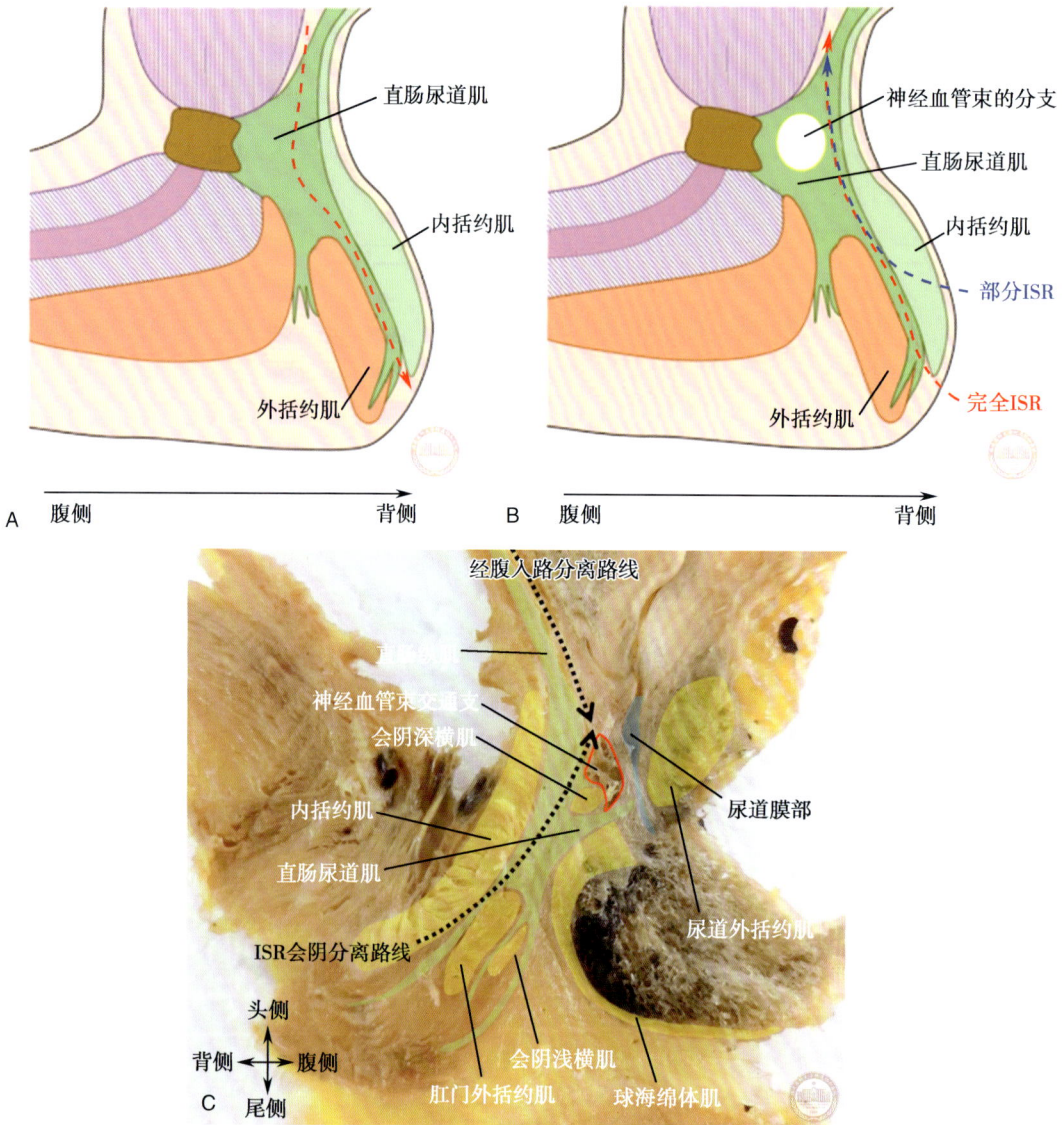

ISR. 经括约肌间切除术。

图 12-7　直肠尿道肌和 NVB 的关系及其对混合入路 ISR 分离路线的影响
A. 经腹分离路线(示意图); B. 混合入路分离路线(示意图); C. 混合入路分析路线(尸体标本)。

　　4. 内括约肌神经　肛门内括约肌神经起自于 NVB 的后下方部分,在肛门直肠交界处正上方的直肠前外侧壁(肛提肌表面靠近括约肌裂孔平卧位 2 点和 10 点处),穿透直肠纵肌后,进入内外括约肌间隙。进入间隙后,肛门内括约肌神经已无肉眼可见形态。免疫组织化学检测显示,内外括约肌间隙内的脂肪组织富含交感和副交感神经纤维,这些神经纤维沿联合纵肌靠近内括约肌侧下行,并一直延伸到联合纵肌下部,在下行过程中,肛门内括约肌神经发出纤维直接进入内括约肌。肛门内括约肌神经对肛门感觉控制、肛门抑制反射有重要作用。在肿瘤学安全的前提下,应尽量保护肛门内括约肌神经。

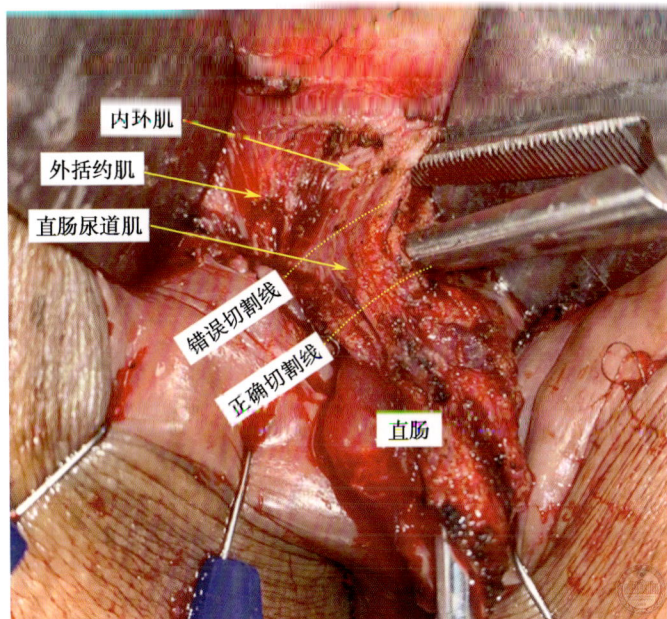

ISR. 经括约肌间切除术。
图 12-8　直肠尿道肌图示
混合入路经括约肌间切除术中,经会阴分离时所见。

五、低位直肠癌 T 分期

以肛管直肠环水平为界:对肛管直肠环水平或以上的低位直肠癌,T_1 指肿瘤侵犯黏膜或黏膜下层;T_2 指肿瘤仅侵犯内括约肌和 / 或联合纵肌;T_3 指肿瘤侵犯直肠系膜脂肪组织;T_4 指侵犯肛提肌(图 12-9)。

对肛管直肠环水平或以下的低位直肠癌,其 T 分期具有特殊性:T_1 指肿瘤侵犯黏膜或黏膜下层;T_2 指肿瘤仅侵犯内括约肌;T_3 指肿瘤侵犯联合纵肌;T_4 指侵犯外括约肌或 / 和肛提肌。因直肠纵肌非常菲薄,在影像学上常难以辨认,亦容易为肿瘤侵犯并穿透。因此,ISR 原则上适用于术前影像学分期考虑 $cT_1 \sim cT_2$ 期的低位直肠癌,对术前影像学提示 cT_3 期,予先行 nCRT,如有降期至 $cT_1 \sim cT_2$,可行该术式。

六、低位直肠癌分型

该分型亦称 Bordeaux 分型,由法国波尔多的 Rullier 教授提出,依据肿瘤下缘与肛管直肠环上缘的距离以及肿瘤浸润深度,将低位直肠癌分 I ~ IV 型(图 12-10)。I 型为肛管上型,肿瘤距肛管直肠环上缘>1cm,可行超低位直肠前切除及结肠肛管吻合,保留内括约肌;II 型为近肛管型,肿瘤距离肛管直肠环上缘<1cm,可行部分 ISR;III 型为肛管内型,肿瘤下缘超过肛管直肠环上缘而进入外科肛管内,但浸润深度未超过内括约肌,可行完全 ISR;IV 型为经肛管型,肿瘤累及外科肛管,并侵犯外括约肌和 / 或肛提肌,多须行腹会阴联合切除术。nCRT 后应重新评估以选择合理的手术方式。

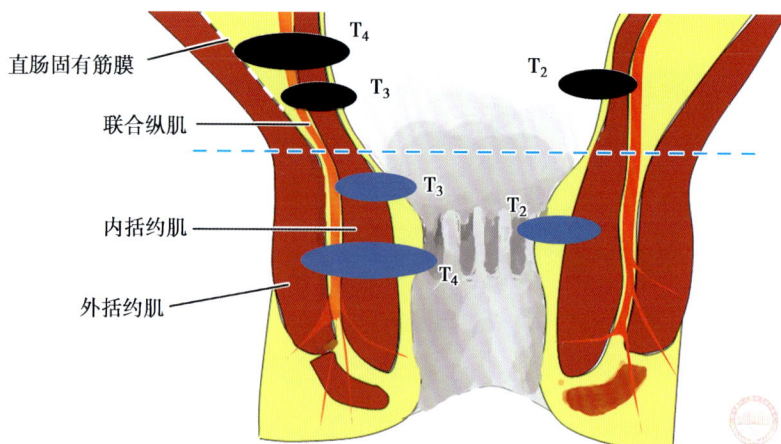

图 12-9　低位直肠癌的 T 分期图示

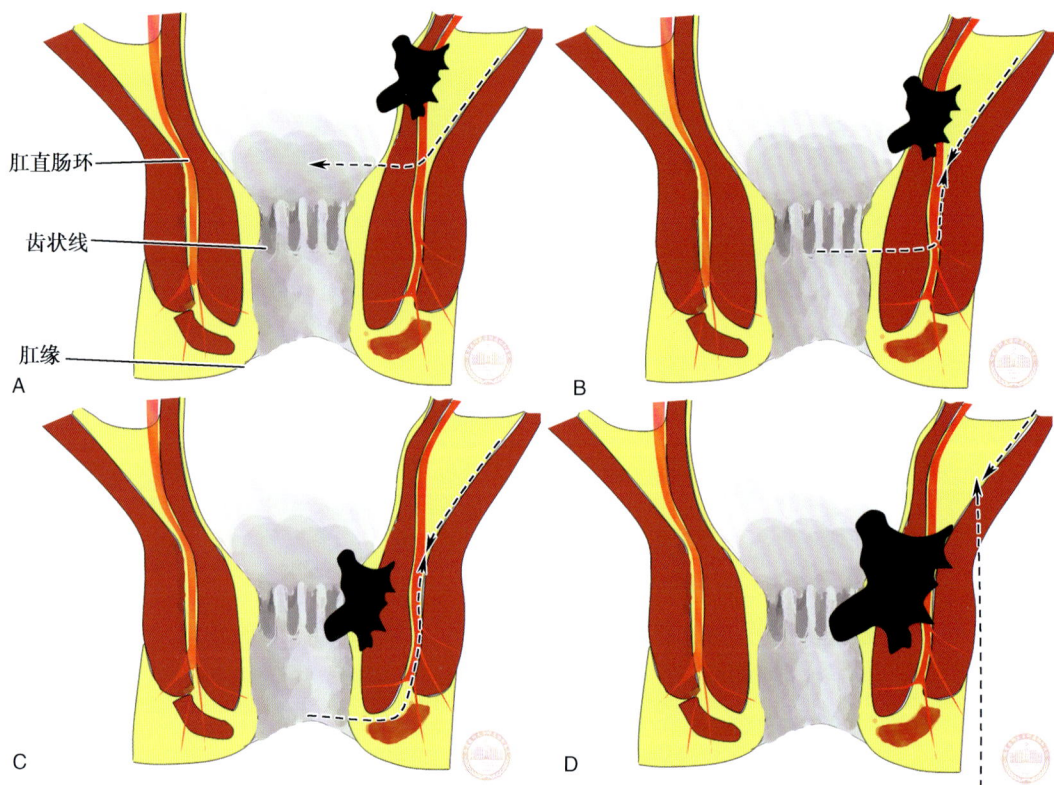

图 12-10　低位直肠癌分型图示

A. 肛管上型；B. 近肛管型；C. 肛管内型；D. 经肛管型。

七、经括约肌间切除术分类

为了兼顾 ISR 术后的生存预后及肛门功能预后，ISR 手术既要保证足够的安全切缘，同时又要尽可能地保留肛门内括约肌。根据肿瘤肛侧切除线的位置，可将 ISR 分为：部分 ISR （partial ISR，pISR），次全 ISR（subtotal ISR，stISR），完全 ISR（total ISR，tISR），切除部分外括约肌的 ISR（partial external sphincter resection，pESR，该型不常推荐施行 ISR）。pISR 系吻合口位于齿状线水平，即切除了上 1/3 内括约肌的 ISR；stISR 指吻合口位于齿状线与白线之间，切除中上 2/3 内括约肌的 ISR；tISR 系吻合口位于白线水平，完全切除内括约肌的 ISR（图 12-11）。此外，部分早期癌可以在保证肿瘤侧切缘的同时，保留更多肿瘤对侧的肠壁，或仅切除肿瘤侧的部分齿状线，为适形 ISR。

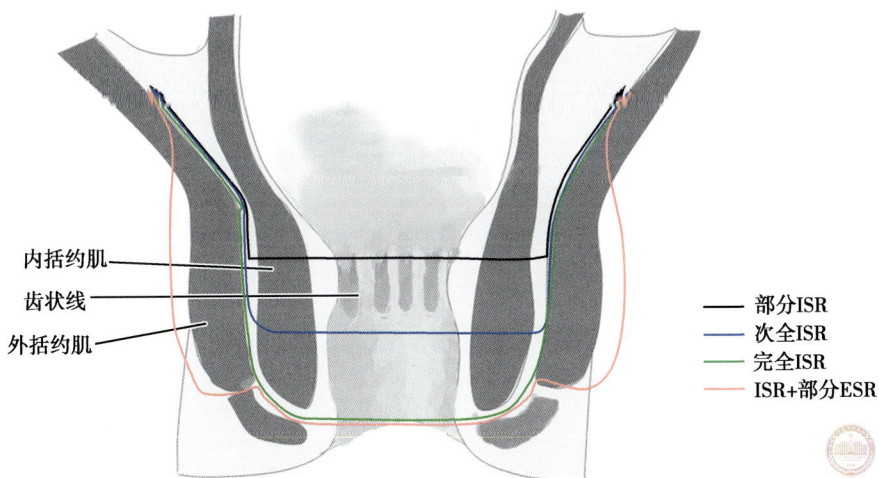

ISR. 经括约肌间切除术；ESR. 外括约肌切除。

图 12-11　ISR 分类图示

八、部分经括约肌间切除术手术范围

pISR 手术范围见图 12-12 和图 12-13。

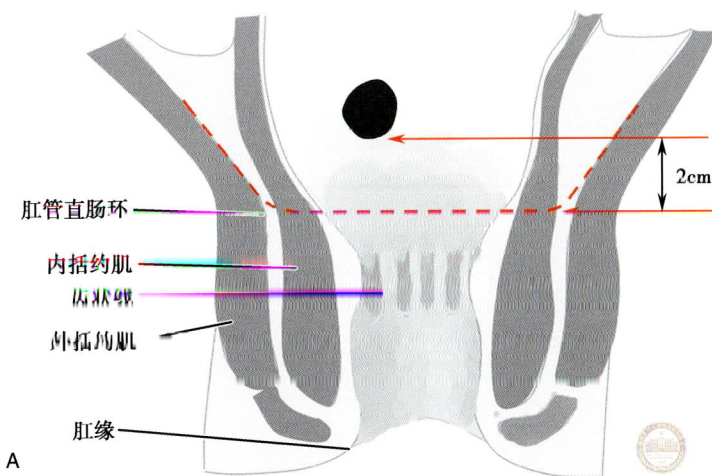

A

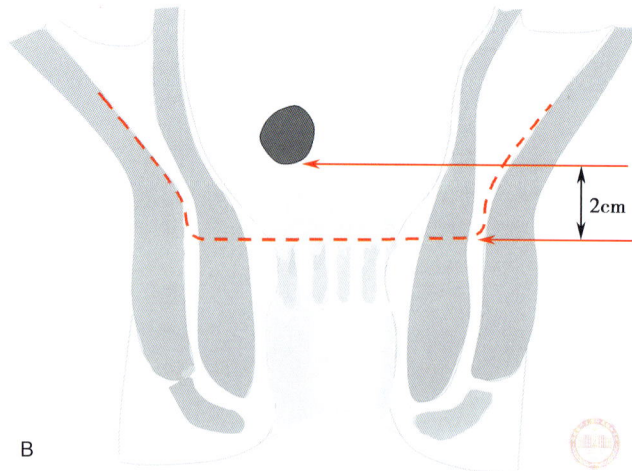

B

pISR. 部分经括约肌间切除术。

图 12-12　超低位和 pISR 超低位前切除手术范围

A. 超低位直肠前切除；B. 超低位直肠前切除（经盆腔入路 pISR）。

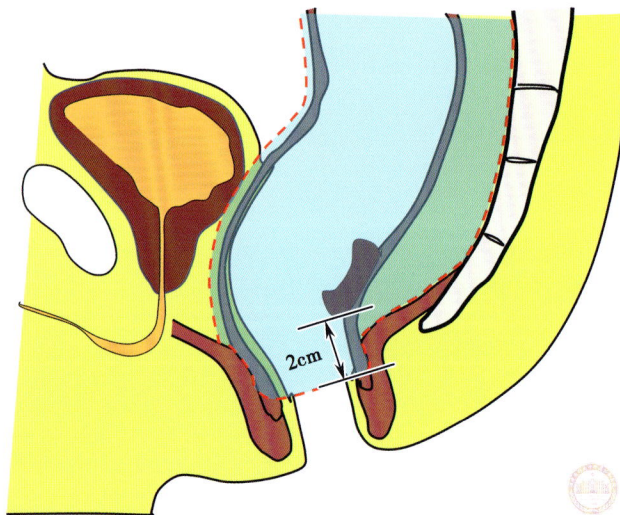

图 12-13　pISR 手术切除范围

九、手术入路

　　括约肌间隙深在、狭窄且致密。被其内的联合纵肌分为内侧和外侧两个间隙。ISR 的重点和难点即在于对括约肌间隙（外侧间隙）进行充分且精确的游离，以便在保证足够切缘的同时，最大限度地保留肛门内括约肌，从而保留肛门功能。包括 3 个入路，具体如下。

　　1. 经腹入路　经腹完成 TME 并延续外科平面达内外括约肌间，经腹完成 pISR 并采用器械吻合（图 12-14）。

　　2. 经肛入路　先经腹完成 TME，再经肛入路行 ISR 手术（图 12-15）。

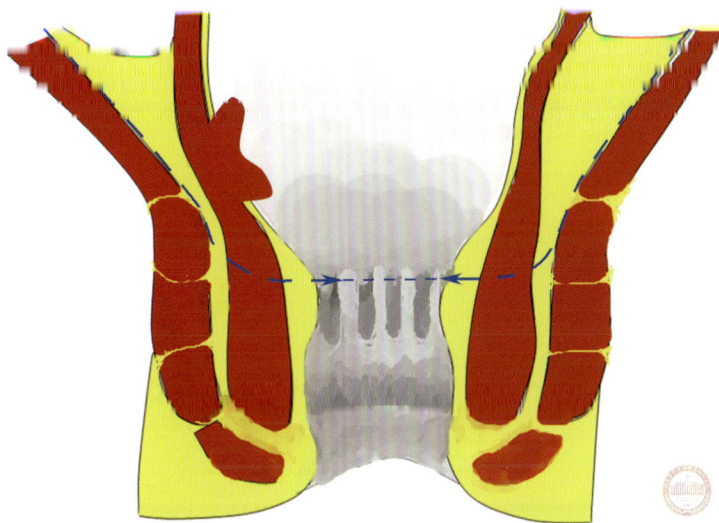

图 12-14　经腹入路

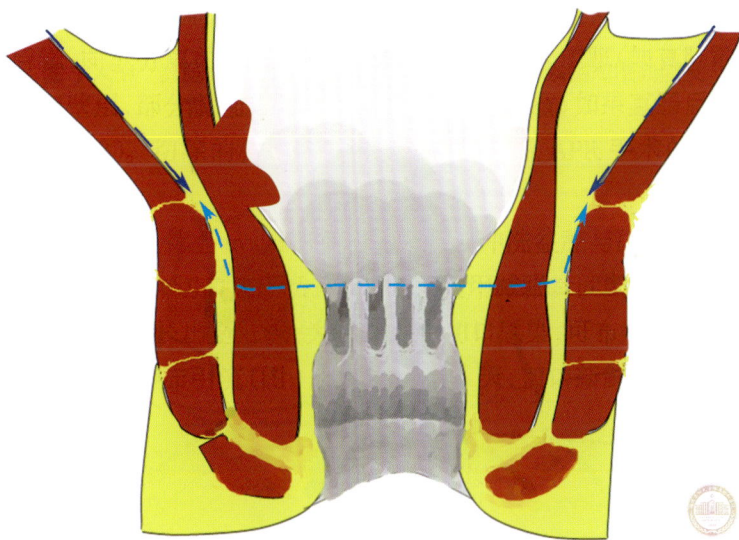

图 12-15　经肛入路

3. 混合入路　先经腹完成括约肌间分离后，如下切缘安全距离不能保证，再经会阴途径，根据肿瘤距齿状线的距离和方位，行适形切除，完成了工吻合（图 12-16）。

〡. 手术方法

TME 部分略。

1. 确定癌肿下缘　当 TME 部分分离至肛提肌裂孔边缘（如见到"终点线"），经肛指诊确定癌肿下缘，上钛夹标记，用 2cm 的 7 号黑色丝线测量癌肿下缘至肛提肌裂孔上缘不足 2cm。

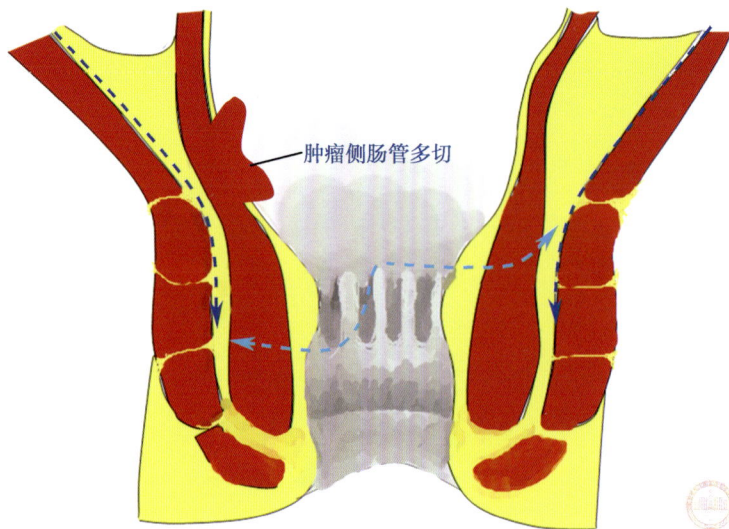

图 12-16   混合入路 + 适形切除

2. 括约肌间分离起点   如先行直肠末端系膜裸化后，再寻找括约肌间隙则较困难，故应边裸化系膜，边寻找分离括约肌间隙。研究表明，直肠前侧括约肌间隙 Hiatal 韧带最为薄弱，侧方次之，后方最厚，故先从直肠前壁→直肠右侧壁→直肠后侧壁→直肠左侧壁顺序分离，也可先横断 Hiatal 韧带→直肠右侧壁→直肠前壁→直肠左侧壁顺序分离（图 12-17~图 12-19）。

资源 12-1
腹腔镜混合入路 ISR

资源 12-2
机器人经腹 ISR

资源 12-3
机器人经腹 ISR
（Xi 系统）

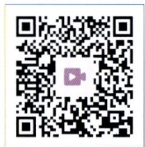

（1）腹腔镜分离法（资源 12-1）：如先行 Hiatal 韧带离断（图 12-17），助手利用耻骨上 trocar 孔置入吸引器将直肠挡向左侧，主刀左手钳抓住 Hiatal 韧带，予以切断（利用超声刀或电刀）。由于烟雾大，助手应适时利用吸引器及时吸除，保持术野清晰。由此向直肠右侧壁分离，可见直肠表面灰白色纵行肌，及其周环绕的红色的耻骨直肠肌（当用电刀分离时会收缩）。要充分利用三角显露法，保持良好的括约肌间张力方可不出血。当分离见到曲张的血管丛，表明已达齿状线水平即可，为分离终点，同法分离直肠其余部分。健侧可不必分离得太低，通常低于肛提肌裂孔 1cm 左右即可或不分离，以便于行适形切除，保留健侧内括约肌神经。

（2）机器人分离法（资源 12-2、资源 12-3）：分离至肛提肌裂孔边缘，利用 R3 钳将精囊或阴道后壁推向上前方。由直肠前间隙开始裸化，利用耻骨上 trocar 孔置入吸引器将直肠挡向左侧。主刀的 R2 钳钝性分离右侧括约肌间隙，也可用吸引器与 R2 钳交替分离括约肌间隙（图 12-20）。逐步用超声刀切断附着于肛提肌裂孔边缘的系膜，随即向后切断 Hiatal 韧带（图 12-21）。分离至见到曲张的血管丛，表明已达齿状线水平即可。转向直肠左侧，利用吸引器将直肠挡向右侧，利用 R2 钳钝性分离左侧括约肌间隙（图 12-22），与直肠后方括约肌间隙相延续。

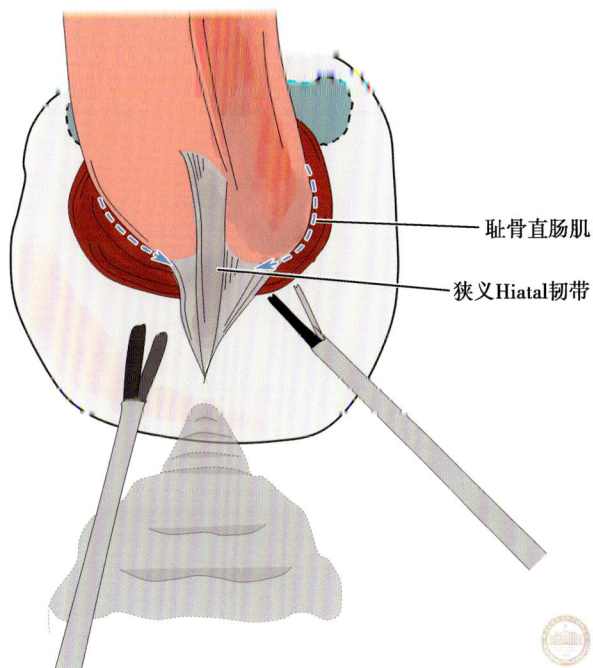

耻骨直肠肌

狭义Hiatal韧带

图 12-17　括约肌间分离的顺序

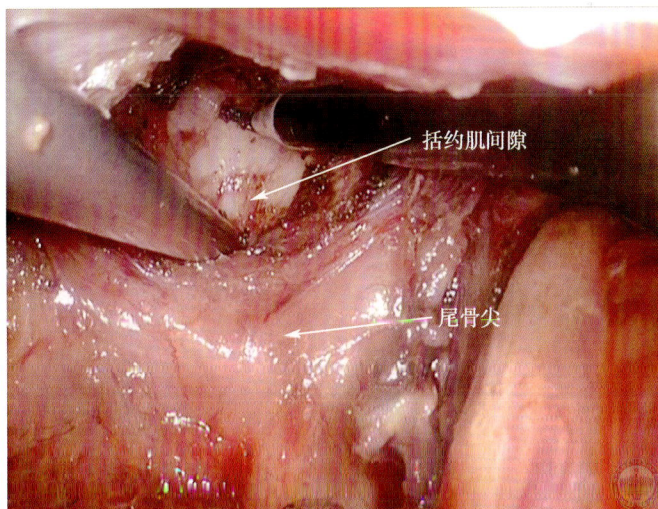

括约肌间隙

尾骨尖

图 12-18　分离后括约肌间隙（腹腔镜视野）

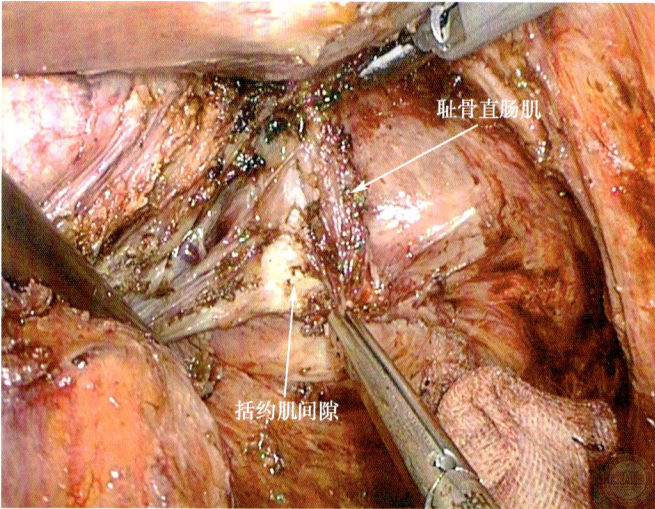

图 12-19　分离后括约肌间隙（腹腔镜视野）

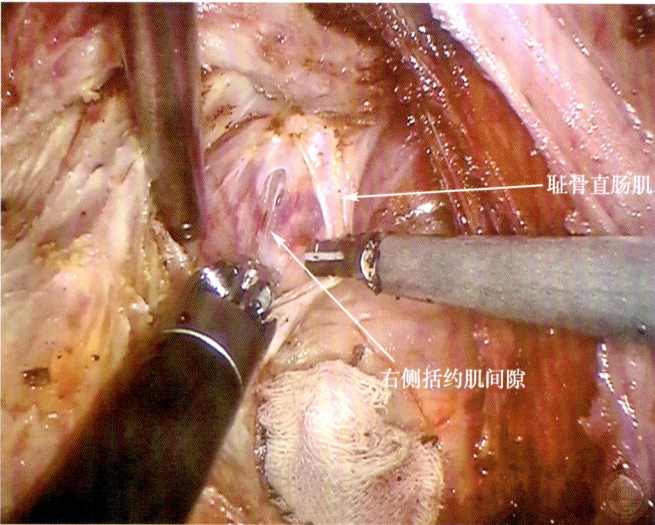

图 12-20　分离右侧括约肌间隙（机器人视野）

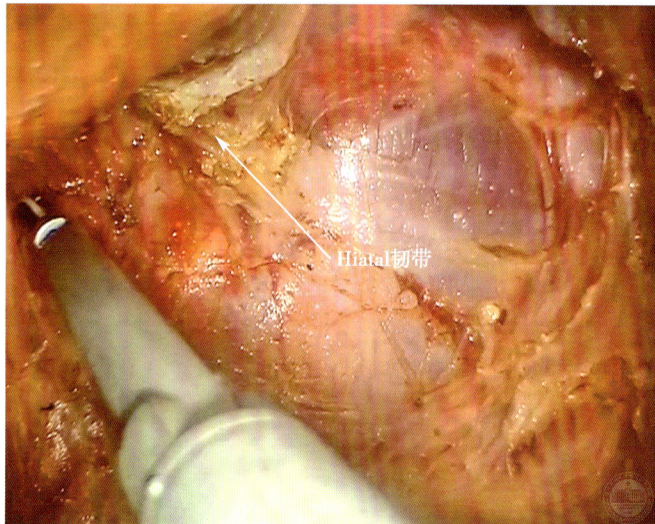

图 12-21　Hiatal 韧带（机器人视野）

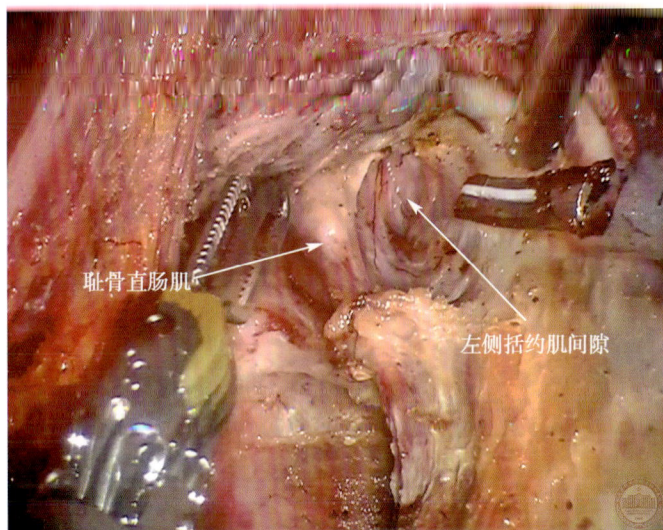

图 12-22　分离左侧括约肌间隙（机器人视野）

（3）经腹直肠切断与吻合：①闭合切断，再次肛检确定并测量癌肿下缘距括约肌间隙分离最低点的距离，如大于 2~3cm，则可用 30~45mm 旋转头闭合器，分两次闭合切断。②吻合前解剖标本，经腹切断直肠者，术者应常规检查标本，主要评估癌肿下缘距远切缘距离是否达到安全距离及癌肿环周方位（直肠前方、侧方或后方）。原则上下切缘距肿瘤下缘应 ≥1m，对于切缘 <1cm 者，建议做术中冷冻病理检查证实切缘阴性。③吻合方式，包括直接吻合、J-pouch、结肠成形或侧端吻合共 4 种吻合方式。当吻合时可见直肠后方如唇状的耻骨直肠肌包绕直肠残端（图 12-23），其水平均低于该肌内侧 1cm，最好用 25mm 小口径吻合器，以避免吻合时捅破残端，多切了有感觉功能的齿状线。吻合靠拢时要避免女性的阴道后壁及耻骨直肠肌被夹入吻合器导致切割损伤。

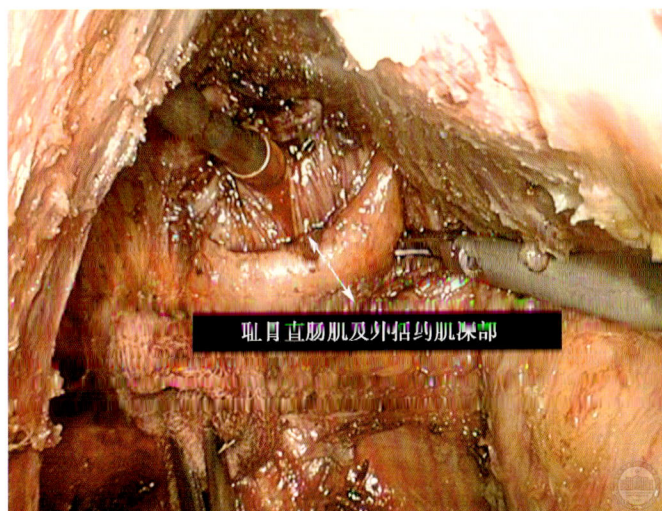

图 12-23　耻骨直肠肌，肠管残端水平均低于该肌内侧 1cm

（4）经肛入路直肠切断与吻合：如经腹分离括约肌间隙至齿状线水平<2cm，且骨盆狭窄者，为保证安全的下切缘，可经肛完成直肠切断与吻合。

行会阴部消毒，放置圆盘拉钩（图 12-24）。确定癌肿方位，其下缘距齿状线距离如>2cm，可在其下 1cm 处荷包缝合确定（图 12-25、图 12-26）。在荷包线下 1cm（图 12-27），于齿状线上行直肠后壁切开，由于经腹已完成括约肌间分离，故无须再行括约肌间分离，很容易进入该肌间，环形切断直肠（图 12-27~ 图 12-30）。非癌肿侧可在齿状线上 1cm 处或更高适形切断，可多保留有感觉功能的齿状线上直肠。如癌肿下缘距齿状线仅 1cm，则无须做荷包缝合，直接在齿状线上切断直肠，如齿状线上括约肌间隙尚未完全分离，则在齿状线上横断白色内括约肌，可见其下方红色的外括约肌，沿此间隙向上分离。将直肠经肛拖出（图 12-31），注意与腹组配合，在镜下看直肠是否扭转，张力是否太大，将直肠拖出，于癌肿上方 10cm 处切断。

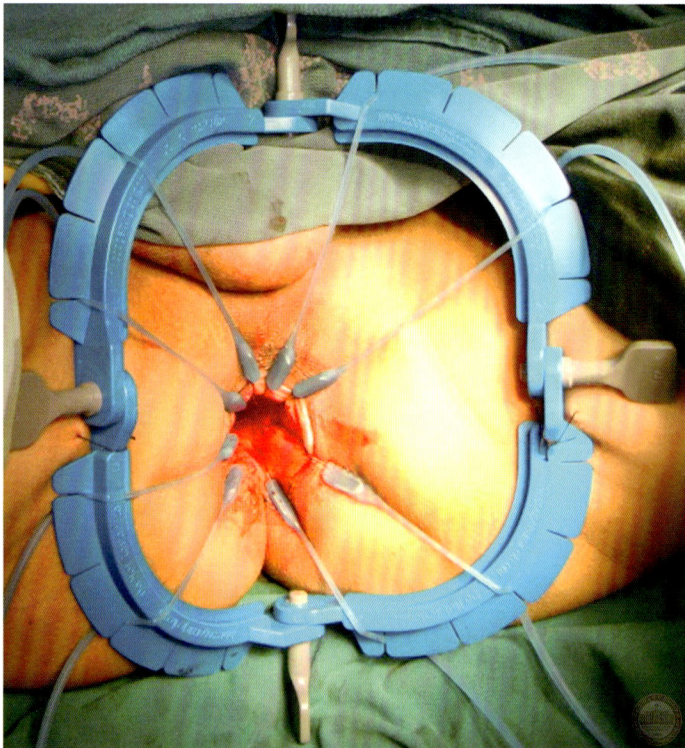

图 12-24   应用圆盘拉钩行经会阴入路 ISR

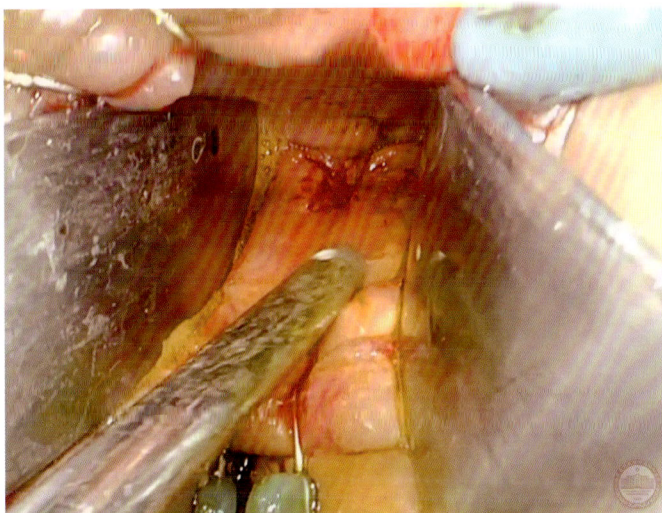

图 12-25　确定癌肿方位

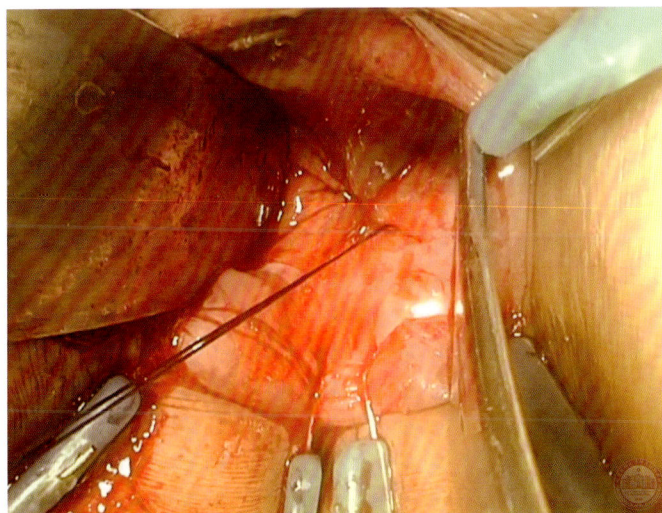

图 12-26　在肿瘤下方 1cm 处荷包缝合确定

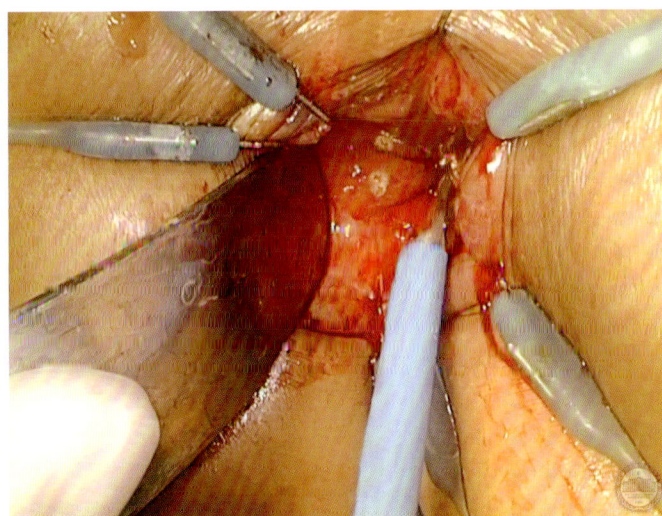

图 12-27　在荷包下方 1cm 处锚定切除线

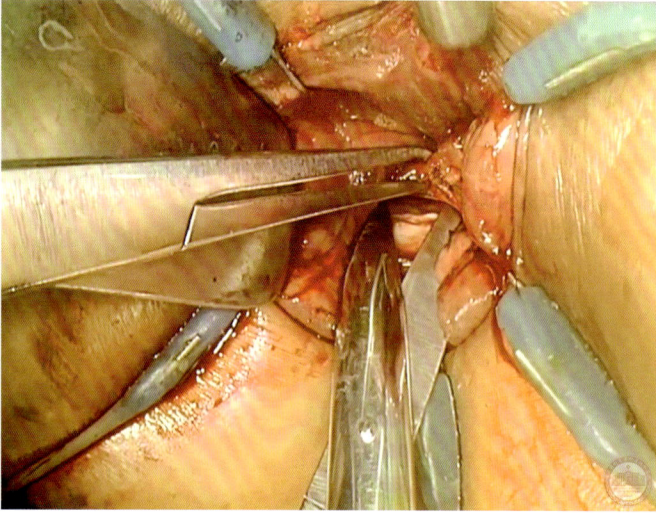

图 12-28   从后壁切除线切开,进入括约肌间隙,与腹组已分离间隙沟通

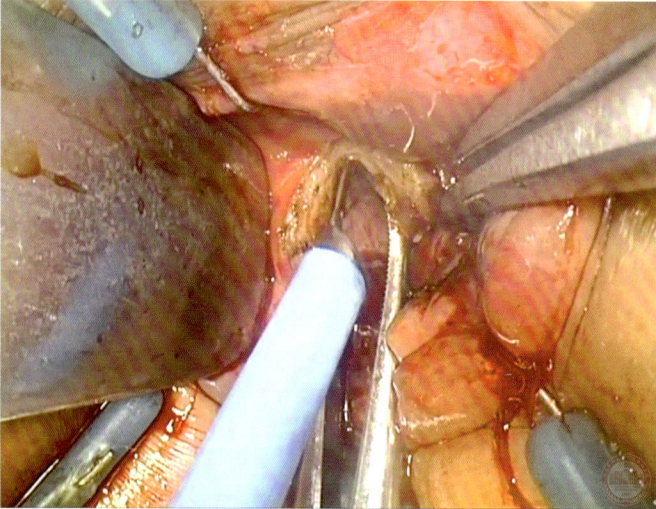

图 12-29   环形切断直肠(左侧壁)

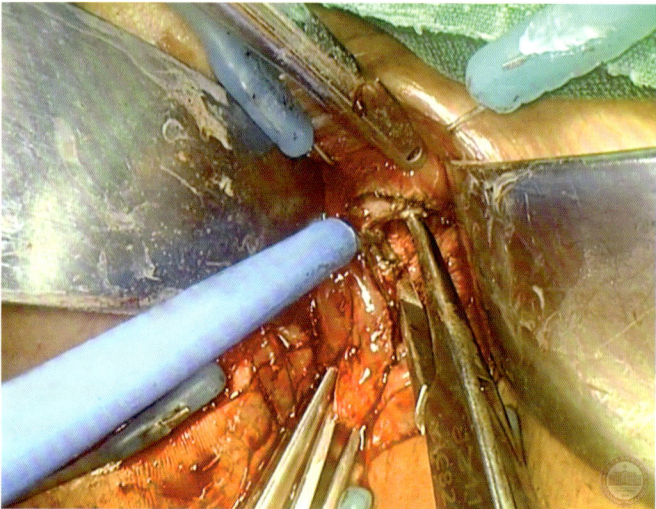

图 12-30   环形切断直肠(前壁)

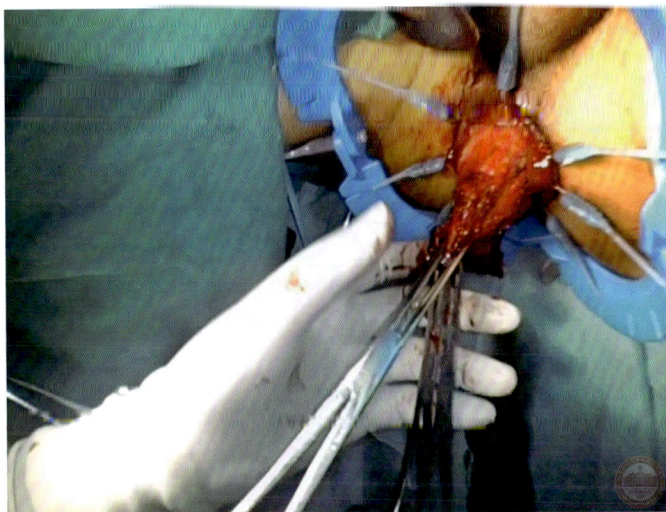

图 12-31 将直肠经肛拖出

吻合方式有3种：①直接手工吻合（资源12-4、图12-32~图12-34）；② J-pouch 吻合，通常在近端肠管较长，无张力，患者年龄大，近齿状线切断直肠者，可用线型闭合器做一5cm荷包，行手工吻合（资源12-5、图12-35~图12-38）；③直肠成形术，对近端肠管较短者，可在肠管前壁近切端以上2~5cm处纵行切开5cm，横行缝合，再行结肛手工吻合（资源12-6、图12-39、图12-40）。

资源 12-4
经肛直接吻合

资源 12-5
经肛 J-pouch
吻合

资源 12-6
经肛直肠成形术

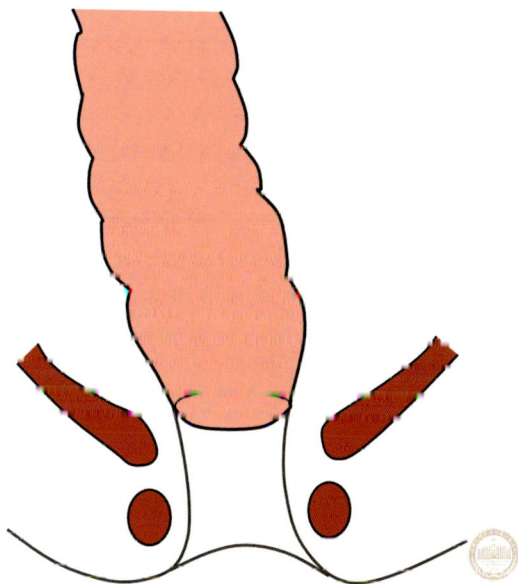

图 12-32 直接手工吻合示意图

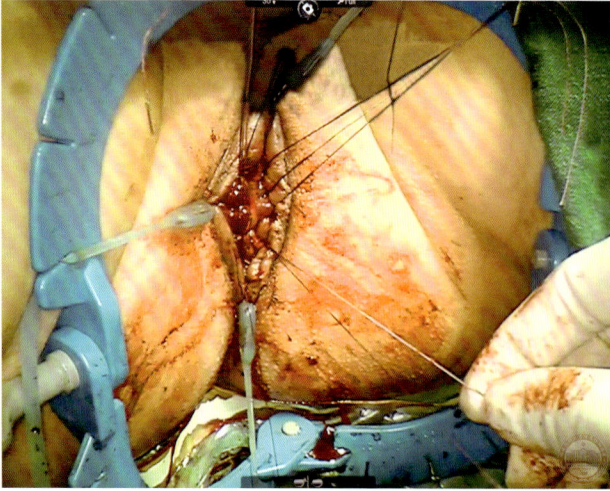

图 12-33　直接手工吻合（结肛吻合）

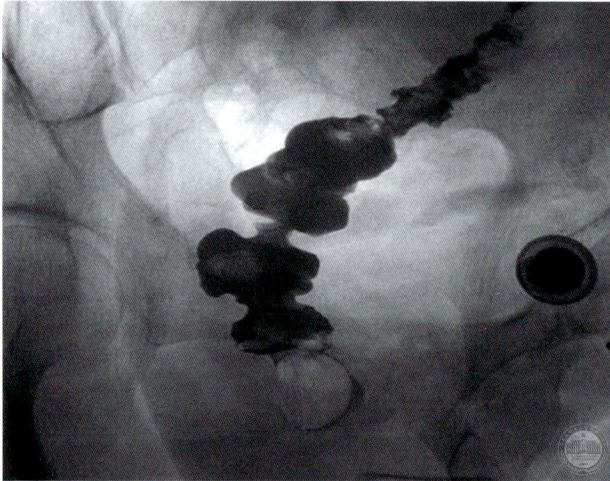

图 12-34　直接手工吻合术后经肛造影复查

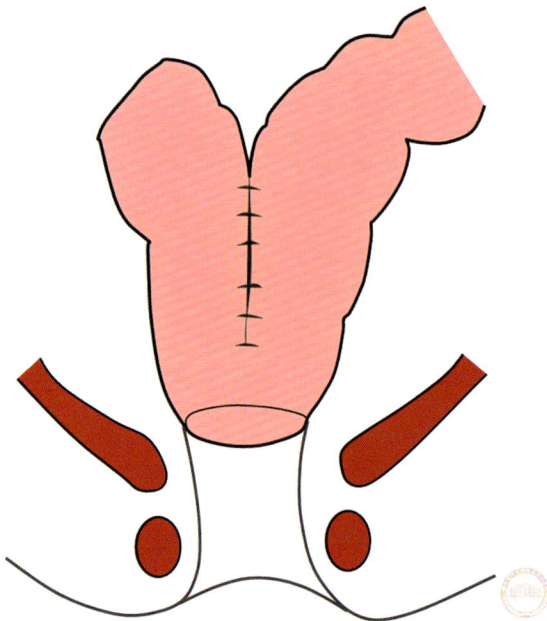

图 12-35　J-pouch 吻合示意图

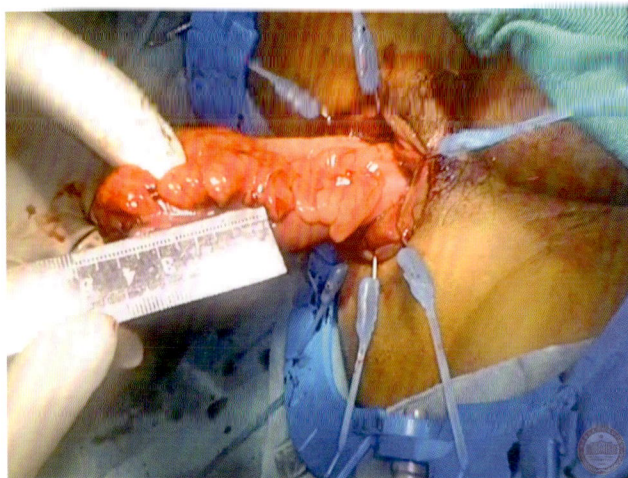

图 12-36　测量 5cm 肠管拟作 J-pouch 吻合

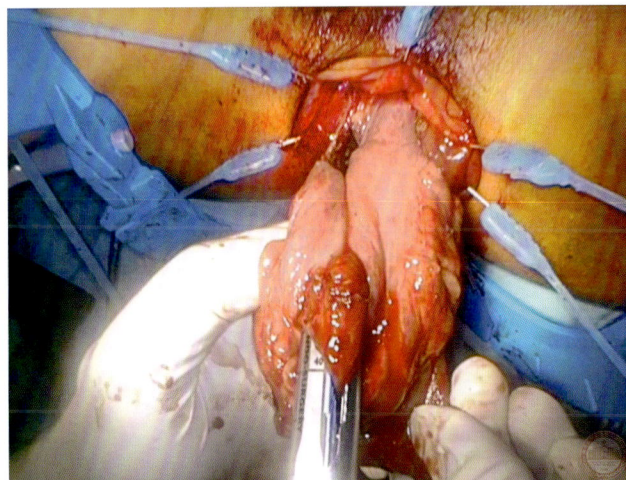

图 12-37　J-pouch 吻合

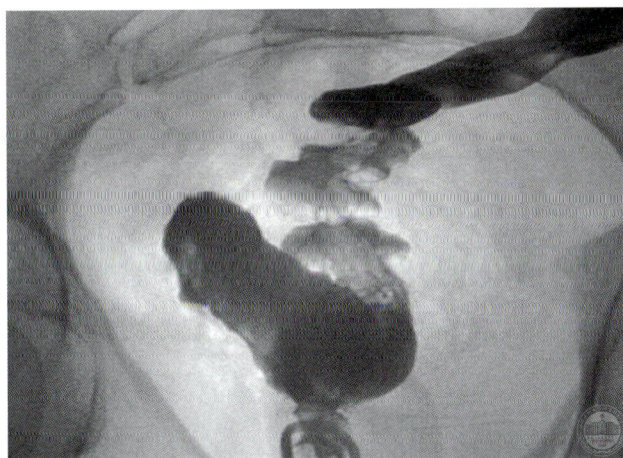

图 12-38　J-pouch 吻合术后经肛造影复查

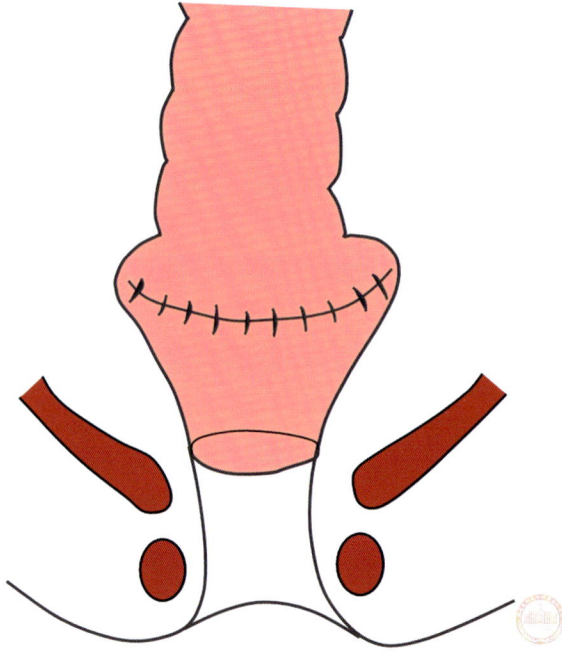

图 12-39　直肠成形术示意图

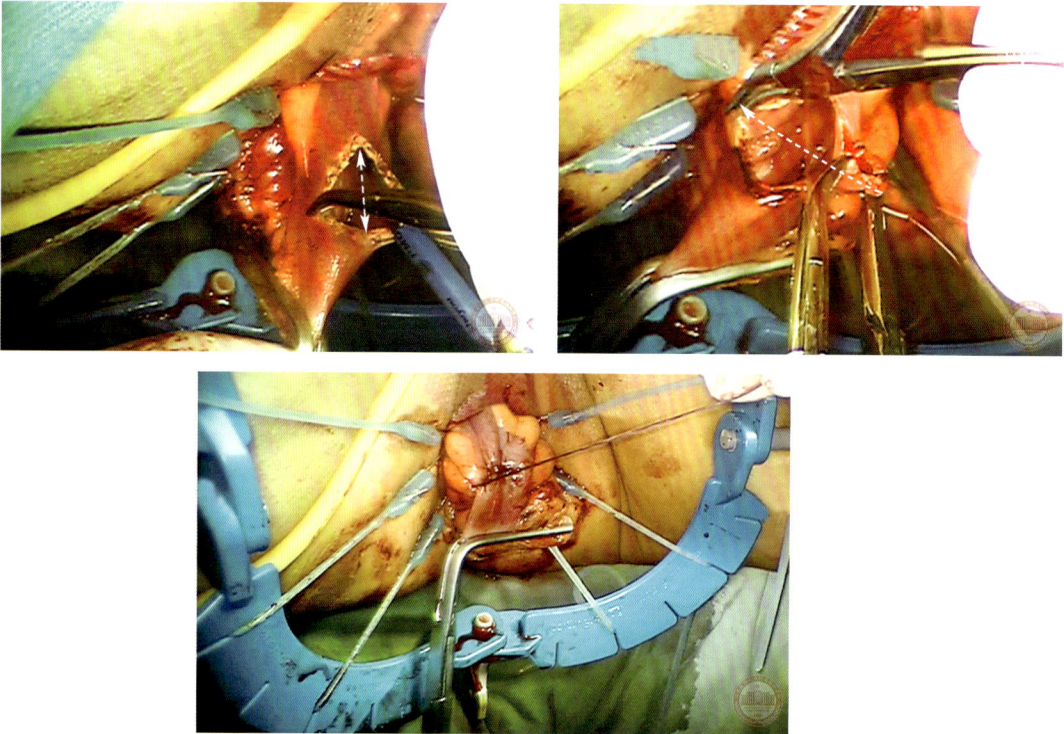

图 12-40　直肠成形术（纵切横缝）

(5) 予预防性肠造口,所有 pISR 患者为保证吻合安全,均应行回肠末端肠造口(图 12-41)。

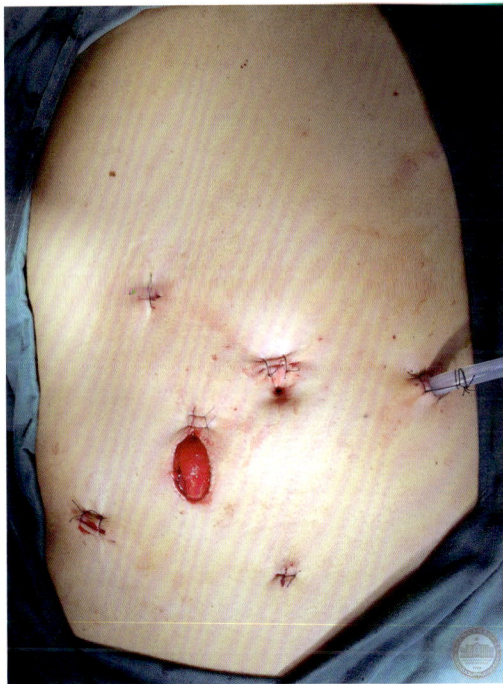

图 12-41　回肠造口

十一、难点与并发症防治

1. 行括约肌间分离时,女性患者要注意避免损伤阴道后壁,男性患者要注意避免损伤后尿道。

2. 要避免损伤直肠及外括约肌。

3. 要注意无菌与无瘤操作。

4. 经肛混合入路:随着肥胖患者增多,当经肛切断直肠后,近端肠管无法拖出肛门外,于其上方 10cm 切断的情况下,如何外置成为一大难题;可将下切端荷包封闭后,经腹壁造口拖出,用直线切割器切断后,再经肛较易拖出,也较容易行结肛吻合。

(池　畔)

参考文献

[1]　渡邊昌彦, 上西紀夫, 杉山政则, 等. 直肠肛门外科手术操作要领与技巧 [M]. 张宏, 主译. 北京: 人民卫生出版社, 2012.

[2]　AKAGI Y, KINUGASA T, SHIROUZU K. Intersphincteric resection for very low rectal

cancer: a systematic review [J]. Surg Today, 2013, 43 (8): 838-847.

［3］ BRAUN J, TREUTNER K H, WINKEHAU G, et al. Results of inter-sphincteric resectian of the rectum with direct coloanal anastomosis for rectal carcinoma [J]. Am J Surg, 1992, 163 (4): 407-412.

［4］ CHAMLOU R, PARC Y, SIMON T, et al. Long-term results of intersphincteric resection for low rectal cancer [J]. Ann Surg, 2007, 246 (6): 916-921.

［5］ CHI P, HUANG S H, LIN H M, et al. Laparoscopic transabdominal approach partial intersphincteric resection for low rectal cancer: surgical feasibility and intermediate-term outcome [J]. Ann Surg Oncol, 2015, 22 (3): 944-951.

［6］ CONG J C, CHEN C S, MA M X, et al. Laparoscopic intersphincteric resection for low rectal cancer: stapled and manual coloanal anastomosis compared [J]. Colorectal Dis, 2014, 16 (5): 353-358.

［7］ DENOST Q, LAURENT C, CAPDEPONT M, et al. Risk factors for fecal incontinence after intersphincteric resection for rectal cancer [J]. Dis Colon Rectum, 2011, 54 (8): 963-968.

［8］ FUJIMOTO Y, AKIYOSHI T, KUROYANAGI H, et al. Safety and feasibility of laparoscopic intersphincteric resection for very low rectal cancer [J]. J Gastrointest Surg, 2010, 14 (4): 645-650.

［9］ GUO M, GAO C, LI D, et al. MRI anatomy of the anal region [J]. Dis Colon Rectum, 2010, 53 (11): 1542-1548.

［10］ KINUGASA Y, ARAKAWA T, ABE S, et al. Anatomical reevaluation of the anococcygeal ligament and its surgical relevance [J]. Dis Colon Rectum, 2011, 54 (2): 232-237.

［11］ LAURENT C, PAUMET T, LEBLANC F, et al. Intersphincteric resection for low rectal cancer: laparoscopic vs open surgery approach [J]. Colorectal Dis, 2012, 14 (1): 35-41.

［12］ LIM SW, HUH JW, KIM YJ, et al. Laparoscopic intersphincteric resection for low rectal cancer [J]. World J Surg, 2011, 35 (12): 2811-2817.

［13］ MARTIN S T, HENEGHAN H M, WINTER D C. Systematic review of outcomes after intersphincteric resection for low rectal cancer [J]. Br J Surg, 2012, 99 (5): 603-612.

［14］ PARK J S, CHOI G S, JUN S H, et al. Laparoscopic versus open intersphincteric resection and coloanal anastomosis for low rectal cancer: intermediate-term oncologic outcomes [J]. Ann Surg, 2011, 254 (6): 941-946.

［15］ PARK S Y, CHOI G S, PARK J S. Short-term clinical outcome of robot-assisted intersphincteric resection for low rectal cancer: a retrospective comparison with conventional laparoscopy [J]. Surg Endosc, 2013, 27 (1): 48-55.

［16］ RULLIER E, DENOST Q, VENDRELY V, et al. Low rectal cancer: classification and standardization of surgery [J]. Dis Colon Rectum, 2013, 56 (5): 560-567.

［17］ SAITO N, MORIYA Y, SHIROUZU K, et al. Intersphineteric resection in patients with very low rectal cancer: a review of the Japanese experience [J]. Dis Colon Rectum, 2006, 49 (10 suppl): 13-22.

［18］ SCHIESSEL R, KARNER-HANUSCH J, HERBST F, et al. Intersphincteric resection for low rectal tumours [J]. Br J Surg, 1994, 81 (9): 1376-1378.

［19］ TSUKADA Y, ITO M, WATANABE K, et al. Topographic anatomy of the anal sphincter complex and levator ani muscle as it relates to intersphincteric resection for very low rectal disease [J]. Dis Colon Rectum, 2011, 54 (9): 1149-1157.

［20］ WATANABE M, TERAMOTO T, HASEGAWA H, et al. Laparoscopic ultralow anterior resection combined with per anum intersphincteric rectal dissection for lower rectal cancer [J]. Dis Colon Rectum, 2000, 43 (10 suppl): s94-s97.

［21］ WEISER M R, QUAH H M, SHIA J, et al. Sphincter preservation in low rectal cancer is facilitated by preoperative chemoradiation and intersphincteric dissection [J]. Ann Surg, 2009, 249 (2): 236-242.

［22］ YAMADA K, OGATA S, SAIKI Y, et al. Long-term results of intersphincteric resectionfor low rectal cancer [J]. Dis Colon Rectum, 2009, 52 (6): 1065-1071.

［23］ 池畔, 王枭杰. 经括约肌间切除术的临床应用要点及规范实施 [J]. 中华胃肠外科杂志, 2023, 26 (6): 548-556.

［24］ 池畔, 林惠铭, 卢星榕, 等. 腹腔镜经盆腔入路括约肌间超低位直肠前切除术治疗直肠癌可行性研究 [J]. 中国实用外科杂志, 2010, 30 (3): 203-205.

［25］ 黄胜辉, 池畔, 林惠铭, 等. 低位直肠癌经腹括约肌间切除术后患者肛门功能的影响因素分析. 中华胃肠外科杂志, 2014, 17 (10): 1014-1017.

［26］ 李敏哲, 杜燕夫, 王振军, 等. 腹腔镜下全直肠系膜加经内外括约肌间切除用于超低直肠癌保肛手术 [J]. 腹腔镜外科杂志, 2006, 11 (3): 205-207.

［27］ 李世拥. 实用结直肠癌外科学 [M]. 北京: 人民卫生出版社, 2012.

［28］ 王枭杰, 郑志芳, 余倩, 等. 肛提肌裂孔水平直肠前方结构的尸体解剖和组织学观察研究 [J]. 中华胃肠外科杂志, 2023, 26 (6): 578-587.

［29］ 王振军, 梁小波, 杨新庆等. 经肛门内外括约肌间切除直肠的直肠癌根治术疗效评价 [J]. 中华胃肠外科杂志, 2006, 9 (2): 111-113.

［30］ 张君君. 肛管联合纵肌及肛腺的巨- 微解剖学研究 [D]. 合肥: 安徽医科大学, 2010.

［31］ 中华医学会外科学分会结直肠外科学组. 低位直肠癌经括约肌间切除术中国专家共识(2023 版)[J]. 中华胃肠外科杂志, 2023, 26 (6): 536-547.

第十三章

腹腔镜与机器人经腹肛提肌外腹会阴联合切除术

13

一、适应证

1. 位于肛提肌裂孔或其以下的低位直肠癌,侵犯直肠纵肌(T_3期)或外括约肌与肛提肌(T_4期),包括 nCRT 后仍为 T_3 或 T_4 者。

2. 低位直肠癌(如上述)位于直肠两侧,前方未侵犯精囊或前列腺,后方未侵犯骶尾骨者。

3. 如侵犯精囊或前列腺可行联合脏器切除达 R_0 切除,如侵犯骶尾骨可行联合切除达 R_0 切除。

二、禁忌证

1. 高龄、营养状态差,或伴有其他严重疾病无法耐受麻醉或手术者。

2. 直肠癌前方侵犯精囊或前列腺,后方侵犯骶骨者,无法达到 R_0 切除者。

3. 直肠癌局部广泛浸润呈冰冻骨盆无法切除者。

三、术前准备、麻醉方式、手术体位与 trocar 放置

腹腔镜手术同第十章,机器人辅助手术同第十一章。

四、手术相关解剖

手术解剖见图 13-1~图 13-3。

直肠尿道肌:解剖学描述详见第九章和第十二章相关描述。ELAPE 术中,对于男性,因直肠前方无子宫和阴道阻隔,可能损伤尿道膜部。直肠尿道肌前方紧邻男性尿道膜部,ELAPE 手术经会阴入路行直肠前方分离时,应以前列腺和双侧 NVB 为标记,靠近直肠侧切断直肠尿道肌。保留会阴浅横肌和会阴深横肌及其 NVB 支配功能,并注意直肠尿道肌牵拉形成肛直角对分离路线的影响,避免尿道膜部损伤(图 13-4)。

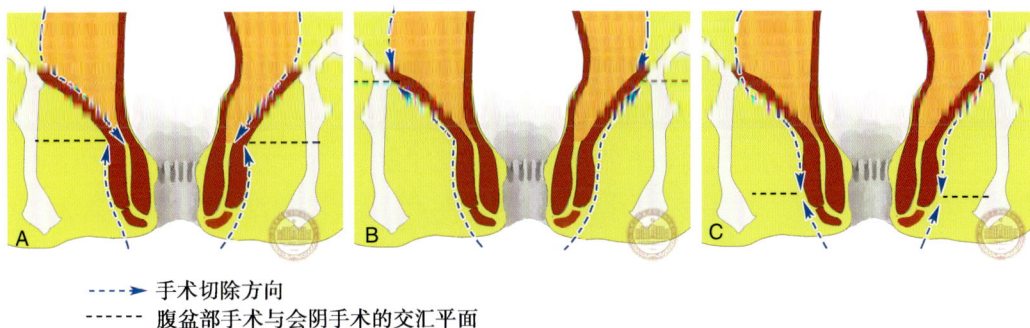

- - - - ▶ 手术切除方向
- - - - - 腹盆部手术与会阴手术的交汇平面

图 13-1　不同 APR 手术范围和腹组会阴组交汇平面示意图

A. 传统开腹 APR 的腹会阴手术交汇平面在肛提肌裂孔外侧约 1cm；B. 开腹 ELAPE 的腹会阴手术交汇平面在肛提肌起始部；C. 腹腔镜与机器人辅助 ELAPE 的腹会阴手术交汇平面在坐骨肛管间隙脂肪层面（肛提肌的切除起点同开腹 ELAPE）。

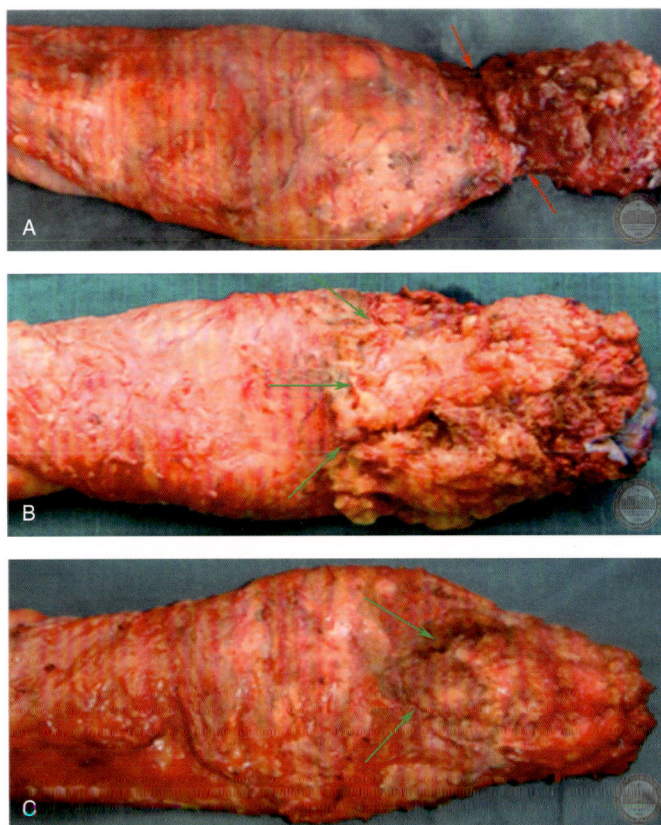

红色箭头示外科腰；绿色箭头示附着在直肠系膜上的肛提肌。

图 13-2　三种 APR 手术切除标本比较

A. 传统 APR；B. 开腹 ELAPE（消除了外科腰）；C. 腹腔镜 ELAPE（消除了外科腰）。

五、低位直肠癌 T 分期

同第十二章。

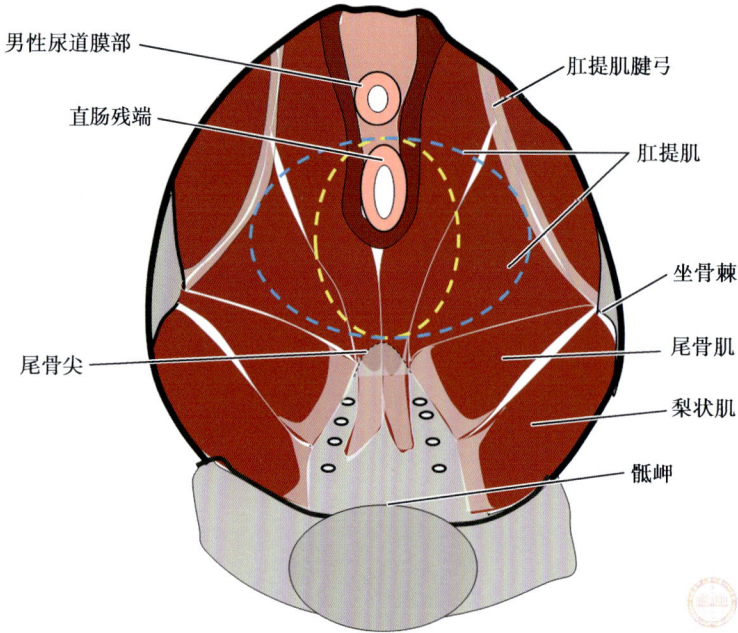

图 13-3　传统 APR（黄色虚线所示）与 ELAPE（蓝色虚线所示）盆底切除范围比较
在直肠前方，传统 APR 和 ELAPE 相似；在直肠两侧，后者较前者切除范围增加至肛提肌起始点；
在直肠后方，如癌肿未侵犯尾骨，则不必切除，两者切除范围相似。

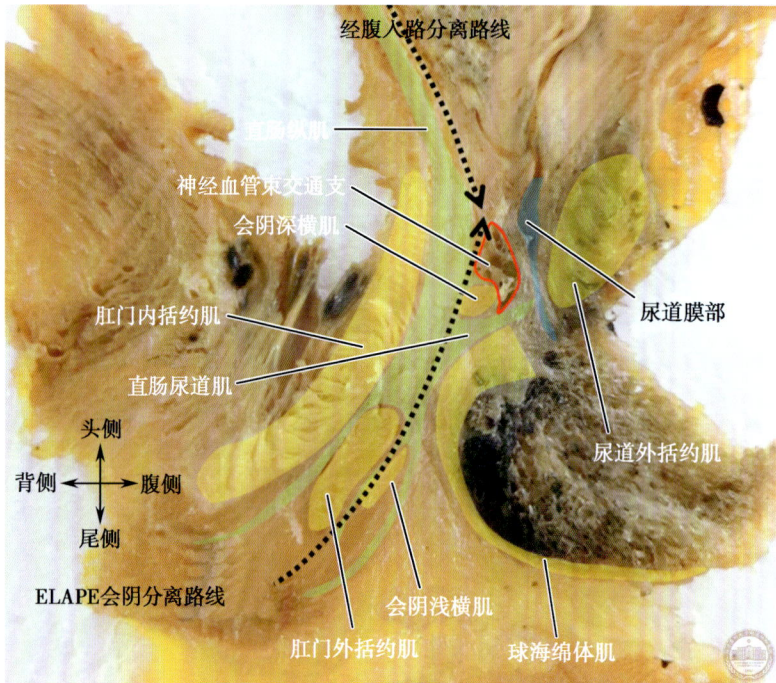

ELAPE. 肛提肌外腹会阴联合切除术。

图 13-4　ELAPE 分离路线和直肠尿道肌
注意直肠尿道肌、NVB、尿道膜部的相对关系。

六、腹会阴联合切除术的分类

1. 经会阴途径　指经腹部分离全肛提肌水平(经括约肌间 APR 和传统 APR)或腹膜反折略下精囊水平(ELAPE 和坐骨直肠窝 APR),然后经会阴分离,行肛提肌、括约肌切除。根据其切除的肛提肌和坐骨直肠窝软组织范围,共分为 4 型:经括约肌间 APR、传统 APR、ELAPE 和坐骨直肠窝 APR(图 13-5)。

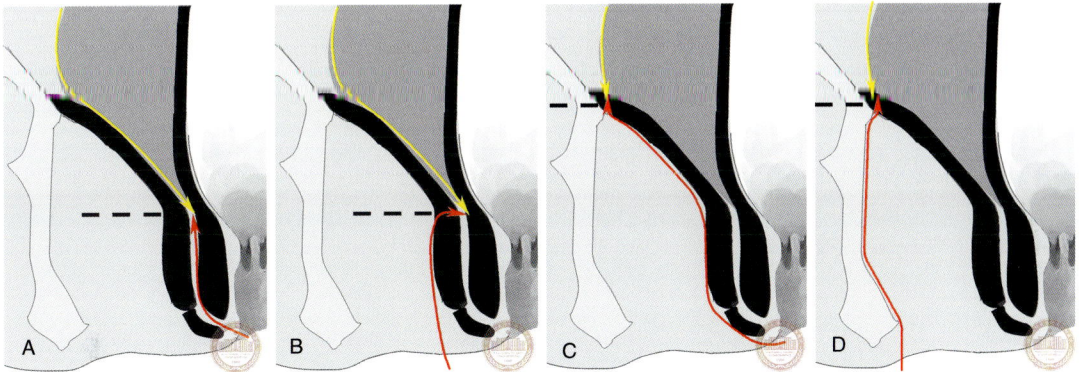

黄线示腹组手术操作路径;红线示会阴组手术操作路径;黑色虚线示会师平面。

图 13-5　4 种经会阴途径 APR

A. 经括约肌间 APR;B. 传统 APR;C. ELAPE;D. 坐骨直肠窝 APR。

经括约肌间 APR 主要适用于位于肛提肌裂孔下方的 cT_1/cT_2 期癌肿;传统 APR 主要适用于肛提肌裂孔水平或下方的 cT_3 期癌肿,或肛提肌裂孔下方的 cT_4 期癌肿;ELAPE 和坐骨直肠窝 APR 主要适用于侵犯肛提肌的 cT_4 期癌肿,或侵犯肛提肌和外括约肌的 cT_4 期癌肿;坐骨直肠窝 ELAPE 主要适用于肛提肌裂孔下癌肿侵犯坐骨肛管间隙脂肪组织,范围较大的 cT_4 期癌肿(图 13-6~ 图 13-9)。

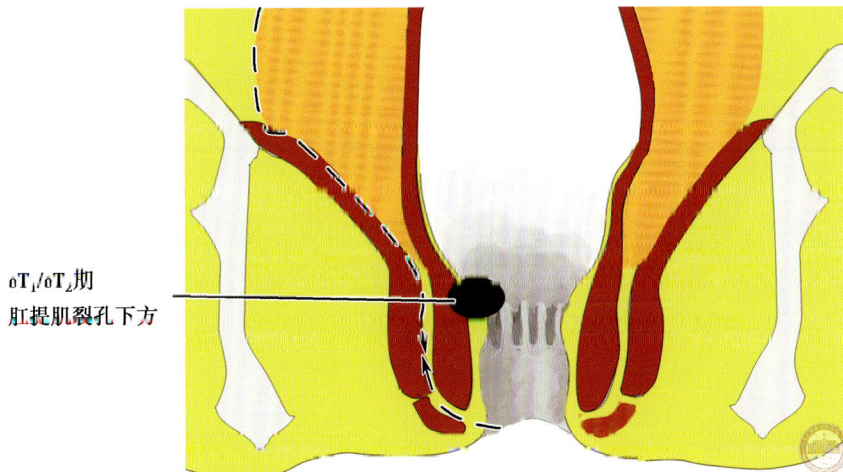

cT_1/cT_2 期
肛提肌裂孔下方

图 13-6　经括约肌间 APR

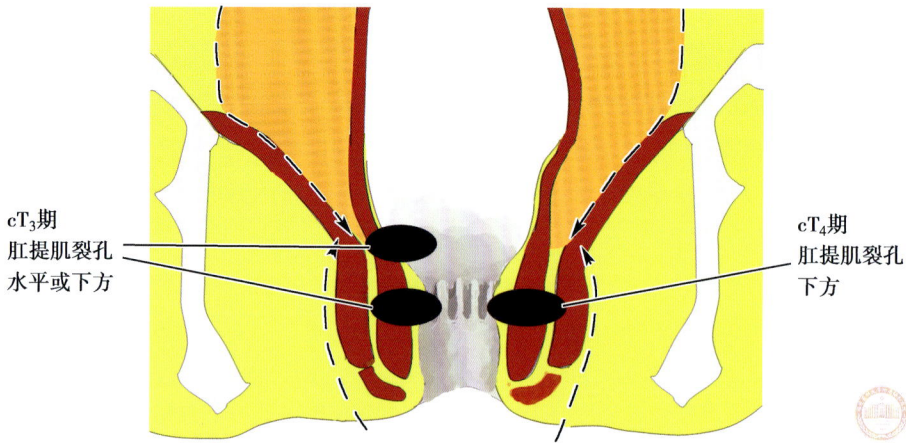

cT$_3$期
肛提肌裂孔
水平或下方

cT$_4$期
肛提肌裂孔
下方

图 13-7   传统 APR

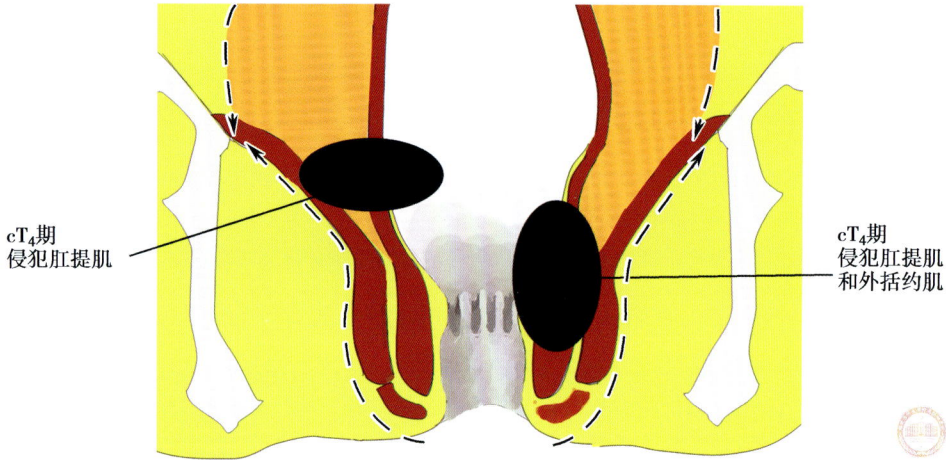

cT$_4$期
侵犯肛提肌

cT$_4$期
侵犯肛提肌
和外括约肌

图 13-8   ELAPE

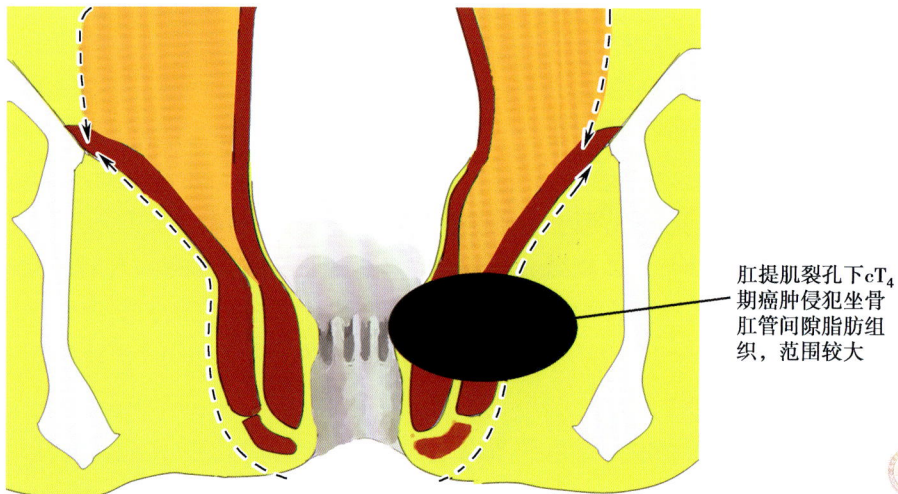

肛提肌裂孔下cT$_4$
期癌肿侵犯坐骨
肛管间隙脂肪组
织，范围较大

图 13-9   坐骨直肠窝 ELAPE

联合脏器切除指征(图 13-10)。当肛提肌裂孔水平或以下的低位直肠癌向前方累及前列腺(男性)或阴道后壁(女性),向后累及 S_2 以下骶骨,则须行联合脏器切除。当癌肿向后累及 S_2 以上骶骨,则手术无法达 R_0 切除。

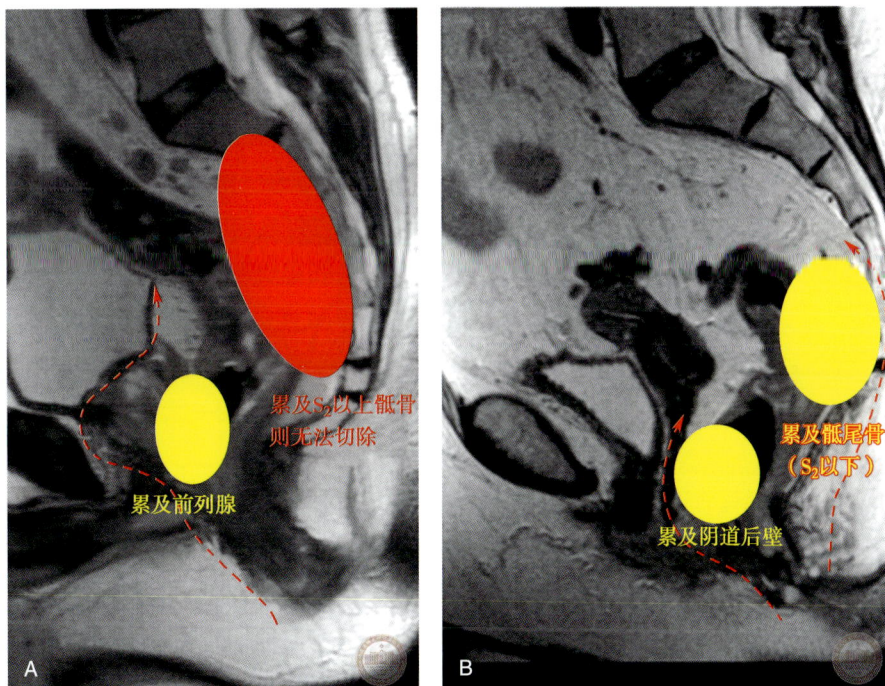

图 13-10　联合脏器切除指征
A. 男性病例:肿瘤如累及前方前列腺,可行联合切除,如肿瘤后方累及 S_2 以上骶骨,则手术无法达 R_0 切除;
B. 女性病例:肿瘤如累及前方阴道后壁,可行联合切除,如肿瘤后方累及 S_2 以下骶骨,可行联合切除。

2. 经腹途径

(1)ELAPE 术式演变历程:从传统的开放手术,到完成腹腔镜及机器人辅助手术,再到根据肿瘤位置和侵犯程度进行肛提肌个体化切除的手术。

(2)目前经会阴途径 ELAPE 存在问题:①术中翻转体位,腹组分离至腹膜反折下方精囊水平后停止,转为俯卧折刀位,延长了手术创伤时间,术中翻转体位费时费力;②神经保护,经会阴部分离肛提肌断面以上的直肠两侧方平面较盲目,不利于盆神经的保护;③盆底重建,不论肿瘤侵犯的深度及范围均行肛提肌全切除,增加盆底修复难度及盆神经损伤概率,且其合理性尚需要论证。

(3)ELAPE 的术式改进:根据目前 ELAPE 存在的 3 大问题,我们提出了 ELAPE 术中非翻转体位经腹途径个体化切除肛提肌。从腹组和会阴组交汇平面上看:①传统 APR 的腹会阴手术交汇平面在肛提肌裂孔外侧约 1cm(图 13-11A);②经会阴途径 ELAPE 的腹会阴手术交汇平面在肛提肌起始部(图 13-11B);③经腹途径 ELAPE 的腹会阴手术交汇平面下降至坐骨肛管间隙脂肪层面(肛提肌的切除起点可同经会阴途径的 ELAPE,也可个体化切除)(图 13-11C)。

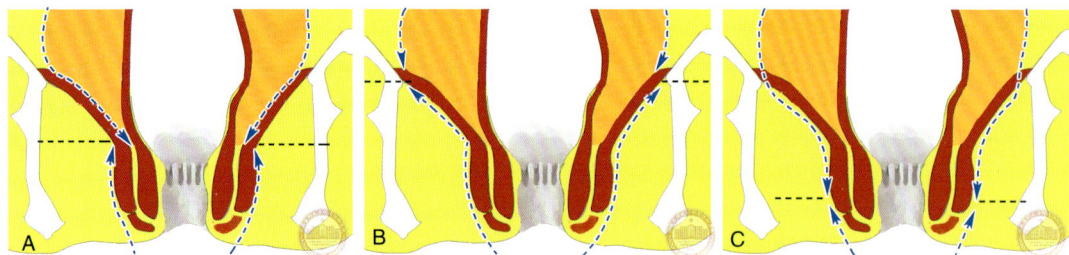

图 13-11　不同 APR 手术腹组和会阴组交汇平面示意图

A. 传统 APR；B. 经会阴途径 ELAPE；C. 经腹途径 ELAPE。

（4）经腹途径 ELAPE 的优点：①直视下在精囊水平横断邓氏筋膜，沿着邓氏筋膜后间隙向下分离前列腺后方，可将位于邓氏筋膜上两侧前外方的神经血管束加以保留。笔者所在科室 36 例经腹途径 ELAPE 中只有 5 例发生排尿功能障碍，其余 86.1%（31/36）患者术后排尿功能好。②简化会阴部操作，术中无须翻转体位，并可缩短手术创伤时间。③腹腔镜下可在盆腔直视下确定肛提肌个体化切除范围。④与机器人辅助手术相比，该技术费用低、便于普及。⑤机器人辅助手术优势：由于放大 15 倍，盆丛及 NVB 看得更清楚，便于保护；机械手关节可 720° 旋转，便于肛提肌切除。

（5）肛提肌个体化切除：既往文献中采用同一种手术方式处理不同 T 分期（如 T_2 期）与不同部位的肿瘤。这应该被视为过度治疗，并且增加了创伤与盆底修复的难度。我们的经验表明，对于 T_3/T_4 期患者先行 nCRT，降期后再根据术前 MRI 提示的肿瘤所在位置、外侵范围及术中探查结果，个体化决定肛提肌切除范围。

七、经腹肛提肌外腹会阴联合切除术手术范围

其要点包括：

1. 术中根据肿瘤位于肛提肌裂孔以上或以下，决定经腹分离肿瘤侧直肠系膜范围（如位于肛提肌裂孔以下，可分离至肛提肌裂孔边缘）（图 13-12、图 13-13）。

2. 术中据 T 分期决定切除肿瘤所在侧肛提肌范围，健侧可少切（特别是 T_2 期）（图 13-14）。

3. 这种个体化肛提肌切除方法在经腹途径时很容易实现，且降低盆腔重建的难度。

八、手术步骤

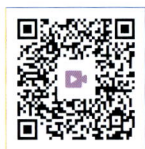

资源 13-1
腹腔镜经腹
ELAPE

资源 13-2
机器人经腹
ELAPE

腹腔镜和机器人经腹 ELAPE 的手术步骤可见资源 13-1 及资源 13-2。

1. 腹盆部手术　由于腹腔镜手术与机器人辅助手术在该处分离操作相似，故不分述。

（1）直肠后方解剖分离：按 TME 原则分离至肛提肌平面，用吸引器头敲击证实尾骨尖位置（图 13-15）。

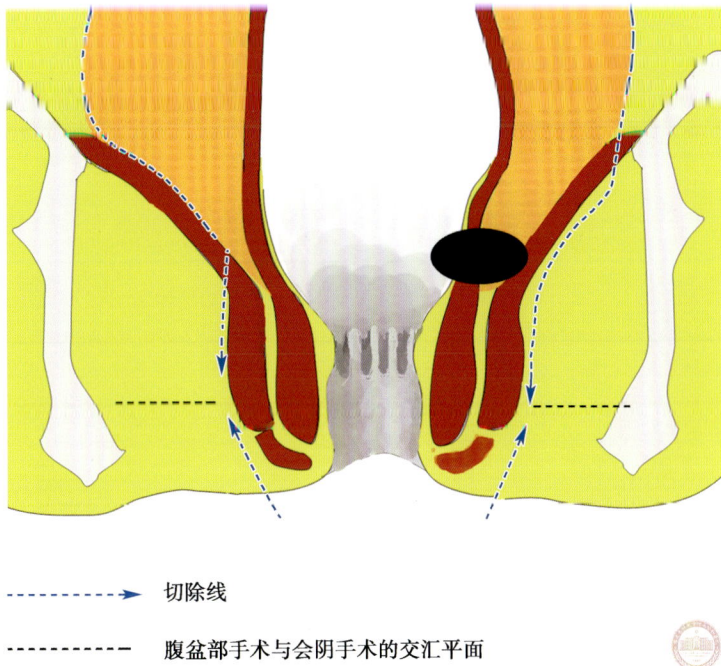

- - - - - - - - - → 　切除线

- - - - - - - - - - 　腹盆部手术与会阴手术的交汇平面

图 13-12　肿瘤位于肛提肌裂孔以上

避免过度分离肿瘤侧直肠系膜,并于肿瘤侧肛提肌腱弓水平进行肛提肌切除,
健侧可分离至肛提肌裂孔旁,按传统 APR 操作。

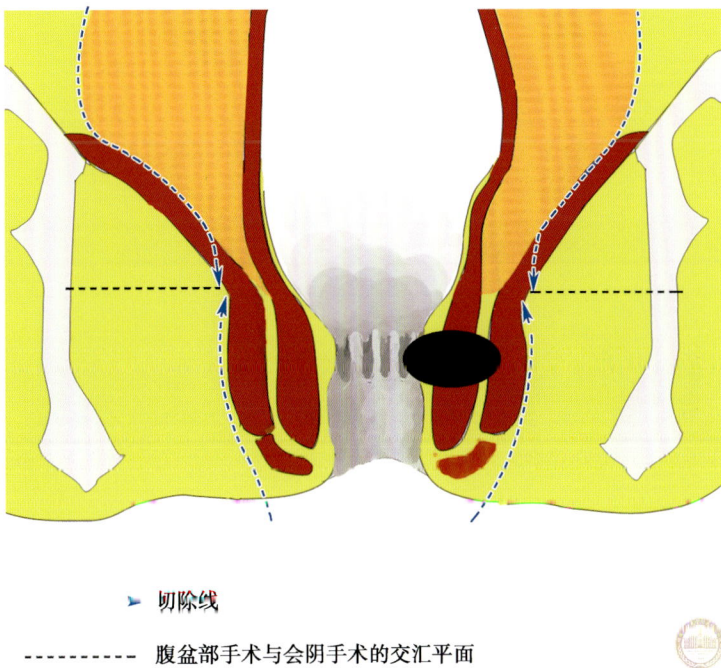

➤　切除线

- - - - - - - - - - 　腹盆部手术与会阴手术的交汇平面

图 13-13　肿瘤位于肛提肌裂孔以下

肿瘤侧的直肠系膜可分离至肛提肌裂孔边缘,并减少肛提肌切除范围,
健侧可按传统 APR 切除范围。

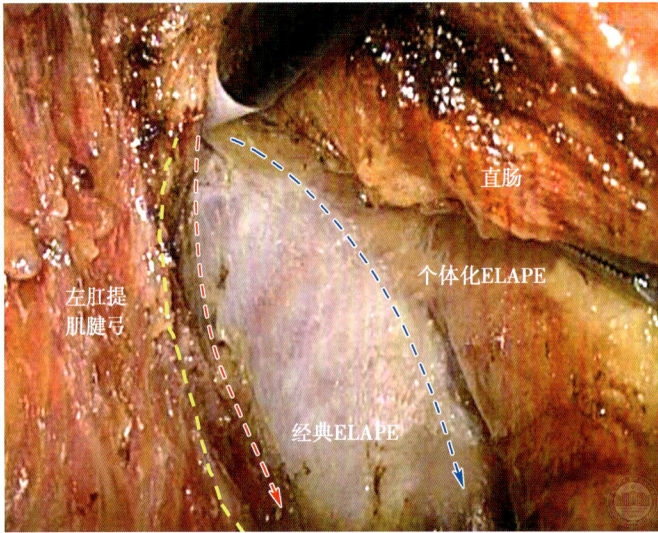

ELAPE. 肛提肌外腹会阴联合切除术；红色虚线示经典 ELAPE；蓝色虚线示个体化 ELAPE。

图 13-14　非肿瘤侧个体化切除肛提肌示意图
保留了更多肛提肌。

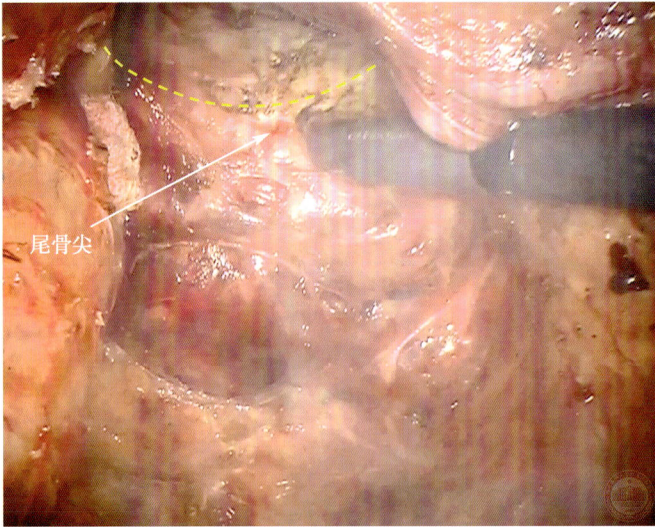

图 13-15　尾骨尖位置

（2）直肠前方解剖分离：男性在距双侧精囊底部 0.5~1.0cm 处倒 U 形横断邓氏筋膜前叶，沿邓氏筋膜后间隙分离至前列腺上缘，注意保护邓氏筋膜两前外侧的 NVB；女性在距腹膜反折 5.0cm 处横断邓氏筋膜，也应注意保护两侧邓氏筋膜前外侧近肛提肌的 NVB（图 13-16~图 13-19）。

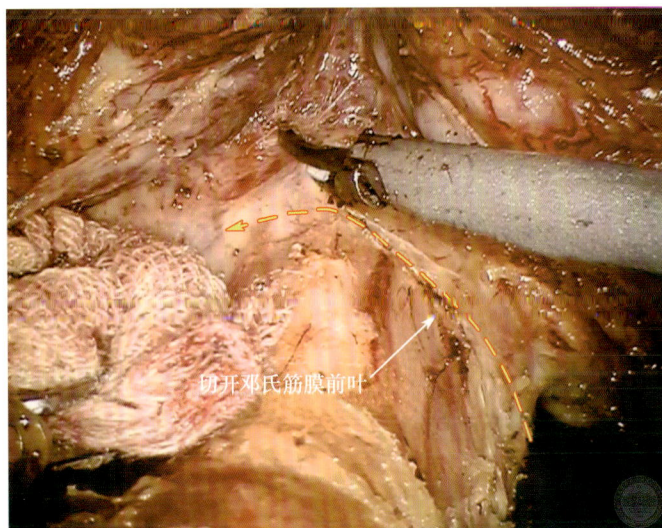

图 13-16　横断邓氏筋膜前叶,保护其前外侧的 NVB
（机器人视野）

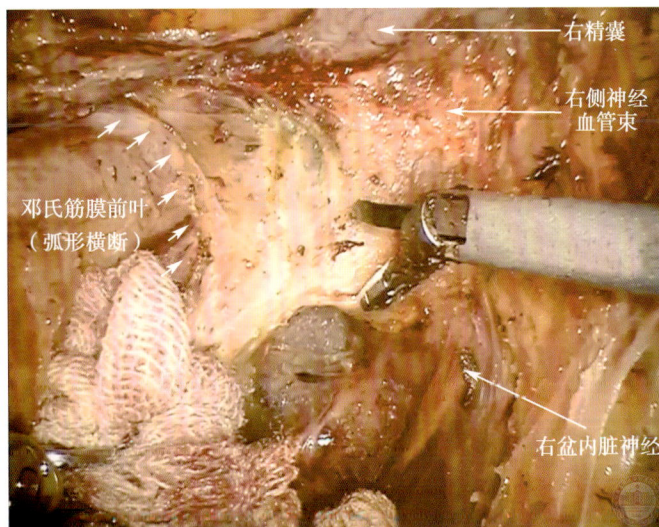

图 13-17　横断邓氏筋膜前叶,保护其前外侧的 NVB
（机器人视野）

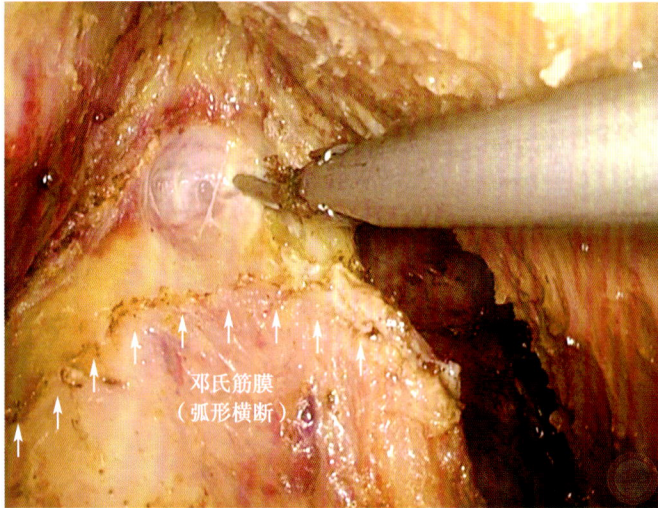

图 13-18   横断邓氏筋膜前叶,保护其前外侧的 NVB
(腹腔镜视野)

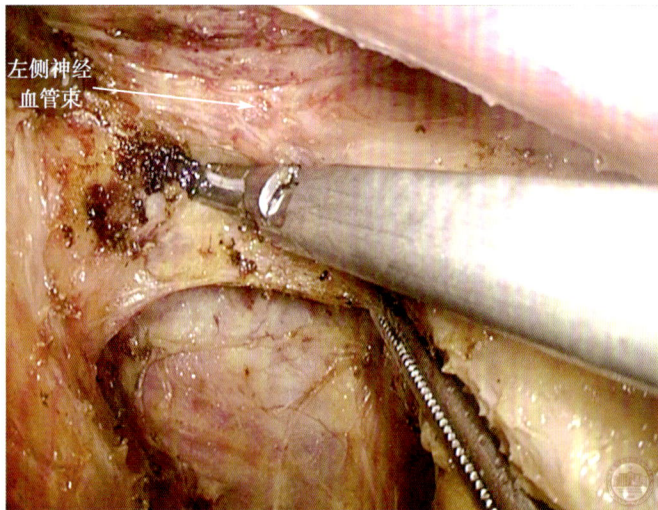

图 13-19   保护邓氏筋膜两前外侧的 NVB

(3)直肠两侧方解剖(录像中肿瘤位于后壁,故两侧肛提肌均行个体化切除):沿"神圣平面"分离达肛提肌的起始点(肛提肌腱弓)呈灰白色,亦可通过器械敲击感知,有骨性感即为肛提肌腱弓。根据个体化原则:①如癌肿靠近左侧(或右侧),分离到此为止;②未受侵一侧则可分离至肛提肌裂孔边缘,肛提肌切断前,沿一侧前侧方肛提肌腱弓内或肛提肌裂孔旁1.0cm(个体化),用电钩标记,呈弧形至尾骨尖;从上至下,或从尾骨尖弧形向上以电钩直接切断肌层,可见黄色的坐骨肛管间隙脂肪组织显露,两侧切断线在尾骨尖汇合,亦可沿坐骨肛管间隙向下分离至肛管旁,则可极大降低会阴组手术难度(图 13-20~ 图 13-25)。

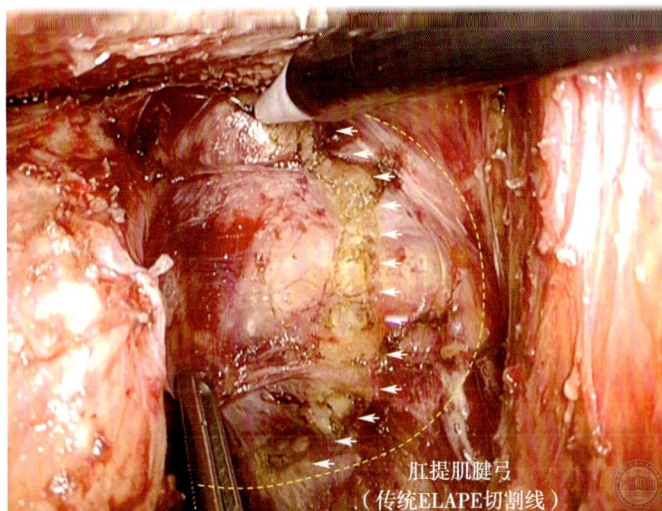

ELAPE. 肛提肌外腹会阴联合切除术；黄色虚线示肛提肌腱弓；
白色成排箭头示个体化切除线。

图 13-20　确定右侧肛提肌切除范围

个体化切除，注意与传统 ELAPE 切割线比较。

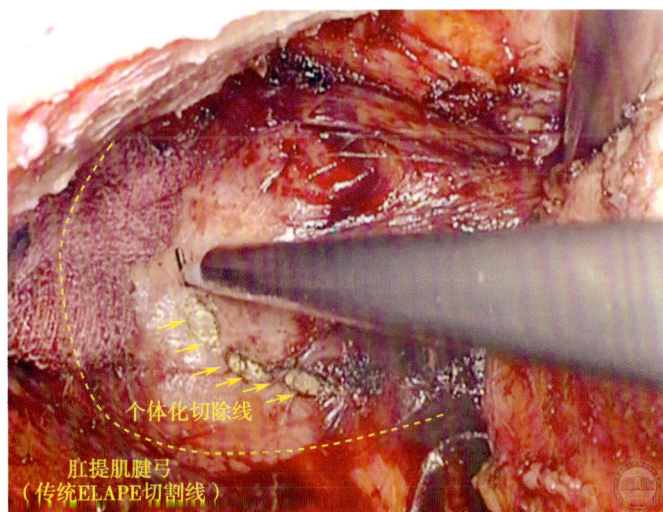

ELAPE. 肛提肌外腹会阴联合切除术。

图 13-21　确定左侧肛提肌切除范围

个体化切除，注意与传统 ELAPE 切割线比较。

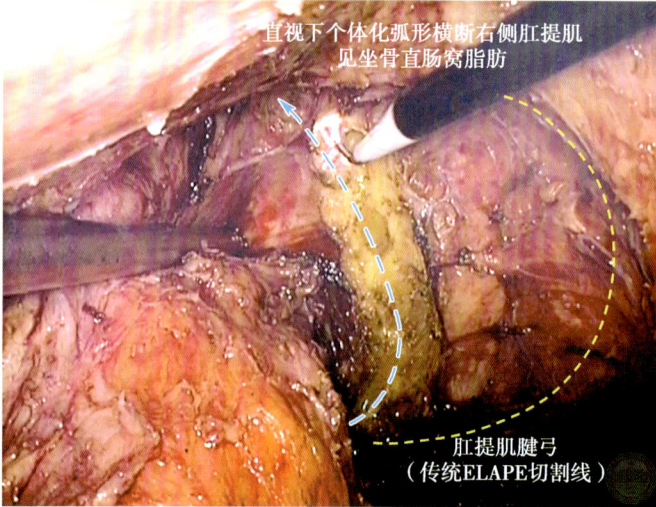

ELAPE. 肛提肌外腹会阴联合切除术。

图 13-22 直视下个体化弧形切断右侧肛提肌,
见坐骨直肠窝脂肪暴露

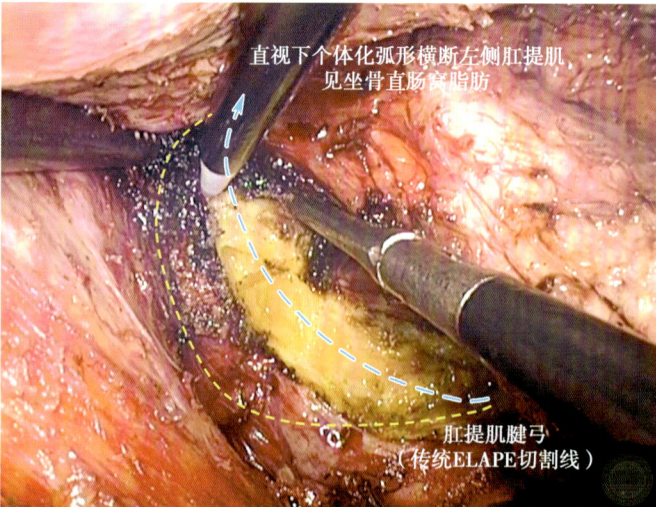

ELAPE. 肛提肌外腹会阴联合切除术。

图 13-23 直视下弧形切断左侧肛提肌,见坐骨直肠窝脂肪暴露

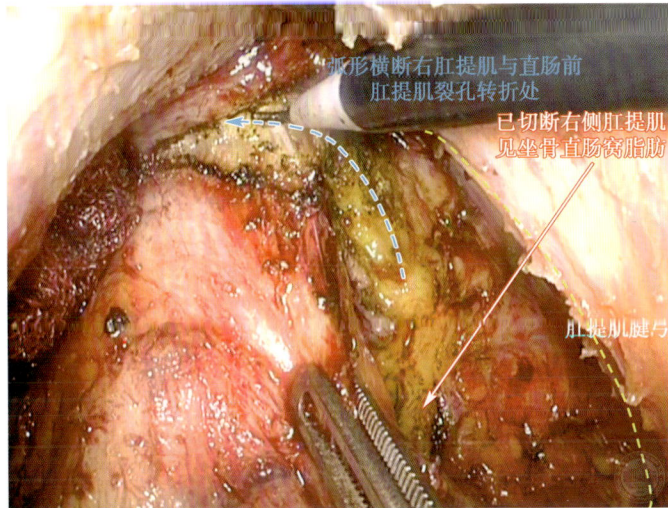

图 13-24 直视下切开右侧肛提肌与直肠前肛提肌裂孔转折处，
可保护前外侧的 NVB

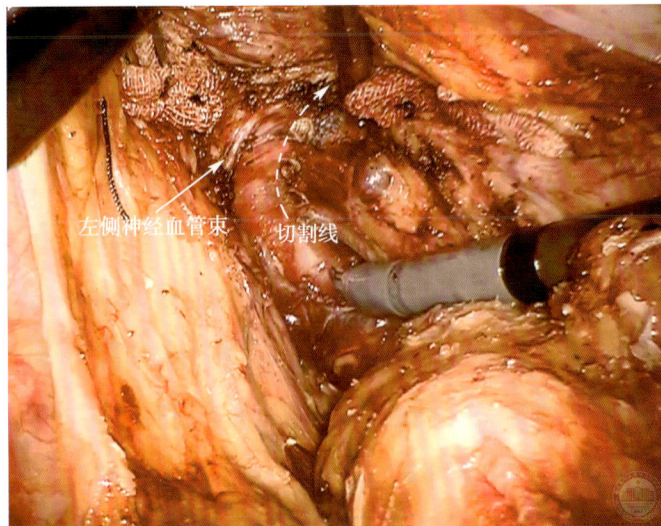

图 13-25 直视下切开左侧肛提肌与直肠前肛提肌裂孔转折处，
可保护前外侧的 NVB

(4)腹膜外肠造口：在癌肿上方 10.0cm 处，用线型切割闭合器切断乙状结肠，近端结肠经左侧腹膜外隧道，与左下腹 trocar（左髂前上棘连线中点，经腹直肌）处圆形切除直径 2.0cm 的皮肤，经腹膜外拖出（图 13-26～图 13-28），在左结肠旁沟结肠通过处用钛夹夹闭裂口，以防术后造口旁疝（图 13-29～图 13-32）。

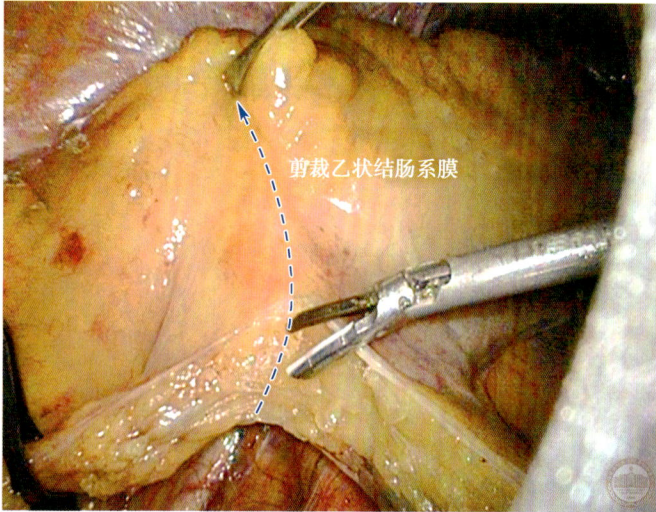

剪裁乙状结肠系膜

图 13-26 剪裁乙状结肠系膜

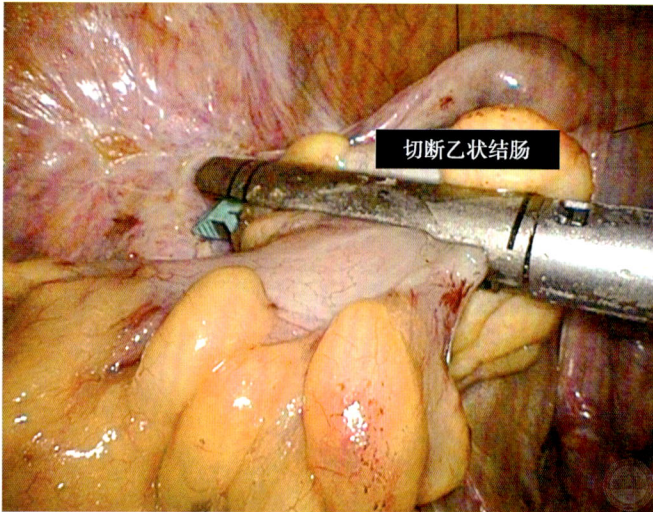

切断乙状结肠

图 13-27 线性切割闭合器切断乙状结肠

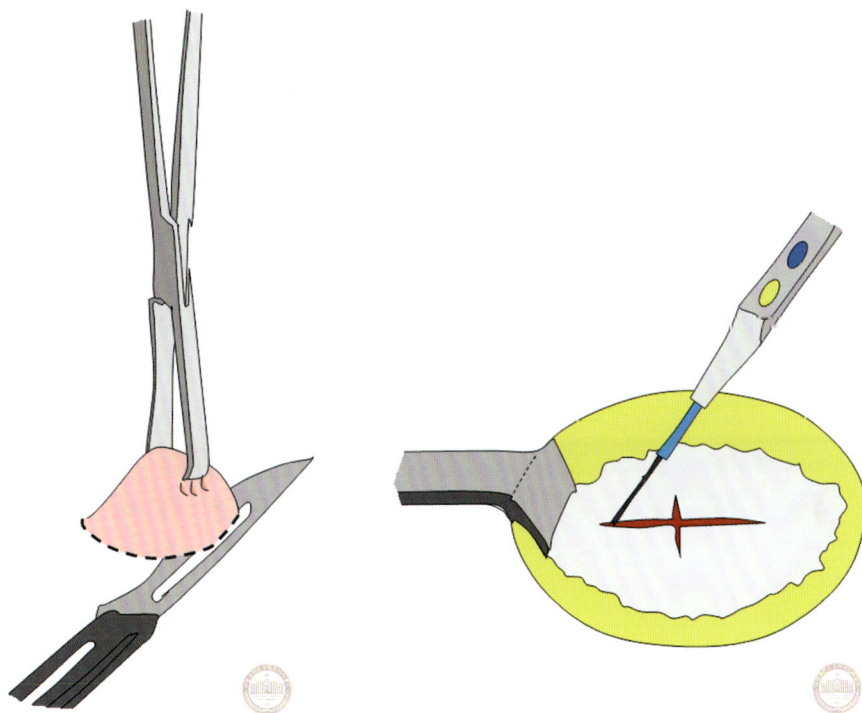

图 13-28　在左下腹造口处切开皮肤，十字切开腹直肌前鞘

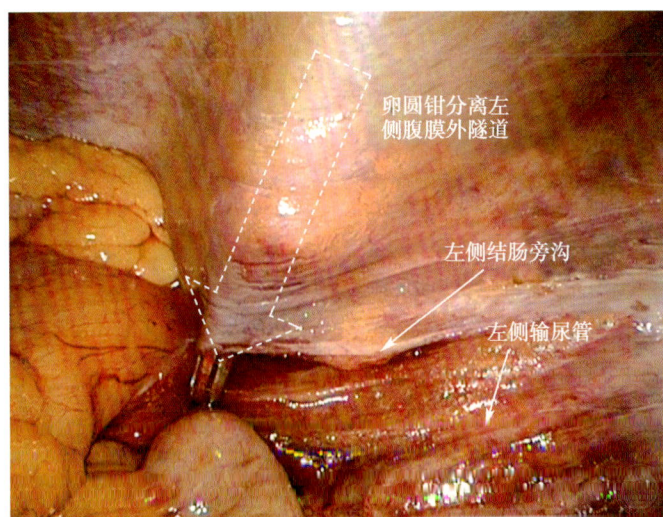

图 13-29　分离腹膜外隧道

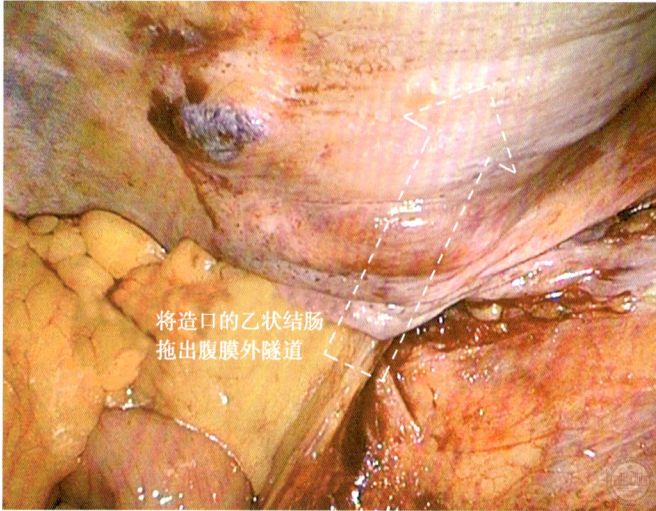

图 13-30　经腹膜外隧道行乙状结肠造口

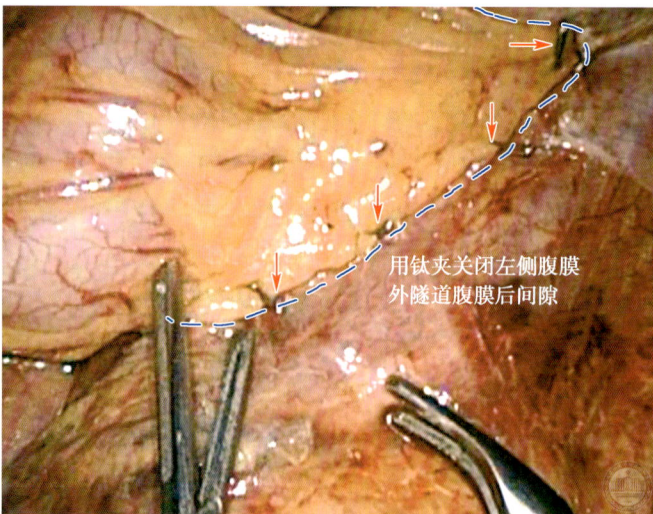

红色箭头示钛夹。

图 13-31　关闭腹膜外隧道腹膜

2. 会阴部手术　患者仍处于截石位,双荷包缝闭肛门,按传统的 APR 手术切开会阴部两侧与后方皮肤及坐骨肛管脂肪组织。由于腹组已进行了肛提肌切除(无论何种方式),会阴部手术极容易与腹组盆底手术平面相通,仅剩前方少许组织未分离。

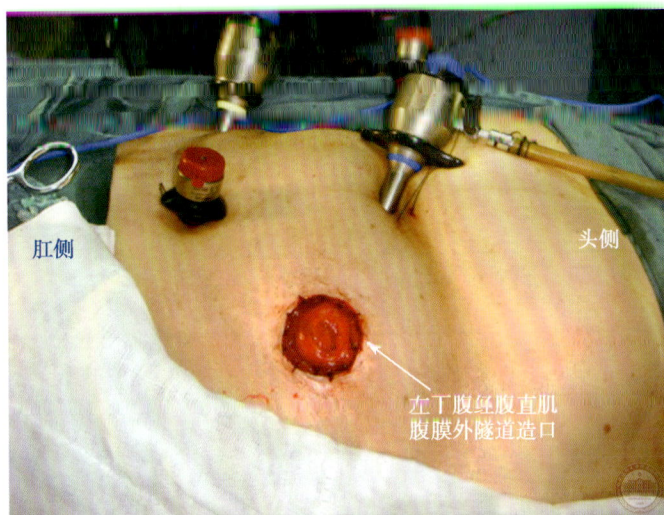

图 13-32 经腹直肌腹膜外隧道造口

先从后方与腹组平面会师,然后向两侧方逐步分离切开坐骨肛管脂肪组织,在前方切开会阴浅横肌后缘,向上分离前列腺被膜的融合处和直肠尿道肌(如直肠前壁肿瘤累及前方的盆筋膜脏层和壁层,部分前列腺和阴道壁也可一并切除;如果直肠后壁肿瘤累及下位骶尾骨,也可一并切除)。切除的标本呈柱状,消除了传统 APR 手术的外科腰(图 13-33~图 13-35)。

创面彻底止血后,经耻骨上 trocar 用稀碘附、温水冲洗盆腔与腹腔创面,会阴部重新消毒、铺巾,留置骶前引流管和切口皮下负压引流球,运用减张针间断、全层缝合皮下组织、皮肤(图 13-36)。如肛管癌已长出至肛缘,为预防术后切口感染,可布好切口全层减张线,暂不打死结,切口内放置碘附纱布引流(图 13-37)。术后 6 天,切口新鲜,无感染迹象,再将缝线收紧打结。

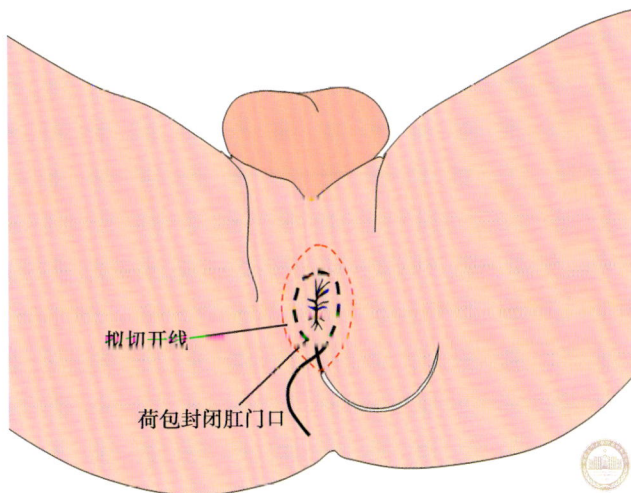

图 13-33 荷包封闭肛门

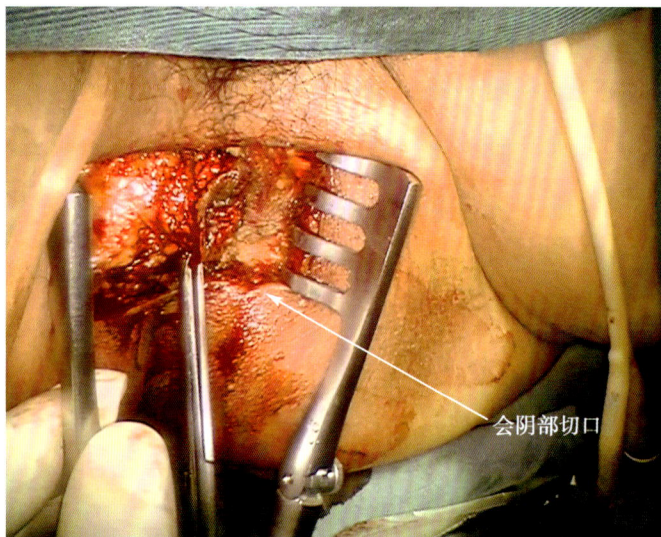

图 13-34　撑开器暴露会阴部切口

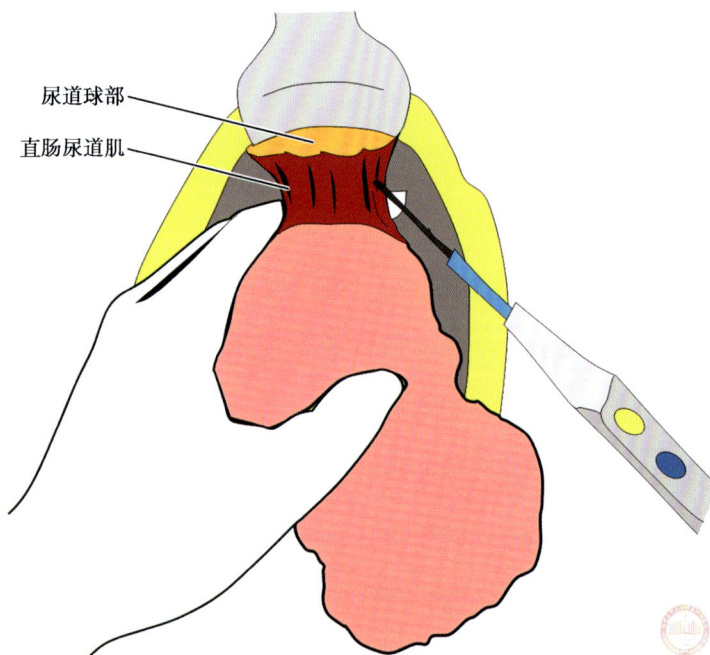

图 13-35　切断直肠尿道肌,移除直肠标本

九、难点与并发症防治

1. 行经腹腔镜或机器人辅助切断侧方肛提肌,向直肠前方转角时,男性要避免损伤 NVB 与后尿道,女性要避免损伤阴道后壁与膀胱。

2. 经会阴分离直肠尿道肌时,男性要避免损伤尿道膜部。一旦损伤,立即请泌尿外科协助修复,术中在修复会阴软组织时,要避免与后尿道损伤处留下空隙,造成术后尿漏难以愈合。术后放置尿管 1~2 个月,拔管后,立即经尿道造影,未愈合应重新置管。如无法耐受应改为膀胱造瘘。

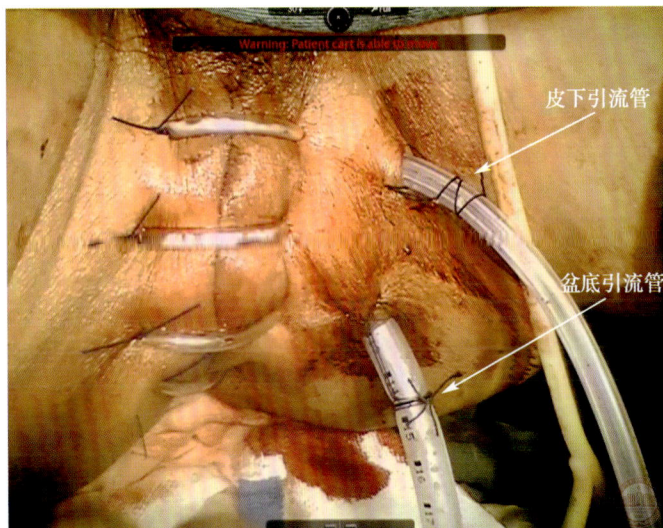

图 13-36　会阴切口缝合与引流

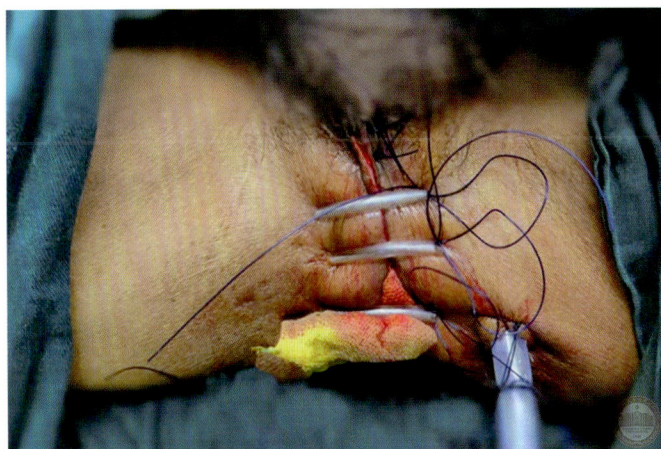

图 13-37　切口全层减张线,暂不打死结,待切口新鲜,无感染迹象,再将缝线收紧扎结

3. 预防盆底腹膜疝或会阴疝　①女性患者可将子宫翻转填塞盆底,不关闭盆底腹膜;②男性术毕常规将末端小肠拖至盆底,如无法达到肛提肌水平者,特别是已行 nCRT 者,可不必关闭盆底腹膜,但要将小肠顺势排列至近端空肠;③男性肥胖患者,末端回肠经术毕排列后估计将从会阴切口脱出者,关闭盆底腹膜,但要确实关闭好,尽可能用倒刺线关闭,以防术后盆底腹膜裂孔疝或会阴切口疝。

(池　畔)

参考文献

［1］ PORZIONATO A, MACCHI V, GARDI M, et al. Histotopographic study of the rectoure-thralis muscle [J]. Clin Anat, 2010, 18 (7): 510-517.

［2］ WEST N P, ANDERIN C, SMITH K J, et al. Multicentre experience with extralevator abdom-inoperineal excision for low rectal cancer [J]. Br J Surg, 2010, 97 (4): 588-599.

［3］ 陈致奋, 池畔, 官国先, 等. 经盆腔途径肛提肌外腹会阴联合直肠切除术 36 例 [J]. 中华胃肠外科杂志, 2014, 17 (1): 60-64.

［4］ CHI P, CHEN Z F, LIN H M, et al. Laparoscopic extralevator abdominoperineal resection for rectal carcinoma with transabdominal levator transection [J]. Ann Surg Oncol, 2012, 20 (5): 1560-1566.

14 第十四章
腹腔镜与机器人腹主动脉旁淋巴结清扫术

结直肠癌并腹主动脉旁淋巴结(para-aortic lymph node,PALN)转移相比于肝肺转移是一相对罕见的转移模式,属于远处转移(AJCC 分期为 M_1)。其可分为孤立性 PALN 转移(转移率为 1.2%~2.1%)与混合性转移(合并其他脏器转移,如肝、肺、腹腔、骨、脑等)。如 PALN 转移与原发灶同时出现或在其切除术后 6 个月内出现,称为同时性转移;原发灶术后 6 个月出现的转移则称为异时性转移。目前对于 PALN 转移的诊断尚无指南与共识,通常参考侧方淋巴结转移的标准:腹部 CT 示淋巴结短径>8mm 或 10mm,边缘不规则,合并坏死与团块浸润,信号不均匀强化,正电子发射计算机断层成像(positron emission tomography and computed tomography)呈 ^{18}F- 氟代脱氧葡萄糖(^{18}F-fluorodeoxyglucose,^{18}F-FDG)高摄取状态,诊断灵敏度与特异度均为 60%~70%。对孤立性 PALN 转移行手术可获益,R_0 切除 5 年总生存率为 29.1%~53.4%(笔者所在科室数据为 49.8%),未手术 5 年总生存率<10%,病理阳性符合率为 30%~40%。国际上采用腹腔镜手术的报道较少,笔者所在科室已行腹腔镜与机器人辅助切除 168 例,为国际上最大组手术病例。

一、适应证

1. MRI 或 CT 提示淋巴结短径>8mm 边缘不规则,合并坏死与团块浸润,或 PET/CT 显示高代谢摄取。
2. 孤立性 PALN 转移,无不可切除的远处转移灶。
3. PALN 转移局限于肾静脉水平以下,未侵犯腹主动脉与下腔静脉。
4. 全身情况好。

二、禁忌证

1. 合并不可切除的远处脏器转移。
2. PALN 转移达肾静脉水平以上,侵犯腹主动脉或下腔静脉。
3. 伴腹腔镜与机器人辅助手术的常见禁忌证。

4. 全身情况差。

三、术前准备

ICG 注射：术前 24 小时，取注射用 ICG 25mg 溶于 10ml 灭菌注射用水，于结直肠原发灶周围下，或肛门齿线上（截石位）分别于 3 点、6 点、9 点注射，每点注射 0.2ml。

肠道准备：同常规腔镜结直肠肿瘤手术。

四、麻醉与围手术期镇痛

同第十章。

五、体位

1. 腹腔镜：在常规腹腔镜直肠癌手术体位基础上，向右倾斜 30°。
2. 机器人：头低右倾体位，同第十一章机器人辅助低位（超低位）直肠前切除术（见图 11-1）。

六、trocar 放置

腹腔镜手术与机器人辅助手术 trocar 放置同第十一章（见图 11-3）。

七、手术相关解剖

1. **腹主动脉分支**　腹主动脉主要有 10 个分支，可大致分为 4 大类（图 14-1）。
(1)前壁发出 3 支内脏血管（单支）：腹腔干、肠系膜上动脉、肠系膜下动脉。
(2)侧壁发出 3 对内脏血管（对称）：肾上腺中动脉、肾动脉、性腺动脉。
(3)侧壁发出 5 对腹壁血管（对称）：膈下动脉、4 对腰动脉。
(4)3 支终末分支：左右髂总动脉、骶正中动脉。

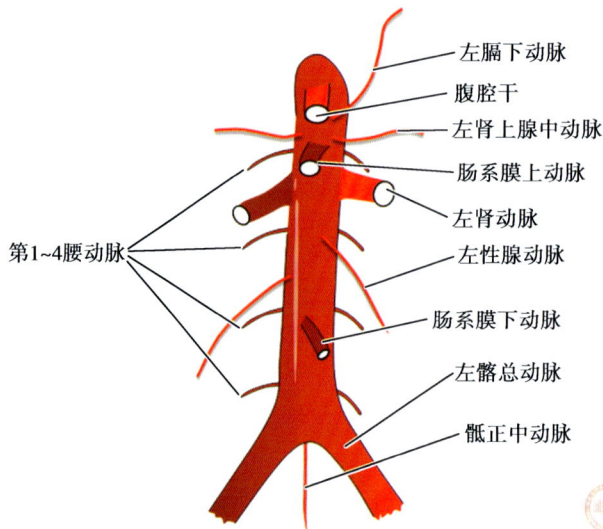

图 14-1　腹主动脉分支

2. 左肾静脉　正常左肾静脉主干由2~4支分支在出肾门之前汇合成1支,走行于肾动脉前方,穿越肠系膜上动脉和腹主动脉之间的夹角,向右汇入下腔静脉左侧壁(图 14-2)。

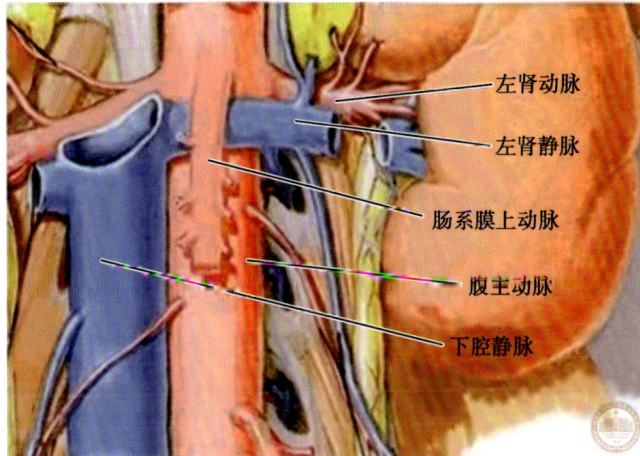

图 14-2　左肾静脉

左肾静脉解剖变异(25%~40%)通常是指主干变异,主要包括主动脉后型(1%~10%)、环主动脉型(2%~16%)、左肾静脉汇合过晚至左侧下腔静脉、左肾静脉异常回流(图 14-3)。

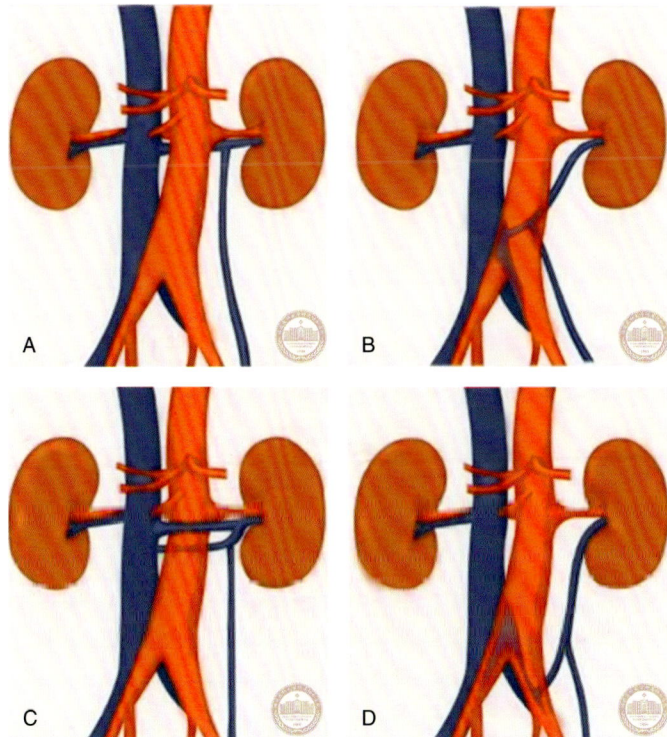

图 14-3　左肾静脉变异
A. 主动脉后型;B. 汇合过晚至左侧下腔静脉;C. 环主动脉型;D. 左肾静脉异常回流。

3. 腹主动脉周神经（图 14-4）   左腰交感干与腹主动脉左缘相邻，二者相距 0.5~2.0cm，其中以相距 1.0cm 者为多见。干的下端位于左髂总静脉的后方。

腰动脉均走行于腰交感干的深面。腰静脉位于腰交感干浅面者，以第 4、第 5 腰静脉多见，有的第 5 腰静脉自腰交感干浅面汇入左或右髂总静脉，且较粗大。位于浅面的腰静脉大多与相应的腰交感神经节毗邻，关系紧密。

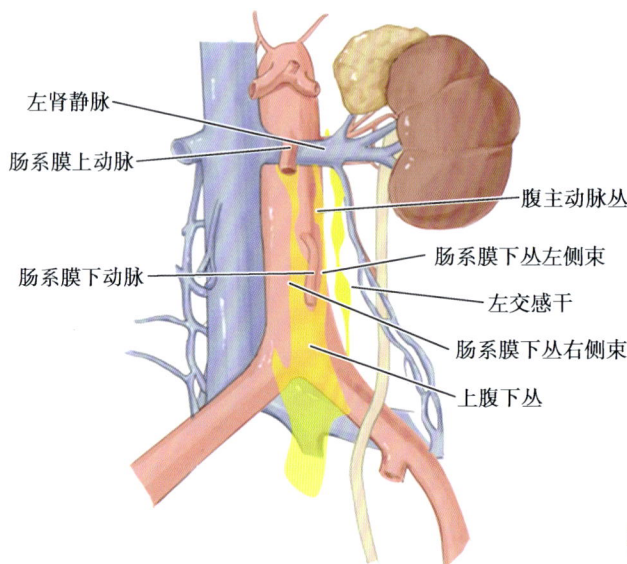

左肾静脉
肠系膜上动脉
肠系膜下动脉

腹主动脉丛
肠系膜下丛左侧束
左交感干
肠系膜下丛右侧束
上腹下丛

图 14-4   腹主动脉周神经

4. 腹主动脉旁淋巴结分布（图 14-5）   肠干由腹腔淋巴结，肠系膜上、下淋巴结的输出管汇合而成，收纳腹腔不成对器官的淋巴；肠干注入腰干（多为左腰干）或乳糜池。腰干收纳腹后壁、下肢、盆部和腹腔成对器官的淋巴；左、右腰干在第 1 腰椎平面会合形成胸导管的起始部，即乳糜池。

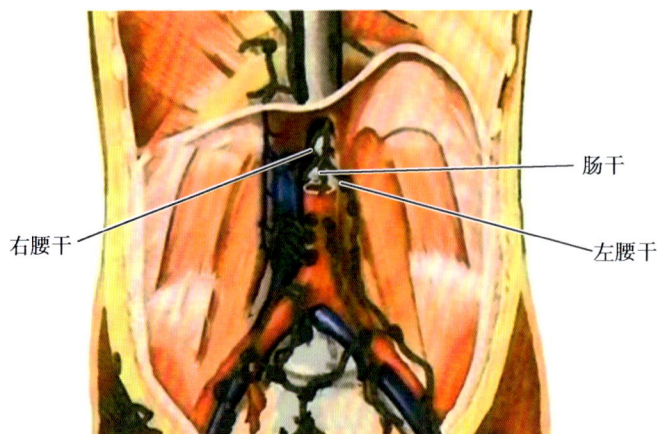

右腰干

肠干
左腰干

图 14-5   腹主动脉旁淋巴结分布

八、手术切除范围

上界：左肾静脉；下界：双侧髂总动脉分叉处；左侧界：左生殖血管、左输尿管内侧缘；右侧界：下腔静脉右侧缘（图 14-6）。

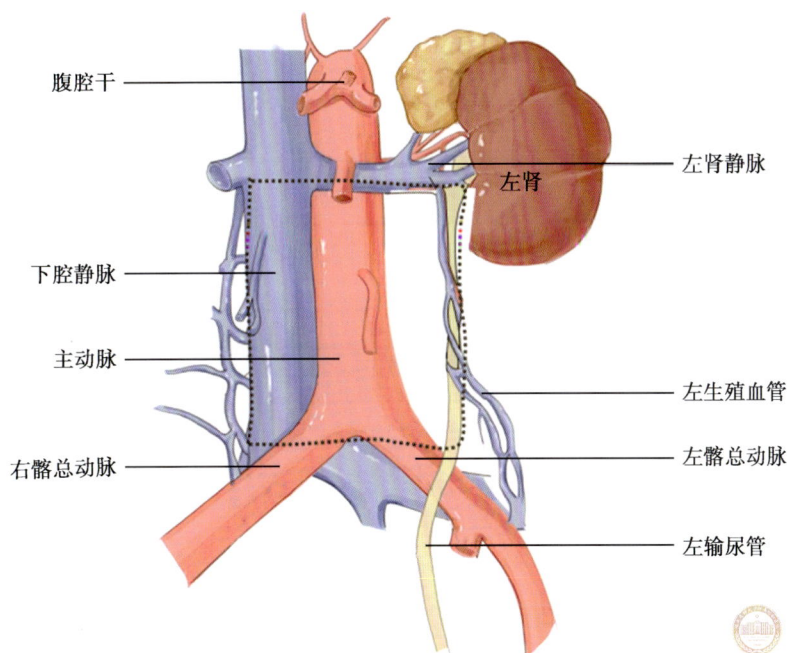

腹腔干
下腔静脉
主动脉
右髂总动脉

左肾静脉
左肾
左生殖血管
左髂总动脉
左输尿管

图 14-6 手术切除范围

九、腹腔镜与机器人手术技巧差异

机器人的"手腕"较直杆腔镜灵活，便于操作，由于腹主动脉周围分布大量较粗的淋巴管，故如完全使用机器人电剪分离，术后易致严重的淋巴漏，应尽量使用超声刀慢挡凝切，可有效预防淋巴漏。

腹腔镜手术时，由于主刀站在患者右侧，主操作孔（B 孔）的直杆器械可能受限于隆起的腹主动脉而难于清扫其周围淋巴结。此时，如将主刀的电热工具（特别是超声刀）通过助手使用的耻骨上 trocar（E 孔）操作，即可克服上述困难。

十、手术操作

采用 ICG 引导下的清扫较非 ICG 便捷。

1. 同时性 PALN 转移清扫步骤（资源 14-1～资源 14-4）

（1）第 253 组淋巴结清扫同相关的结直肠癌根治术，即行 IMA 神经平面以下清扫，左腹膜后间隙显露，IMV 根部切断。

（2）下腔静脉周围清扫：沿右髂总动脉起始部右侧清扫下腔静脉表面与腹主动脉右侧之间的淋巴脂肪组织，直至左肾静脉与空肠曲下缘（应先向上游离空肠曲），再显露横跨腹主动

脉前上方的左肾静脉,注意保护十二指肠空肠曲,右腰动、静脉。沿腹主动脉右侧上行的右
IMP是否保留,应据其是否受转移的淋巴结浸润而定。有时在左肾静脉下方可见发自腹主
动脉的右肾动脉(图14-7),应注意保护。

资源 14-1
腹腔镜同时性
PALN转移清扫
(例1)

资源 14-2
腹腔镜同时性
PALN转移清扫
(例2)

资源 14-3
机器人同时性
PALN转移清扫
(例1)

资源 14-4
机器人同时性
PALN转移清扫
(例2)

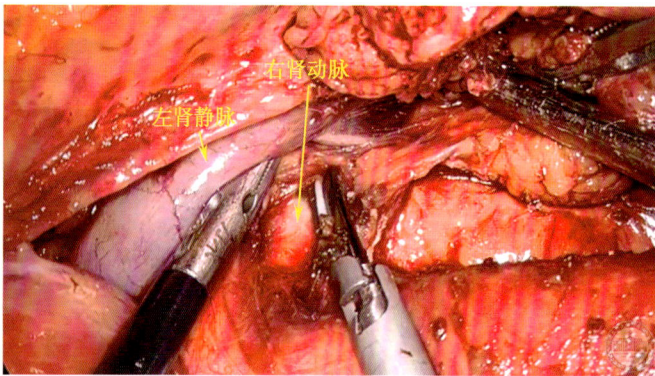

图 14-7   注意保护左肾静脉下方发自腹主动脉的右肾动脉

(3)腹主动脉左侧方清扫:沿左髂总动脉起始部左侧,清扫腹主动脉左侧与左输尿管内
侧之间的左腰大肌表面的淋巴脂肪组织,直至左肾静脉下方(左肾动脉常位于其后方或下
方,图14-8)。在分离左髂总动脉左侧起始部时,应避免损伤走行于腰大肌表面的交感神经

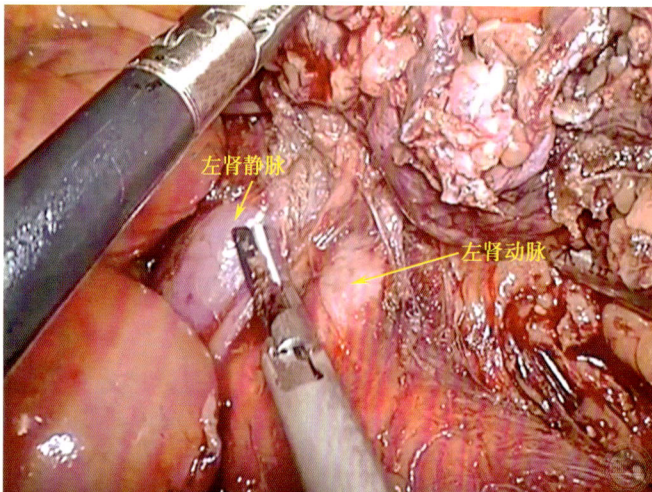

图 14-8   清扫至左肾静脉下方(左肾动脉常位于其后方或下方)

鞘(图 14-9)以及左腰动、静脉(图 14-10)。沿腹主动脉左侧走行的 IMP 是否切除,据其转移淋巴结的浸润情况而定,清扫完毕如图 14-11 所示。

2. 异时性 PALN 转移清扫步骤(资源 14-5、资源 14-6)

(1)下腔静脉周围清扫:同上。

(2)腹主动脉前方清扫:沿左右髂总动脉分叉上方,向上清扫腹主动脉前方的淋巴脂肪组织,通常在髂总动脉分叉点上方约 4cm,可显露 IMA 残端,直至横跨腹主动脉前方的左肾静脉下缘。

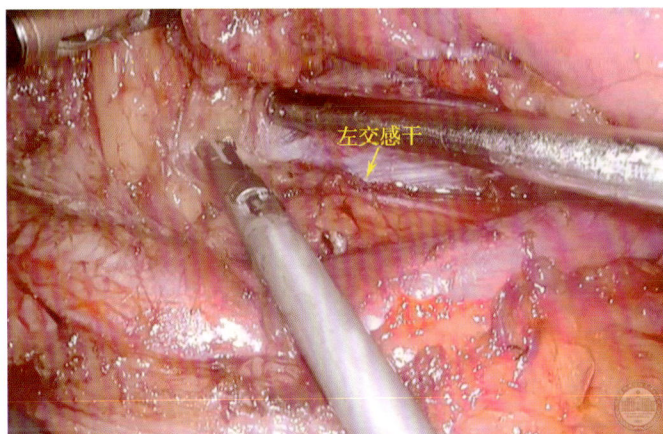

图 14-9　避免损伤走行于腰大肌表面的交感神经链

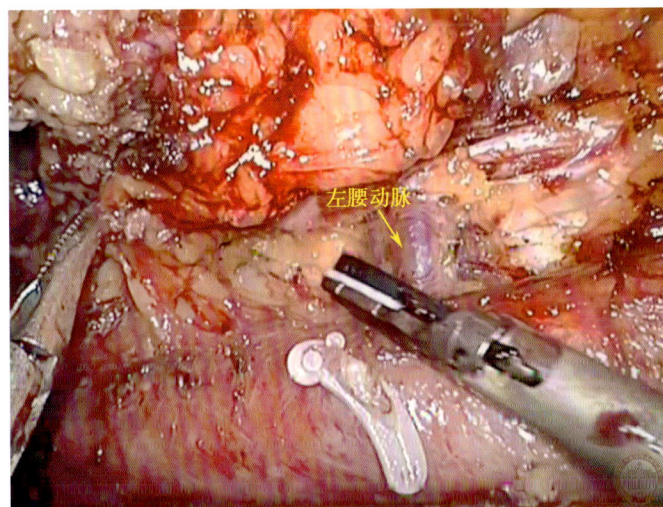

图 14-10　左腰动脉

资源 14-5
异时性 PALN 转移清扫(例 1)

资源 14-6
异时性 PALN 转移清扫(例 2)

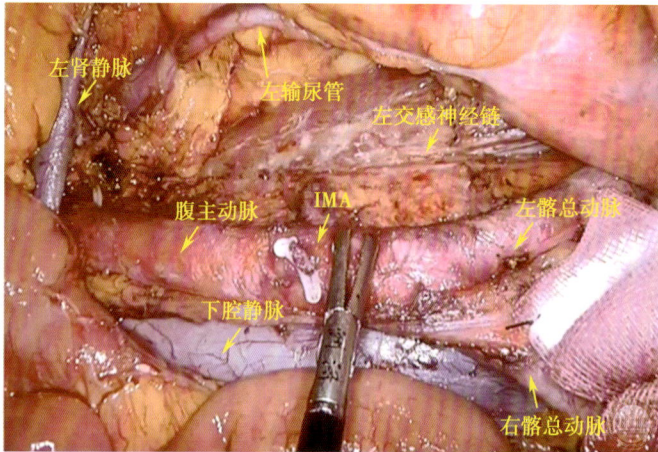

IMA. 肠系膜下动脉。

图 14-11   同时性 PALN 转移清扫完毕图

（3）腹主动脉左侧方清扫：应先分离粘连于裸露原左腹膜后上方的小肠，辨认显露保护"新"左半结肠内侧缘血管弓，避免损伤（特别是在行直肠癌根治术后）（图 14-12），显露左输尿管。余下步骤同上，清扫完毕如图 14-13 所示。

3. 手术区域冲洗、引流   该手术最常见的并发症是术后淋巴漏，详见本章"术后并发症：乳糜漏的诊治"部分。

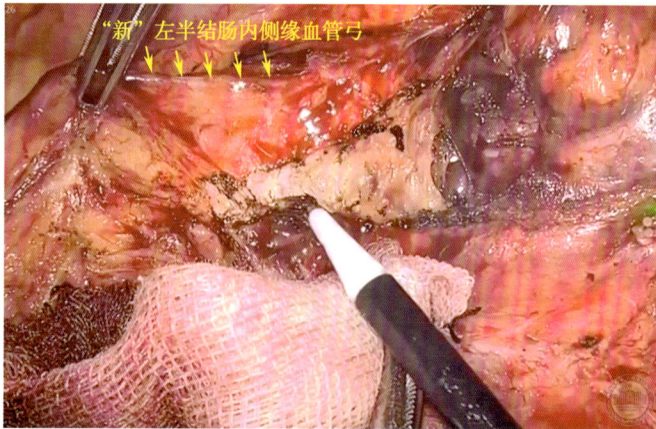

图 14-12   辨认显露保护"新"左半结肠内侧缘血管弓

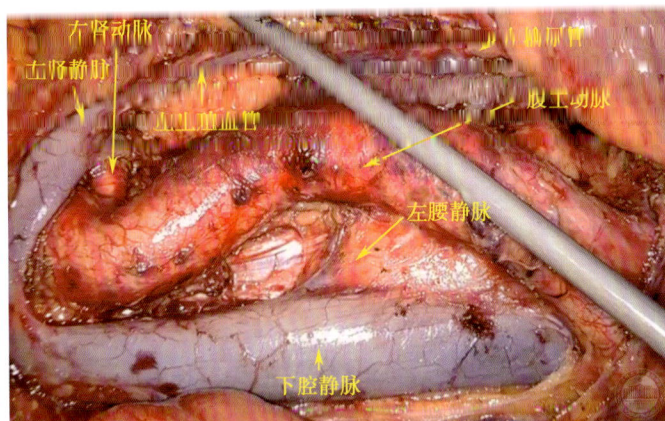

图 14-13　异时性 PALN 转移清扫完毕图

十一、术后并发症：乳糜漏的诊治

因腹主动脉旁乳糜管网丰富，该术式术后易并发乳糜漏。

1. 预防腹主动脉旁乳糜漏　在传统开腹手术中，对较粗的淋巴管道或在清扫位于淋巴干附近的淋巴结时，尽量少用电刀而采用丝线缝合或结扎。遵循淋巴清扫的完整性原则，避免淋巴结部分切除。而在腹腔镜手术中，应采用超声刀慢挡及双重烧灼。手术完成后，可对淋巴管聚集之创面喷洒医用或生物蛋白胶。术后早期应用生长抑素。

2. 腹主动脉旁乳糜漏的诊治　结直肠癌术后乳糜漏的发病率为 3.1%（基于笔者所在科室大宗样本，277/8 884）。为了提高乳糜漏的早期诊断率，术后第一天主动进食后检查腹腔引流液甘油三酯水平（以血清甘油三酯水平为参照，高于血清水平则为乳糜漏）。

乳糜漏诊断成立后，应积极保守治疗，初始治疗即采用"禁食+TPN+生长抑素"，80%的患者可在 5 天内治愈，总体保守治愈率为 99.3%。而对于难治性术后乳糜漏，应果断手术干预，可采用 ICG 术前注射协助定位，综合采用电烧、生物蛋白胶、大网膜填塞等措施。

近年来，有采用铜绿假单胞菌注射液进行乳糜漏防治的新尝试。其机制为铜绿假单胞菌注射液通过刺激机体中性粒细胞、淋巴细胞和细胞因子的产生或聚集，加快小淋巴管的闭合。炎性因子有助于触发组织修复反应，局部的无菌性炎症反应也促使皮肤与肌创面产生粘连，促进创面愈合。研究表明，铜绿假单胞菌注射液可减少乳腺癌、甲状腺癌及膀胱癌淋巴结清扫术后淋巴漏，并取得较为满意的疗效。目前尚无该药用于结直肠癌术后淋巴漏防治的相关报道。笔者所在科室目前在腹主动脉旁淋巴结清扫术后，常规采用大量蒸馏水冲洗腹腔腹主动脉与下腔静脉后吸净、擦干。特别注意左右髂总动脉起始部内侧、腹主动脉旁及左肾静脉下方有无大量清水涌出（淋巴管破裂），如有发现，应予缝扎，涂抹蛋白胶。采用铜绿假单胞菌注射液 1 支（1ml），用生理盐水稀释成 5ml 后，喷洒于腹主动脉和下腔静脉周围。于盆底放置引流管（2~5 小时后开放）。目前使用 5 例，仅 1 例出现腹膜炎，其余无明显副作用。初步结果显示，术后予铜绿假单胞菌注射液，隔日 1 次，使用 2~3 次后引流液可出现减少,拔管时间有待进一步比较。

（池　畔）

参考文献

［1］　BAE S U, HUR H, MIN B S, et al. Which patients with isolated para-aortic lymph node metastasis will truly benefit from extended lymph node dissection for colon cancer？[J]. Cancer Res Treat, 2018, 50 (3): 712-719.

［2］　CHOI P W, KIM H C, KIM A Y, et al. Extensive lymphadenectomy in colorectal cancer with isolated para-aortic lymph node metastasis below the level of renal vessels [J]. J Surg Oncol, 2010, 101 (1): 66-71.

［3］　HASHIGUCHI Y, MURO K, SAITO Y, et al. Japanese Society for Cancer of the Colon and Rectum (JSCCR) guidelines 2019 for the treatment of colorectal cancer [J]. Int J Clin Oncol, 2020, 25 (1): 1-42.

［4］　ICHIKAWA Y, TAKAHASHI H, FUJII M, et al. Radical lymphadenectomy of a para-aorta lymph node metastasis in colorectal cancer prolongs relapse-free survival [J]. Int J Colorectal Dis, 2021, 36 (7): 1551-1560.

［5］　KUMAR S, NEYAZ Z, GUPTA A. The utility of 64 channel multidetector CT angiography for evaluating the renal vascular anatomy and possible variations: a pictorial essay [J]. Korean J Radiol, 2010, 11 (3): 346-354.

［6］　MAREK R, DZVINCUK P, HAMBALEK J, et al. Robotic paraaortic lymphadenectomy in oncogynecology. Double side docking of daVinci S system increases the success rates of high paraaortic lymph node dissection in endometrial cancer [J]. Ceska Gynekol, 2019, 84 (1): 4-17.

［7］　MIN B S, KIM N K, SOHN S K, et al. Isolated paraaortic lymph-node recurrence after the curative resection of colorectal carcinoma [J]. J Surg Oncol, 2008, 97 (2): 136-140.

［8］　NAKAI N, YAMAGUCHI T, KINUGASA Y, et al. Long-term outcomes after resection of para-aortic lymph node metastasis from left-sided colon and rectal cancer [J]. Int J Colorectal Dis, 2017, 32 (7): 999-1007.

［9］　OGURA A, AKIYOSHI T, TAKATSU Y, et al. The significance of extended lymphadenectomy for colorectal cancer with isolated synchronous extraregional lymph node metastasis [J]. Asian J Surg, 2017; 40 (4): 254-261.

［10］　ROSSI E C, KOWALSKI L D, SCALICI J, et al. A comparison of sentinel lymph node biopsy to lymphadenectomy for endometrial cancer staging (FIRES trial): a multicentre, prospective, cohort study [J]. Lancet Oncol, 2017, 18 (3): 384-392.

［11］　SAHARA K, WATANABE J, ISHIBE A, et al. Long-term outcome and prognostic factors for patients with para-aortic lymph node dissection in left-sided colorectal cancer [J]. Int J Colorectal Dis, 2019, 34 (6): 1121-1129.

［12］　SHINAGAWA T, TANAKA T, NOZAWA H, et al. Comparison of the guidelines for colorectal cancer in Japan, the USA and Europe [J]. Ann Gastroenterol Surg, 2017, 2 (1): 6-12.

［13］　SONG S H, PARK S Y, PARK J S, et al. Laparoscopic para-aortic lymph node dissection for patients with primary colorectal cancer and clinically suspected para-aortic lymph nodes [J]. Ann Surg Treat Res, 2016, 90 (1): 29-35.

［14］　SUN Y, DENG Y, LIN Y, et al. Minimally invasive para-aortic lymph node dissection in left-sided colonic and rectal cancer: experience based on a high-volume centre [J]. Colorectal Dis, 2023, 25 (4): 660-668.

［15］ SUN Y, JIU Z, YU L, et al. Indocyanine green fluorescence imaging guided laparoscopic para-aortic lymphadenectomy for rectal cancer with para-aortic lymph node metastasis-a video vignette [J]. Colorectal Dis, 2023, 25 (2): 340-341.

［16］ SUN Y, YU D, ZHONG J, et al. Para-aortic lymph node dissection in left-sided colorectal cancer: risk factors, prognostic impact, and therapeutic value [J]. J Surg Oncol, 2022, 8 (125): 1251-1259.

［17］ WEISER M R. AJCC 8th edition: colorectal cancer [J]. Ann Surg Oncol, 2018, 25 (6): 1454-1455.

［18］ WONG J S, TAN G H, TEO M C. Management of para-aortic lymph node metastasis in colorectal patients: a systemic review [J]. Surg Oncol, 2016, 25 (4): 411-418.

［19］ YAMAMOTO S, KANAI T, YO K, et al. Laparoscopic para-aortic lymphadenectomy for colorectal cancer with clinically suspected lymph node metastasis [J]. Asian J Endosc Surg, 2019, 12 (4): 417-422.

［20］ 胡祥. 日本第 15 版《胃癌处理规约》及第 5 版《胃癌治疗指南》更新内容解读 [J]. 中国实用外科杂志, 2017, 37 (4): 394-398.

［21］ 张少朋, 顾朝辉, 樊瑞新, 等. 铜绿假单胞菌注射液治疗盆腔淋巴结清扫术后淋巴漏的应用研究 [J]. 中华实验外科杂志, 2022, 39 (7): 1390-1392.

第十五章
腹腔镜低位直肠癌侧方淋巴结清扫术

一、适应证

①放化疗前侧方区域淋巴结短轴直径≥7mm;②放化疗后侧方区域淋巴结短轴直径≥5mm;③高分辨率 MRI 检查侧方淋巴结边缘不规则和内部信号混杂。至少具备以上三者之一。

二、禁忌证

①侧方淋巴结侵犯近端骶骨;②侧方淋巴结侵犯梨状肌及坐骨神经;③侧方淋巴结包绕髂外血管;④不可切除的远处转移。

三、术前准备

同腹腔镜低位直肠癌全直肠系膜切除术。

四、麻醉与围手术期镇痛

气管插管全身麻醉,围手术期镇痛同腹腔镜低位直肠癌全直肠系膜切除术。

五、体位

同腹腔镜低位直肠癌全直肠系膜切除术。进行侧方清扫时,操作者位于术野的对侧,即行左侧盆腔淋巴结清扫时术者位于患者右侧,此时保持患者体位不变(图 15-1)。进行右侧盆腔淋巴结清扫时,操作者位于患者左侧,此时将手术床调整至向左侧倾斜 30° 角(图 15-2)。

六、trocar 放置

行侧方淋巴结清扫术,trocar 的放置与腹腔镜直肠癌全直肠系膜切除术相同,无须添加辅助孔。常规采用五孔法,经脐放置 10~12mm trocar(A 点),充气后置入 30° 腹腔镜作为观察孔;平右髂前上棘内 2 横指处水平置入 10~12mm trocar 为主刀操作孔(B 点);于右锁骨中线,脐水平或略高置入 5mm trocar 为主刀副操作孔(C 点);于左锁骨中线,脐水平或略高置入 10~12mm trocar 为第一助手主操作孔(D 点);于左侧髂前上棘内 2 横指处置入 5mm trocar 为第一助手士副操作孔（C 点）（图 15-3）。

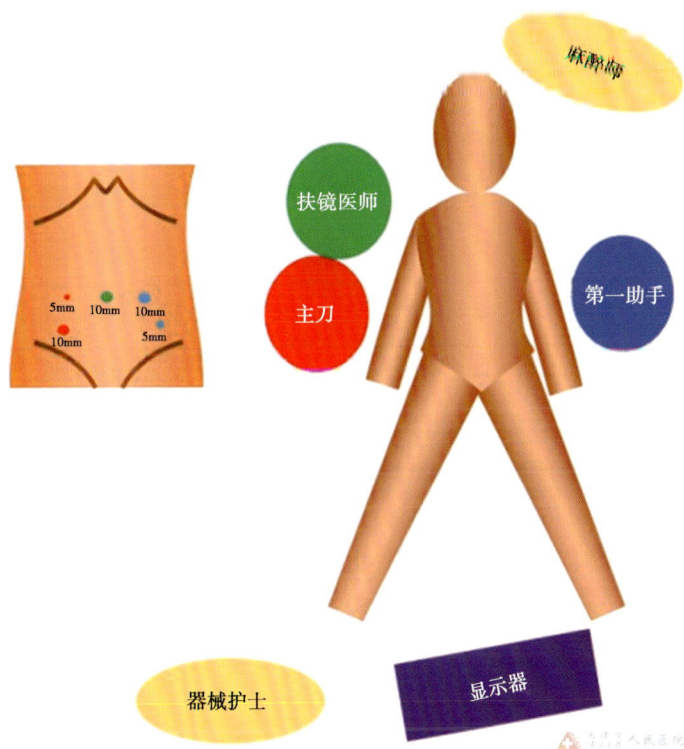

图 15-1 清扫左侧盆腔淋巴结术者站位

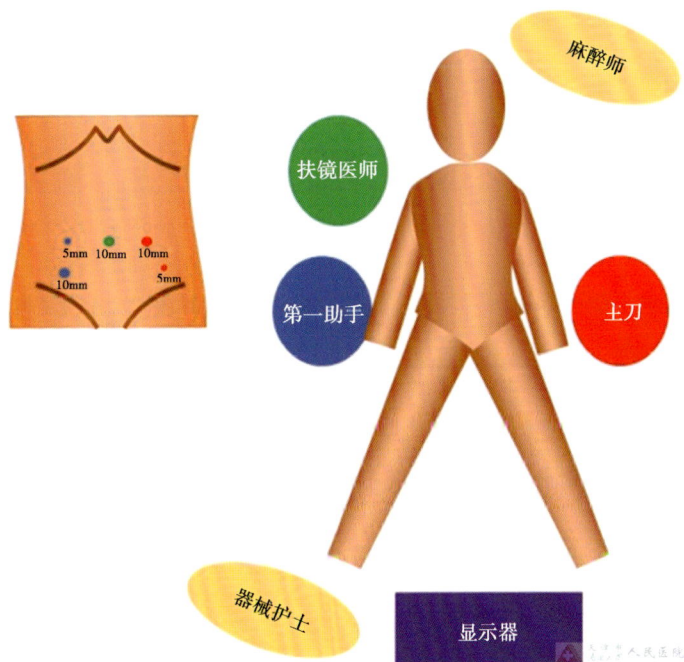

图 15-2 清扫右侧盆腔淋巴结术者站位

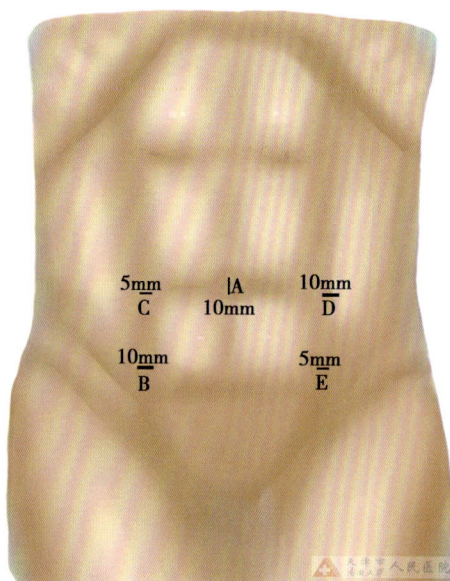

A. 10mm 经脐戳口；B. 10mm 戳口；C. 5mm 戳口；
D. 10mm 戳口；E. 5mm 戳口。

图 15-3　trocar 放置示意图

七、手术切除范围

理解手术切除的范围首先应该了解盆腔淋巴引流区域的解剖以及筋膜层面的概念和再认识。

1. 侧方引流区域解剖　盆腔侧方腔室的认识。

盆腔分为中央腔室及双侧的侧方腔室(图 15-4)。中央腔室分前腔、中腔、后腔,分别容纳泌尿、生殖器官及直肠。侧方腔室则是盆腔器官血液供应及淋巴引流的必要通路,了解盆腔侧方腔室的解剖对盆腔恶性肿瘤(包括起源自泌尿、生殖或直肠的恶性肿瘤)的淋巴转移阻断至关重要。

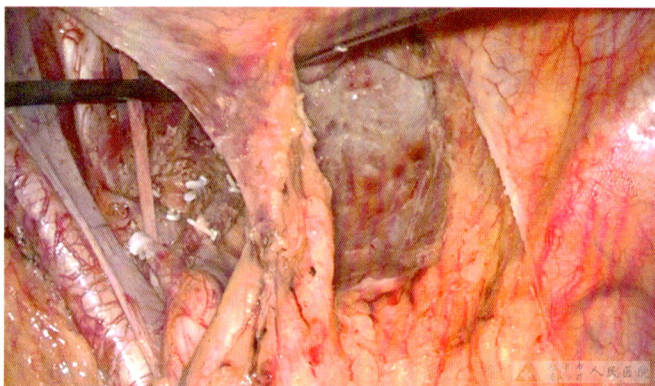

图 15-4　盆腔的中央腔室(后腔)及侧方腔室

从胚胎发育的角度看,盆骨发育向侧方牵拉盆壁筋膜与脏筋膜之间的间隙形成了盆腔侧方腔室。最彻底的淋巴清扫应该在保留重要血管及神经的基础上,将盆腔侧方腔室范围内的所有脂肪淋巴组织整块清除。在清除侧方淋巴脂肪组织后可清楚显示盆腔侧方腔室的内侧壁、外侧壁及背侧壁(图15-5、图15-6)。

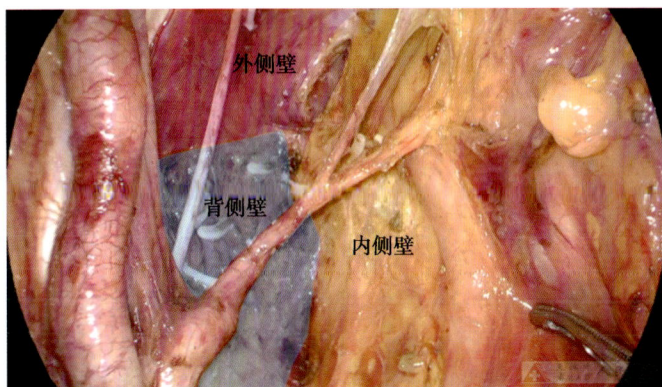

图 15-5　盆腔侧方清扫术后显示盆腔侧方腔室的壁(保留膀胱上动脉)

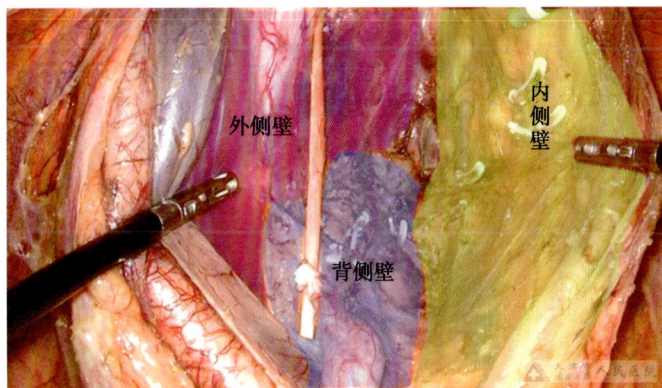

图 15-6　盆腔侧方清扫术后显示盆腔侧方腔室的壁(不保留膀胱上动脉)

　　盆腔侧方腔室的各个壁的组织构成均是侧方清扫手术当中重要解剖学标志,在手术中应将这些重点解剖学标志铭记于心。盆腔侧方腔室的内侧壁由膀胱侧壁和输尿管腹下神经筋膜构成;外侧壁由髂腰筋膜和闭孔筋膜组成;背侧壁由骶骨筋膜、梨状肌筋膜、坐骨神经前筋膜及尾骨肌筋膜组成,最尾侧为盆筋膜腱弓(图15-7)。

　　2. 两个关键筋膜层面的认识　输尿管腹下神经筋膜与膀胱腹下筋膜。

　　输尿管腹下神经筋膜又称尿生殖筋膜、尿生殖膈、输尿管系膜,它是多层结构,从肾前筋膜延续而来,包含有输尿管及其系膜、SHP、HN、S_2~S_4内脏神经支(图15-8)。膀胱腹下筋膜起源于胚胎早期的泄殖腔,泄殖腔接受髂内动脉前干血液供应,终末支是脐动脉,在胎儿时期脐动脉携带静脉血随尿囊一并进入脐带,出生后逐渐闭锁。膀胱腹下筋膜也是一个多层结缔组织结构(图 15-9),内包含有供应盆腔器官的血管及淋巴脂肪组织(第 263D 组淋巴结)。这两个关键的筋膜层面之间为疏松无血间隙(图 15-10),分离这一间隙可将盆腔自主神经层面与髂内淋巴脂肪组织分隔开来,达到优先保护盆腔自主神经层面及输尿管的目的。

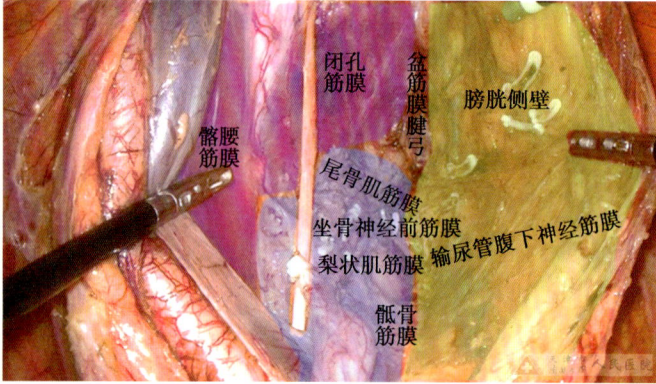

图 15-7　盆腔侧方腔室的内侧壁、外侧壁及底壁的组成

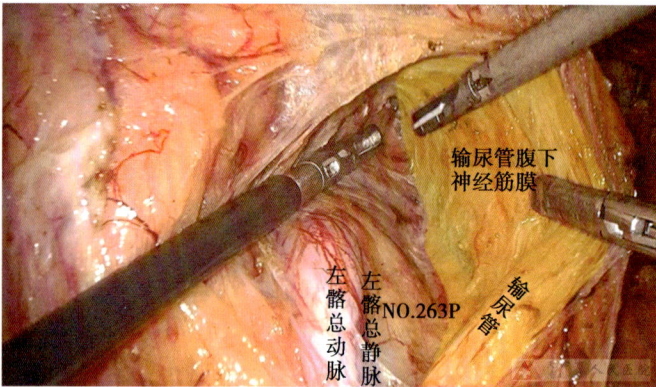

NO. 263P. 第 263P 组淋巴结。

图 15-8　输尿管腹下神经筋膜

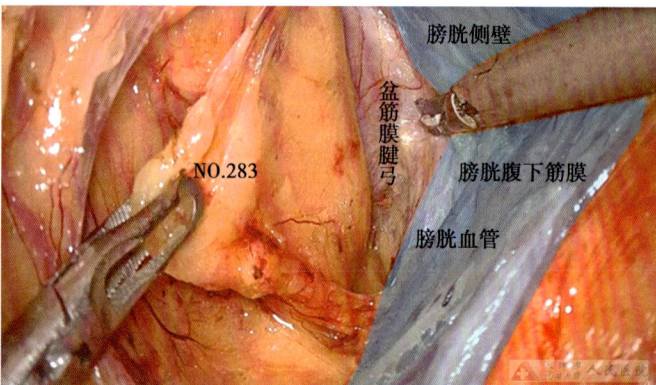

NO. 283. 第 283 组淋巴结。

图 15-9　膀胱腹下筋膜

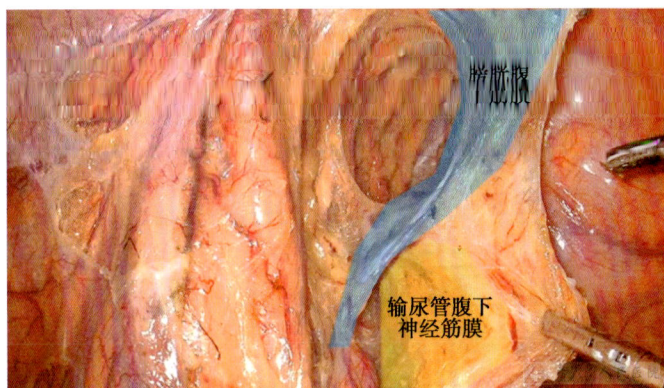

图 15-10　盆腔侧方腔室的两个筋膜

　　膀胱腹下筋膜与闭孔淋巴脂肪组织之间也是一个无血间隙。将这个间隙也充分分离后,膀胱腹下筋膜内盆腔器官血管蒂的内外侧均与周围组织结构分离开来。这一步骤无论在侧方淋巴结清扫术或是盆腔器官联合切除术都是关键的步骤,是将复杂手术简单化的关键步骤之一。

　　3. 侧方淋巴结分组　我国专家共识定义的侧方淋巴结包括髂内淋巴结、闭孔淋巴结、髂外淋巴结、髂总淋巴结以及腹主动脉分叉及骶前淋巴结(图 15-11)。日本《大肠癌处理规约》规定的分区:髂内淋巴结(包括第 263D 组和第 263P 组淋巴结,两者以膀胱上动脉为界);闭孔淋巴结(第 283 组淋巴结);髂外淋巴结(第 293 组淋巴结)、髂总淋巴结(第 273 组淋巴结)、腹主动脉分叉区域淋巴结(第 280 组淋巴结)(图 15-12)。

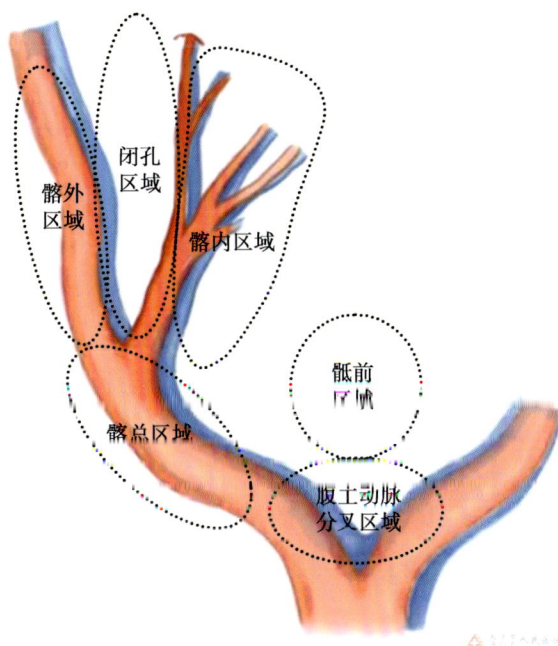

图 15-11　《中国直肠癌侧方淋巴结转移诊疗专家共识(2024 版)》侧方淋巴结分区

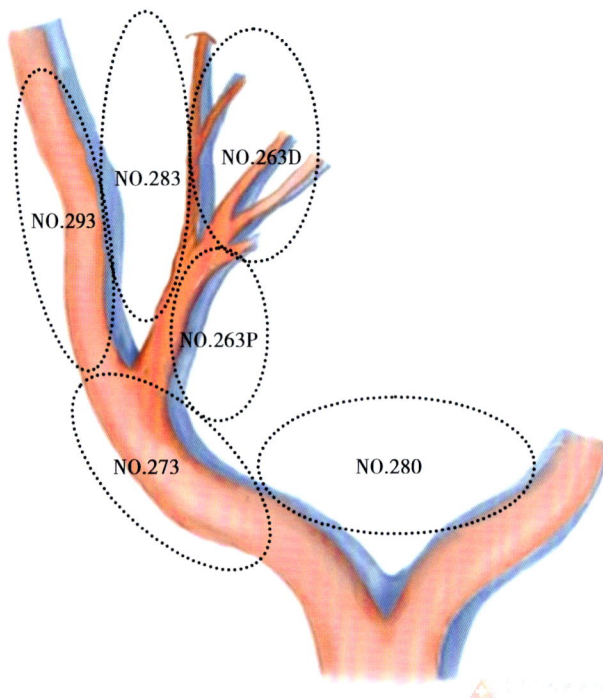

NO. 263D. 第 263D 组淋巴结; NO. 263P. 第 263P 组淋巴结; NO. 283. 第 283 组淋巴结;
NO. 293. 第 293 组淋巴结; NO. 273. 第 273 组淋巴结; NO. 280. 第 280 组淋巴结。

图 15-12　日本《大肠癌处理规约》规定的直肠癌侧方淋巴结分区

　　直肠癌的侧方引流通道是沿直肠中动脉引流,直肠中动脉可直接起源于髂内动脉或膀胱下动脉,无论何种起源,它均引流至膀胱腹下筋膜内,这就是第 263 组淋巴结,这组淋巴结也通常被认为是直肠癌侧方转移的前哨淋巴结,随后引流至第 263P 组及第 283 组淋巴结。第 283 组淋巴结在解剖上与第 263D 组淋巴结并没有确切界限,通常以阴部内动脉的左右侧进行影像学(MRI)区分,或者由术者手术过程中探查予以判定。当增大的淋巴结骑跨于阴部内动脉时(图 15-13),在预后研究中,通常被认定为第 283 组淋巴结。另外第 283 组淋巴结也可能是低位直肠癌经 IRA、阴部内动脉引流的首站淋巴结。Chen 等分析了日本大肠癌研究会(the Japanese Society for Cancer of the Colon and Rectum,JSCCR)数据库中的 3 487 例 pT$_3$~pT$_4$ 低位直肠癌患者的数据(所有病例均未行术前放化疗)显示,其中 279 例(8.0%)发生侧方转移的患者中,137 例(49.1%)仅发生髂内淋巴结转移,106 例(38.0%)转移至闭孔淋巴结,其中 16 例同时存在闭孔淋巴结和髂内淋巴结转移。JSCCR 指南第八版建议侧方淋巴结清扫范围是彻底清除髂内淋巴结及闭孔淋巴结。虽然 JSCCR 指南第九版将所有侧方区域的 6 组淋巴结均纳入切除范围,但目前仍存在争议。多项研究均提示除髂内淋巴结、闭孔淋巴结外其他组侧方淋巴结清扫的手术价值指数(therapeutic value index)几乎为零。《中国直肠癌侧方淋巴结转移诊疗专家共识(2019 版)》指出,进行侧方淋巴结清扫(lateral lymph node dissection,LLND)时应尽量彻底清除闭孔和髂内区域的淋巴结,对于其他部位侧方淋巴结转移(少于 3 枚)的病例,在联合放化疗的基础上,可考虑增加相应区域的淋巴结清扫。

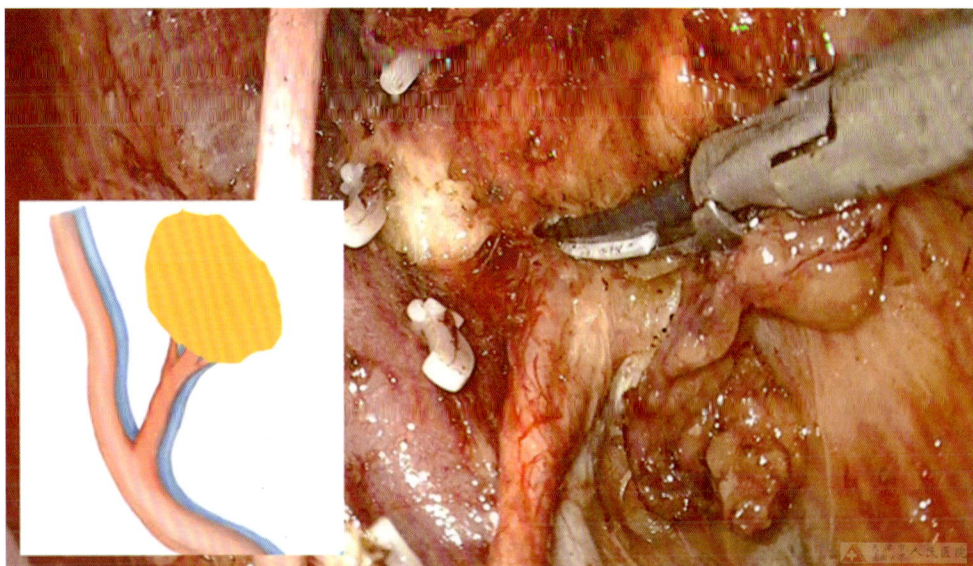

图 15-13 增大的淋巴结跨越阴部内动脉

4. **腹腔镜层面优先入路盆腔侧方淋巴清扫术淋巴结分区的术中所见** 在侧方淋巴结清扫术中,整块切除髂内淋巴结(第 263P 组及第 263D 组淋巴结)及闭孔淋巴结(第 283 组淋巴结)能够最大限度地减少淋巴结残留的机会。因此,我们在手术中首先确定淋巴结的分区,然后再进行整块(en bloc)切除。腹腔镜层面优先入路盆腔侧方淋巴结清扫术中,通过优先分离三个盆腔无血间隙后,首先确立淋巴结清扫的范围、边界(图 15-14、图 15-15)。

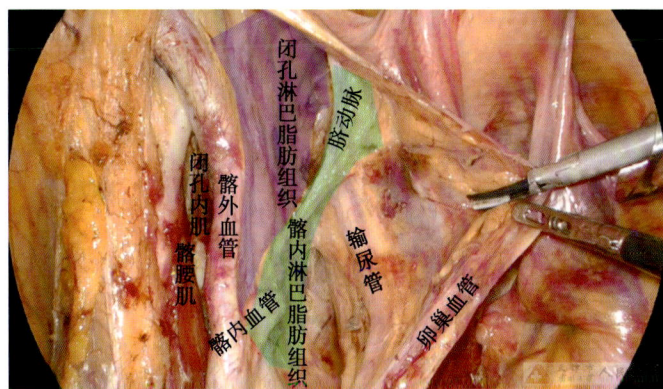

图 15-14 分离三个无血间隙后,确定了髂内及闭孔淋巴脂肪组织边界

八、手术操作

腹腔镜下层面优先入路盆腔侧方淋巴结清扫术总方针:优先分离无血筋膜层面,确定淋巴结界限,再清扫淋巴结。在手术中充分利用三个无血筋膜间隙:输尿管腹下神经筋膜与膀胱腹下筋膜间无血间隙;膀胱腹下筋膜与闭孔淋巴脂肪组织之间无血间隙;闭孔淋巴脂肪

组织与盆壁筋膜间无血间隙。充分分离这三个间隙后,淋巴结的边界即已确立,在清除过程中可大大避免副损伤。具体手术步骤如下。

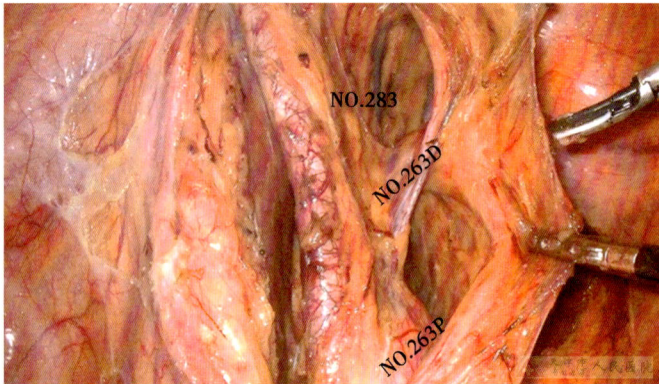

NO. 283. 第 283 组淋巴结;NO. 263D. 第 263D 组淋巴结;NO. 263P. 第 263P 组淋巴结。

图 15-15 分离三个无血间隙后,依据日本《大肠癌处理规约》的淋巴结分区

1. 打开后腹膜(图 15-16) 沿髂外动脉表面打开后腹膜是比较安全的选择。首先,髂外动脉的搏动易于识别;其次,髂外动脉表面有动脉鞘保护,不易损伤,操作简单安全。充分打开后腹膜,头侧自输尿管跨越髂血管处,尾侧至内环口。

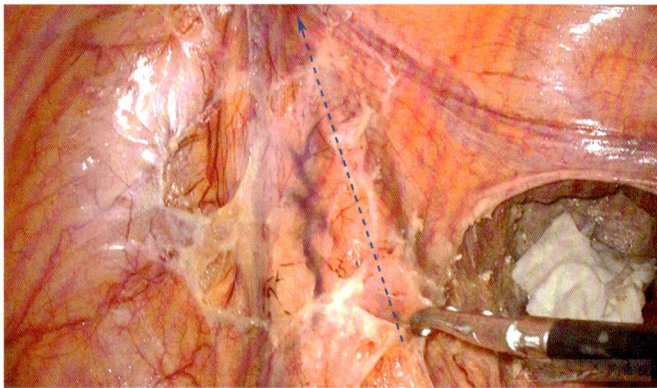

虚线示打开后腹膜切割线。

图 15-16 打开后腹膜

2. 分离输尿管腹下神经筋膜与髂内血管及其周围淋巴组织(膀胱腹下筋膜内侧面)的间隙(第一解剖层面)(资源 15-1) 将后腹膜向内侧牵拉,自髂血管表面可识别输尿管(图15-17)并观察到输尿管蠕动,分离输尿管及其系膜(输尿管腹下神经筋膜)与髂内血管及其周围脂肪淋巴组织(膀胱腹下筋膜内侧面)之间的疏松无血间隙。在适当的牵拉下,该间隙呈蜂窝状纤维交织间隙(图 15-18)。此间隙内仅有小的血管分支自髂血管及其周围淋巴组织走行至输尿管系膜内成为输尿管滋养血管(图 15-19),使用超声刀予以凝断,可以避免出血并保持视野清晰。沿此疏松间隙继续向背侧、尾侧充分分离。尾侧浅层达输精管动脉

（男）或子宫动脉（女）与输尿管交叉处，俗称"桥下流水"（图15-20）。尾侧深层可分离直至显露 S_3 或 S_4 内脏支，此处应避免过度分离导致盆腔内脏神经受损。背侧分离至骶骨筋膜（图15-21）。至此，将输尿管腹下神经筋膜与膀胱腹下筋膜的内侧面充分分离。

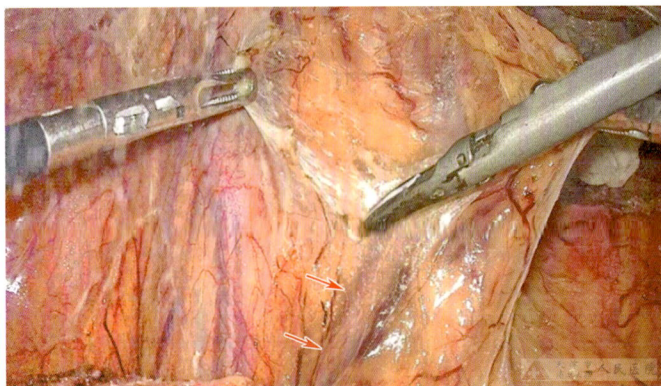

资源 15-1
分离第一无血
间隙

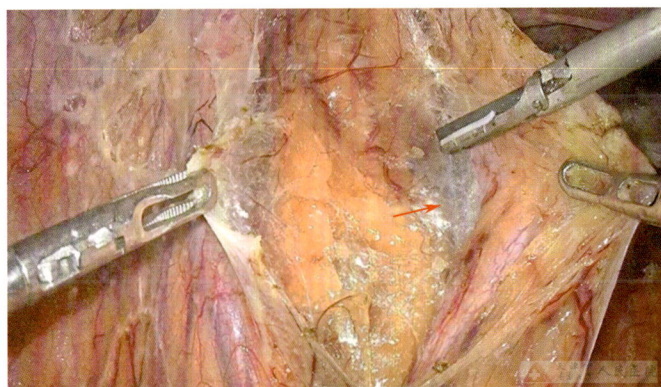

红色箭头示输尿管。

图 15-17　在髂血管表面识别输尿管

红色箭头示疏松无血间隙。

图 15-18　输尿管与髂内血管及其周围淋巴脂肪组织之间见疏松无血间隙

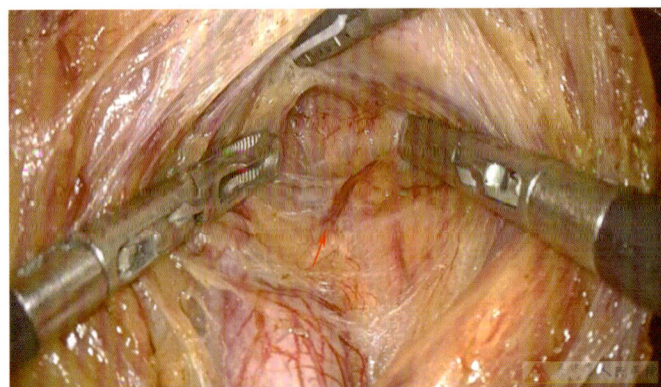

图 15-19　输尿管滋养血管（红色箭头示）

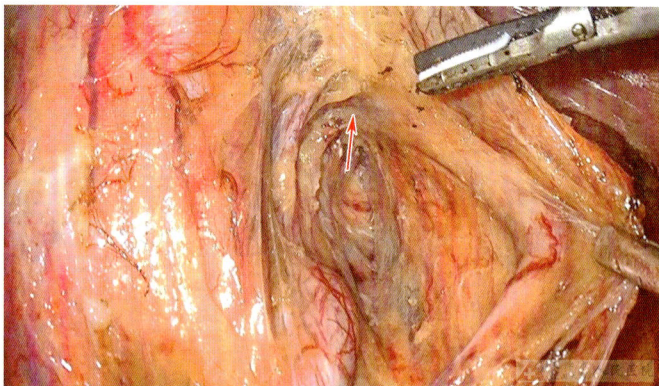

图 15-20　输精管动脉与输尿管交叉（"桥下流水"）（红色箭头示）

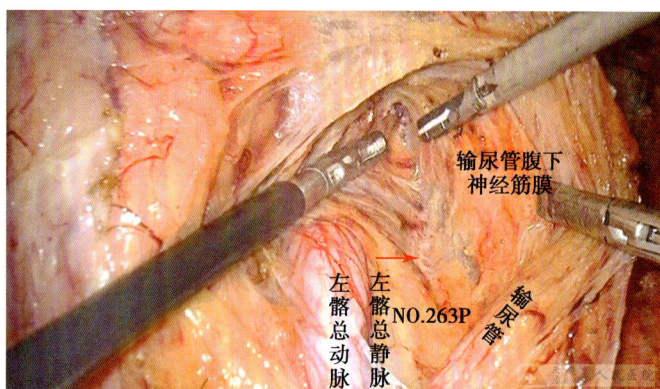

红色箭头示骶骨筋膜；NO. 263P. 第 263P 组淋巴结。

图 15-21　第一间隙背侧分离至骶骨筋膜

3. 分离膀胱腹下筋膜与闭孔淋巴脂肪组织之间筋膜间隙（分离第二解剖层面）（资源 15-2） 识别髂内动脉前干终末支，即闭锁脐动脉（延伸至脐外侧韧带），它标志着膀胱的外侧缘。沿脐动脉外侧分离膀胱壁与闭孔淋巴脂肪组织之间的间隙。该间隙也是疏松无血结缔组织间隙（图 15-22）。分离过程中可见膀胱侧壁以及其表面的膀胱动静脉（图 15-23），极少数情况下有膀胱血管发向闭孔的变异血管分支，应采取钝锐结合的分离方式，小心识别予以离断。此间隙充分向背侧分离可达尾骨肌表面，向尾侧分离到达盆筋膜腱弓（图 15-24）。

充分分离以上两个无血间隙后，界定了侧方淋巴脂肪组织的内侧边界（图 15-25）。两个间隙之间则是盆腔器官的动静脉（我们称之为盆腔器官的"血管蒂"）以及第 263D 组脂肪淋巴组织。

资源 15-2
分离第二无血间隙：内侧界

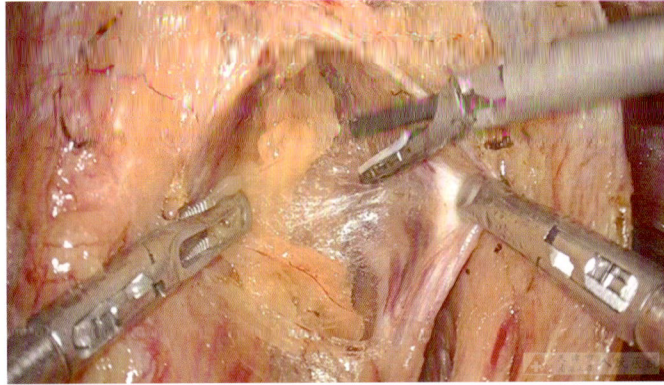

图 15-22　钳夹脐动脉向内侧牵拉，显露膀胱侧壁与闭孔淋巴组织之间的疏松无血间隙

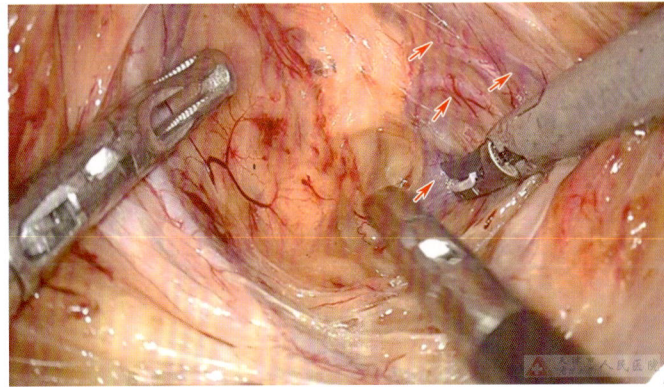

图 15-23　紧贴膀胱侧壁进行分离，可见膀胱上下动静脉及其分支位于膀胱表面（红色箭头）

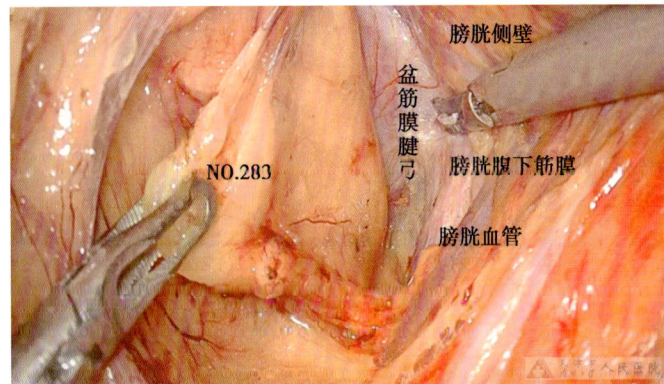

NO.283. 第 283 组淋巴结。

图 15-24　分离直至盆筋膜腱弓

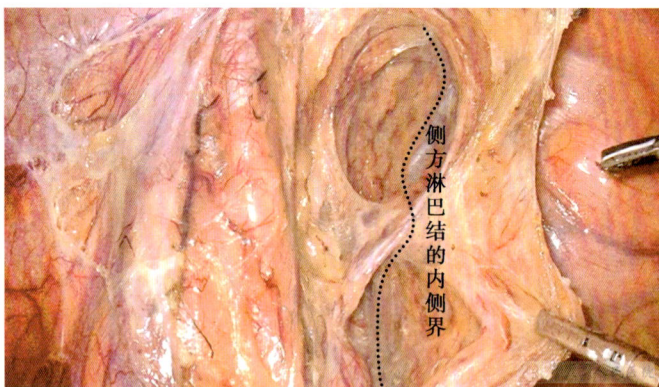

图 15-25   侧方淋巴结的内侧界

4. 分离盆壁筋膜与闭孔淋巴脂肪组织之间的筋膜间隙(分离第三解剖层面)   在界定了侧方淋巴组织的内侧面后进行淋巴组织外侧面的分离,即分离闭孔淋巴脂肪组织与盆壁筋膜之间的间隙,这也是疏松无血间隙,易于分离。大部分术者习惯经髂外血管内侧分离该间隙,我们的常用方法是通过髂外血管外侧分离这一间隙。两者各有优缺点,分述如下。

(1)自髂外血管外侧分离第三解剖层面:沿髂外动脉外侧分离髂外血管与盆壁筋膜之间的间隙,适当保留第 293 组淋巴结(图 15-26)。向内侧牵拉髂外动脉,即可显露髂腰筋膜,沿髂腰筋膜表面分离盆壁筋膜与闭孔淋巴脂肪组织之间的疏松无血间隙(图 15-27)。向背侧充分扩展至骶髂关节,显露髂腰血管,向尾侧拓展显露闭孔筋膜,向头侧拓展可显露闭孔神经上段、腰骶干,此时即充分将闭孔淋巴脂肪组织与盆壁筋膜分离,确定了侧方淋巴组织的外侧界(图 15-28、图 15-29、资源 15-3)。

继续分离闭孔淋巴组织背侧,沿髂内血管表面将闭孔淋巴组织与背侧的梨状肌筋膜、坐骨神经筋膜分离,显露髂内静脉并向尾侧拓展直至闭孔静脉根部(图 15-30),予以结扎、离断闭孔静脉(图 15-31)。此时确立了闭孔淋巴脂肪组织的背侧边界(图 15-32)(资源 15-4)。

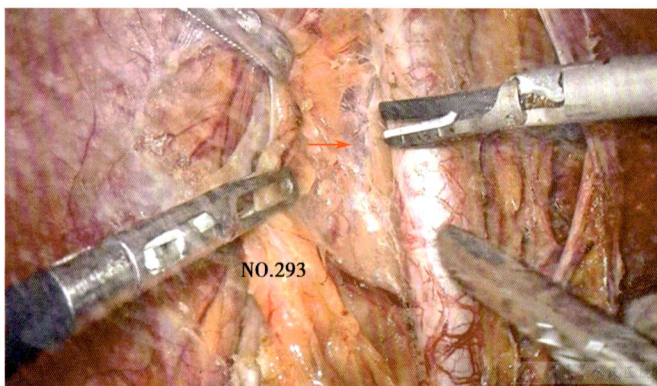

NO.293.第 293 组淋巴结。

图 15-26   自髂外动脉外侧分离第三间隙,保留第 293 组淋巴脂肪组织(红色箭头示)

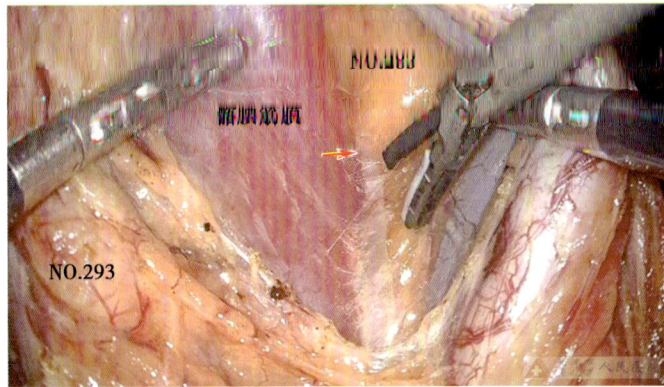

NO. 283. 第 283 组淋巴结；NO. 293. 第 293 组淋巴结。

图 15-27 髂腰筋膜与闭孔淋巴脂肪组织间无血管间隙（红色箭头示）

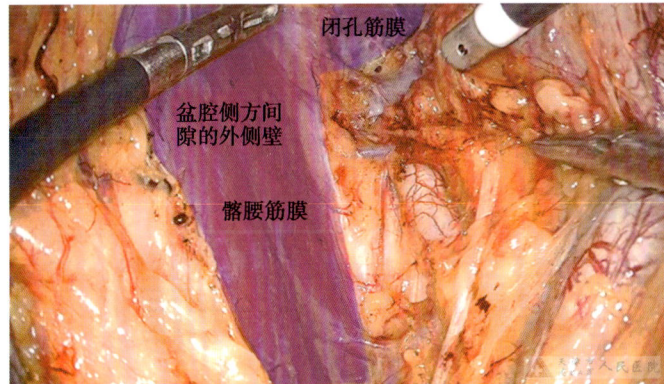

图 15-28 盆壁筋膜（髂腰筋膜及闭孔筋膜）

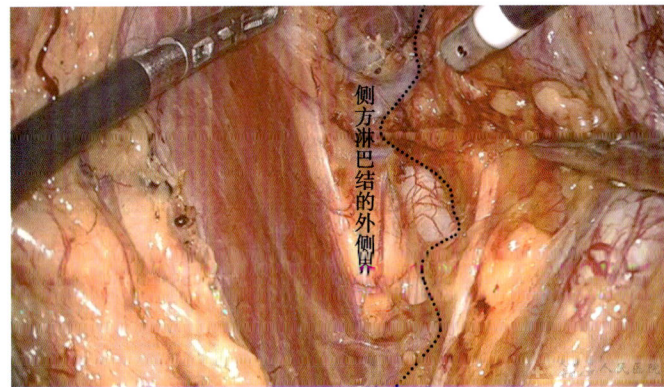

图 15-29 侧方淋巴结的外侧界线

资源 15-3
分离第三无血间
隙：外侧界

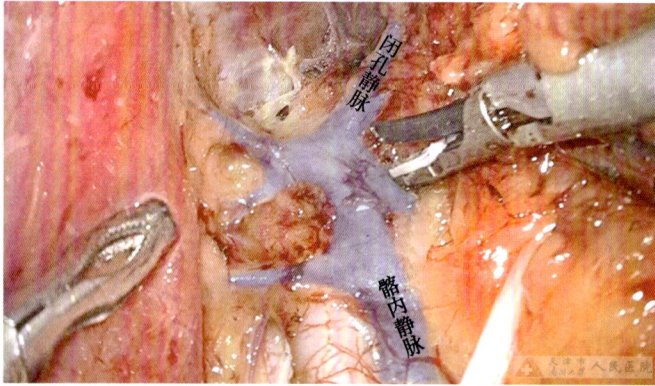

图 15-30 继续沿盆壁筋膜向背侧分离显露髂内动静脉分支,离断闭孔静脉

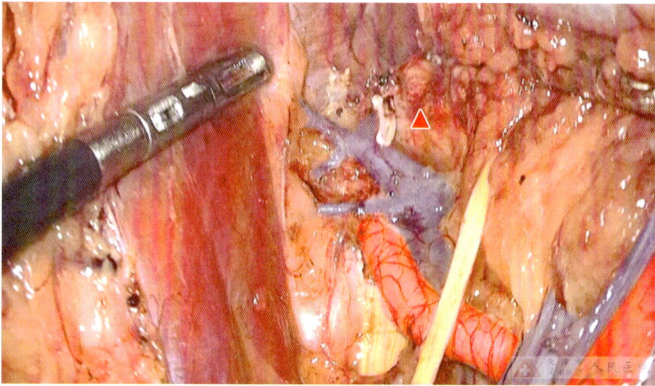

红色箭头示闭孔淋巴脂肪组织。

图 15-31 背侧分离后显露闭孔神经、腰骶干及髂内血管

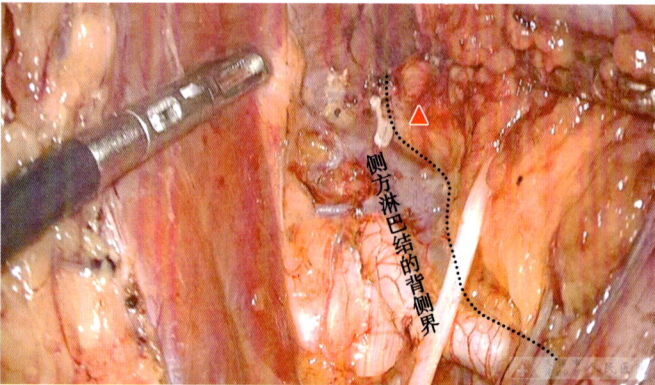

资源 15-4
分离第三无血间
隙:背侧界

红色箭头示闭孔淋巴脂肪组织。

图 15-32 背侧分离后确定侧方淋巴脂肪组织的背侧界

（2）自髂外血管内侧分离第三解剖层面。国内外大部分术者习惯自髂外血管内侧分离进行淋巴清扫。打开髂外静脉血管鞘，分离第 283 组淋巴结与髂腰筋膜间隙，保留了髂外动脉血管鞘、部分髂外静脉鞘及第 293 组淋巴结（图 15-33）。在分离过程中应小心分离髂内外静脉交叉处，该交叉通常低于髂内外动脉交叉，是导致术中意外出血的高危部位（妇科医师习惯称之为"虎口"）；同时，在此交叉的深部即有闭孔神经通过，此处也是闭孔神经损伤的常见部位，应格外警惕（图 15-34、图 15-35）。

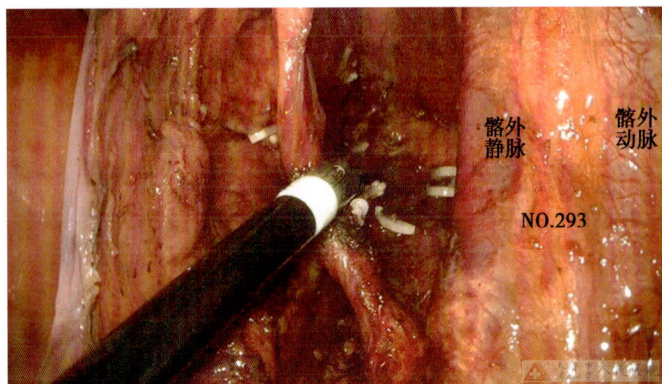

NO. 293. 第 293 组淋巴结。

图 15-33　经髂外静脉内侧分离第三间隙，保留髂外动脉血管鞘、部分髂内静脉血管鞘及第 293 组淋巴脂肪组织。

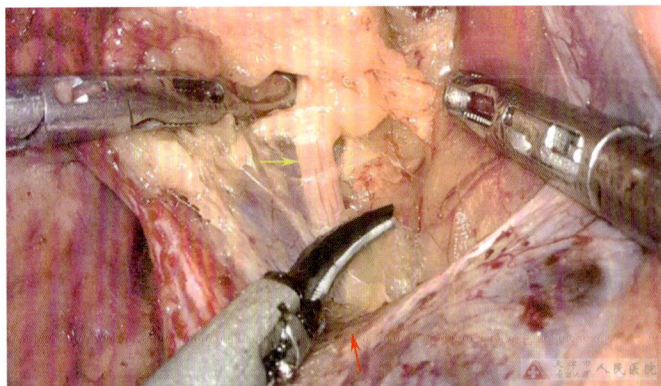

红色箭头示髂内外静脉分叉；黄色箭头示闭孔神经。

图 15-34　经髂外静脉内侧分离第三间隙

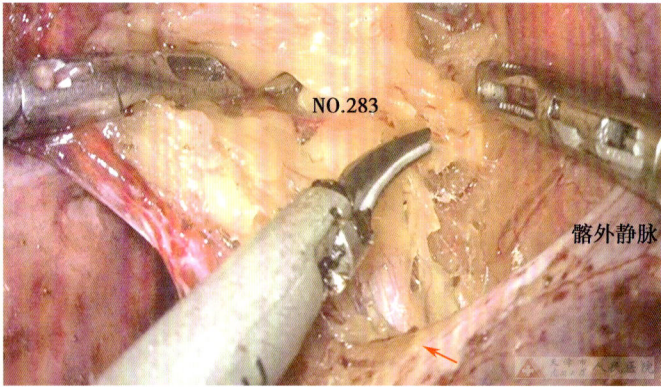

NO. 283. 第 283 组淋巴结；红色箭头示髂内外静脉分叉处及其
背侧的闭孔神经。

图 15-35　经髂外静脉内侧分离髂腰筋膜与第 283 组淋巴结间隙

　　笔者经验：自髂外血管外侧分离第三筋膜间隙可获得更加宽阔的视野，获得相对较大的手术空间，允许在髂外动静脉背侧平动脉分叉处稍上方离断闭孔淋巴脂肪组织的头侧背侧，并将闭孔淋巴脂肪组织自背侧壁分离，使得闭孔淋巴脂肪组织变得表浅，尤其在髂内外分叉处存在增大融合的闭孔淋巴结时，可使增大的淋巴结变得表浅、活动，从背侧髂内动静脉复杂分支上分离开来，手术也更加安全（图 15-36~ 图 15-41）。另外，采用髂外血管外侧分离时，宜将第 293 组淋巴结保留，以降低下肢水肿的风险。经髂外血管内侧分离的方法操作更加简单，手术费时相对较少且可避免过多地清扫第 293 组淋巴结，但此入路视野相对狭窄，尤其在有增大融合的淋巴结时，术野易被遮挡，增加手术难度，如此时对背侧的髂内血管分支走行缺乏预判会增加手术出血的风险。因此，熟练掌握经髂外血管外侧分离的方法是非常必要的。

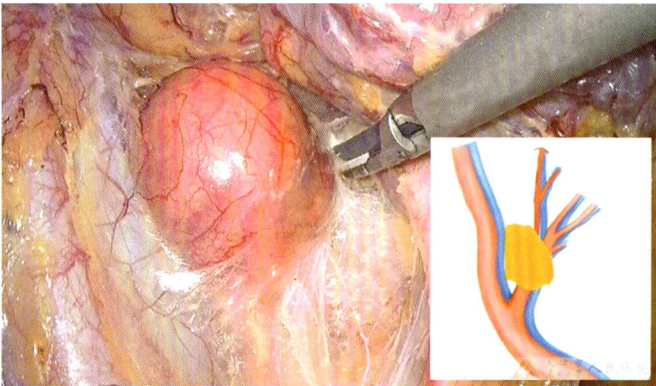

**图 15-36　增大的淋巴结位于髂内外静脉分叉处，经髂外血管内侧
分离视野受阻**

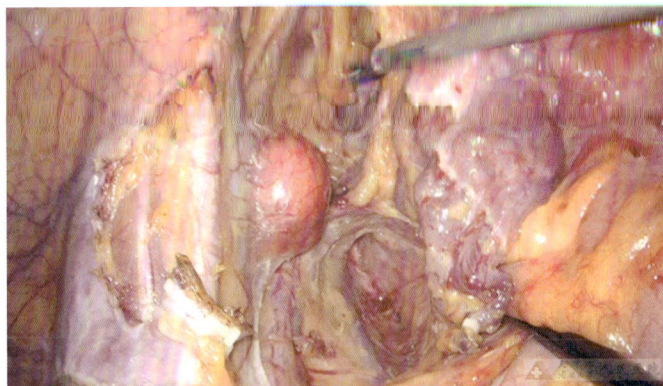

图 15-37　第一、第二间隙拓展结束可见增大的淋巴结占据闭孔窝头侧，经髂外血管内侧入路受阻

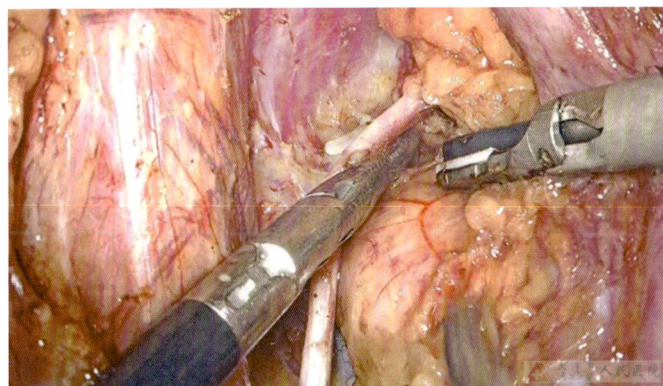

图 15-38　经髂外动脉外侧拓展第三间隙见增大淋巴结位于髂内外静脉分叉处，紧贴髂内静脉表面及其分支

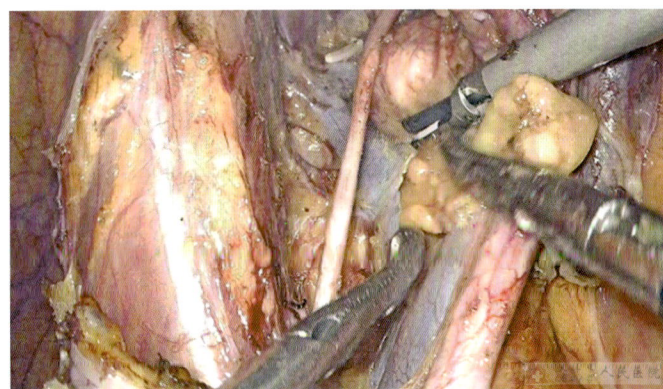

图 15-39　继续拓展背侧间隙将闭孔淋巴组织与髂内血管及背侧壁分离

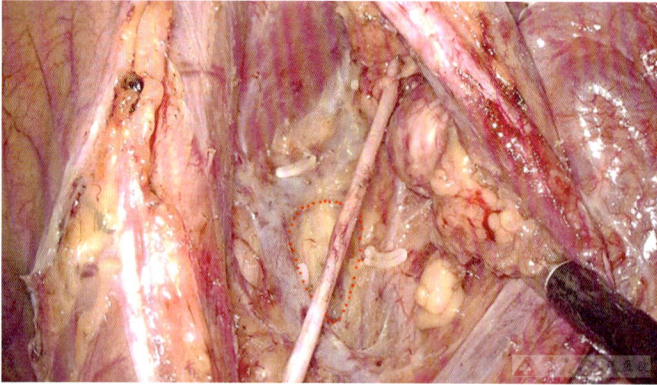

图 15-40　闭孔淋巴组织自背侧壁分离,增大的淋巴结根部自坐骨神经筋膜
表面游离,其根部周围被髂内动脉及静脉分支环绕(红色虚线)

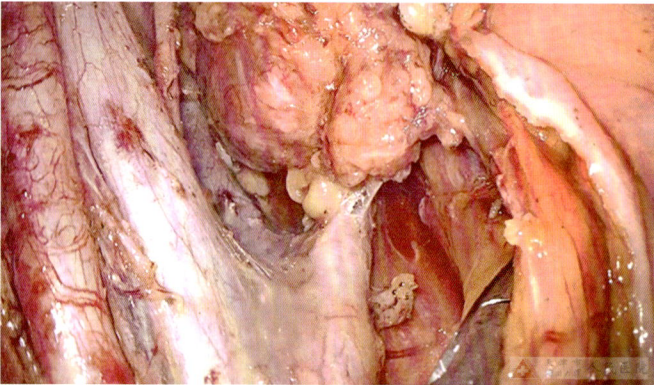

图 15-41　增大淋巴结变得表浅、游离

　　5. **清扫闭孔区淋巴脂肪组织(第 283 组淋巴结)(资源 15-5)**　将闭孔淋巴
组织自髂外血管鞘上剥离(图 15-42),向尾侧继续分离,显露耻骨降支、闭孔筋膜
(图 15-43)。沿闭孔筋膜表面离断闭孔淋巴结尾侧,注意保护闭孔神经,紧贴闭孔筋膜钳
夹切断闭孔动静脉(图 15-44),并将闭孔淋巴脂肪组织自盆筋膜腱弓、尾骨肌表面剥离(图
15-45)。转而进行头侧腹侧分离,将闭孔淋巴组织自髂内外动脉分叉处离断,并沿髂内动脉
表面继续游离(图 15-46)。此时闭孔区域淋巴脂肪组织尾侧、头侧均离断,经阴部内动脉与
髂内淋巴组织相互延续,待与髂内淋巴结一并切除。

　　6. **清扫髂内淋巴脂肪组织(第 263P 组和第 263D 组淋巴结)**　在髂内外动脉分叉水
平,于髂内动脉内侧分离第 263P 组淋巴结,打开髂内静脉血管鞘,剥离淋巴脂肪组织并向尾
侧分离至髂内动脉前干(图 15-47、资源 15-6)。

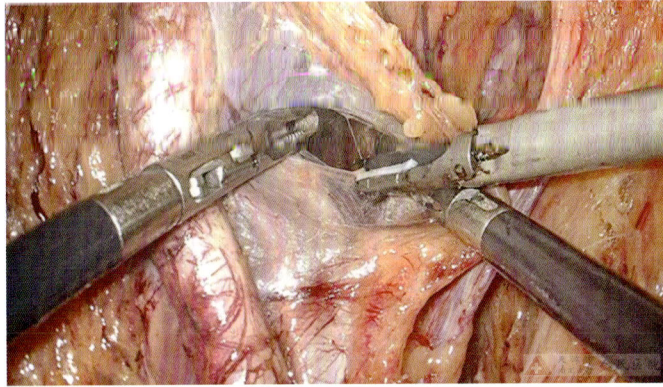

图 15-42 闭孔淋巴脂肪组织自髂外血管鞘剥离

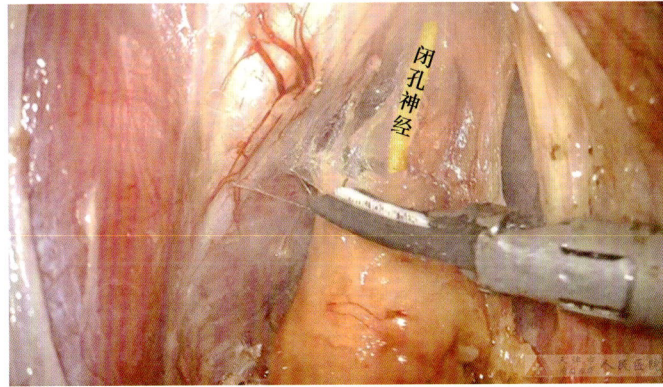

图 15-43 显露耻骨降支及闭孔神经下段

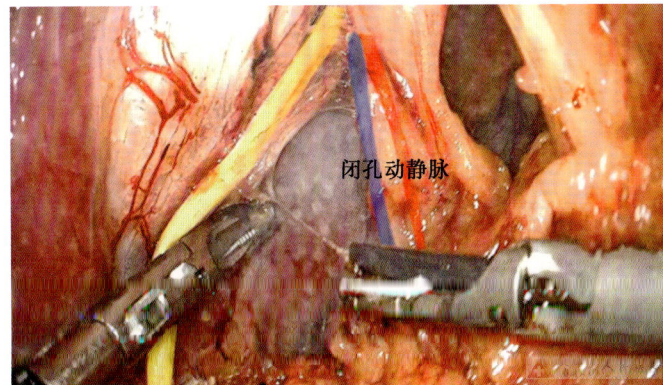

图 15-44 全程保护闭孔神经,近闭孔管离断闭孔动静脉及
第 283 组淋巴结尾侧

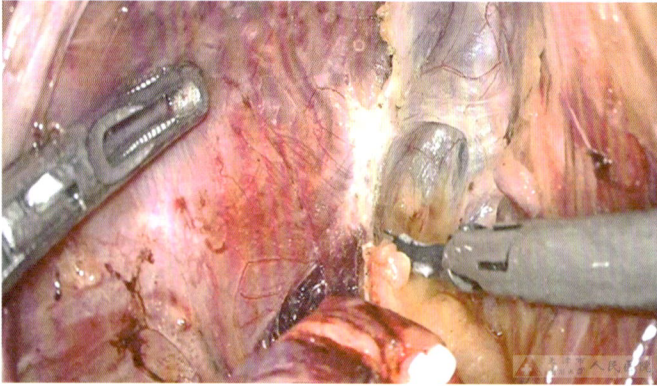

图 15-45　将第 283 组淋巴结尾侧自盆筋膜腱弓剥离

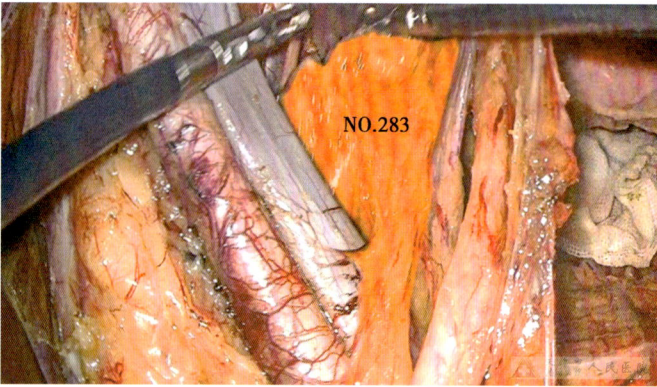

NO. 283. 第 283 组淋巴结。

图 15-46　离断第 283 组淋巴结头侧

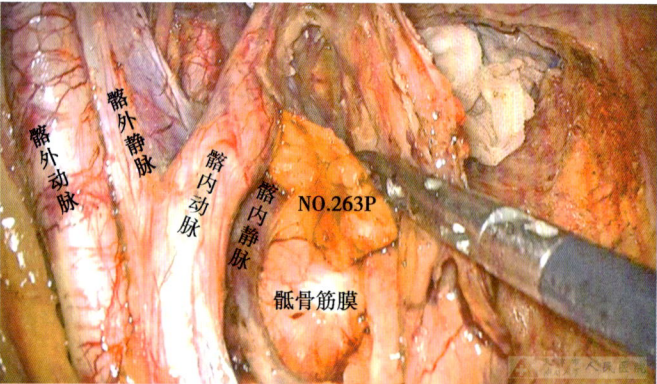

NO. 263P. 第 263P 组淋巴结。

图 15-47　清扫第 263P 组淋巴结

资源 15-6
清扫第 263P 组
淋巴结

　　继续向尾侧分离,在单侧清扫时,离断髂内血管前干主干,并沿后干分离,离断所有发向内脏方向的血管分支(膀胱腹下筋膜内的所有血管分支),最终沿阴部内动脉到达阴部管(图15-48~图15-50)。在离断膀胱下血管时应注意避免损伤其尾侧(靠近阴部管处)的S$_4$神经内脏支及阴部神经(图15-51)。此时全程显露阴部内动脉直达阴部管,同时侧方淋巴脂肪组织仅内侧与膀胱侧壁附着。在这种情况下,向外侧牵拉侧方淋巴组织,紧贴膀胱与输尿管腹下神经筋膜表面离断膀胱动静脉、脐动脉、子宫动脉等内侧端,最终整块切除(en bloc 切除)侧方淋巴组织(图15-52、图15-53)。有时在膀胱下动脉或直肠中动脉血管周围可见小的淋巴结,须紧贴膀胱壁切除,避免残留阳性淋巴结(图15-54、资源15-7)。

　　在进行双侧清扫时,予以保留膀胱上动脉并将血管周围脂肪淋巴组织自血管鞘剥离。笔者观点是不保留膀胱下动静脉,因为此处是直肠癌侧方转移的第一站,也是最容易导致残留的位置。术中全程显露阴部内动脉或者切除阴部内动脉,以及切除膀胱下动静脉是判定清扫彻底性的标准之一。

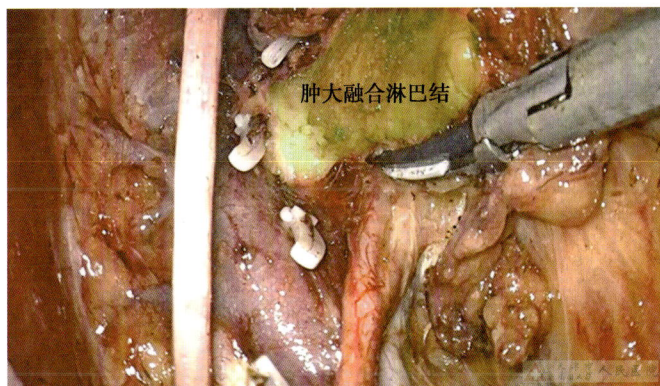

图 15-48　沿阴部内动脉继续向尾侧分离

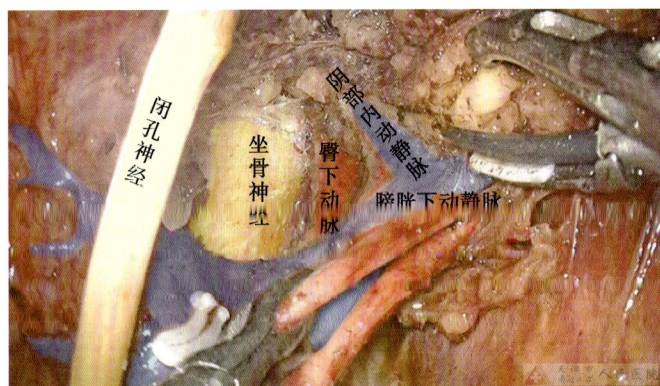

图 15-49　显露所有分向盆腔脏器的血管分支

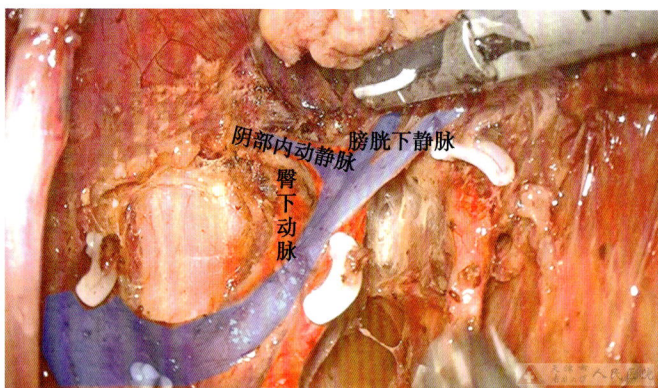

图 15-50   逐一显露及离断膀胱下静脉（多支型）

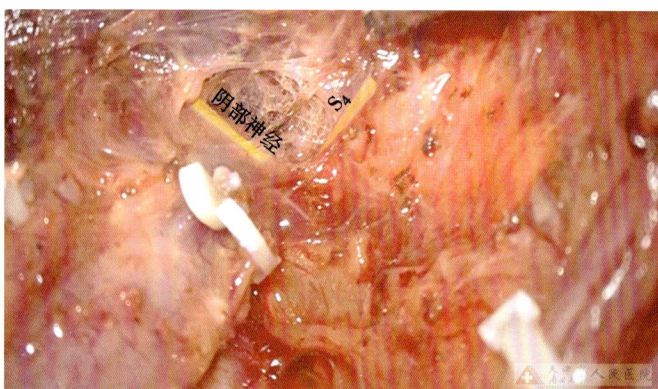

S₄. 第 4 骶神经

图 15-51   膀胱下动静脉离断后在其尾侧靠近阴部管部位可见阴部神经及 S₄ 内脏支

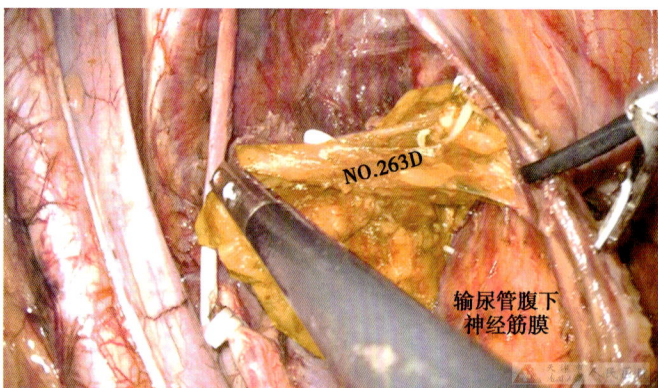

NO. 263D. 第 263D 组淋巴结。

图 15-52   将侧方淋巴脂肪组织向外侧牵拉，紧贴输尿管腹下神经筋膜及膀胱侧壁分离
膀胱血管及清除第 263D 组淋巴脂肪组织

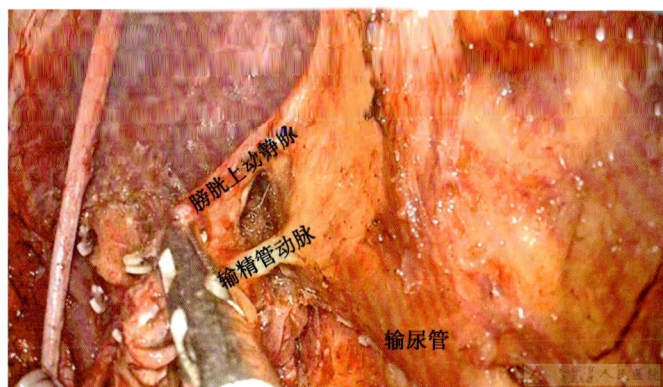

图 15-53 贴近输尿管腹下神经筋膜及膀胱表面离断血管

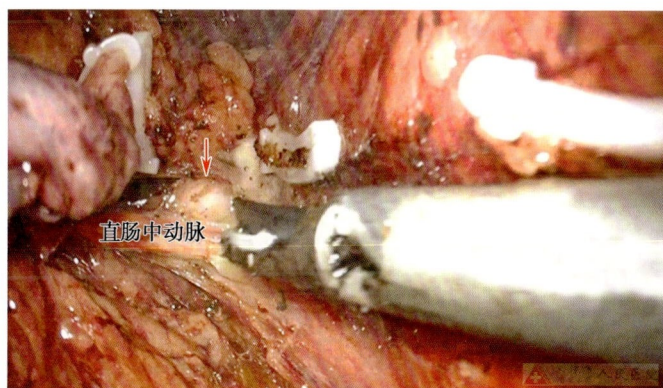

资源 15-7
清扫第 263D 组
淋巴结

图 15-54 离断血管时应紧贴膀胱表面避免残留小的淋巴结

7. 切开盆筋膜腱弓,贯通侧方淋巴结,清扫后腔隙及 TME 后腔隙(资源 15-8) 钝锐结合切开盆筋膜腱弓,使盆腔侧方腔室与盆底互通,从而使渗出液经该通道引流至盆底,经引流管引至体外,避免术后渗出液在侧方腔室积聚,形成术后淋巴囊肿(图 15-55、图 15-56)。

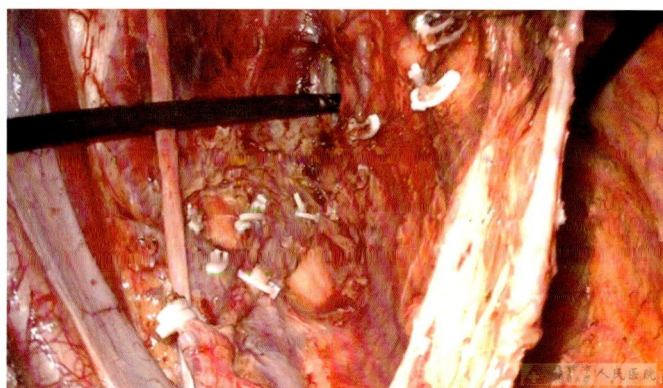

资源 15-8
打开盆筋膜腱弓

图 15-55 钝锐结合打开盆筋膜腱弓

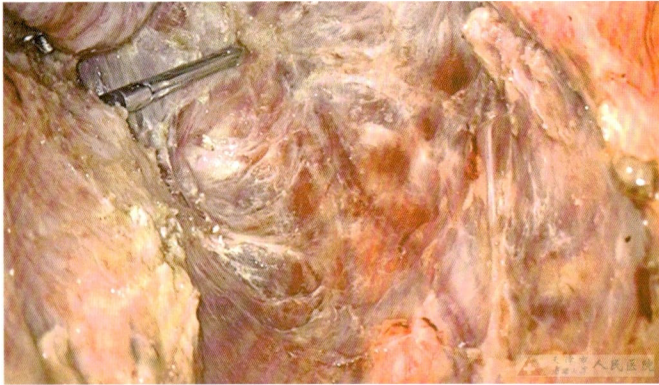

图 15-56　侧方腔室与肛提肌上腔相沟通

8. 移除侧方淋巴组织后检查术野（资源 15-9）　清除侧方淋巴结后显示盆腔侧方腔室全貌，侧方腔室各壁平整，解剖结构清晰。笔者的习惯是单侧清扫切除所有髂内血管内脏支，双侧清扫至少保留一侧膀胱上动脉（图 15-57、图 15-58）。

资源 15-9
最后视野展示

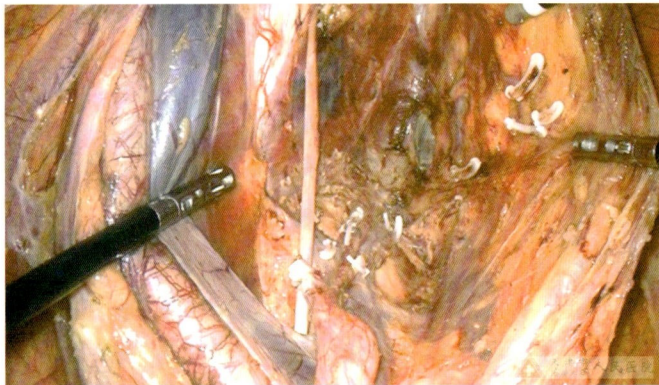

图 15-57　不保留膀胱上动脉术后视野

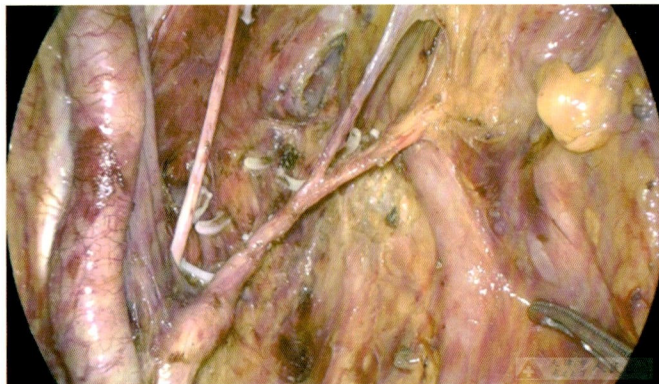

图 15-58　保留膀胱上动脉术后视野

9. 关闭后腹膜　可吸收缝线连续缝合关闭后腹膜,避免小肠嵌顿及粘连,盆腔侧方腔室无须额外放置引流(图 15-59、图 15-60)。

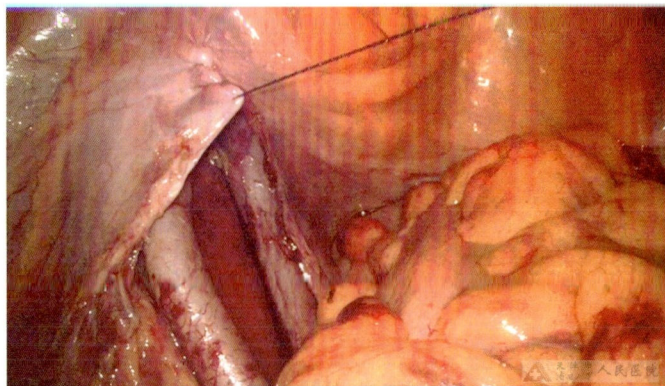

图 15-59　关闭后腹膜

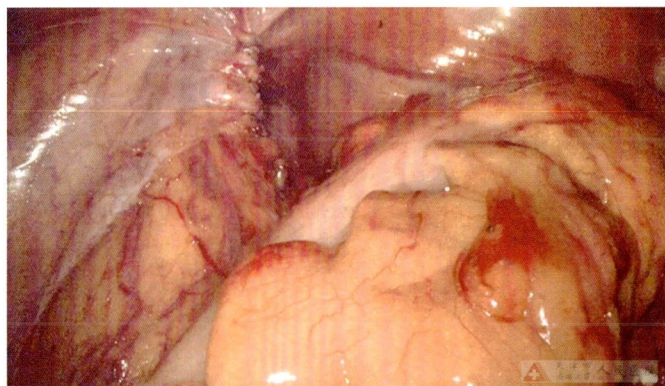

图 15-60　后腹膜已关闭

总结:直肠癌侧方淋巴结清扫是肛肠外科医师公认的难度较高的手术之一。究其原因,一是肛肠科医师大多对盆腔侧方腔室的解剖认识不足,二是盆腔侧方血管神经网络丰富导致的手术难度增加。随着层面外科的发展,外科医师对盆腔侧方腔室的解剖有了更新的认识。从筋膜层面的角度去思考可使复杂的解剖变得简单,利用层面之间的无血间隙则可以使手术操作变得安全易行。我们介绍的方法是一个高质可重复性的手术方式,在拓展层面及清除淋巴结的过程中,逐一显露关键的解剖标志,最终可获得满意的淋巴清扫效果。

(杨红杰　孙 轶)

―――― 参考文献 ――――

[1]　孙轶, 杨红杰, 张智春, 等. 层面优先入路直肠癌侧方淋巴结清扫术的解剖学研究 [J]. 结直肠肛门外科, 2021, 27 (3): 203-206.

［2］ SUN Y, LIAN L, ZHANG H, et al. The feasibility and technical strategy of a fascia space priority approach in laparoscopic lateral lymph node dissection for advanced middle and low rectal cancer: a retrospective multicentre study [J]. Wideochir Inne Tech Maloinwazyjne, 2021, 16 (2): 312-320.

［3］ 孙轶, 张锡朋. 直肠癌侧方淋巴结清扫术的研究进展 [J]. 结直肠肛门外科, 2021, 27 (3): 207-210.

［4］ 中国医师协会内镜医师分会腹腔镜外科专业委员会, 中国医师协会结直肠肿瘤专业委员会腹腔镜专业委员会, 中华医学会外科学分会结直肠外科学组. 中国直肠癌侧方淋巴结转移诊疗专家共识 (2019 版)[J]. 中华胃肠外科杂志, 2019, 22 (10): 901-912.

［5］ CHEN Z, SASAKI K, MURONO K, et al. Oncologic status of obturator lymph node metastases in locally advanced low rectal cancer: a Japanese multi-institutional study of 3 487 patients [J]. Ann Surg Oncol, 2022, 29: 4210-4219.

［6］ CHOI S H, CHANG J S, YOON H I, et al. Mapping of lateral pelvic lymph node recurrences in rectal cancer: a radiation oncologist′s perspective [J]. J Cancer Res Clin Oncol, 2018, 144 (6): 1119-1128.

［7］ 孙轶, 张智春, 杨红杰, 等. 层面优先入路在腹腔镜低位直肠癌侧方淋巴结清扫术中的应用 [J]. 结直肠肛门外科, 2020, 26 (1): 35-40.

［8］ SUN Y, ZHANG Z, ZHOU Y, et al. Fascial space priority approach in laparoscopy: lateral pelvic lymph node dissection for advanced low rectal cancer [J]. Tech Coloproctol, 2020, 24 (4): 335-336.

16

第十六章
腹腔镜腹股沟淋巴结清扫术

直肠癌发生腹股沟转移的发生率为 1.3%（40/3 125）~4.3%（14/323），直肠癌累及肛管者可高达 11.0%（16/145）；可发生同时性转移（同时出现或原发灶术后 6 个月内出现）与异时性转移（原发灶术后 6 个月后出现）；直肠下段与肛管癌可发生直肠上方、侧方及下方（腹股沟方向）淋巴转移；AJCC 分期属 M_1，常伴有远处器官或盆腔复发，孤立性或异时性淋巴转移预后较好，一般建议全身化疗和 / 或局部放疗，而非外科淋巴结清扫；有报道手术后 5 年总生存率为 75%，未手术 5 年总生存率<10%。

一、适应证

1. 病理活检证实或 MRI 示淋巴结短径>10mm，边缘不规则，合并坏死与团块浸润或 PET/CT 示高代谢摄取，未侵犯股血管与神经。
2. 无远处不可切除转移灶。

二、禁忌证

1. 全身多发转移。
2. 合并严重心肺疾病。

三、术前准备

ICG 经肛齿线上注射，方法同腹主动脉旁淋巴结清扫术。

四、麻醉与围手术期镇痛

同第十章。

五、体位

水平分腿位。

六、手术相关解剖

1. 腹股沟皮肤层次

（1）皮肤。

（2）Camper 筋膜（脂肪层）：皮下血管网，须保留。

（3）半透明膜性解剖平面：手术层面。

（4）Scarpa 筋膜（膜性层）：浅组淋巴结，为清扫层面。

（5）阔筋膜：股血管前方及内侧深组淋巴结，为清扫层面。

（6）大腿肌肉。

2. 大隐静脉分支   大隐静脉分支于卵圆孔处汇入股静脉，有五条属支：腹壁浅静脉、旋髂浅静脉、阴部外静脉、股内侧静脉、股外侧静脉（图 16-1）。

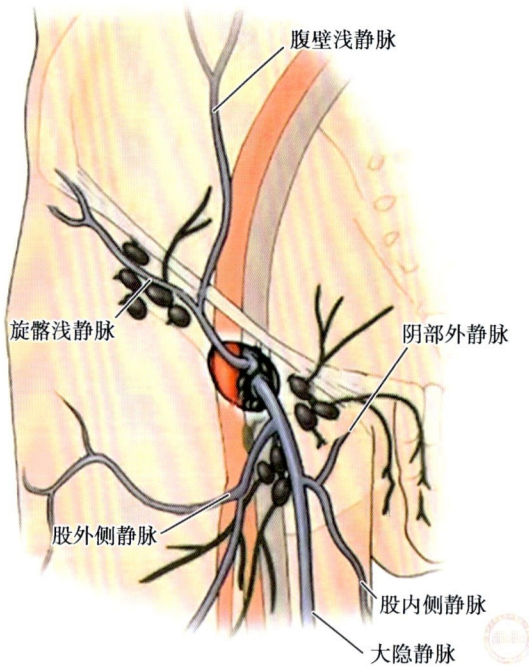

图 16-1   大隐静脉分支

3. 腹股沟淋巴结分布   包括浅组淋巴结和深组淋巴结（图 16-2）。

（1）浅组淋巴结：位于 Camper 筋膜与阔筋膜之间。上外侧组位于大隐静脉孔外侧，收受臀部及下腹壁的淋巴引流；上内侧组位于大隐静脉孔中央，收受会阴及外生殖器的淋巴引流，为直肠癌腹股沟方向回流的主要路径；下内 / 外侧组位于大隐静脉孔下方，收受小腿淋巴引流。

（2）深组淋巴结：位于阔筋膜与股静脉之间。沿大腿股静脉及周围分布，引流下肢深部、女性阴蒂及男性阴茎的淋巴。

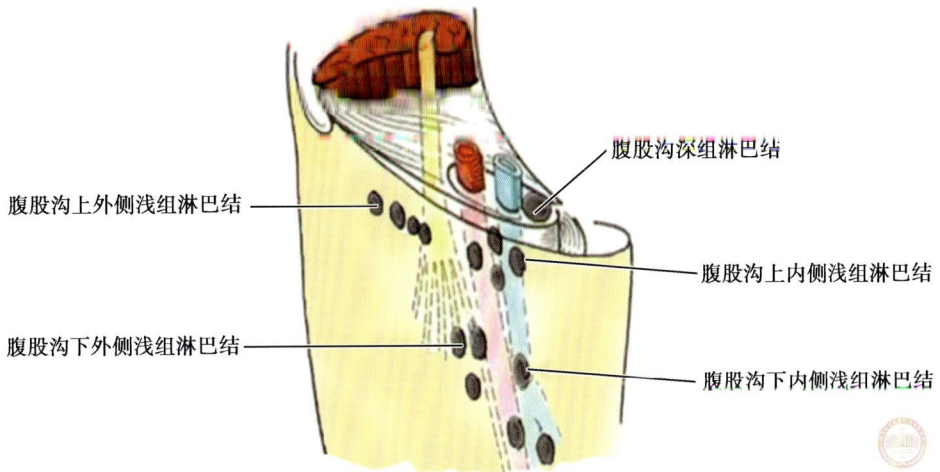

图 16-2 腹股沟淋巴结分布

腹股沟深组淋巴结
腹股沟上外侧浅组淋巴结
腹股沟上内侧浅组淋巴结
腹股沟下外侧浅组淋巴结
腹股沟下内侧浅组淋巴结

4. 腹股沟主要解剖标志 股三角是腹股沟淋巴结清扫的中心。其上界为腹股沟韧带,外界为缝匠肌内缘,内界为长收肌;内容物(从外向内)依次为股神经、股动脉和股静脉(图 16-3)。

七、腹股沟淋巴结清扫范围

1. 清扫浅组淋巴结 清扫 Camper 筋膜深方至阔筋膜表面的淋巴脂肪组织,上界至腹股沟韧带上方 3cm,外侧至缝匠肌内侧缘,内侧至长收肌的内侧缘,下方至股三角顶端。

2. 清扫深组淋巴结 于卵圆孔切开,显露股动脉、股静脉及股神经,切除股血管周围的淋巴脂肪组织。

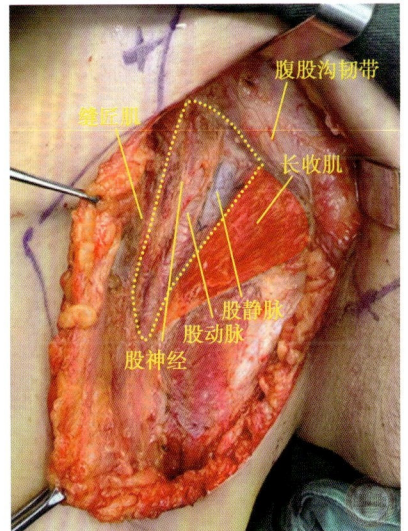

八、手术操作

手术操作视频可见资源 16-1 和资源 16-2。

1. trocar 布局操作空间建立(图 16-4) 参考腔镜甲状腺叶切除术的皮下潜腔建造方法,在髂前上棘下方 15.0cm 与耻骨结节下方 15cm 连线中点行气腹针穿刺,注气,扩展分离潜腔。然后做 1.0cm 切口,置入 trocar(C,持镜孔)接气腹机(压力 10~15mmHg)。经两侧 0.5cm 切口放入相应 trocar,穿刺潜腔。用电钩或超声刀沿 Camper 筋膜下方分离扩大潜腔,上达髂前上棘与耻骨结节内侧连线上方 3.0cm,外达髂前上棘与耻骨

图 16-3 股三角活体解剖
开放腹股沟淋巴结清扫后术野,池畔教授术中图。

腹股沟韧带 缝匠肌 长收肌 股静脉 股动脉 股神经

资源 16-1 双侧腹股沟淋巴结清扫
资源 16-2 左侧腹股沟淋巴结清扫

结节内侧下方 15.0cm 内的横形连线的区间皮下。上述皮下潜腔上皮可经腔外皮下缝合 6 针牵拉。

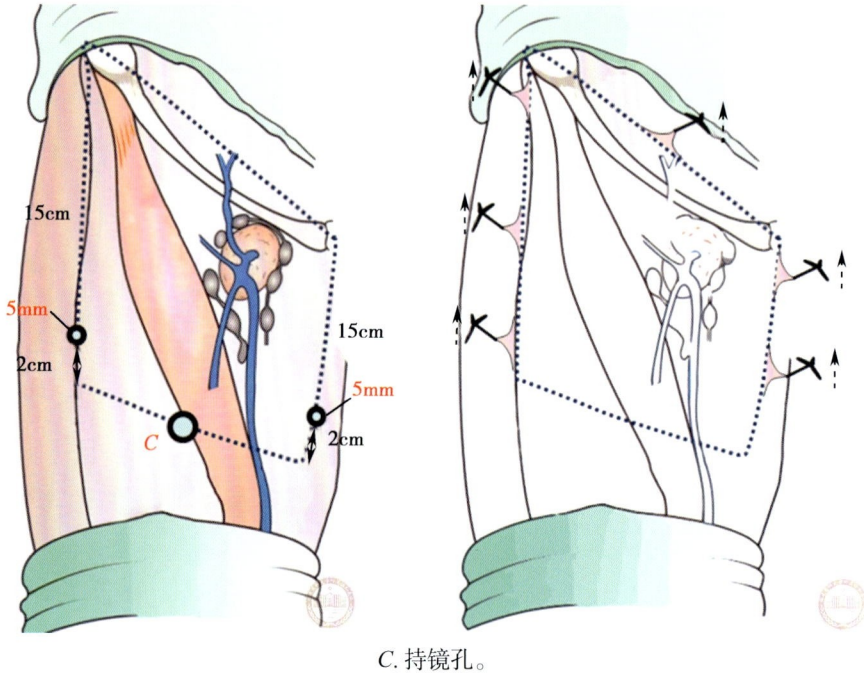

C.持镜孔。

图 16-4　trocar 布局与皮下缝合 6 针牵拉示意图

2. 清扫浅组淋巴结　清扫 Camper 筋膜深面至阔筋膜浅面的淋巴脂肪组织,上界至腹股沟韧带上方 3.0cm,外侧至缝匠肌内侧缘,内侧至长收肌内侧缘,下方至股三角顶端。通常用 ICG 可清楚显露上内侧组淋巴结(其收纳会阴及生殖器淋巴)(图 16-5),沿长收肌内侧缘由下向上将其清扫(图 16-6)。显露并清扫腹股沟上方淋巴脂肪组织,所遇浅静脉尽可能保留。沿股三角顶端向上或股浅静脉分支找到大隐静脉,再顺其显露分离股静脉,向外分离显露股动脉,股神经不必显露,沿着缝匠肌内侧缘由下向上清扫至腹股沟上 3.0cm(图 16-7、图 16-8)。

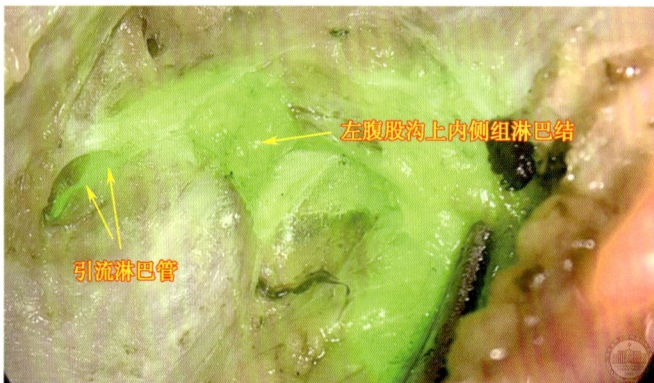

图 16-5　ICG 示踪左腹股沟上内侧组淋巴结

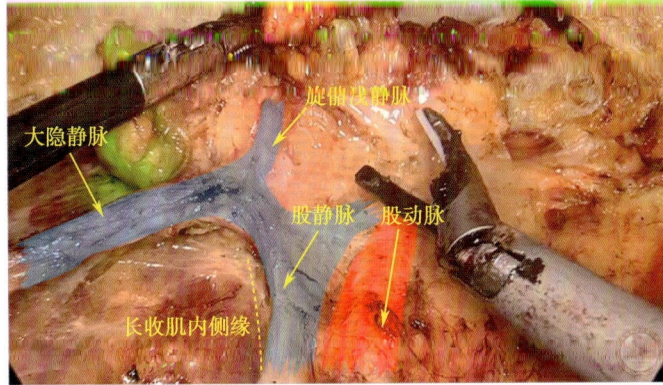

图 16-6 沿长收肌内侧缘由下向上将其清扫（左腹股沟淋巴结清扫视野）

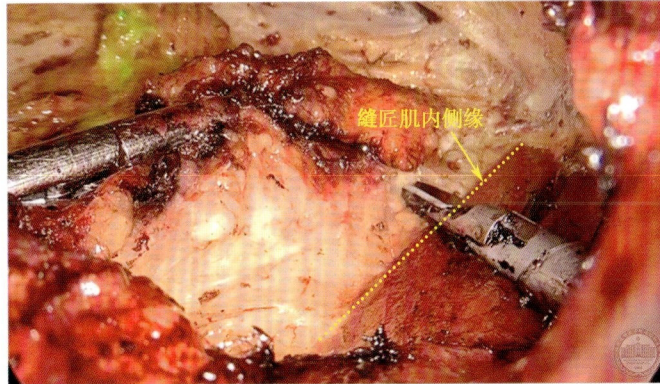

图 16-7 沿着缝匠肌内侧缘由下向上清扫（左腹股沟淋巴结清扫视野）

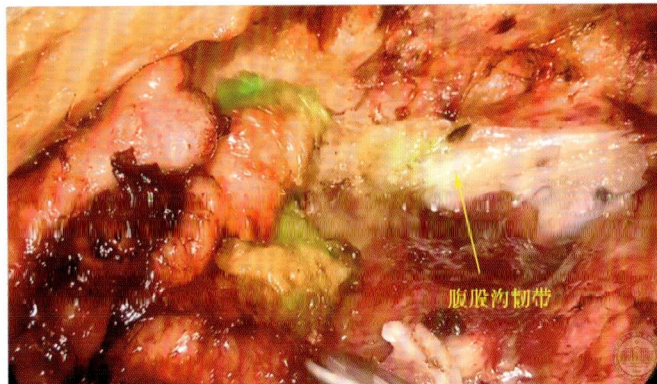

图 16-8 腹股沟韧带显露（左腹股沟淋巴结清扫视野）

3. 清扫深组淋巴结　深组淋巴结多位于股静脉内侧至腹股沟韧带下方,在股动静脉显露后沿股静脉内侧,通过 ICG 显示可较容易清扫达腹股沟韧带内下方,可见染色的较粗的淋巴管,用血管夹结扎切断为妥,尽可能避免术后淋巴漏(图 16-9)。

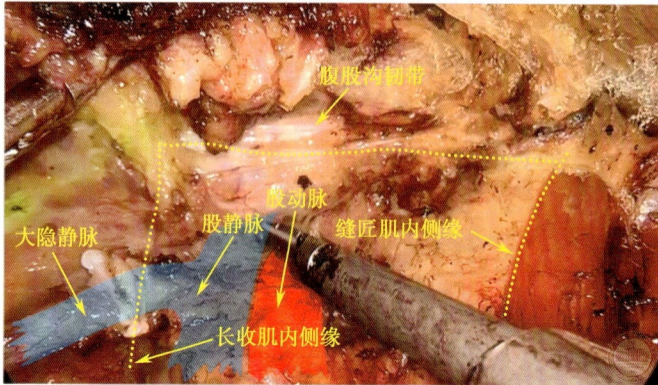

图 16-9　清扫后术野(左腹股沟淋巴结清扫视野)

4. 取标本、冲洗、放引流管　经 1.0cm 扩张,置入标本袋,将标本取出,创面冲洗吸净,将铜绿假单胞菌注射液 1 支(1ml)用生理盐水稀释成 5ml 后注入创面,置入引流管,夹管 2~5 小时后开放。

九、并发症和难点

该术式术后最常见并发症为淋巴漏,术后引流管应持续低负压吸引,以促进潜腔组织塌陷。其术后引流管引流量常由多到少,如术后引流量持续超过 50ml/d,可使用铜绿假单胞菌注射液。如第 2 天引流量仍未见减少,可连续注射 2~3 次,直至引流量减少至小于 5ml/d,方可拔除引流管。如拔除引流管后腹股沟术区再次肿胀,可予细针穿刺,重新采用铜绿假单胞菌注射液 2~3 次,多可治愈。铜绿假单胞菌注射液使用期间应注意心电监护。

(池　畔)

———— 参考文献 ————

[1]　GRAHAM R A, HOHN D C. Management of inguinal lymph node metastases from adenocarcinoma of the rectum [J]. Dis Colon Rectum, 1990, 33 (3): 212-216.

[2]　TOCCHI A, LEPRE L, COSTA G, et al. Rectal cancer and inguinal metastases: prognostic role and therapeutic indications [J]. Dis Colon Rectum, 1999, 42 (11): 1464-1466.

[3]　WANG R, WU P, SHI D, et al. Risk factors of synchronous inguinal lymph nodes metastasis for lower rectal cancer involving the anal canal [J]. PLoS One, 2014, 9 (11): e111770.

[4]　SUN Y, LIN Y, LIU Z, et al. Combined laparoscopic lymphoadenectomy of lateral pelvic and inguinal nodal metastases using indocyanine green fluorescence imaging guidance in low rectal cancer after

preoperative chemoradiotherapy: a case report [J]. BMC Gastroenterol, 2022, 22 (1): 123.

[5]　SUN Y, JIANG W, LIN Y, et al. Organ preservation with local excision and indocyanine green fluorescence imaging guided video endoscopic inguinal lymphadenectomy for rectal cancer with bilateral inguinal lymph node metastasis-a video vignette [J]. Colorectal Dis, 2023, 25 (6): 1296-1298.

17

第十七章

腹腔镜结直肠癌根治术的术中、术后并发症防治策略

本章将该类手术的并发症按术中与术后并发症分别论述。文献中很少阐述术中并发症的防治,故笔者重点结合个人经验加以总结,供同道们借鉴。以下并发症录像多为 10 年前搜集,当年腹腔镜清晰度差,超声刀为第一代,止血效果差,且处于探索阶段。

第一节 术中并发症

一、穿刺所致大血管损伤

1. **原因** 文献统计资料显示,开放法与闭合法(Veress 针)建立气腹相比较,前者更为安全;术者经验至关重要,主要是穿刺锥用力不当盲穿所致损伤。文献报道每 1 000 次穿刺危险例次为 0.8,第一穿刺占血管损伤的 75%;梭形穿刺锥比圆形穿刺锥血管损伤更多见。

2. **临床表现** 气腹难以建立,突发不明原因低血压,镜下见腹膜后血肿迅速增大。

3. **预防** ①应用 Veress 针穿刺时,采用滴水试验证实气腹针是否在腹腔内;②经验不足、无把握时,采用开放法建立气腹;③应用一次性钝头穿刺锥,穿刺时两侧巾钳要提紧,使腹壁尽量抬高远离其下大血管。

4. **治疗** ①一旦怀疑腹膜后大血管损伤,要立即中转开腹,压住血肿出血点。由于血肿巨大,要迅速找到出血点往往有难度。②迅速准备血管外科缝合器械,同时请血管外科医师协助处理。

二、高碳酸血症

1. **原因** ①严重而广泛的皮下气肿,因穿刺针误入腹膜外,trocar 反复脱出致皮下间隙增大,特别是老年患者;②肌松效果不佳,腹压过高>16mmHg;③手术时间长,腹膜吸收 CO_2 量多;④术前心肺功能差。

2. 临床表现　心肺功能异常。

3. 预防　①术中严密监测呼气末二氧化碳、血压、血氧饱和度、肺通气量、呼吸道压力、血气与心功能；②术中保持良好肌松，尽量缩短手术时间；③术中常规用缝线将 trocar 固定于腹壁；④术后常规查血生化，及时发现。

4. 治疗　术中一旦发现高碳酸血症，应尽快结束手术，排出腹腔内 CO_2，特别是皮下、纵隔广泛气肿的老年患者或术前心肺功能不佳者。

三、肠管损伤

1. 原因　大宗病例报告显示，腹腔镜手术肠管损伤的发生率为 0.08%~2%，如术中未被发现，术后易延误诊治，酿成严重后果。肠管损伤多发生于以下情况：①既往有腹部手术史，原切口经脐部者；②胃肠严重胀气者；③穿刺误伤；④电凝钩与超声刀热损伤；⑤改变体位，尖锐器械进出 trocar 不当所致。

2. 临床表现　肠管热损伤后肠壁多呈灰白色；术后近期出现不明原因腹膜炎。

3. 预防

(1) 在脐周使用巾钳抓提腹壁以增加腹膜壁层与脏器之间的距离，能够有效预防 trocar 腹腔脏器损伤。

(2) 对近脐部既往有手术史患者，最佳方式是开放式置入第一穿刺锥，且通过第二穿刺锥在腹腔镜下检查粘连于第一穿刺锥附近小肠是否受损。

(3) 直肠癌根治术，行高位肠系膜下动脉分离结扎时，要注意十二指肠空肠曲下缘与 IMA 根部靠得很近，易损伤十二指肠空肠曲，故当沿小肠系膜根分离时，要注意显露隐藏在粘连带下的空肠曲。因此，在行第 253 组淋巴结清扫时，应常规先将十二指肠空肠曲显露，以免分离时损伤。如损伤空肠曲，应及时发现并加以修补，如未发现，术后发生空肠漏，常常是致命的(资源 17-1)。

(4) 行脾曲分离时，若在头高脚低右倾体位下操作，进出右下腹操作孔的器械应紧贴前腹壁以免误伤小肠。大网膜分离时应距结肠 0.5cm 处做切割分离，以免损伤脾曲结肠或横结肠其他部位。万一损伤，应及时修补(资源 17-2)。

(5) 行根治性右半结肠切除术时，在清扫 SMV 右侧淋巴脂肪组织时，应先将其下方横行的十二指肠水平部游离。

(6) 有作者深入分析了电损伤的众多因素后发现，大部分损伤由单极电刀造成，因此建议在解剖结构复杂的区域使用双极电刀更为安全。

(7) 超声刀的一大特点是多功能性，不仅能用刀头切割、分离组织，同时还能对直径 5mm 以内的血管进行止血。

4. 治疗

(1) 术中一旦发现肠管损伤，应及时缝合修补。

(2) 术后一旦出现不明原因腹膜炎，应及时开腹探查。当发现系粘连于

资源 17-1 空肠曲损伤 (D4 手术)

资源 17-2 脾曲损伤

既往手术切口下的肠管损伤,不要满足于所发现小肠损伤破口,应全面探查,以防可能存在trocar贯穿所致的肠管多处损伤。笔者所在医院外科曾遇1例既往有腹部手术史行腹腔镜下胆囊切除术的患者,术后因腹膜炎,两次剖腹探查才证实第一穿刺锥造成小肠两处损伤,实际两处损伤距离很近,应引以为戒,予仔细探查。

四、术中肠系膜血管损伤并大出血

1. 概述　文献中极少有关于结直肠手术肠系膜血管损伤并大出血发生率的报告,实际上腹腔镜下所见的大出血量仅相当于开腹下中小出血量,大出血在膜解剖时代已极少遇到。

(1)原因:①血管解剖变异;②术者经验不足对血管解剖不熟悉;③技术操作失误。

(2)分类:分两类,即肠系膜上血管损伤出血及肠系膜下血管损伤出血。

(3)预防:①熟悉正常解剖与变异;②正确显露手术平面与裸化;③熟练使用超声刀。

(4)处理原则:①术中镇静;②团队密切配合;③正确使用止血工具。

2. 肠系膜上血管损伤出血

(1)解剖:在腹腔镜下行根治性右半结肠切除时,由于SMV与SMA分支变异多,稍不注意极可能损伤其分支造成大出血,重者损伤SMV造成严重后果。因此,要认真学习与总结肠系膜上血管变异特点(详见第五章)。

肠系膜上静脉外科干是指回结肠静脉汇入点到胃结肠静脉干之间的SMV,其长度为1.4~8.5cm,平均为3.8cm,其右侧有回结肠静脉、右结肠静脉、胃结肠静脉干等汇入。胃结肠静脉由Gillot于1964年提出,由胃网膜右静脉、胰十二指肠上静脉、右结肠静脉和结肠中静脉等合流合成,变异较多。

(2)常见损伤血管

1)回结肠动脉与右结肠动脉:25%回结肠动脉与16%右结肠动脉是从左至右横跨SMV表面,故在分离SMV表面时,首先应检查其表是否有搏动性血管横跨,特别是肥胖者难以判断时,要逐层切开避免损伤。目前,以SMA为中心自下而上分离,则不易损伤横跨在SMV表面的SMA分支(资源17-3)。

资源17-3
回结肠动脉出血

2)胃结肠静脉干:由于分支多,即使将分支血管破口两端上钛夹夹住,血仍不止,表明破口在两个分支之间,此时可直接在破口处上钛夹,即可止血(资源17-4)。

3)胰十二指肠上前动脉:在行扩大根治性右半结肠切除术时,因须清扫幽门下第6组淋巴结,故须在胃十二指肠动脉发出胰十二指肠上前动脉远端切断胃网膜右动脉,此时如对解剖不熟悉极易损伤该动脉,造成难以控制的大出血。可在上腹正中拟行标本取出处切开8cm切口,直视下电凝止血,再夹闭切口,完成手术(图17-1)。

资源17-4
胃结肠静脉干出血

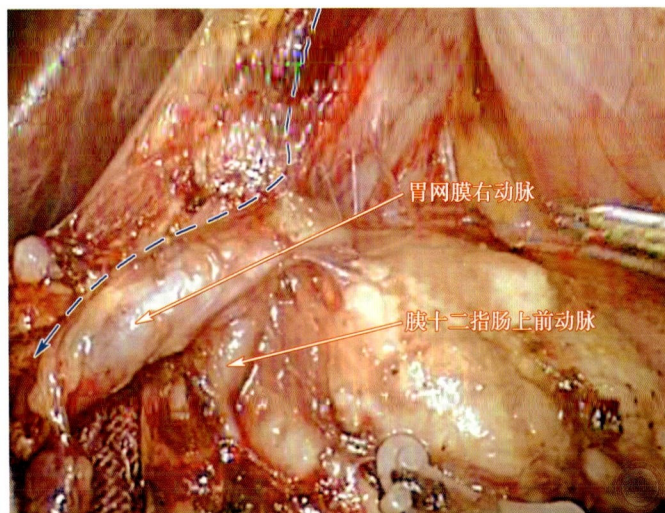

图 17-1 胰十二指肠上前动脉

4）胰十二指肠下前动脉：由于该血管常隐蔽于胃结肠静脉分支下方，故常在分离胃结肠静脉干时出血，此时应先将其表面的胃结肠静脉分支结扎切断，显露出其下喷射性出血动脉，此时使用电凝止血最有效与快捷（资源 17-5、资源 17-6）。

5）幽门下血管静脉丛：在行扩大根治性右半结肠切除术的幽门下第 6 组淋巴清扫时，其难度远大于胃癌根治术，应将每支血管分离清楚后用超声刀慢挡切割，特别是每次分离应清楚看见超声刀头下叶穿出再激发，遇出血不要慌，边用小纱布压迫，边止血（资源 17-7、资源 17-8）。

（3）肠系膜上静脉损伤：由于解剖的变异或术中暴露原因，可能将 SMV 误认为胃结肠静脉干加以切断或误伤。另外笔者曾遇到 1 例患者，在对其行根治性右半结肠切除术时，当分离 SMV 近胰颈部时，损伤一无名小静脉，致难以控制大出血，即用小纱布团压住，立即中转开腹，直视下缝合修补 2 针止血。此时，如在腹腔镜下盲目钳夹，可能造成 SMV 严重损伤（资源 17-9）。

| 资源 17-5 胰十二指肠下前动脉出血（例 1） | 资源 17-6 胰十二指肠下前动脉出血（例 2） | 资源 17-7 幽门下静脉丛出血 | 资源 17-8 幽门下静脉丛正确分离 | 资源 17-9 SMV 破裂大出血 |

（4）肠系膜上血管损伤防治技巧

1）在分离肠系膜血管时，常规在其旁置一小纱布，一旦出血先用其压住出血点。

2）应避免腹腔镜的镜头太靠近喷射性出血点，以防沾染。

3)应使用双侧各有一排侧孔(4孔)的吸引器,压住小纱布可迅速吸尽积血。

4)应使用高流量气腹机(40L/min),可及时补气避免腹壁塌陷、视野不清。

5)在充分显露出血点后,再准确夹住出血点上钛夹,胰腺表面出血多则电凝效果好。

6)若出血量大、术野不清、经验不足,应及时中转开腹。

3. 肠系膜下血管损伤出血

(1)解剖:肠系膜下血管变异较肠系膜上血管少,相对简单,IMA 根部与 IMV 根部不在同一平面。行低位直肠癌根治术中,为保护近端降结肠,使其能无张力地拖至盆底行超低位结肛吻合,须在 IMA 发出 LCA 的近端切断,因此要熟悉 LCA 发出点解剖标志。笔者经多年的活体解剖发现,行 IMP 水平以上第 253 组淋巴结清扫时,LCA 通常距 IMP 水平以上 1.5cm 处发出;如行 IMP 水平以下第 253 组淋巴结清扫,LCA 发出点距 IMA 根部约 4~5cm(资源 17-10、资源 17-11)。

(2)常见血管损伤

1)IMA:多为行该血管根部鞘内分离时损伤或超声刀切割分离方向与动脉垂直所致。如仅为部分断裂,则迅速在其两侧夹闭,易处理。如为横断,加之残端短小回缩极难处理,此时良好的心理素质与团队密切配合是成功止血关键(资源 17-12)。

2)LCA:在经验不足时,分离 IMA 较易损伤 LCA 根部,一旦出血,由于远端回缩被 IMA 挡住,很难处理。笔者的经验是助手利用吸引器压住远端出血点,先迅速夹闭切断 IMA,这样可充分显露 LCA 远端出血点,以便钛夹止血(资源 17-13~ 资源 17-14)。

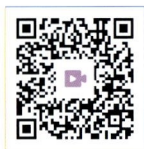
资源 17-10
肠系膜下动脉根
部出血(例 1)

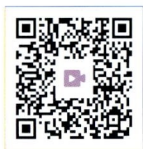
资源 17-11
肠系膜下动脉根
部出血(例 2)

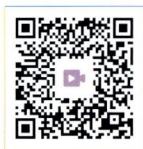
资源 17-12
左结肠动脉解剖
(例 1)

资源 17-13
左结肠动脉解剖
(例 2)

资源 17-14
左结肠动脉出血

(3)止血技巧

1)对大血管横断出血,应双手持弯钳交替钳夹出血点,助手应间断吸血配合,以防持续吸血造成腹壁塌陷。

2)主刀夹住出血血管近心端后,应首先钳夹处理远心端破裂血管,以便助手能空出一只手协助处理近心端破裂口。

五、盆壁血管及骶前静脉丛损伤出血

在行低位直肠前切除术时,如沿着直肠后间隙与侧方的 Holy 间隙,通常极少遇见大出血,但对于肥胖、骨盆小显露不佳及肿瘤大且低位者,若术者经验不足,可能损伤盆壁血管及骶前静脉丛,造成大出血。

1. **解剖基础**　盆侧方间隙的出血均来源于髂内血管分支,术中须分别仔细辨认。骶前静脉丛是指骶骨前两侧骨孔之间的一个狭长三角地带,包含骶前静脉丛和椎体静脉。该区域内的静脉血管丛实际上是整个椎静脉系统(vertebral venous system,VVS)最末端的部分。由于整个 VVS 不仅无功能性静脉膜瓣存在,而且与上下腔静脉特别是在横膈下与下腔静脉存在广泛的交通支。因此,骶前静脉的静水压甚至可达下腔静脉压力的 2~3 倍,即使在中心静脉压(central venous pressure,CVP)为 0 的情况下,其压力也可达 $8cmH_2O$ ($1cmH_2O=0.098kPa$)左右。

2. **预防**　在正确的间隙内进行锐性分离是预防盆壁血管及骶前静脉丛损伤的根本。1982 年英国著名外科学家 Heald 提出应用 TME 治疗中低位直肠癌理论。TME 要求游离直肠时,应保证在直肠固有筋膜和骶前筋膜之间进行。在这两层筋膜之间存在着一个相对疏松的间隙,称为直肠后间隙;在骶前筋膜与骶骨之间,称为骶前间隙。对于早期和无骶前浸润粘连的病例,在此间隙很容易向下游离直肠至直肠骶骨筋膜。偏离此间隙,过分地贴近骶骨将必然使骶前出血的机会大大增加。术前对直肠癌进行精确地分期,对于 T_3N+ 期的直肠癌患者,尤其 T_4 期的患者术前应该进行 nCRT,nCRT 后肿瘤体积缩小,可降低骶前大出血的风险。

3. **止血技巧**(资源 17-15)

(1)找准手术间隙的关键是保持良好手术平面张力,特别是在直肠侧方分离可用超声刀慢挡切割。

(2)一旦出血,不要惊慌,因骨盆空间小,长时间快速吸血,可致直肠靠近盆壁挡住出血点,且易致腹壁塌陷而视野不清。

(3)通过助手吸引器头压住出血点,间断吸血,以便快速准确夹住出血点。

(4)大出血可用钛夹钳夹,小出血点用电凝效果好。

(5)如遇骶前中小出血,大多通过开大电凝当量,可立即止血,切忌逐步增加当量,应一步到位。

(6)遇骶前大出血无法控制时,切忌惊慌失措,盲目在血泊中钳夹止血。应先用纱布压迫出血点,迅速中转开腹,在积极输血、补液的同时进行止血处理。目前国内外普遍使用的有效且简便实用的方法是图钉钉入法或使用特制的不锈钢图钉。

资源 17-15
盆壁出血

六、输尿管损伤

输尿管损伤为腹腔镜结直肠手术的严重并发症,发生率约为 0.3%~0.7%。笔者在已行的 1 000 余例腹腔镜结直肠手术中,出现过 2 例左输尿管入盆部损伤(资源 17-16)。笔者经验如下:

(1)在分离完成左 Toldt 间隙,预备转向左结肠旁沟分离时,先在左 Toldt 间隙近左结肠旁沟腹膜下垫一块小纱布,通常在分离左结肠旁沟时不致损伤。

(2)若术前检查怀疑肿瘤侵犯输尿管,应行静脉肾盂造影明确侵犯部位和范围,术前置入输尿管导管作为术中指引可有效预防损伤。

资源 17-16
左输尿管损伤

（3）当术中发现肿瘤侵犯一侧直肠旁沟时，应先游离出输尿管，并从健侧直肠后方向患侧分离。

（4）一旦损伤，如不是很严重，先分离损伤上下端的输尿管。避让输尿管后先完成腹腔镜下直肠癌的剩余手术，将标本取出后，利用小切口下完成输尿管吻合与直肠癌根治术。如有必要术中请泌尿外科医师会诊共同完成输尿管支架及缝合术。

七、直肠吻合系列并发症

1. 直肠裸化损伤并直肠破裂

（1）裸化技巧：按直肠吻合口高、中与低位吻合，先确定肿瘤下缘（通过硬质管状镜或钳夹），测定切除的远切缘，再行裸化。高位裸化见资源 4-20，中位裸化见资源 4-21，低位裸化见资源 4-22。行中高位裸化，因分离切割组织量大，笔者的经验是先行近肠壁分离，找到肠壁与组织间隙，通过助手吸引器沿肠壁上下滑动钝性分离，主刀采用超声刀与其巧妙配合，先将近肠壁小血管切断，以免出血影响视野而损伤肠壁，然后用超声刀慢挡切割 SRA 分支与软组织；这种由内向外分离较传统手术由外向内分离不易损伤肠壁，且效率高，肠壁脂肪组织残留少。低位裸化不同于中高位裸化之处在于末端直肠周围系膜内组织少，稍不小心易损伤肠壁，故原则上也是先找到肠壁与组织之间间隙，由上向下逐步分离。

（2）直肠壁损伤的处理（资源 17-17）

1）若直肠壁裂口小，无全层裂开，可在腹腔镜下缝合修补，后在修补下方横断直肠。

2）若裂口较大或全层裂开，且位置较高时，先行修补，再向直肠远端继续分离，重新裸化，在其远端横断。

3）在直肠裸化时，如无法判定直肠壁结构，可让助手将示指插入肛门引导。

2. 直肠残端闭合不全或破裂

（1）直肠切割闭合破裂（资源 17-18）

1）原因：切割闭合组织过厚。

2）处理：对于直肠壁厚，特别是行过 nCRT 有明显肠壁水肿者，应选用高钉腿的绿钉。当闭合直肠后，未闻及切割缝合器发出清脆响声者，说明夹闭的组织过厚，切不可击发，应松开释放部分肠壁，再次闭合发出清脆响声时方可击发切割。如第一把切割闭合器释放后发现肠壁裂开，可通过第二把尽可能将破口闭合。横断直肠后发现有小破口，可通过会阴部直视下修补，或将吻合器中央穿刺锥对准小破口穿出，完成缝合。

（2）直肠残端破裂或结合部破裂（资源 17-19、资源 17-20）

资源 17-17 直肠裸化损伤	资源 17-18 直肠切割闭合 破裂	资源 17-19 直肠残端破裂	资源 17-20 直肠残端结合部 破裂

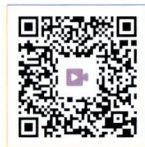

1）原因：直肠残端破裂，通常是吻合器口径太大，插入时用力不当所致；结合部破裂是第二把切割闭合器未从第一把切割闭合器切割闭合后形成的尖端闭合切割所致。

2）处理：尽可能使用60mm切割闭合器一次性横断直肠，如发现破口较小，通过调整吻合器穿刺锥从破口穿出完成吻合，或通过会阴部修补后吻合。

3. 结直肠吻合口漏气　高位与低位结直肠吻合口漏气见资源17-21~资源17-24。

| 资源 17-21 高位吻合口漏气（乙状结肠切除术后） | 资源 17-22 低位吻合口漏气 | 资源 17-23 低位吻合口漏气（修补后） | 资源 17-24 预防吻合口漏气 |

（1）原因：行直肠第二次或第三次切割闭合与前次切割闭合重叠过多，如吻合器吻合点再与切割闭合重叠点再次重叠，造成吻合钉多层叠加，吻合线间隙大而致漏气。术中未行充气试验发现漏气的话，术后必致吻合口漏。

（2）处理：尽可能使用60mm切割闭合器一次完成切割闭合。如两次闭合切割，应将其重叠点置于直肠残端中央，这样将吻合器穿刺锥从其结合部穿出，则可避免钉子重叠。对于高位吻合口漏气，可直接缝合修补＋直肠内置管减压。对于低位吻合口漏气，可经肛缝合修补。如术前曾行nCRT或患者有糖尿病史，宜行预防性肠造口＋直肠内置管减压。

（3）预防：除极低位吻合以外，均应在直肠癌术毕常规行充气试验。中高位吻合常规于术毕缝合消除两侧的"狗耳朵"（即吻合三角区）。低位吻合如不行肠造口，可经肛缝合腔内吻合三角区。

4. 结直肠吻合口出血　国外腹腔镜与开腹术后发生率分别为3.0%~9.0%与2.0%~4.5%，$P > 0.05$。我们的近期结果分别为1.9%（15/801）与2.8%（11/392），$P > 0.05$。

（1）原因：文献与我们的经验表明，结直肠吻合口出血主要发生在超低位直肠前切除术后，主要与直肠末端裸化不彻底和遗留较大肛管动脉分支未处理有关，特别是伴有Ⅲ、Ⅳ期痔的患者，尤其是吻合口近齿线者。

（2）临床表现：多在术后1~3天，突排鲜红色、大量血便与血块。

（3）预防

1）我们的研究表明，低位或超低位直肠前切除术是吻合口出血的危险因素，预防性肠造口是保护因素；吻合口越低，术后出现吻合口出血可能性越大。

2）我们的经验是吻合毕常规用管状直肠镜检查吻合口，我们以往研究发现术中出血率为22.8%（13/57），予直视下缝扎止血后，术后再出血率为5.3%（3/57），$P < 0.05$。术中行吻合口缝扎止血13例，术后仅1例再出血，另2例为术中吻合口无出血者，表明术毕常规检查吻合口，及时止血，可显著降低术后吻合口的出血率（资源17-25）。

（4）治疗：术后一旦发生吻合口出血且量较大时，如位置高，可请内镜科医师会诊，行纤维结肠镜下电凝或钳夹止血。当吻合口位置低时可送手术室行肛门内探查，直视下缝扎止血。既往作者先予气囊导尿管插入肛门充气至不能拔出，注入冰盐水 200ml+ 去甲肾上腺素 8mg+ 凝血酶 2 000U，保留 2~4 小时后开放；若仍排鲜红色血便，再保留灌注 1~2 次，多数情况下能止血但不确切，经内镜下电凝止血或内镜下止血夹止血最为可靠。

第二节　术后并发症

近年来，国外多项随机对照临床试验（RCT 研究比较了腹腔镜与开腹手术治疗结直肠癌术后并发症的发生率，结果显示，术后并发症的发生率分别为 5.8%~37.8% 和 4.8%~45.3%（$P > 0.05$）（表 17-1）。然而，根据我们近 10 年的非随机对照研究，术后并发症发生率分别为 19.5% 和 25.3%（$P < 0.05$）（表 17-1）。

表 17-1　腹腔镜组与开腹组结直肠癌术后并发症发生率的比较

研究作者	发表年份	地区	病灶	总例数 / 例	术后并发症发生率 /%		P 值
					腹腔镜组	开腹组	
COST	2004[1]	北美	结肠	863	19.0	19.0	0.98
COLOR	2005[1]	欧洲	结肠	1 076	21.0	20.0	0.88
CLASICC	2005[1]	英国	结直肠	794	33.0	32.0	0.78
Braga	2007[1]	意大利	直肠	168	24.0	34.0	0.18
Hewett	2008[1]	澳大利亚	结肠	592	37.8	45.3	0.06
Park	2009[1]	韩国	直肠	544	5.8	4.8	0.75
Braga	2010[1]	意大利	结肠	268	16.0	27.0	0.09
池畔	2012[2]	中国	结直肠	1296	19.5	25.3	<0.05

注：①随机对照研究；②非随机对照研究。

一、吻合口漏

按照 2009 年国际直肠癌研究小组（International Study Group of Rectal Cancer，ISREC）的定义，满足以下任何一项即可诊断为吻合口漏：①术后出现反复发热及腹痛或腹膜炎体征；②骶前引流管引流液突然增多，引流液混浊或有粪样物或脓液，切口溢出粪水；③术后经肛门造影或腹部 CT 检查提示吻合口漏或盆腔脓肿形成，直肠指诊触及吻合口缺损，剖腹探查发现吻合口裂开。

根据 ISREC 的分级方法,将吻合口漏的临床严重程度分为 3 级:① A 级,患者术后无特殊临床症状和体征,仅可能在造口闭合前发现漏,可能导致造口闭合延迟,对术后恢复无影响;② B 级,患者腹膜炎临床表现不典型或较局限,需抗感染及局部引流治疗;③ C 级,患者有腹膜刺激征和其他腹腔感染的临床表现,严重者出现粪性腹膜炎,需急诊手术干预。迟发型吻合口漏的定义为手术 30 日后发现的直肠吻合口漏,笔者所在科室迟发型吻合口漏发生率为 1.2%(19/1 594)。

国外近几年报告结直肠癌行腹腔镜与开腹手术的吻合口漏发生率分别为 3.0%~10.6% 与 2.0%~9.6%($P>0.05$),我们的结果分别为 3.0%(24/801)与 1.3%(5/392),$P>0.05$。

1. 原因　多发生于行 TME 的低位及超低位直肠前切除术后,主要与吻合口位置(<5cm)、术前有 nCRT 史、糖尿病史、吻合口张力高与血运不佳、切割缝合器和吻合器使用不当、吻合口出血等有关。

2. 临床表现及诊断　直肠癌术后吻合口漏的临床表现多种多样,据文献报道及笔者所在科室临床病例总结,可根据其临床表现是否典型,将需要临床干预处理的吻合口漏分为两大类。

(1)典型表现:①发热是常见表现,可表现为术后 3~5 天体温退而复升或术后持续高热不退;②患者出现直肠刺激征及急性弥漫性腹膜炎体征;③盆腔引流量及性状变化(量增加,呈浑浊、脓性,引流出气体或粪渣样物质);④行直肠指诊可触及吻合口破口;⑤重症患者可出现麻痹性肠梗阻、感染性休克等;⑥实验室检查可发现白细胞或中性粒细胞数增多,C-反应蛋白增加,CT、MRI、经肛门或经腹部引流管造影可发现漏口及吻合口周围积液;⑦直肠镜检查可发现吻合口漏口。上述表现可单独或序贯出现。

(2)非典型表现:不规则中低热、便频、里急后重,随后渐出现下腹局限性腹膜炎和/或麻痹性肠梗阻,盆腔引流可能有絮状物,容易被仅仅诊断为腹腔感染,而未予以足够重视。出现非典型表现的吻合口漏之后,若未及时正确处理,则极易演变为典型临床表现。

3. 预防措施　预防直肠癌术后吻合口漏的措施主要有 3 点:完善的术前准备,合理的手术操作和充分的引流。

(1)完善的术前准备:术前准备包括纠正营养不良、控制血糖及肠道准备。结肠手术前机械性肠道准备不会降低吻合口漏的发生率,而直肠癌术前的肠道准备是否有利于减少直肠癌术后吻合口漏的发生,目前尚有一定争议。目前,笔者所在科室于术前一天常规行机械性肠道准备。

(2)合理的手术操作

1)保证吻合口良好血供:如有吻合口漏高危因素,应保留 LCA;于根部结扎 IMA 时,在术中游离及剪裁左半结肠系膜时应注意保护结肠的边缘血管弓(尤其是 LCA 升降支分叉点),则不会影响下拉肠管的血运。此外,近端裸化肠管时,常规检查边缘弓血运。具体操作是切断拟吻合肠管近端边缘小动脉,如有鲜血喷出可证明血供良好,若血流溢出缓慢,呈暗黑色,为血运差,应沿肠旁血管逐步向上剪断,直至有鲜红血喷出为止。也可以通过术中 ICG 显影来判断近远端肠管血运。

2)预防性肠造口:根据《中国直肠癌手术吻合口漏诊断、预防及处理专家共识(2019

版)》和我们的经验,对于以下这些患者应行预防性肠造口以提高手术的安全性。包括:①吻合口距肛缘<5cm,尤其是<3cm 的患者术后早期肛门功能较差,行近端转流手术方便术后早期的生活护理;②术前曾行盆腔放疗;③合并有 2 型糖尿病;④老年妇女(阴道上皮薄,易发生直肠阴道瘘),尤其是行超低位直肠前切除术后者;⑤吻合不满意(充气试验显示有漏气);⑥拟行术后盆腔放疗;⑦长期大量吸烟者。目前常用的转流性手术有回肠末端袢式造口及横结肠袢式造口。我们倾向于行回肠造口,原因是回肠造口手术较横结肠造口更为简单且闭合方便,且损伤血运的风险小。

3)经肛门引流管转流减压:对于存在吻合口漏高危因素的患者,若拒绝行预防性肠造口,可经肛门放置肠腔内引流管过吻合口减压,以达到吻合口内外双向引流的目的(图 17-2)。放过吻合口的肛管可持续减低肠腔内静息压力,使吻合口始终保持空虚状态,以利于吻合口的愈合。笔者所在科室行肛管转流减压的指征:①吻合口距离肛缘 5cm 左右;②吻合时发现近端肠管残留大量粪便;③吻合不满意。

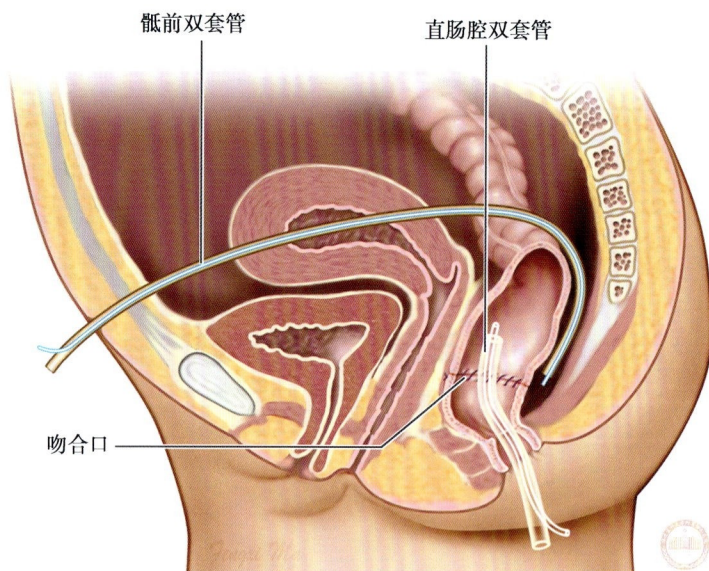

图 17-2   骶前双套管和直肠腔双套管(肛管)示意图
肛管负压吸引应高于盆腔负压吸引。

4)合理的结直肠吻合:目前直肠癌手术应用多种吻合器,尤其是腹腔镜手术,吻合过程应掌握各种吻合器的特性并选择合适的器械。切割闭合直肠时应尽可能一次性切断。腹腔镜手术中闭合低位直肠时,常至少行两次切割闭合,用管形吻合器行结直肠吻合时必须注意选择合理的穿刺点,吻合器的穿刺锥应从两次闭合重叠处穿出,如将其置于吻合器边缘,术后易致吻合口漏。吻合后常规检查切割圈是否完整,并进行充气试验以验证吻合口是否完整。

5)保持吻合口无张力:行肠管吻合前应游离脾曲以保证吻合口无张力,吻合前的结肠应贴附于骶前,避免吻合口悬空于骶前,否则一旦发生吻合口漏,易形成难于引流、反复不愈的骶前慢性脓肿,即使行预防性肠造口,吻合口漏仍难以愈合。游离左半结肠后若能将近端肠管末端拉到耻骨联合下 2cm，即可使得吻合后吻合口无张力。

6)充分引流：近年来，随着快速康复外科理念的推广，腹部手术后是否放置引流管成为一个争议性问题。笔者科室的经验表明，无论吻合口高低，均应放置双套管于吻合口旁，同时应避免压迫吻合口。双套管理想的放置位置是距吻合口 3~4cm，截石位 6 点钟方位，术后第 1 天即开始低负压灌注吸引。如未行造口，术后拔除时机应把握好：应在术后 3~7 天排便后再观察 1 天，无发热、直肠指诊吻合口完整，方可拔除。

4. 治疗　吻合口漏的治疗目前尚无规范化治疗方法，笔者科室对于直肠术后吻合口漏的治疗总结了一套经验，与 ISREC 小组的分级处理原则基本一致，一般根据临床表现是否典型分别加以处理。

(1)吻合口漏为非典型临床表现时的处理：对于腹膜炎局限，引流通畅的患者可试行保守治疗。治疗内容包括：

1)给予肠外营养行营养支持，维持水、电解质平衡，早期应禁食并应用生长抑素类似物抑制胃肠消化液分泌，若患者出现麻痹性肠梗阻，应给予胃肠减压。并根据具体情况尽早开始肠内营养支持治疗，即腹胀消失即可进食。

2)加强抗感染治疗，抗菌谱应覆盖革兰氏阴性杆菌及革兰氏阳性球菌，特别应注意抗厌氧菌的治疗。

3)一旦怀疑吻合口漏，无论是否伴发局限性腹膜炎，都应给予经盆腔与肛管双向灌洗、负压吸引以保持吻合口漏周围无粪便聚集(若不放置肛管冲洗、吸引，将易致患者出现典型化表现)。该方法无须麻醉即可在床边进行，但至关重要，特别是肛门引流管应在吻合口漏后 2 周造影无外漏方可拔除。

4)对于肠道刺激症状明显、腹泻次数多的患者可口服洛哌丁胺止泻，以减少消化液通过吻合口漏口。对于漏口较小的吻合口漏，多可经保守治疗治愈。笔者科室 931 例直肠癌手术后吻合口漏的回顾性研究中，其中 50%(21/42)的患者采用保守治疗后 10~25 天吻合口愈合。

5)对于吻合口漏较小的患者可试行肠道被膜支架封堵漏口(图 17-3)。

对于保守治疗无效多久后应行近端肠造口，目前尚无定论。我们的经验是若保守治疗 3 周以上无效，则应尽早行近端肠造口手术，原因是结直肠癌术后开始化疗的最佳时机为术后 4 周，若因保守治疗过久而错过该时机将影响预后。此外若患者有以下情况者也应及时行粪便转流手术：①直肠阴道瘘，一旦发现即应立即造口；②吻合口破裂超过 1cm 应立即造口；③合并 2 型糖尿病；④保守治疗 3 周以上经造影证实漏口较大；⑤无法耐受肛门内置管引流者(里急后重、肛门疼痛明显者)。

(2)出现急性弥漫性腹膜炎典型表现时的处理

1)在积极液体复苏、应用强效广谱抗菌药"重拳出击"的同时，应马上准备剖腹探查，术中行全腹灌洗，在双膈下与盆腔放置双套管＋肛管。

2)若术中决定保留结直肠吻合口，应行回肠造口，术中经造口远端洗净结肠内粪便，必要时应行 Hartmann 术。

3)腹部切口减张缝合，加行切口引流。

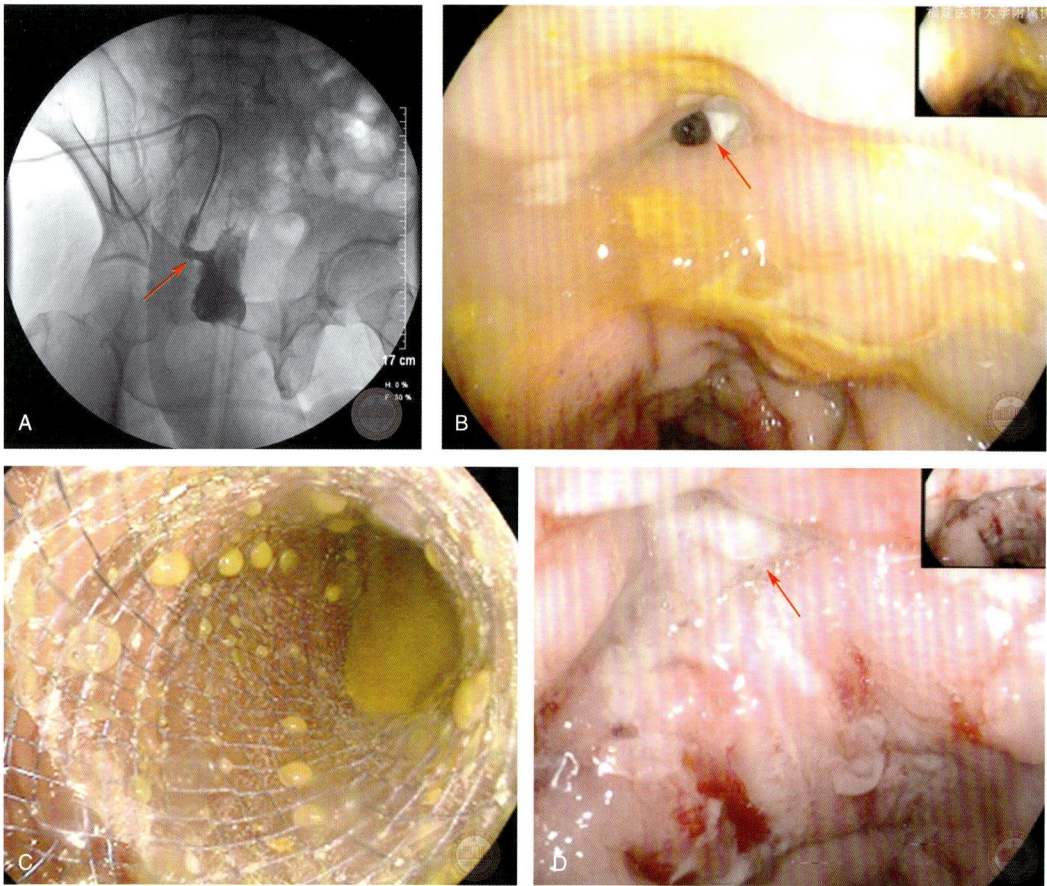

图 17-3 肠镜下运用肠道被膜支架封堵漏口

A. 造影证实漏口的位置(红色箭头示);B. 肠镜下证实漏口的位置(红色箭头示);C. 放置带膜支架封堵后;
D. 漏口愈合后(肠镜下)(红色箭头示)。

4)术后经双膈下双套管与耻骨上双套管行全腹腔灌洗 12~24 小时(瀑布式冲洗),以减轻腹腔内感染与后续的肠粘连(图 17-4)。

全腹腔灌洗方法:术后返病房即可开始,先夹闭盆腔引流管,然后经左右膈下双套管注入生理盐水 1 000~1 500ml 后,将该两管夹闭,开放盆腔双套管,负压吸引。每半小时至 1 小时循环 1 次,连续 12~24 小时,直至盆腔引流液澄清为止,改左右膈下与盆腔双套管分别灌洗与吸引。

(3)直肠阴道瘘的治疗方法:直肠阴道瘘多见于放化疗后的老年女性,常为中低位的直肠阴道瘘,其治疗应注意以下 3 个方面。

1)修补时机:应先行肠造口 1~2 个月,待直肠阴道瘘口周围局部炎症消退后考虑手术修补。

2)治疗方法:首选在直肠与阴道之间置入移植物以阻隔两者的手术方法,如应用脱细胞异体真皮基质补片等,修补途径包括经直肠或经阴道两种。笔者经验,首选经阴道途径,原因为视野好,难度低,成功率高(图 17-5、图 17-6)。

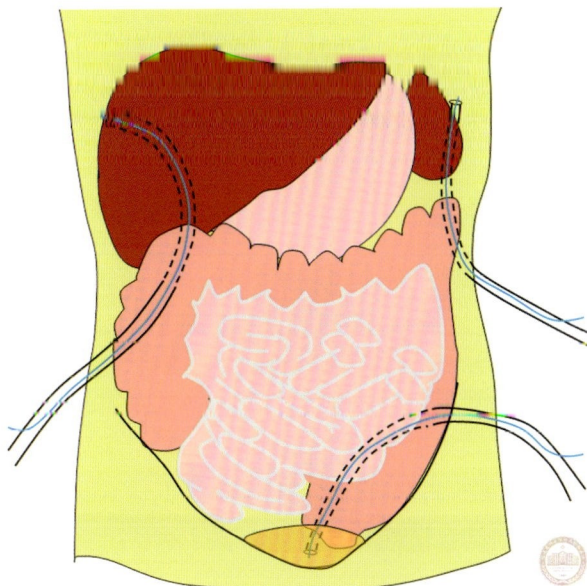

图 17-4 全腹腔灌洗双套管放置示意图

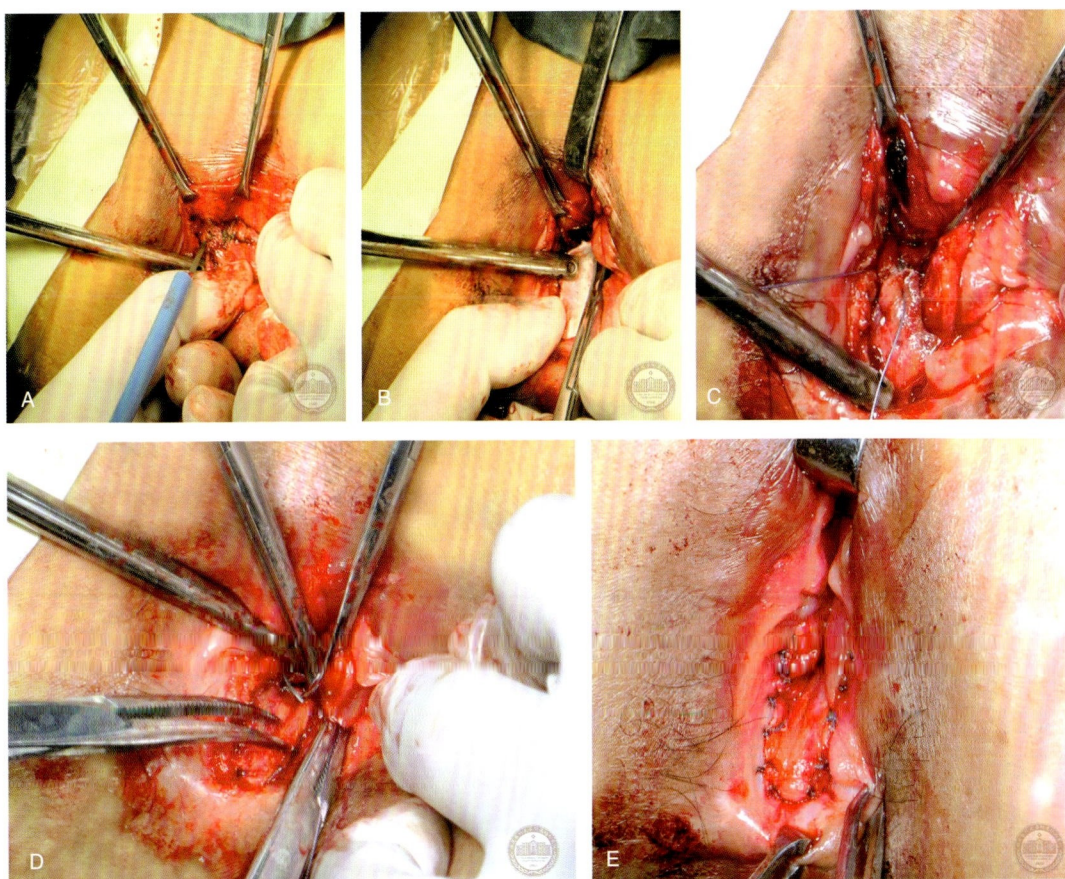

图 17-5 经直肠推进式黏膜瓣 + 生物补片修补术

A. U 形分离直肠黏膜瓣；B. 生物补片缝补后；C、D. 黏膜瓣覆盖修补后；E. 术后观。

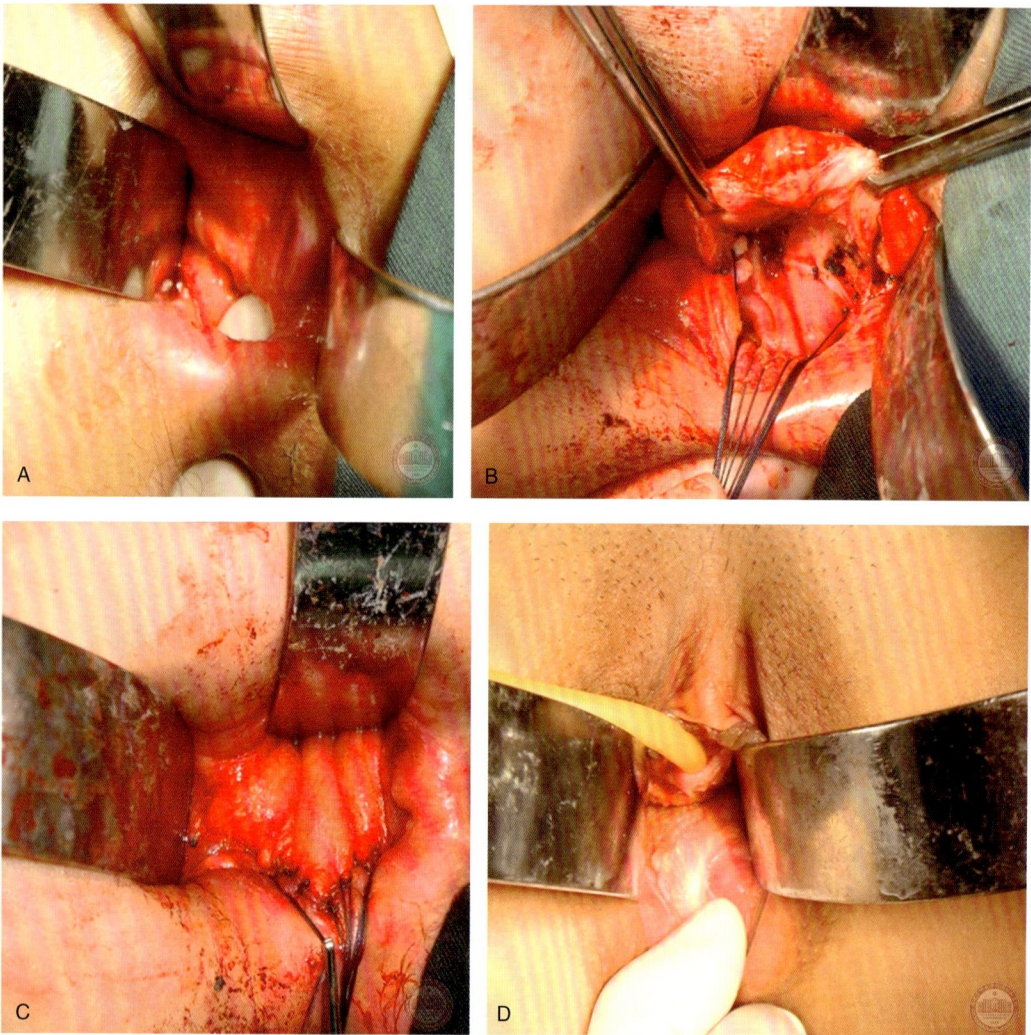

图 17-6　经阴道推进式黏膜瓣 + 生物补片修补术
A.图为指诊判断漏口大小；B.阴道 U 形黏膜瓣分离 + 生物补片修补后；
C.阴道黏膜瓣覆盖修补后；D.愈合后（术后 3 个月）。

3）也可行阴唇移植皮瓣修补。

5.吻合口漏治疗案例集锦

（1）患者腹腔镜直肠癌术后（吻合口距肛缘 5cm）：术后 2~3 天低热、下腹痛，盆腔引流液有絮状物（后培养出阴沟肠杆菌），高度怀疑吻合口漏（直肠指诊未触及吻合口漏口）。即行上述保守治疗，术后 6 天，高热达 38.7℃，下腹有局限性腹膜炎体征。经治疗，第 18 天肛管造影无外漏，治愈。

（2）患者腹腔镜直肠癌术后（吻合口距肛缘 5cm）：术后第 2 天出现吻合口出血，予"冰盐水 200ml+ 去甲肾上腺素 8mg+ 凝血酶 2 000U"保留灌肠后，出血停止。术后第 5 天低热，下腹胀痛，连续排稀便 7 次，盆腔引流有絮状物（后培养示大肠埃希菌与铜绿假单胞菌），直肠指诊未触及吻合口漏口,即予保守治疗。术后第 8 天出现高热 39.1℃,下腹有局限性腹膜炎。术后第 10 天体温正常。术后第 15 天经肛管造影,无外漏,拔除引流管,治愈。

(3)患者腹腔镜直肠癌术后(吻合口距肛缘 5cm):术后第 3 天出现中度发热与下腹局限性腹膜炎,盆腔引流液呈淡红色(后培养出阴沟肠杆菌 + 屎肠球菌),予保守治疗。术后第 4 天,拔除肛管(术中已放置)。术后第 6 天,体温正常,下腹腹膜炎体征消失。术后第 7 天晨,多次强烈排便后,突发急性弥漫性腹膜炎,发现吻合口后壁有指尖大小漏口,予急诊手术,腹腔内有大量粪便,经手术后一周余治愈。

该例教训:过早拔除肛管,通常于吻合口漏后 2 周,经造影证实无外漏方可拔除。

(4)患者行腹腔镜直肠癌术后(吻合口距肛缘 5cm):术后第 2 天发热 38.5℃,无腹痛,吻合口光滑,怀疑吻合口小漏,加用肛管冲洗吸引。保守治疗 15 天后体温正常,但始终仍有腹胀,肠鸣音弱,考虑术后炎症性肠梗阻。术后第 16 天再次出现低热,行骶前双套管造影,见造影剂进入肠管(图 17-7)。经保守治疗,术后第 21 天体温再次正常。术后第 28 天再次出现不规则低热,下腹胀痛,无反跳痛。直肠造影示吻合口后壁见两个漏口,造影剂外泄,范围 7.8cm × 7.7cm,怀疑盆腔脓肿;CT 同时证实了这一情况(图 17-8)。予剖腹探查,发现骶前一脓腔约 4cm × 5cm 大小,与漏口相通,行回肠造口,盆腔引流治愈。

该例教训:吻合口漏治疗过程中反复出现不规则低热到中等度热,应及时行影像学检查,明确是否存在骶前脓肿,如有应及时手术治疗。

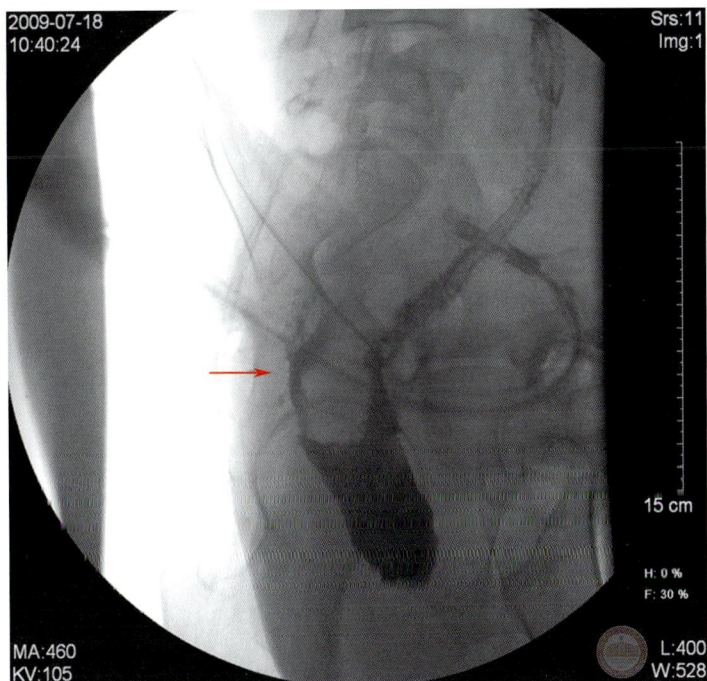

图 17-7 第 16 天行骶前双套管造影见造影剂进入肠管

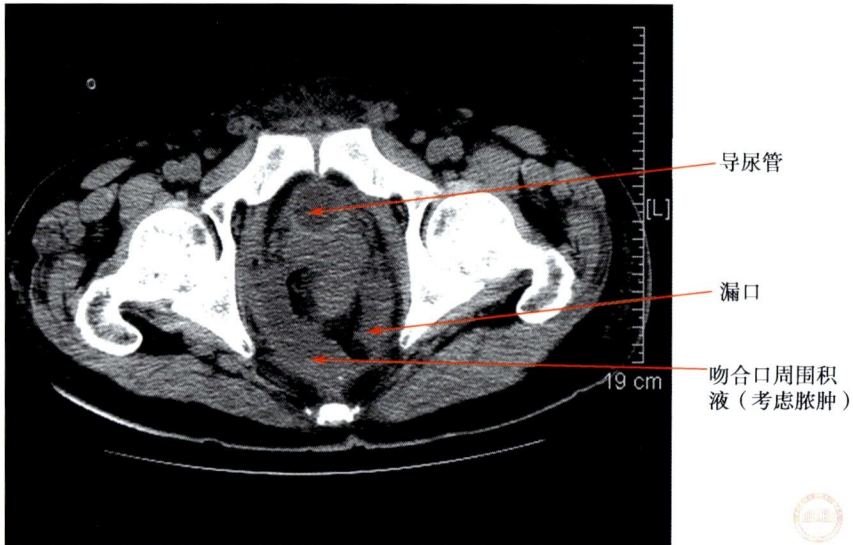

导尿管

漏口

吻合口周围积
液（考虑脓肿）

图 17-8　术后第 28 天 CT 证实盆腔脓肿

（5）患者外院行腹腔镜下直肠癌根治术（拉出式直肠切除——Bacon's 术）：术后 4 天出现
直肠吻合口漏；保守治疗 12 天无效，行"剖腹探查＋乙状结肠拉出吻合术"；术后 6 个月反
复出现肛周原引流管处肿痛、溢脓。转诊笔者科室行"横结肠袢式造口＋术中清洁洗肠"，
但术后肛瘘仍反复不愈。造口术后 4 个月于笔者所在医院行经肛门造影：直肠吻合口后壁
距肛门口 8.5cm 处见造影剂漏出，漏口内径约 0.9cm；骶前间隙见范围约 1.4cm×5.5cm 窦
道（图 17-9）。此外，直肠指诊发现吻合口狭窄，难以通过一食指尖。遂行剖腹探查，术中发

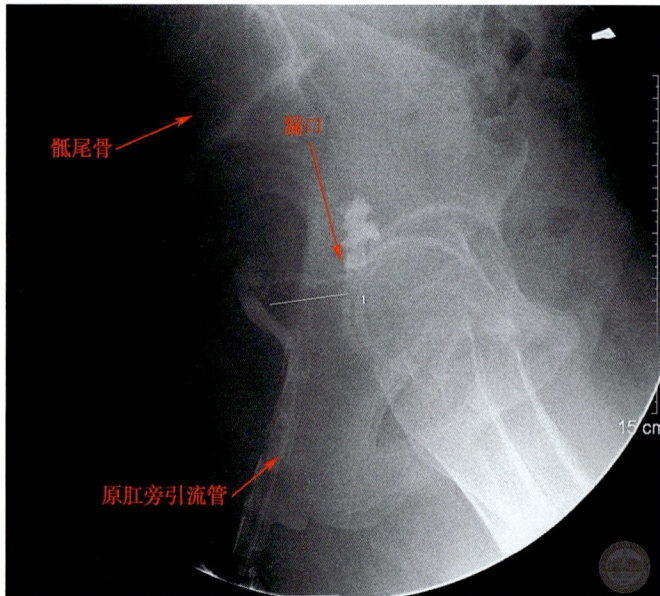

骶尾骨

漏口

原肛旁引流管

横线 1 所示长度为 30mm。

图 17-9　造口术后 4 个月复查经肛门造影见漏口和窦道

现直肠吻合口与肛周瘘管相通,吻合口后壁漏口通向骶前一大脓腔,约 6cm×4cm,内有大量稀稠脓液,坏死血块,予扩创清除,予彻底冲洗脓腔同时,周围无脓后上小块组织,并行肠吻合,术后再发吻合口漏可能性大,故行 Hartmann 术,游离大网膜充填骶前,盆腔与肛周瘘管各置一引流。2 周后治愈出院。

该例教训:术中发现骶前一巨大脓腔,未见肠管贴附于骶前,推测吻合口近端肠管未充分游离,有张力,故易致术后吻合口漏,一旦漏又有一巨大死腔,易形成难以引流、反复不愈的慢性脓肿(图 17-10);术中经肛旁引流,易形成难以愈合的高位肛瘘;肠造口后仍反复不愈者应考虑骶前慢性脓肿存在,应及时手术治疗。

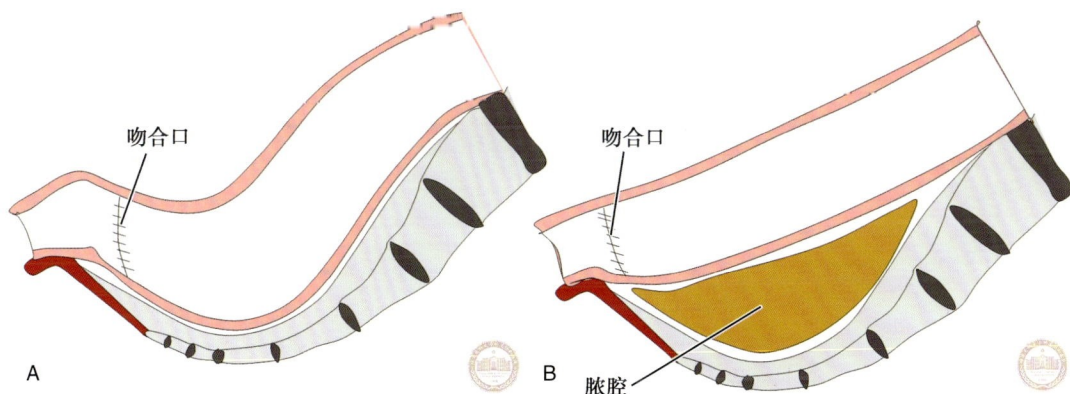

图 17-10　张力吻合后慢性脓腔形成示意图
A. 无张力吻合;B. 有张力吻合。

(6)患者行腹腔镜乙状结肠癌术后:术后出现不规则低热,腹胀,术后第 10 天排气,无明显腹痛,X 线检查示肠梗阻,考虑炎症性肠梗阻,予保守治疗。此后渐出现阵发性腹痛,腹胀,停止肛门排气与排便,X 线检查示口服造影剂停滞于升结肠,小肠广泛积气与积液,考虑粘连性完全性肠梗阻,保守治疗无效。术后第 59 天,行剖腹探查发现小肠广泛粘连于左侧腹,表面有大量片状脓苔,分离发现吻合口位于腹膜反折上 5cm,其近端降结肠至脾曲干性坏疽,其周与腹膜后有大量黑褐色坏死恶臭组织;在吻合口下 1cm 切断直肠,加行近端坏死肠管切除、横结肠造口、阑尾切除 + 小肠内排列术,术后一周出院。

该例教训:乙状结肠系膜剪裁时损伤 LCA 分叉部,致远端肠管缺血,而行吻合口近端肠管裸化时又未发现,故裸化吻合口近端肠管时,一定要剪断边缘动脉,或肠壁上的脂肪垂,检查有无活动性出血,呈鲜红色,以便判断吻合口近端肠管的生机。术后不明原因机械性肠梗阻应及时手术探查。

(7)患者外院行腹腔镜低位直肠前切除术后(吻合口距肛缘约 5cm):术后第 3 天肛门有少量排暗红色血便,不规则低热,无明显腹痛,未特殊处理。术后第 4 天,肛门出现排较多暗红色血便,腹腔单腔引流管引流出暗红色液体约 1 000ml,急查血红蛋白约 100g/L,患者出现吻合口漏及感染性休克表现,按感染性休克治疗,后患者出现急性肾衰竭、呼吸衰竭等多器官功能障碍综合征。术后第 5 天,转笔者所在医院外科加强监护病房。请笔者科室会诊,查体有急性弥漫性腹膜炎体征,腹腔引流液呈暗红色、质地浑浊、有粪臭味,肛诊发现距离肛缘约 5cm 处吻合口后半圈破裂。会诊后拟行剖腹探查,其间患者出现心搏骤停,心肺复苏成功后送手术室行急诊手术。术中探查发现:腹腔内有大约 1 500ml 暗红色、腥臭腹水,大网膜、小肠表面附着大量污秽脓苔。脾曲以下降结肠至直肠吻合口处结肠呈黑色、坏死。吻合口后半圈破裂,结直肠吻合口张力高(图 17-11、图 17-12)。术中切除坏死结肠,腹腔大量温盐水灌洗,近端横结肠行单腔造口。患者术后 3 天死于多器官功能衰竭。

该例教训:同第 **6** 例情况,术中注意辨认 LCA 分为升支与降支的分叉点,应予以保护;术后吻合口漏并感染性休克有强烈的手术探查指征。

6. 小结

(1)吻合口漏的预防:①充分游离脾曲,使再造的直肠贴附于骶前;②剪裁乙状结肠系膜,应避免损伤 LCA 分叉处,或保留 LCA;③尽可能一次性横断闭合直肠;④距肛缘 5cm 内的吻合口,如未行肠造口,应常规放置肛管至术后 1 周,经肛造影无吻合口漏迹象,拔除;⑤避免经肛旁放置盆腔引流管。

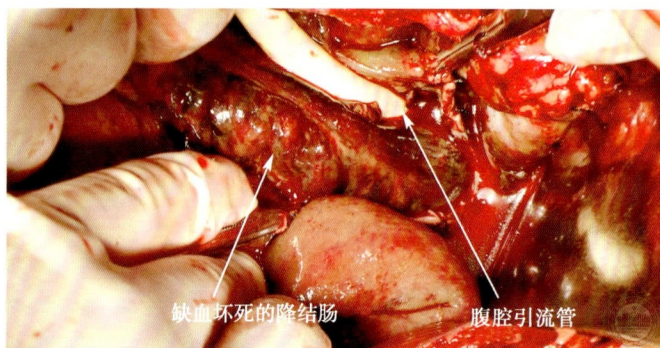

图 17-11　术中所见缺血坏死的降结肠

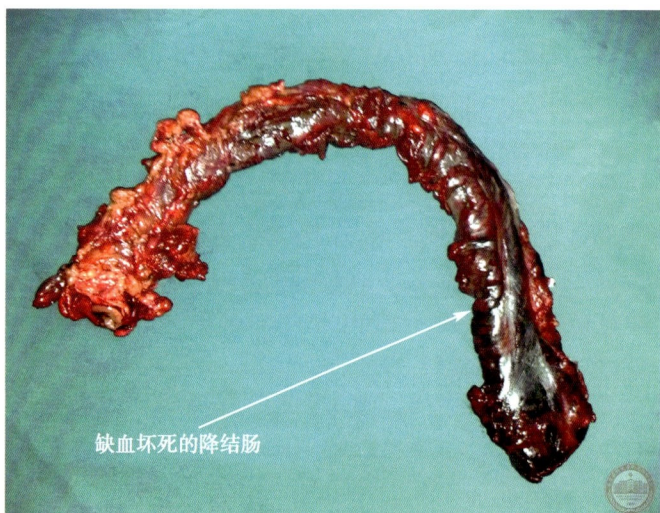

图 17-12　术后标本所见缺血坏死的降结肠

(2)吻合口漏的治疗:①C级漏者应急诊手术;②B级漏者行肛管与盆腔双向灌洗引流,肛管应在吻合口漏治疗后2周行造影复查,无外漏,方可拔除;③吻合口漏行肠造口后仍反复不愈,应考虑骶前慢性脓肿的存在,影像学证实者,应及时手术治疗。

二、肠梗阻

国外大宗前瞻性RCT报道,腹腔镜与开腹结直肠癌根治术后肠梗阻发生率分别为2.0%~5.1%与3.1%~6.7%,$P>0.05$。我们的研究结果显示腹腔镜与开腹手术后肠梗阻的发生率分别为3.2%(28/862)与5.8%(25/434),$P<0.05$。

1. 原因　腹腔镜手术后多表现为术后早期炎症性肠梗阻,我们曾遇1例根治性右半结肠切除术后系膜裂孔疝,1例腹膜外隧道式造口发生腹膜内口嵌顿致肠梗阻,近年来因肠粘连引起的肠梗阻也时有发生。

2. 临床表现　腹腔镜手术后的炎症性肠梗阻,因切口小,术后腹胀与腹痛较轻,病程较开腹所致肠梗阻短。无一例再次手术;术后系膜内疝,表现为剧烈腹痛。

3. 预防

(1)腹腔镜结肠手术后不必关闭系膜,因关闭不全反致小肠疝入其内,我们这例即为教训。应于术后常规从上往下行小肠顺序排列至吻合口,并将所有小肠置于重建的结肠"Ⅱ"之上。

(2)行APR手术后是否关闭盆底腹膜,应据实际情况而定:术毕将末端回肠拖至盆底,达不到肛提肌水平者,可行肠排列,不必关闭盆底(如预计术后加行盆腔放疗者,则必须关闭盆底);女性可将子宫翻转至盆底,亦不必关闭盆底;如回肠末端拖下可超出肛提肌水平,应关闭盆底腹膜,以防术后会阴疝致肠梗阻;关闭盆底腹膜应不留缝隙(最好用倒刺线缝合),以防术后小肠疝入,致肠梗阻。

(3)行腹膜外隧道式造口可预防造口旁疝,但腹腔内隧道内口不能关闭过紧,以免压迫肠管致肠梗阻。

(4)行LAR吻合前检查小肠是否从系膜根部疝入左结肠旁沟,有则须返纳。

4. 治疗　①发生机械性肠梗阻应急诊手术;②如系腹膜外隧道式造口腹膜内口处嵌顿可在腹腔镜下松解;③如发生会阴疝,女性可将子宫与圆韧带用倒刺线连续缝合固定至骶前,男性可行局部补片修补。

三、trocar疝

文献报告其发生率<1%,多发生于脐部10mm以上切口。

1. 原因　主要包括:①脐周存在先天性缺损,或因手术造成筋膜缺损;②术中过度延伸戳孔,伴糖尿病,切口感染;③术后腹肌松弛,致腹内容物嵌入戳孔。

2. 临床表现　因疝内容物不同有很大差异,发病可在术后数小时至几个月不等。

(1)无症状者:表现为戳孔周围皮下包块,其内多为突出的大网膜。

(2)有症状型;多为不完全性肠梗阻(Ritcher疝)和完全性肠梗阻。

　　我们的经验是术后出现不明原因机械性肠梗阻,要仔细检查腹壁戳孔。肥胖者常难以发现,因其多属 Ritcher 疝,应行全腹 CT,多可早期明确诊断。笔者曾见一例右下腹主操作孔(12mm)疝(图 17-13)。

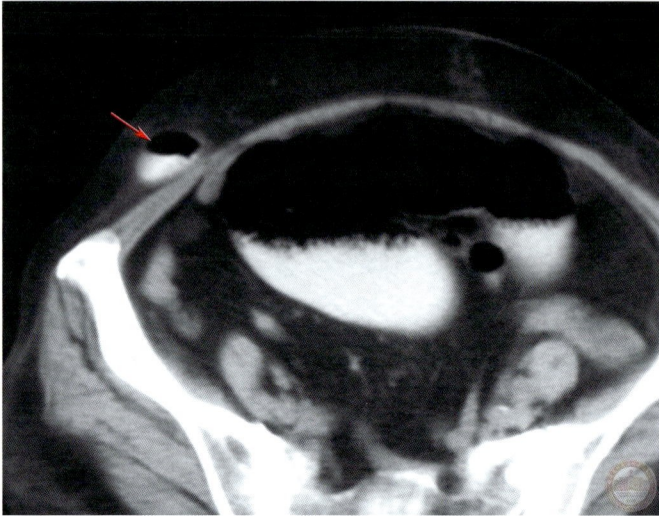

箭头示疝出的小肠。

图 17-13　trocar 疝 CT 所见

　　3. 预防　①拔除 trocar 前,应排空腹腔内气体,以避免创造一个真空致肠管嵌入戳孔内的机会;②拔除 trocar 后,应摆动腹壁,避免肠管或大网膜嵌入切口内;③应用小口径 trocar 所致腹壁缺损小,可减低其发生率;④用鱼钩针缝合各戳口筋膜。

　　4. 治疗　明确诊断者,可沿着戳孔扩大切口,行疝返纳(应排除肠管缺血后),修补缺损(图 17-14、图 17-15)。

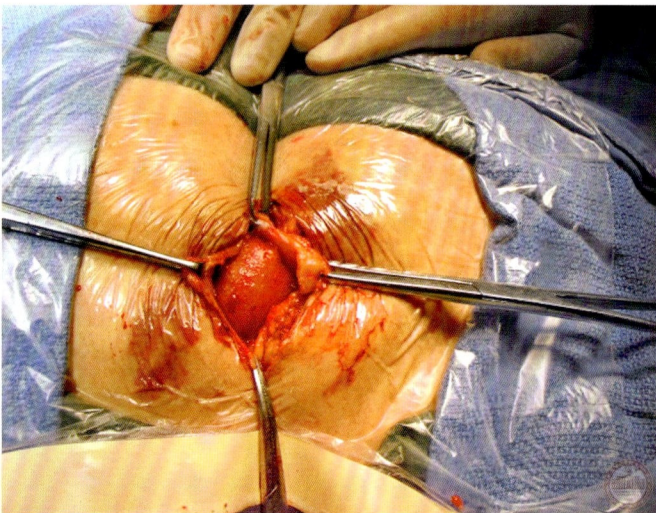

图 17-14　trocar 疝术中所见

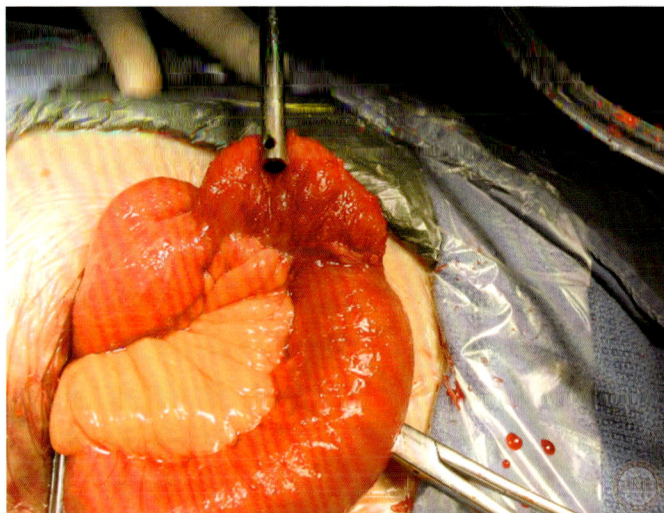

图 17-15　扩大 trocar 后可见疝出的肠段

四、排尿与性功能障碍

文献报告在行 TME 前,排尿功能和性功能障碍发生率分别为 10%~30% 与 40%~60%。在行 TME 术中保留盆腔自主神经(pelvic autonomic nerve preservation,PANP)后排尿功能和性功能障碍发生率分别为 0~12% 与 10%~35%。最近一组有关直肠癌术后性功能的综述表明,腹腔镜与开腹手术对性功能障碍影响一致。笔者所在医院的一组研究(2008 年 6 月—2009 年 7 月)表明,两式式对性功能和排尿功能的影响一致(表 17-2)。

预防该并发症重在术中有意识地显露与保护盆神经及其分支 NVB,见腹腔镜低位(超低位)直肠前切除术章节。笔者科室行保留部分邓氏筋膜的腹腔镜与机器人 TME 术后,性功能优良率达 90% 以上。

表 17-2　腹腔镜直肠前切除(LS 组)与开腹直肠前切除(OS 组)术后排尿与性功能障碍的对比

手术分组	排尿障碍	勃起障碍	射精障碍
LS 组	5.7%(7/122)	16.7%(8/48)	20.8%(10/48)
OS 组	8.1%(6/74)	20.7%(6/29)	20.7%(6/29)

注:LS 与 OS 组各种障碍发生率比较,$P>0.05$。

五、乳糜漏

目前,国内外尚无大宗结直肠癌术后乳糜漏发病率的报告。笔者所在科室对既往 20 年间(2000 年 1 月—2020 年 9 月)共 8 884 例行结直肠癌手术的患者进行了总结,结果显示乳糜漏的发生率为 3.4%(302/8 884),腹腔镜术后乳糜漏的发生率(3.8%,268/7 105)显著高于开腹手术(1.9%,34/1 779)($P<0.001$)。此外,右半结肠乳糜漏发生率显著高于左半结肠

（$P<0.001$）与直肠（$P<0.001$）。多因素分析提示肿瘤位于右半结肠、腹腔镜手术和清扫淋巴结数目是术后乳糜漏的独立危险因素。值得注意的是,笔者科室既往回顾性研究提示直肠癌术后并发乳糜漏患者的无复发生存率显著低于无乳糜漏患者（64.5% *vs.* 79.9%,$P=0.007$）,其术后腹腔转移率分别为 5.9% 和 1.6%（$P=0.120$）,因淋巴液本质上是癌细胞回流通路,提示乳糜液可能含有癌细胞成分。

1. 解剖

（1）肠干应用解剖：肠干多数位于降主动脉的左侧、IMV 内侧、左肾动脉的上方和腹腔干的下方之间的区域内,以腹腔淋巴结、肠系膜上淋巴结的输出管为主所构成。在行腹腔淋巴结、肠系膜根部和肠系膜上淋巴结清扫时,应注意结扎其远端（深部）的淋巴输出管。

（2）左、右腰干应用解剖：左腰干沿降主动脉外侧,伴左腰升静脉在腰动脉前面上行。右腰干沿下腔静脉右侧伴右腰升静脉上升。在 T_{12}~L_2 椎体节段行结扎腰动脉、分离输尿管、下腔静脉、腹主动脉瘤切除等腹膜后区的手术时,应防止伤及。

（3）乳糜池应用解剖：乳糜池（距腹腔干根部和肠系膜上动脉根部分别为 39mm 和 47mm）、胸导管起始端的位置均较深（位于椎体的右前方,均被膈的右脚所遮盖）,一般不易显露。临床上因在上腹部或腹膜后区手术后所并发的乳糜腹可能是在分离清除上述区域的淋巴结时,其淋巴结远侧端有较大的淋巴输出管未被结扎所致。

2. 原因 ①通常在肠系膜上、下血管区损伤左、右腰干、肠干与乳糜池的概率较低,主要是损伤了其分支较粗的淋巴管；②手术部位：我们的资料表明根治性右半结肠切除术乳糜漏发病率（9.6%）显著高于根治性左半结肠切除术（2.6%）与直肠癌根治术（2.8%）,这可能与 SMV 周围有较多淋巴管分布有关。

3. 临床表现 ①当患者开始进食后,腹腔引流液由少而突然增加,可以呈乳白色或清水样；②术后一个月持续腹胀,影像检查提示腹腔内大量积液；③术后第一天常规检查腹腔引流液甘油三酯（triglyceride, TG）,超标者可明确诊断。

4. 诊断标准 目前,不同文献报道对于乳糜漏的诊断仍缺乏统一的标准。大多数文献将引流液 TG 高于 110mg/dl（1.2mmol/L）作为乳糜漏的临界值。

5. 笔者科室现行结直肠癌术后乳糜漏诊断方法 ①术后第 1 天进食流质后 6 小时（口盲时间）查腹腔引流液 TG 水平,TG>110mg/dl（1.2mmol/L）；②术后第 1 天查 TG 正常,进食半流质后腹腔引流管出现乳白色液体,或引流量增多,复查 TG>110mg/dl（1.2mmol/L）；③拔除引流管后,腹胀加剧,经 B 超检查发现腹腔大量腹水,穿刺引流出乳白色液体,查 TG>110mg/dl（1.2mmol/L）。

6. 预防 ①在清扫肠系膜上血管周围软组织时,遇较大管道应用超声刀慢挡切割,术毕在裸化的 SMV 周围喷洒医用胶,快速将肠系膜覆盖其上；②行 IMA 根部清扫时,常规使用超声刀慢挡切割,其周通常有较大淋巴管,一旦乳糜漏,即很严重,笔者科室与国外均有 1 例,行手术治愈。

7. 治疗

（1）积极保守治疗（图 17-16）：初始治疗即采用"禁食 +TPN+ 生长抑素",80% 的患者可在 1 周内治愈,总体保守治愈率为 99.3%。关于保守治疗终点的判断,我们以往曾以引流液乳糜试验完全转阴作为患者的治疗终点,但发现治疗时间至少需 2 周。后来,将治疗终点定为进食后腹腔引流量少于 100ml 且引流液 TG<110mg/dl(1.2mmol/L),使治疗时间缩短为 1 周左右。其理由是:若腹腔乳糜漏已愈合,而腹腔内残余乳糜液大多不可能在 1 周内排净,乳糜试验在 2 周内仍可呈阳性;若乳糜漏未愈合,少量的乳糜液亦可通过腹膜吸收。

(2)果断手术干预:难治性术后乳糜漏可采用 ICG 术前注射协助定位,综合采用电烧、生物蛋白胶、大网膜填塞等措施。

(3)铜绿假单胞菌注射液:详见第十四章。

8. 乳糜漏手术干预治疗案例集锦

(1)患者腹腔镜辅助低位直肠前切除术:术后第 1 天诊断乳糜漏,采用"禁食 +TPN+ 生长抑素"保守治疗 6 天,术后腹腔引流液量波动于 1 000~2 000ml 之间,遂于术后第 7 天行"剖腹探查 + 腹膜后淋巴管漏口缝扎术",术前 2 小时于胃管鼻饲 200ml 牛奶。术中见乳白色液体在 IMA 上方 1cm,腹主动脉左前方喷出。于乳糜喷出处切开创面组织和腹主动脉前正常组织,逐一结扎缝扎。二次术后第 5 天拔除腹腔引流管治愈。

(2)患者直肠癌并腹主动脉旁淋巴结转移 nCRT 后行"机器人辅助超低位直肠前切除术 + 腹主动脉旁淋巴结清扫术 + 预防性回肠祥氏造口术":术后第 3 天诊断乳糜漏,采用"禁食 +TPN+ 生长抑素"保守治疗 6 周,腹腔引流液量仍波动于 500ml 左右,遂行"腹腔镜探查 + 腹主动脉旁创面电烧 + 人纤维蛋白黏合剂喷洒 + 大网膜覆盖"(图 17-17、资源 17-26)。术前 24 小时于肛管周围注射 ICG,二次术后第 11 天拔除腹腔引流管治愈。

图 17-16　我科乳糜漏保守治疗流程

TPN. 全肠外营养; TG. 甘油三酯。

资源 17-26
乳糜漏

六、直肠癌新辅助放化疗后盆壁及肠管纤维化

直肠癌保肛术后发生吻合口狭窄是常见的术后并发症,其发生率在 3%~30%。Fasth 等将 12mm 的乙状结肠镜无法通过吻合口定义为吻合口狭窄。但是,直肠癌 nCRT 后盆壁及肠管纤维化所致的重建直肠狭窄与上述的吻合口狭窄不同,其狭窄部位不位于吻合口,而是在吻合口上方的近段肠段,同时合并盆底肌肉纤维化压迫重建直肠。笔者研究了 481 例 nCRT 后的局部晚期直肠癌行保肛手术后无吻合口漏、局部复发及小肠梗阻的病例,发现其发生率为 2.91%(14/481)。

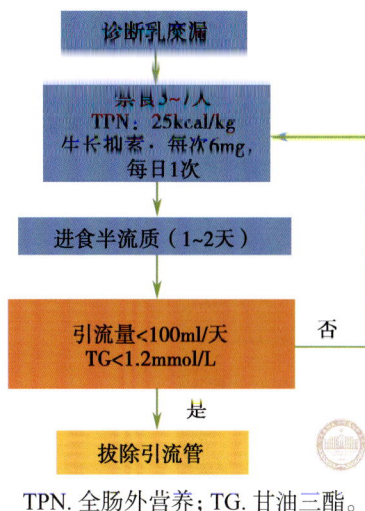

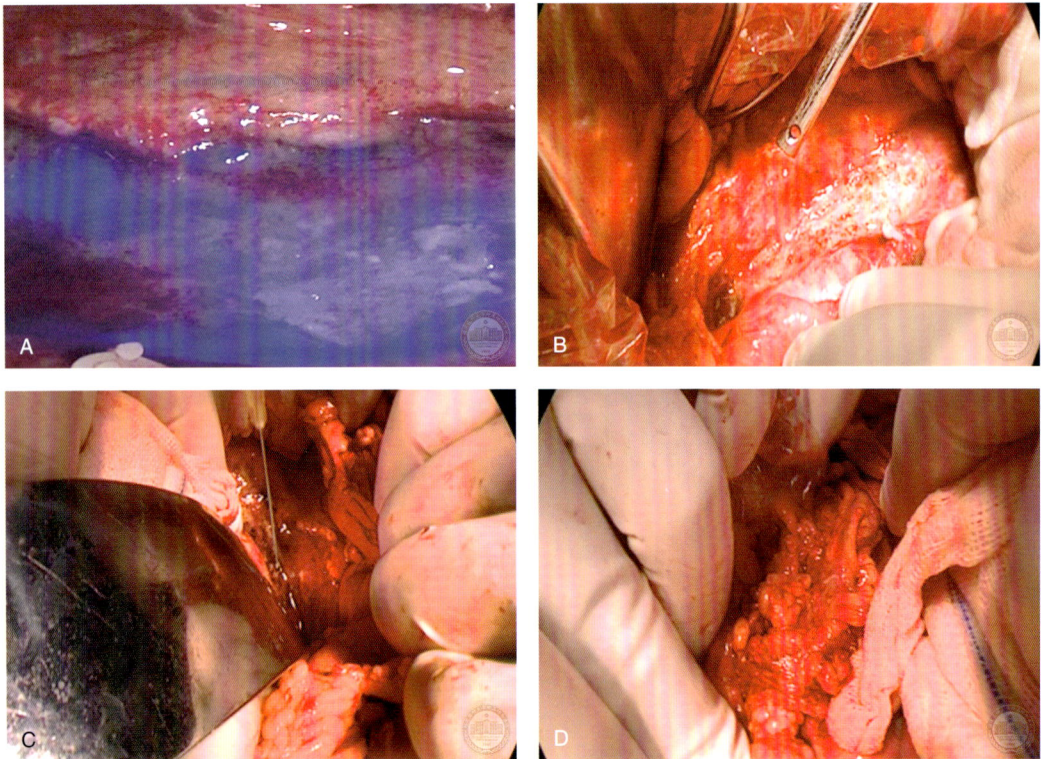

图 17-17   二次探查所见
A. 腹主动脉左侧荧光染色；B. 可疑淋巴瘘处电烧；C. 生物蛋白胶喷涂创面；
D. 大网膜填塞固定。

1. 机制及原因   放疗后纤维化的具体机制仍不清楚，比较公认的致纤维化的途径主要包括经典的 TGF-β1/Smad 信号途径以及其他非 Smad 途径。在放射治疗过程中放射线会对肿瘤周围健康组织造成不同程度的损伤，靶器官及周围软组织纤维化是放射治疗常见的慢性并发症之一。凡接受过放疗的患者几乎均出现不同程度、不同部位和器官的纤维化病变，皮肤弹性消失与皮肤挛缩、坚硬，肌肉组织顺应性差及关节活动能力下降等。

2. 临床表现

（1）于造口闭合术后出现不同程度腹胀、腹痛等肠梗阻症状。

（2）查体有肠鸣音活跃、气过水音等体征。直肠指诊可发现直肠吻合口通畅无狭窄，但吻合口上方的近段肠腔有长段狭窄、管壁僵硬，仅容一个示指尖通过甚至指尖难以通过。

（3）行经肛门造影检查可发现肠管狭窄段在吻合口上方，多呈线状狭窄；对梗阻患者经肛门行造影检查可见直肠吻合口近端肠腔狭窄（图 17-18）。MRI 图像上可显示吻合口上方狭窄肠管呈闸门样改变（图 17-19），以及肛提肌、闭孔内肌等盆壁肌肉增厚、盆壁组织呈纤维化条索状改变（图 17-20）。

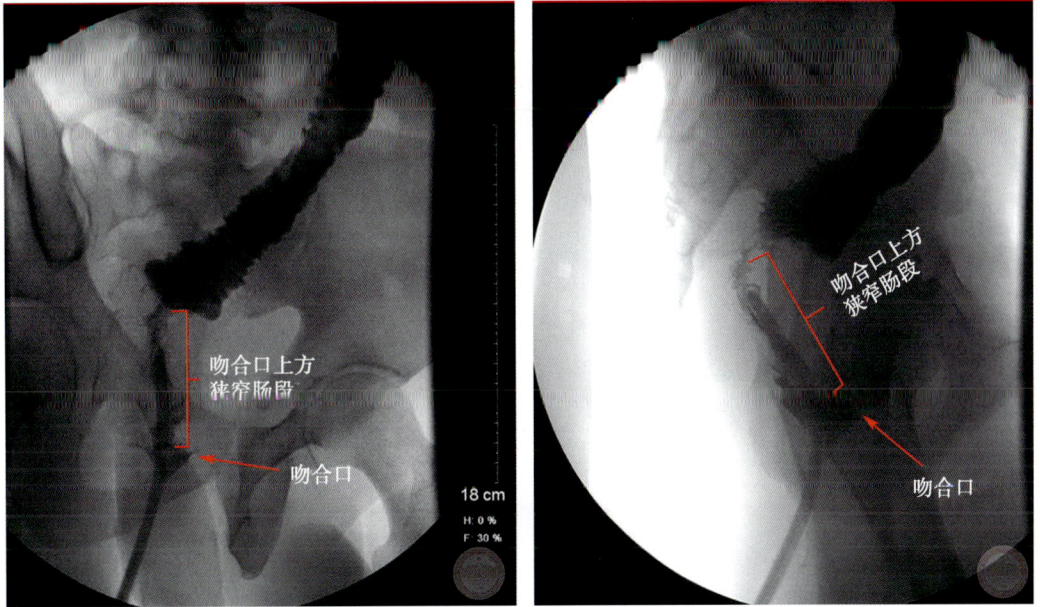

图 17-18 钡灌肠 X 线检查示吻合口近端肠段狭窄

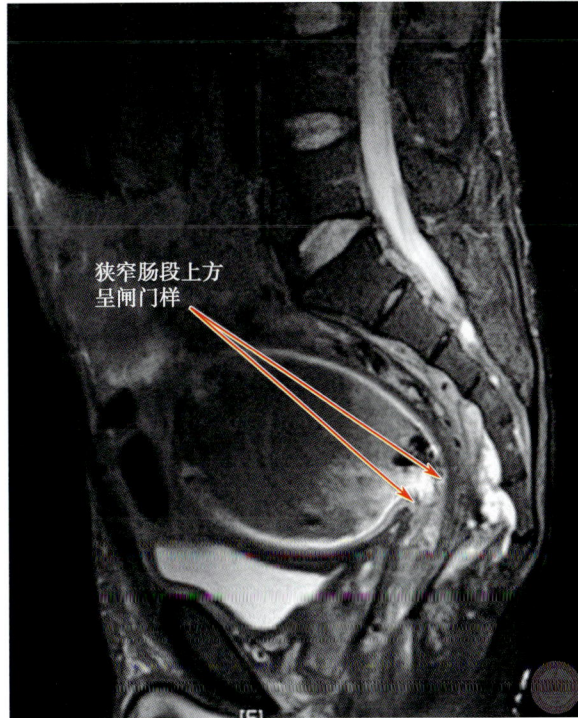

图 17-19 造口闭合后,可见狭窄肠管上方呈闸门样(矢状位)

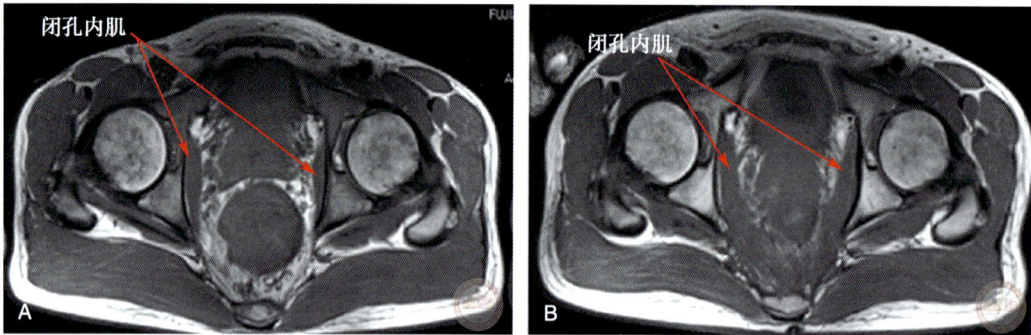

图 17-20　放化疗前的 MRI 图像与发现肠管狭窄时复查的 MRI 图像对比
A. 放化疗前复查；B. 放化疗后复查。
可见闭孔内肌明显增厚、压迫重建直肠。

3. 预防　通过回顾性分析,笔者发现 nCRT 后盆壁及肠管纤维化主要发生在 BMI <20kg/m² 、有长期吸烟史的男性直肠癌患者,故建议对于此类患者可采用以下方法预防。

(1)术前短程放疗。

(2)单纯术前辅助化疗。

(3)重视 T_3 亚组筛选,对 $T_{3a\sim b}$ 以下分期患者直接手术。

(4)缩短直肠癌根治术与造口闭合术的时程间隔,使纤维化的盆壁或肠腔尽早通过粪便进行自然扩张。

(5)若在预防性造口闭合前已经证实盆壁存在严重纤维化及肠管严重狭窄,应与患者充分沟通是否放弃行预防性造口闭合。

(6)术中探查若发现乙状结肠冗长,下坠至盆腔者,应充分游离脾曲,尽量多切除近端肠管。特别是在切开拟吻合近端结肠时,应检查黏膜形态。若黏膜皱褶消失、苍白、壁增厚,应放弃,向上寻找黏膜红润、有皱褶的肠管为吻合口近端肠管,以免照射过的肠管与远端肠管吻合。既往研究表明,结肠 J 型储袋可改善直肠前切除综合征,改变直肠重建方式可能也有助于减轻盆壁纤维化对重建直肠的压迫。放疗技术的提高可能也有助于减轻放疗对正常组织的照射,避免盆壁正常组织的纤维化反应。

4. 治疗　对于盆壁与肠管纤维化严重的患者可根据狭窄段长度及患者情况采取不同的治疗方法。

(1)保守治疗：若梗阻症状较轻,可先试行灌肠、导泻等保守治疗。若狭窄段较短,可以行肠镜下球囊扩张或行肠镜下支架置入以达到缓解低位肠梗阻的疗效。

(2)肠造口：对于年龄较大、肛门括约肌功能差患者,可行近端永久性肠造口(回肠造口或结肠造口)缓解梗阻。

(3)手术治疗：对于狭窄段长、肠腔小、保守治疗无效且年轻、体质较好的患者,可行开腹根治性手术。术中应经腹切除吻合口及近端狭窄肠管,寻找压迫肠管的盆壁纤维环,行盆壁纤维狭窄环 3 点、6 点、9 点切开松解至可容两指中节通过,以保重建肠管可通过,即行结肛吻合重建肠道连续性,可获得比较满意的效果(见图 17-21)。需要强调的是,术中应加行近端预防性回肠袢式造口，且在二次造口闭合前，应复查经肛门直肠造影。

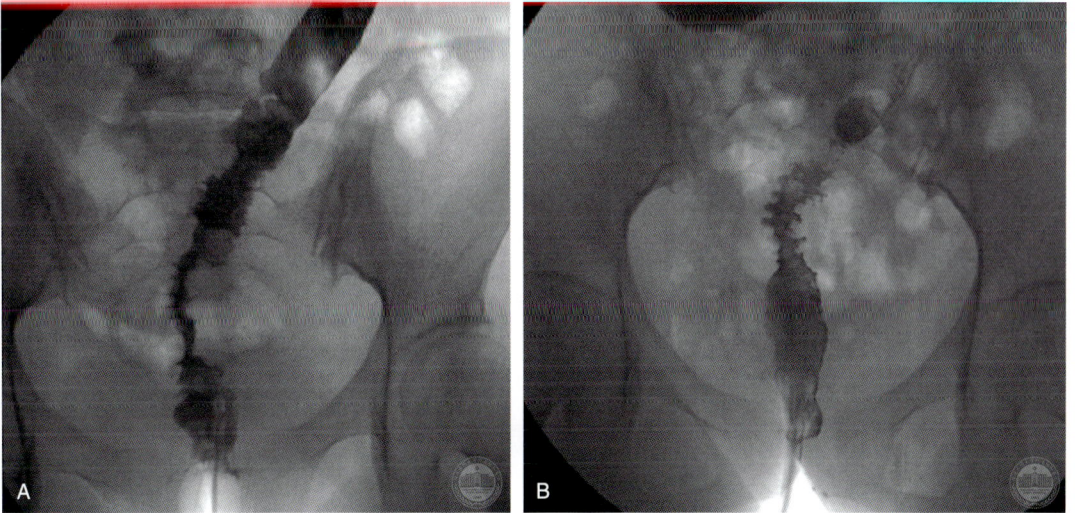

图 17-21　吻合口上狭窄肠段切除 + 盆壁纤维环 3 个点切开术前后钡灌肠图像对比
A. 治疗前；B. 治疗后。
治疗后吻合口上方肠段无明显狭窄。

（池　畔）

参考文献

[1] BRAGA M, FRASSON M, VIGNALI A, et al. Laparoscopic resection in rectal cancer patients: outcome and cost-benefit analysis [J]. Dis Colon Rectum, 2007, 50 (4): 464-471.

[2] BRAGA M, FRASSON M, ZULIANI W, et al. Randomized clinical trial of laparoscopic versus open left colonic resection [J]. Br J Surg, 2010, 97 (8): 1180-1186.

[3] BRETAGNOL F, PANIS Y, RULLIER E, et al. Rectal cancer surgery with or without bowel preparation: The French GRECCAR Ⅲ multicenter single-blinded randomized trial [J]. Ann Surg, 2010, 252 (5): 863-868.

[4] CHIONG E, HEGARTY P K, DAVIS J W, et al. Port-site hernias occurring after the use of bladeless radially expanding trocars [J]. Urology, 75 (3): 574-580.

[5] FASTH S, HEDLUND H, SVANINGER G, et al. Autosuture of low colorectal anastomosis [J]. Acta Chir Scand, 1982, 148 (6): 535-539.

[6] FLANDERS K C. Smad3 as a mediator of the fibrotic response [J]. Int J Exp Pathol, 2004, 85 (2): 47-64.

[7] GUILLOU P J, QUIRKE P, THORPE H, et al. Short-term endpoints of conventional versus laparoscopic-assisted surgery in patients with colorectal cancer (MRC CLASICC trial): multicentre, randomised controlled trial [J]. Lancet, 2005, 365 (9472): 1718-1726.

[8] HEWETT P J, ALLARDYCE R A, BAGSHAW P F, et al. Short-term outcomes of the Australasian randomized clinical study comparing laparoscopic and conventional open surgical treatments for colon cancer: the ALCCaS trial [J]. Ann Surg, 2008, 248 (5): 728-738.

[9] HUTTNER F J, TENCKHOFF S, JENSEN K, et al. Meta-analysis of reconstruction techniques after low anterior resection for rectal cancer [J]. Br J Surg, 2015, 102 (7): 735-745.

[10] KOSUGI C, SAITO N, KIMATA Y, et al. Rectovaginal fistulas after rectal cancer surgery: Incidence and operative repair by gluteal-fold flap repair [J]. Surgery, 2005, 137 (3): 329-336.

[11] KULU Y, ULRICH A, BRUCKNER T, et al. Validation of the International Study Group of Rectal Cancer definition and severity grading of anastomotic leakage [J]. Surgery, 2013, 153 (6): 753-761.

[12] LIN Y, SUN Y, LIN H, et al. Prediction of prolonged resolution of chylous ascites after radical D3 resection for colorectal cancer: a population-based experience from a high-volume center [J]. Eur J Surg Oncol, 2022, 48 (1): 204-210.

[13] MARTIN M, LEFAIX J, DELANIAN S. TGF-beta1 and radiation fibrosis: a master switch and a specific therapeutic target？[J]. Int J Radiat Oncol Biol Phys, 2000, 47 (2): 277-290.

[14] NELSON H, SARGENT D J, WIEAND H S, et al. A comparison of laparoscopically assisted and open colectomy for colon cancer [J]. N Engl J Med, 2004, 350 (20): 2050-2059.

[15] PARK I J, CHOI G S, LIM K H. Laparoscopic resection of extraperitoneal rectal cancer: a comparative analysis with open resection [J]. Surg Endosc, 2009, 23 (8): 1818-1824.

[16] PHITAYAKORN R, DELANEY C P, REYNOLDS H L, et al. Standardized algorithms for management of anastomotic leaks and related abdominal and pelvic abscesses after colorectal surgery [J]. World J Surg, 2008, 32 (6): 1147-1156.

[17] PINEDA C E, SHELTON A A, HERNANDEZ-BOUSSARD T, et al. Mechanical bowel preparation in intestinal surgery: a meta-analysis and review of the literature [J]. J Gastrointest Surg, 2008, 12 (11): 2037-2044.

[18] RAHBARI N N, WEITZ J, HOHENBERGER W, et al. Definition and grading of anastomotic leakage following anterior resection of the rectum: a proposal by the International Study Group of Rectal Cancer [J]. Surgery, 2010, 147 (3): 339-351.

[19] SCHRAG D, WEISER M R, GOODMAN K A, et al. Neoadjuvant chemotherapy without routine use of radiation therapy for patients with locally advanced rectal cancer: a pilot trial [J]. J Clin Oncol, 2014, 32 (6): 513-518.

[20] SUN Y, DENG Y, LIN Y, et al. Chylous ascites after complete mesocolic excision for right-sided colon cancer with D3 lymphadenectomy: a retrospective cohort-study [J]. Colorectal Dis, 2022, 24 (4): 461-469.

[21] VELDKAMP R, KUHRY E, HOP W C, et al. Laparoscopic surgery versus open surgery for colon cancer: short-term outcomes of a raildomised trial [J]. Lancet Oncol, 2005, 6 (7): 477-484.

[22] WANG X, ZHENG Z, CHEN M, et al. Chylous ascites has a higher incidence after robotic surgery and is associated with poor recurrence-free survival after rectal cancer surgery [J]. Chin Med J (Engl), 2021, 135 (2): 164-171.

[23] WANG X J, CHI P, LIN H M, et al. Risk factors for early postoperative small bowel obstruction after elective colon cancer surgery: an observational study of 1 244 consecutive patients [J]. Dig Surg, 2018, 35 (1): 49-54.

[24] 池畔, 王枭杰, 林惠铭, 等. 肠镜下被膜自膨式金属支架置入治疗结直肠癌术后吻合口瘘的疗效及并发症分析 [J]. 中华胃肠外科杂志, 2015 (7): 661-666.

[25] 池畔, 陈致奋, 高源, 等. 直肠癌新辅助放化疗后盆壁及肠管纤维化并低位肠梗阻的诊治 [J]. 中华胃肠外科杂志, 2015, 18 (11): 1092-1097.

[26] 池畔. 从术后并发症角度探讨结直肠癌腹腔镜手术操作要点 [J]. 中华胃肠外科杂志,

2010, 13 (11): 799-801.

[27] 黄胜辉, 汕畔, 林惠铭, 等. 直肠癌保肛术后过置吻合口瘘的影响因素及临床特点 [J]. 中华胃肠外科杂志, 2016, 19 (4): 390-395.

[28] 江彩云, 池畔, 林惠铭, 等. 931 例直肠癌保肛术后吻合口漏的影响因素及预后分析 [J]. 中华消化外科杂志, 2016, 15 (8): 795-801.

[29] 林鸿悦, 池畔. 腹腔镜与开腹直肠癌根治术后排尿功能和性功能的比较 [J]. 中华胃肠外科杂志, 2011, 14 (4): 289-290.

[30] 林羽, 陈致奋, 孙艳武, 等. 结直肠癌术后乳糜漏的治疗 [J]. 结直肠肛门外科, 2022, 28 (3): 217-220.

[31] 孙艳武, 池畔, 林惠铭等. 结肠癌完整结肠系膜切除术后乳糜漏的影响因素分析 [J]. 中华胃肠外科杂志, 2012, 15 (4): 328-331.

[32] 许钊荣, 池畔. 腹腔镜与开腹结直肠癌根治术后并发症发生率的比较 [J]. 中华胃肠外科杂志, 2012, 15 (8): 810-813.

[33] 颜松龄, 徐宗斌, 池畔. 比较分析腹腔镜与开腹直肠癌根治术后吻合口出血的影响因素 [J]. 中华胃肠外科杂志, 2007, 10 (2): 157-159.

[34] 易秉强, 王振军, 赵博, 等. 低位直肠癌患者内括约肌切除术后吻合口狭窄的外科处理 [J]. 中华外科杂志, 2013, 51 (7): 577-581.

缩略语对照表

英文缩写	英文全称	中文名称
AAP	abdominal aortic plexus	腹主动脉丛
aMCA	accessory middle colic artery	副结肠中动脉
aMCV	accessory middle colic vein	副结肠中静脉
APR	abdominoperineal resection	腹会阴联合切除术
AR	anterior resection	直肠前切除术
ASCRS	American Society of Colon and Rectal Surgeons	美国结直肠外科医师协会
ASPDV	anterior superior pancreaticoduodenal vein	胰十二指肠上前静脉
cCR	complete clinical response	临床完全缓解
CME	complete mesocolic excision	全结肠系膜切除术
CMI	circumferential margin involvement	环周切缘癌浸润
CRM	circumferential resection margin	环周切缘
CVP	central venous pressure	中心静脉压
DRM	distal resection margin	远端切缘
ELAPE	extralevator abdominoperineal excision	肛提肌外腹会阴联合切除术
ESMO	European Society for Medical Oncology	欧洲肿瘤内科学会
^{18}F-FDG	^{18}F-fluorodeoxyglucose	^{18}F-氟代脱氧葡萄糖
HN	hypogastric nerve	腹下神经
ICA	ileocolic artery	回结肠动脉
ICG	indocyanine green	吲哚菁绿
ICV	ileocolic vein	回结肠静脉
IMA	inferior mesenteric artery	肠系膜下动脉
IMP	inferior mesenteric plexus	肠系膜下丛
IMV	inferior mesenteric vein	肠系膜下静脉
IRA	inferior rectal artery	直肠下动脉
ISR	intersphincteric resection	经括约肌间切除术
ISREC	International Study Group of Rectal Cancer	国际直肠癌研究小组
IWWD	International Watch & Wait Database	国际等待观察数据库
JSCCR	the Japanese Society for Cancer of the Colon and Rectum	日本大肠癌研究会

英文缩写	英文全称	中文名称
JV	jejunum vein	空肠静脉
LAACA	left accessory aberrant colic artery	副左结肠动脉
LAR	low anterior resection	低位前切除术
LCA	left colic artery	左结肠动脉
LLND	lateral lymph node dissection	侧方淋巴结清扫
MCA	middle colic artery	结肠中动脉
MCV	middle colic vein	结肠中静脉
MDT to HIM	multi-disciplinary team to holistic integrative medicine	多学科整合诊治
MRA	middle rectal artery	直肠中动脉
NCCN	National Comprehensive Cancer Network	美国国家综合癌症网络
nCRT	neoadjuvant chemoradiotherapy	新辅助放化疗
NOSES	natural orifice specimen extraction surgery	经自然腔道取标本手术
NVB	neurovascular bundle	神经血管束
ONS	oral nutritional supplement	口服营养补充
PALN	para-aortic lymph node	腹主动脉旁淋巴结
PANP	pelvic autonomic nerve prepervation	保留盆腔自主神经
pCR	pathological complete response	病理完全缓解
pESR	partial external sphincter resection	切除部分外括约肌的经括约肌间切除术
PET/CT	positron emission tomography and computed tomography	正电子发射计算机断层成像
pISR	partia ISR	部分经括约肌间切除术
PTC	positive temperature coefficient	正温度系数
RCA	right colic artery	右结肠动脉
RCT	randomized controlled trial	随机对照试验
RCV	right colic vein	右结肠静脉
RGEV	right gastroepiploic vein	胃网膜右静脉
SA	sigmoid artery	乙状结肠动脉
SHP	superior hypogastric plexus	上腹下丛
SMA	superior mesenteric artery	肠系膜上动脉

英文缩写	英文全称	中文名称
SMV	superior mesenteric vein	肠系膜上静脉
SRA	superior rectal artery	直肠上动脉
SRCV	superior right colic vein	副右结肠静脉
stISR	subtotal ISR	次全经括约肌间切除术
TAP	transversus abdominis plane	腹横肌平面
TaTME	transanal total mesorectal excision	经肛全直肠系膜切除术
TG	triglyceride	甘油三酯
tISR	total ISR	完全经括约肌间切除术
TME	total mesorectal excision	全直肠系膜切除术
TPN	total parenteral nutrition	全肠外营养
TSME	tumor-specific mesorectal excision	肿瘤相关直肠系膜切除术
ULAR	ultra low anterior resection	超低位直肠前切除术
VVS	vertebral venous system	椎静脉系统